近现代名中医未刊著作精品集

赵仲琴素问发微

赵 桐 著
赵寿康 整理

人民卫生出版社
·北 京·

图书在版编目（CIP）数据

赵仲琴素问发微 / 赵寿康整理 .—北京：人民卫生出版社，2023.11

ISBN 978-7-117-35650-3

Ⅰ.①赵…　Ⅱ.①赵…　Ⅲ.①《素问》－研究　Ⅳ.①R221.1

中国国家版本馆 CIP 数据核字（2023）第 230669 号

赵仲琴素问发微

Zhao Zhongqin Suwen Fawei

整　　理：赵寿康
出版发行：人民卫生出版社（中继线 010-59780011）
地　　址：北京市朝阳区潘家园南里 19 号
邮　　编：100021
E - mail：pmph @ pmph.com
购书热线：010-59787592　010-59787584　010-65264830
印　　刷：北京铭成印刷有限公司
经　　销：新华书店
开　　本：710×1000　1/16　　印张：34
字　　数：539 千字
版　　次：2023 年 11 月第 1 版
印　　次：2024 年 1 月第 1 次印刷
标准书号：ISBN 978-7-117-35650-3
定　　价：98.00 元
打击盗版举报电话：010-59787491　E-mail：WQ @ pmph.com
质量问题联系电话：010-59787234　E-mail：zhiliang @ pmph.com
数字融合服务电话：4001118166　E-mail：zengzhi @ pmph.com

出版者的话

在我国近现代中医界曾经活跃过一大批学验俱丰，在当时享有盛誉、产生过重要影响的中医大家，或蜚声全国或名重一方，为中医事业的发展贡献了毕生精力，他们在临证之余也多有著述，然而，其中许多著作（如手稿、内部交流稿等）因种种原因在作者生前直至现在都未能出版，以致先贤在长期临床实践和寝馈深思中积累的宝贵学验被埋没、被遗忘，甚至有的已经失传，这应视为中医事业的一种损失。如以“作者生前其作品未能刊行”初步确立未刊的定义，历史上许多名著在一段时间内都曾经是未刊作品，明代本草学家李时珍的《本草纲目》就是一例，因此，中医界的未刊著作应该引起我们的高度关注。

诚然，以实事求是和谨慎客观的态度来考察和分析我社编辑目前搜集到的未刊著作，不能说每一部都是精品，但其中不乏有重要学术价值和临床指导价值者，它们凝聚了先辈一生的学术精华，尊重它们、珍视它们，进而出版它们，是中医编辑工作者的光荣使命，为此，我们策划了“近现代名中医未刊著作精品集”丛书，拟将上述作品在精选的基础上分辑出版，以飨读者。精选的标准为：作品应有较高的理论价值和临床指导价值，其学术观点及临证经验等，系经过作者当时长期的临床检验才得以提炼，既来源于临床实践，又能很好地指导临床实践，以目前的中医发展水平来衡量，仍有其科学性、独特性、实用性，对中医工作者和学习者有重要参考意义，对中医事业的发展有重要促进作用。为确保以上目标的实现，我们对符合上述目标初步入选的作品又分别报送当前中医界知名专家评审，在专家的具体指导下确立最终书目。

鉴于许多中医名家的未刊作品多在其弟子或家人、友人处，另有部分保存在中医临床、科研机构或各地图书馆当中，故殷切希望社会各界人士能提供有关稿件及信息，让我们共同努力，使一批批的未刊著作得以问世，使先贤英名不朽，学验流传，徽音累属，慈惠无穷。

人民卫生出版社

2009年9月

著者简介

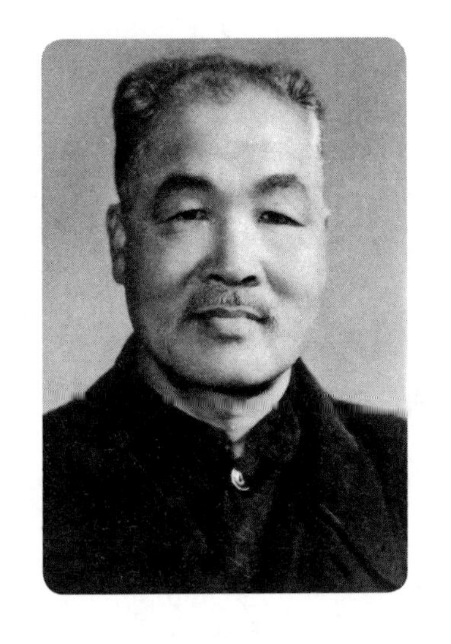

赵桐（1908—1983），字仲琴，谱名赵树桐，1908年（清·光绪三十四年）出生于河北河间。幼习经史，十五岁学医，二十岁时，悬壶于本县康宁屯，颇得医界前辈奖掖。甲申季日寇肆虐，远遁燕京。诊病之余，以著作为天职，视富贵如浮云，常以“为人类服务，不为一人当差”自矜。在京期间，受聘于中医研究社，讲授医经，兼为《寿庐医刊》编辑，并著有《苦海使命记》二集。新中国成立后，先后就职于河北省卫协会、省中医进修学校、白求恩国际和平医院、石家庄市中医院、河北省医学科学院等单位。生前为河北省医学科学院副主任中医师，政协河北省第四、五届委员会委员，河北省中医学会第一届理事会理事。主要著述有《伤寒述义》《金匮述义》《灵素发微》《本草经述义》《赵仲琴诊籍四种》《医经韵语》等。

整理说明

先父仲琴公毕生致力医学，曾云："虽书画雅事亦未敢稍分吾神。"仲琴公一生精研经典，在新中国成立前即得到萧龙友先生的赞誉。近读张绍重先生主编的《萧龙友医集》(中国中医药出版社，2018年版)，其中《论读书》一章载：一日先生与及门诸子论读书之法，酒酣性豪，谓仲景书如英雄志迹，烈士之行，并谓赵君仲琴近有《金匮经解》之作，此可读之书也。曾题其书曰："通天地人曰医，医非小道也。纵古今中外之医学以相较，固各有授受之不同，然其具微如之理，令人不可思议者则中医尚焉。盖自岐轩以来崇尚医学，其要处仍以解剖为重，故人身之筋骨、经络、脏腑、皮肉等等无不有一定之名称，不徒明其部位，而且知其贯通，则穴道为首，而色脉次焉，观《针经》之所载，最为详尽，古人治病皆为针法，故有万病一针之议，至今知此者尚多，特精者少耳。至于按摩汤药，皆后起之方法也，但汤药最稳，故流传至今，普遍传投而不废焉。仲琴属为批判，因不揣冒昧，略有余论如此。""……及君之身，乃研讨仲师《伤寒》《金匮》深有心悟，乃著为《经解伤寒》一书，早已传世。今者《金匮经解》方成，余得受而读之，服其见解之明达，注释之精通，得未曾有。令人善读者尤在行文善用比喻，凡理晦不明之处，借物一喻其理，虽然，并无不经之处……"张先生的记述与《金匮述义》正式的序文略有不同，然可以互证萧翁之肯定。

当年仲琴公并没有当面拜访过萧翁，仅仅是在书信中进行学术上的交流。本书的部分章节和萧翁的名作《医范十条》，正是两人学术交流的引子。民国三十五年(1946年)，仲琴公在北平中医研究社讲授《内经》，讲稿被《寿庐医刊》刊载，萧翁读后，有所感触，写了《医范十条》一文，派人送到中医学社，刊发在《寿庐医刊》上。由于《寿庐医刊》流传不广，人都知萧翁有《医范十条》之作，很少有人知道全文。其时正值《伤寒经解》油印完成，呈送萧翁，萧翁读后大加赞赏，写信鼓励（见《伤寒述义》萧翁墨宝）。萧翁后又为《金匮经解》（即《金匮述义》）作序。可惜序文原件遗失，只留有抄件。近日在张绍重先生主编的《萧龙友医集》中拜读《医范十条》全文，并读到萧翁与弟子议论仲琴公的文字，万分感谢张绍重先生。

本书写作时间跨度大约为 1946 年到 1983 年，由几部分组成。最初是部分授课讲稿，针对一些当时的热点，进行了一些专题的探讨，写成了《营卫真谛》《经脉辩》《脉辩》《内经辨疑》等，提出了许多独特的见解，已经作为《伤寒述义》的附录印行。部分篇章是仲琴公在 20 世纪 50 年代初一面行医，一面教授先兄寿松，整理成《述圣微言》。后来在河北省中医进修学校讲课时，又做了修订。《伤寒述义》《金匮述义》修订完成后，仲琴公开始进行《灵素发微》即《述圣微言》的再次修订，1974 年研究所领导王立山、齐致宜、王福和等拨付纸张，师兄王文芳组织人员以《素问选读》的名义油印了几十册。20 世纪 70 年代初期，“四病”防治是重点，那时仲琴公已经调到河北省医学科学研究所（后改称河北省医学科学院）工作，根据当时的任务开始了冠心病等疾病的研究。仲琴公认为，冠心病是逐步形成的，应该探究其内因外因，外因的作用也应该重视，所以就《内经》五运六气对疾病的影响做了探究，形成了《心脏病原因脉证治疗理论根据》内因外因两大部分。外因部分并入本书的五运六气相关内容，内因部分作为附篇《心脏病原因脉证治疗理论根据》，收入本书。本书中温病和运气部分的方剂中一些药物用量超出常规剂量，是因为治疗急症需药专力宏，集中力量打歼灭战。药量虽大，分次服用，中病即止，不可长期服用。标出的剂量仅供读者参考，不可盲目照抄。

寿康不舞之鹤，未能将先君学术发扬光大，时时自愧。然终未敢忘先君之志，更有我的兄长师友时时鼓励支持，使我完成此事。先君曾言“一生精力埋没在故纸堆中，每日生涯周转在病人房里。四海行踪，随身者仍是旧日风月；半百心血，收获的只此几页墨痕”“学术著作不求之人而求之己，不患人之不己知，而患己之真不知。为不识者笑未足为辱，不笑不足以为道也。为不识者誉未足为荣，御之不以其道也。为识者笑，乃真贻笑”。

本书以选释为主，写作时间跨度大，写作背景不同，所以体例不一。整理时对个别字如“藏府”未改为“脏腑”，药物用量也保持旧制，一些近年禁用的药物如犀角等，未作删除，引用医经中一些篇名常用简称，如《天真论》即《素问·上古天真论》篇第一，《四气调神》即《素问·四气调神大论》篇第二，引用的古典如《书》即《书经》，《孟》指《孟子》等，个别简称做了脚注说明，读者谅之。

初稿原名为《灵素发微》，又名《述圣微言》，人民卫生出版社的领导建议本书改名为《赵仲琴素问发微》，非常贴切。出版社的老师对书稿也做了大量的编辑工作。先君曾云：“补缀古人典籍者德胜全人骨肉，保存他人文章者恩逾哺育孤儿。”万分感谢出版社领导的关怀和各位编辑老师的辛苦付出。

辛丑春

不肖男寿康记于河间故宅，改于石家庄

自 序

讲于河北省西医学习中医班(石门稿)

尝考《汉书·艺文志》载黄帝内外经，仲师《伤寒论》序有“撰用《素问》《九卷》”语。《素问》即《内经》，胡应麟、皇甫谧业言之矣。而《内经》《素问》之名义，吴昆、王九达并谓阴阳五行谓之内，张介宾谓内者生命之道，杨洵谓内者深奥也，方以智谓内者身内也，是皆勉强之说。内篇、外篇古书多沿用之，似不必穿凿也。

又考《汉书·艺文志》有《黄帝泰素》二十篇。刘向《别录》云：阴阳五行之道。如以《太素》为太素阴阳之问答，理或近之。其不名问素，而名素问者，盖犹《离骚》屈原之《天问》篇，而不言问天也。

至全元起谓素者本也，问者黄帝问伯岐也。吴昆、马莳、张介宾又以为平素问答之辞，赵希弁又以为素书之问，要皆臆度肤浅。而《云笈七签》《真仙通鉴》谓天降素女，以治人疾，帝问之，因作素问，盖属寓言，不可究诘矣。

至年代之考，各家棼如。邵雍谓为七国时书，程子谓出战国之末，司马光谓出周汉之间，刘向谓出韩诸公子之手，窦苹谓秦汉之际，聂吉甫又以为淮南王作，朱载堉谓为先秦古书，方以智谓似周末笔法，祝文彦谓是秦以后书，魏荔彤谓出春秋战国，诸如此类，皆考之文辞、语法、爵位、名称、地舆、人事而言。予亦深韪各说，曾细察之，其文字有类道家经典，有类春秋战国，有类秦汉，盖师师相承而记而广之者欤？观鬼臾区曰“臣斯十世”之语可证矣。褚澄及《金史·方伎传》、宋濂、何梦瑶、姚际恒、刘奎、缪希雍辈皆谓假托，理实欠当。而《内经》价值，则鲜有非之者。如褚澄谓虽出后学，亦是良师。邵雍谓于术之理可谓至矣。陈振孙云虽属假托，要是医家之祖。《金史·方伎传》云假托岐黄，出其奥妙。宋濂谓是医家之宗。薛雪谓是实万古不磨之作。窦苹云天地生育，人之寿夭系焉，信三坟之书也。有非苹者，予谓苹之评文可议，其悟意之精，实不可易耳。如朱熹所谓黄帝之书战国犹存，其言与老子出入。黄省曾云其文不必尽古，其语实出于古。顾从德谓似汉人语气，旨意从来远矣。祝文彦谓当时和扁（秦和、扁鹊）必有传于岐黄真谛，而岐黄之微言必有传于后世者。王炎谓和缓越人辈，虽精于医，其察天地阴阳五行，未能若是精密，则其不尽岐黄，亦必有所受矣。

统观各论，卓议可佩。沈作喆更谓黄帝遗书，学者不习其读，以为医之一事耳，殊不知天地人理，皆至言妙道存焉。桑悦又谓可以调三光，燮阴阳，相君之能事毕矣，又岂特医而已耶。是二公者，实获我心。王祎又拟之六经，桐则直方之大《易》。而朱丹溪谓为"载道之书，词简义深，去古未远，衍文错简，非吾儒不能读"，诚见道之言也。或问既不由一人所记，何不书记者之名。曰:《论语》廿篇，是何人所记？古人不蔽贤，敢掩其师乎。此古人之所以为古人也。

桐幼年失学，天资鲁钝，滥竽讲经，时虞鼎覆。人嗤厚古，率多揶揄。或慰予厚古而不泥古。众为予羞，予益自勉。桐有何德，而敢当述古、好古之名也。课暇自笔，待质高明，废寝忘餐，不知老之将至。不敢负诸公之雅称也。是为序。

公历一九五八年四月十三日河间张村赵桐仲琴氏
录于石家庄河北省西医学习中医班课室
一九七一年十二月二十四日
又誊于河北省卫生科研所[1]宿舍

1 河北省卫生科研所后更名为河北省医学科学院。

目　录

上古天真论篇第一

上古，谓太古之时。天真论，天真之论也。天真者，天赋之真灵也。《刺节真邪》有真气受于天；《生气通天论》有通乎天气；《宝命全形论》有人生于地，悬命于天；本篇有以耗（或作好）散其真；《四气调神论》有坏其真，凡此，皆天真也。

天真者，天地万物之妙用也。《六书正讹》曰：在天为元，在人为仁，人所以灵于万物者也。《鲁论》[1]：四时行焉，百物生焉，天之真灵也。《孟子》：仁、义、礼、智根于心，亦即根于仁，人之真灵也。《易经》君子法天不息，《中庸》率性谓道，皆指此天真而言也。

唯是《书》云：克念作圣，罔念作狂。《孟》云：非天之降才尔殊，贤能勿丧耳。贤愚界限，在此天真。此指先天天真也。

《易》云：天地氤氲，万物化醇，天食人以五气，地食人以五味。《阴阳应象大论》曰：天气通于肺，地气通于嗌，风气通于肝，雷气通于心，谷气通于脾，雨气通于肾。此又后天天真也。

人不保先天天真，不足成仁；不固后天天真，不能立命，动静交养，性命双修，天真之道备矣。篇中法于阴阳，和于术数，天真之总纲也；持满御神，术数之实施也；恬惔虚无，持满之基本也。完天真之道，舍恬惔虚无，其末由[2]矣。

昔在黄帝，生而神灵，弱而能言，幼而徇齐，长而敦敏，成而登天。乃问于天师曰：余闻上古之人，春秋皆度百岁，而动作不衰。今时之人，年半百而动作皆衰者，时世异耶？人将失之耶？岐伯对曰：上古之人，其知道者，法于阴阳，和于术数，食饮有节，起居有常，不妄作劳，故能形与神俱，而尽终其天

---

1 即《论语》。

2 末由，即无由。

年，度百岁乃去。

昔字，后世追溯之辞也，与《书经》“若稽古帝尧”之古字同意。《内经》为后人记载，此其证欤？未及七旬曰弱[1]。首三句言异于常人，成而登天，谓成年十五岁，继神农而登天子之位也。天师，天子之师，岐伯也。时势异耶？人将失之耶？谓上古之世与今之世，气候寿数有差异耶？抑人事之失而自削者耶？岐伯谓古人之知天真之道者，法于阴阳，和于术数。以大论则难以稽极，以常论则如下所云者。此人所能为者，非不能也，是不为也。

今时之人不然也，以酒为浆，以妄为常，醉以入房，以欲竭其精，以耗或作好**散其真，不知持满，不时御神，务快其心，逆于生乐，起居无节，故半百而衰也。**

此逆乎阴阳，背于术数者也。持满，是真正的学问。

夫上古圣人之教下也，皆谓之虚邪贼风，避之有时，恬惔虚无，真气从之，精神内守，病安从来。

上古圣人，保存天真之圣人也。圣（聖）上是耳口，下是𡈼（𡈼），𡈼音挺，𡈼形如人在土上，挺然而立，如《书经》首出庶物然。《说文》声入心通曰圣，《白虎通》闻声知情曰圣，此圣之从耳口也，亦口代天宣化，耳天听自我民听之意。如是者谓之天子、圣人者也，后世之王霸不与焉。

教是教育其下。教从孝，即以孝治天下也。孝有二义焉。作𡥈，×代表阴阳，即顺从阴阳，天地为大父母也。二×，即生我之父母也。二，即子承天地父母也。古学、孝通作𡥈。教下，非奴隶压迫其下，乃教之顺从阴阳，善事父母也。

皆谓之，即俗谓“全说给”“家喻户晓”。如《礼记》“先雷三日，奋木铎以令兆民。雷将发声，有不戒容止者（房事），生子不备”之意。虚邪，即《八正神明论》之虚邪，从冲方来伤人者也（见图1）。贼风，即害人之风。《岁露》篇：贼风中人，不得以时，必因其开也之贼风也。亦《贼风》篇：卒然喜怒不节，饮食不适，寒暑不时，不出室穴，亦中贼风之贼风也（后世疫感）。避之有时，圣人预告其时而避之也。

上古保全天真之圣者，法于阴阳，和于术数，仰观于天，俯察于地，识八

1《史记》五帝本纪索引：未七旬曰弱。

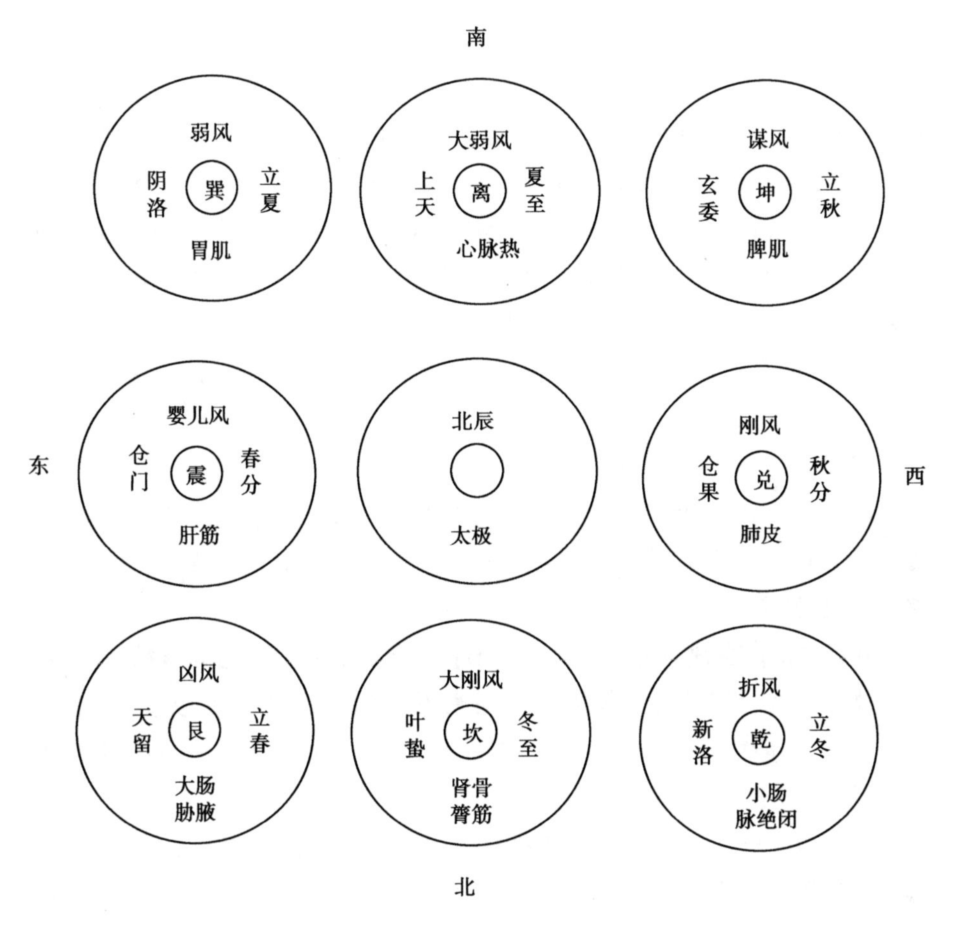

图1　八风图

风之变，候贼风之来，教育其下，而皆预告，如避矢石，所谓工候救之，弗能伤也。然邪之所凑，其气必虚，正气存内，邪不可干，苟为不虚，大风苛毒莫之能害。故避外者，犹须固内焉，固内之道，恬而安静，内无思虑，惔而朴素，外无牵引，斯至虚无境界矣。虚足受正，真空不空，天真之气方得从之。所谓从者，不是顺从，而是真气从容出现也。如《孟子》睟然见于面，盎于背，施于四体，四体不言而喻。又如《易经》君子黄中通理，正位居体，畅于四肢，发于事业，美在其中，美之至矣者。如此，精不妄动，神不妄驰，归根复命，一意自守，心君泰然，主明下安，病又安从何来也耶(或诋古人不知风雨。噫。鸟知风，蚁知雨，以真性不昧之天然法也。而人讵不知之乎？人不知者，真性淹没也)。

风从所居之乡来,为实风,主生,长养万物。从冲后来为虚风,伤人者也。冬至风从南方来,内舍于心,外在于脉,气主热。立春风从西南方来,内舍于脾,外在于肌,其气主为弱。春分风从西方来,内舍于肺,外在于皮肤,其气主为燥。立夏风从西北方来,内舍于小肠,外在于手太阳脉,脉绝则溢,脉闭则结不通,善暴死。夏至从北方来,内舍于肾,外在于骨与肩背之膂筋,其气主为寒也。立秋从东北方来,内舍于大肠,外在于两胁腋骨下及肢节。秋分从东方来,内舍于肝,外在于筋纽,其气主为身湿。立冬风从东南来,内舍于胃,外在肌肉,其气主体重。此八风皆从虚之乡来,乃能病人。(详见《灵枢·九宫八风》)

四时八风中人,故有寒暑。寒则皮肤急而腠理闭,暑则皮肤缓而腠理开。贼风邪气中人,不得以时,必因其开,其入深,其内极病。其病也,猝暴。值月满入浅,值月空入深。(详见《灵枢·岁露论》)

是以志闲而少欲,心安而不惧,形劳而不倦,气从以顺,各从其欲,皆得所愿。故美其食,任其服,乐其俗,高下不相慕,其民故曰朴。是以嗜欲不能劳其目,淫邪不能惑其心,愚、智、贤、不肖不惧于物,故合于道。所以能年皆度百岁而动作不衰者,以其德全不危也。

此释恬惔虚无,真气从之,精神内守,病安从来也。不惧于物者,不惧于物议是非也。末结动作不衰,以其德全不危。德者,得也,理之得乎天也,即天真也。危者,即舜传禹曰:人心惟危,道心惟微,惟精惟一,允执厥中之危也。天真之微,由人心之危也,非圣人之徒,曷克语此。

帝曰:人年老而无子者,材力尽邪?将天数然也?岐伯曰:女子七岁,肾气盛,齿更发长。二七而天癸至,任脉通,太冲脉盛,月事以时下,故有子。三七,肾气平均,故真牙生而长极。四七,筋骨坚,发长极,身体盛壮。五七,阳明脉衰,面始焦,发始堕。六七,三阳脉衰于上,面皆焦,发始白。七七,任脉虚,太冲脉衰少,天癸竭,地道不通,故形坏而无子也。或太冲作伏冲,伏,伏之讹也。古大与伏、伏与太通用。肾气盛,盛字,音成。

丈夫八岁,肾气实,发长齿更。二八,肾气盛,天癸至,精气溢泻,阴阳和,故能有子。三八,肾气平均,筋骨劲强,故真牙生而长极。四八,筋骨隆盛,肌肉满壮。五八,肾气衰,发堕齿槁。六八,阳气衰竭于上,面焦,发鬓颁

白。七八，肝气衰，筋不能音耐**动，天癸竭，精少，肾藏衰，形体皆极。八八，则齿发去。肾者主水，受五藏六府之精而藏之，故五藏盛乃能泻。今五藏皆衰，筋骨解堕，天癸尽矣。故发鬓白，身体重，行步不正，而无子耳。**

周制八寸为尺，十尺为丈。人长十尺，故曰丈夫也。材力，精力也。天数，天之数量限制也。即谓老而无子，是精力已尽，不能生子耶？抑天之数量限制，而使之然耶？《阴阳应象大论》曰：阴阳者，天地之道也，万物之纪纲，变化之父母，生杀之本始。万物生成，皆有定数，故曰天数。

女子七岁肾气盛，七为少阳之数。女得阳数为阴中有阳。又，七，五二之合数也。《易》云：地二生火，天七成之。火为离属南方，离，女也。女七岁肾气不能称盛。盛者，成也（见《周礼·冬官》“白盛”注）。言女以七为纪，至七岁而肾气盛，不似七岁以前之稚弱也。至二七天癸至，任脉通，太冲脉盛之盛，乃为真盛耳。

任脉起于两阴之间会阴穴，以上毛际，循腹里，上中极、关元、石门、气海，当胞中，阴交、神阙、下脘、建里、中脘、巨阙、鸠尾、中庭、膻中、玉堂、紫宫、华盖、璇玑、天突、廉泉、承浆。支者上颐，循面，入目，络舌。任脉者，妊也，为阴脉之妊养，又曰任一身之阴。

冲脉起于气街，在毛际两旁，与督任皆始气街，一源而分三歧。督行于背，冲直上，总统诸经之脉，故曰气海，又名血海。并于足阳明之经，挟脐上行，至胸而散。其上行也，丽于阳明，是冲任并起胞中，肾气盛则任阴旺，任脉通则先天癸水至胞，太冲脉盛则胃化水谷之精，奉心化赤，精专者独行经隧，流溢于中者即由冲入胞也。冲能导新血下胞，又能启胞阴上荫，是以有冲之名也。故曰二七而天癸至，任脉通，太冲脉盛，月事以时下也。此脉盛，乃真盛耳。

男子八岁肾气实。八为少阴，男体阳得阴数，而八乃五三之合数。《易》云：天三生木，地八成之。木为东方，于卦为震，震为长男。肾气实，即肾气始成，如上女子始盛。然此实，非坚实强盛也。天癸谓癸水，受之先天者，天癸是“人始生，先成精”时既已备具，是本身赖以生成发育成形，生后再用以生人之原料，既非精又非血，而却是精血之灵气，精血之精华，精血之本，精血之生机也。地道不通非阴道不通，乃天癸衰极不能至胞，谓之地道不通耳。

此言男女盛衰之规律也。

大哉，越人释经之言曰：肾气者，五藏六府之本，十二经脉之根，呼吸之门，三焦之原也。夫女本坤质离，属阴象火，故秦和以为阳属焉(《左传》)。《易》云：地二生火，天七成之。女以七为纪，七月而生齿(《孔子家语》)。而肾气始盛，盛者，成也。肾气成而骨余之齿更，肾华之发长。二七天癸至，从阳化红，象月而下，故能有子，即孔子二七而化也。三七肾气平均，如月到十五，光形毕现，圆而不圆。真牙生，长极而不实。至四七，斯如月到十六，光形尽充，筋骨坚，发长极，身体盛壮矣。五七，如月过十六，形光渐少，面始焦，发始堕。女主阴，其衰也，始于阳明，以阳明脉并冲任，挟脐上行，所谓冲丽于阳明也。女主血，冲脉并起胞中，且冲又为化新血入胞，升胞血上荫之道路。又，冲为血海。换言之，即冲脉虚，血不华色而面焦，血余不充而发落。不言太冲脉衰而言阳明脉弱者，又以阳明荣面循发，以其见而言之也。六七如月过二十七八，太阴之精日形减少，天癸之精不足三阳支配，三阳脉尽上于头，故面皆焦，发始白，月形小，光尽退也。七七如月到三十，光形俱尽，故太冲脉少，天癸竭，地道不通，形坏而无子耳。

男主乾，化震。震，阳木也。《易》云：天三生木，地八成之，故男从八数焉。八月而生齿(《孔子家语》)，八岁肾气实，实乃成实，非坚实也。发长齿更，即《孔子家语》八岁而龀也。二八肾气盛，此盛乃坚实而强盛，是为真盛。天癸至于精室，精气溢泻，阴阳之精相和，故能有子，即孔子所谓二八有十六而化也。三八肾气平足均和，筋骨劲强，故真牙生而长极。四八居八八之半，筋骨隆盛，肌肉满壮，平生最坚强之时也。五八肾气衰，而不同女子言阳明脉衰者，以男有足于气，不足于血。言气者，言其所主也。且男子阴常不足，阳常有余，而直言肾气者，言其不足处也。肾华在发，骨余在齿，故肾衰而发堕齿枯也。六八阳气衰于上，言肾中少阳之气。阳气竭，颜色焦是矣。七八肝气衰，因肾衰水不濡木，如越人一难云“吸不至肾，至肝而还”之依次而衰者。筋不耐动，非筋不能动，言衰于房事也。八八数极衰极，则头发落、枯齿脱矣。末言肾者受五藏六府之精而藏之，故五藏盛乃能泻。今五藏皆衰，筋骨解堕，天癸尽矣。故头发白，行步不正，而无子耳。全篇以肾气起，以肾气结，如常山之蛇，首尾相应，固医学之鼻祖，亦文法之真传。非圣者，其谁能与于斯乎。

帝曰：有其年已老而有子者，何也？岐伯曰：此其天寿过度，气脉常通，而肾气有余也。此虽有子，男不过尽八八，女不过尽七七，而天地之精气皆竭

矣。帝曰：夫道者年皆百数，能有子乎？岐伯曰：夫道者，能却老而全形，身年虽寿，能生子也。

老年之子易老，老牛之犊易衰。天地之精气，即男女之天癸。盖老人子女至七七、八八，天癸无不绝者。坡城李姓，七十娶妾生二子，身羸如猴，可证。又井陉南石门有七十四老鳏娶六十老寡，双胎尽子。又石市老妪，七十而少寡者，忽孕。省县开医药会议，众奇此举。文芳举出此段。予闻喜曰，文芳不愧我徒也。噫，自号中医者，能不惭然乎？（一九七一年十二月廿七）

其下真人、至人、圣人、贤人、与医术无关，不录。

四气调神大论篇第二

此示人按四时气节调济精神也。

四气者，春夏秋冬，四季之气也。四季之气，春生夏长秋收冬藏也。夫人居天地之中，秉乎五行，备受四气，与天地之息息相通也。神之在人身也，五藏之精华也。神之生也，水火之精，两精相搏而神也。神之用也，变化莫测，应用无方也。目之视也，耳之听也，心之思也，手足之行握也，莫不受神之支配焉。神无形而役有形，故《易》曰：神也者，妙万物而为也。四季之节气，各有定规而变者也，人身之神，亦必同天变化而调之也。然调之之法，有《庄子》谓风调调之天然和其人事，有人事调理寒热性情，符其天然，使无太过，亦无不及，斯得调之真旨矣。经曰：顺则生，逆则伤。而木主生，木生太过则木转伤，是顺中有逆也。使木不生，拂其条达，则当然是逆，而节制其欲则为逆，此又逆中之顺也。其论夏曰：无厌于日，使气得泄，是夏不厌日光为调（经曰：暑汗不出者，秋成风疟），然过受炎暑，厌足于日，则必病暑，是又避之为调，避处楼厦，恣意生凉，夏行冬令，则又实为大逆，而不得谓调。

故调之之道，必顺其天然，节以人事。天降气以启人，人修养以合天，斯得调之真旨也。（此在北平讲课时，刊登医报《寿庐医刊》者，萧龙友先生见后撰《医范十条》。予呈《伤寒经解》，伊极为欣赏）

春三月，此谓发陈，天地俱生，万物以荣，夜卧早起，广步于庭，被发缓形，以使志生。

按：上无问答，突然而起，不知是帝言？是伯言？似有阙文。

此春日操作之调神也。春者，蠢也，万物蠢动之时也。古作旾，会意卉生日，即春至也。此谓发陈，谓春三月为发陈之令也。发是发动，陈是陈旧，如陈根旧秆至春而发芽生叶也。又，发是发散，陈是陈敷，言发散陈敷阳气也。客冬阳潜地下，至冬至节阳动地下，至立春节发振敷布出土。术家预知其时，立春日迎春东郊，竹筒植地，中贮鸡毛、柴灰，至其预定之时，毛灰腾空而飞，是阳气出土之证也。阳既出土，由渐而著，天下地上之人间俱是生机，此天地俱生也。此生与《金匮要略》甲子少阳旺“阳始生”之生字同意，阳始生万物也。万物因感生阳之气而欣欣向荣，此万物以荣也。

人与天地参，为万物灵，同属气交之中，人亦莫能外也。于是君子法天（《易经》），法于阴阳，合于术数（《上古天真论》），按春气而致调神之道焉。至夜方卧，使阳生之气得发施也。清晨即起，迎春阳之生气也。广大而缓步，使内阳缓动也。于庭而宽阔，使内阳得舒也。被发缓形，以通内阳也。以使志生者，如此则吾身之生志悠悠而生，符合春日之生生不已也。此端外制内，内外交养，形体操作之养生也。

生而勿杀，予而勿夺，赏而勿罚，此春气之应，养生之道也。

此性情内部之调神也。春乃生机，万物皆含生意，人于此时，当调神以合天也。心存生而不可存杀，杀，伤害之也。于事也，予而不夺，予者，予人以物，予近于慈，生之机也。夺人制伏，夺近于狠杀之机也。赏顺生机，罚伤天和，故君子远杀夺罚，行生予赏，此春气天人之应，养生气之道也。

在周犹存此风。《礼记·月令》“迎春东郊，还反，赏公卿诸侯大夫于朝”“牺牲毋用牝”“禁止伐木”“省囹圄，去桎梏”“毋竭川泽，毋漉陂池，毋焚山林”“赐贫穷，振乏绝”即春养生之理。然如告朔之饩羊[1]，徒有其事，而不贵其实矣。然有鱼目则可拟真珠之形，去饩羊则终绝告朔之礼，有胜于无也。

逆之则伤肝，夏为寒变，奉长者少。

此言不按气调神，逆之之害也。逆，即反之也。如身体操作之调神，早卧晚起，动作急烈；内部之性情，不行生予赏，而行杀夺罚。如此，则逆天地之生气，春气通于肝，则肝伤矣，肝伤则木弱，木弱则不能生夏火，火弱则夏发寒变之灾矣，所以然者，木伤不足以供应夏长之令也。似此春不养生以奠夏长，“患及祸至，而方震栗”（仲景语），虽有卢扁，亦焦头烂额之客[2]矣。是以古贵调神，今重预防也。

夏三月，此谓蕃秀，天地气交，万物华实，夜卧早起，无厌于日，使志无

---

1 见《论语·八佾》：“子贡欲去告朔之饩羊。子曰：‘赐也，尔爱其羊，我爱其礼。’”

2 “曲突徙薪无恩泽，焦头烂额为上客”，出《汉书·霍光传》。

怒，使华英成秀，使气得泄，若所爱在外，此夏气之应，养长之道也。逆之则伤心，秋为痎疟，奉收者少，冬至重病。

此夏气调神之道，反逆之之害也。

夏，《说文》：从夊、页、臼。夊，两手，臼，两足也。注云：𡕩，中国之人也，以别北方狄、东方貉、南方蛮闽，西南僬，东方夷也。夏，引申之义，夏者大也，养万物令长大也（《三礼义宗》[1]）。蕃是叶茂，秀是吐华，如《左传》"其生不蕃""其必蕃昌"之蕃，《论语》"苗而不秀"之秀也。夏三月，万物蕃秀，是以名之也。天地气交者，天地上下之气交互普遍也，因何而交互？天，日北至照射力强，地气因照而益升，如大雨时行，夏令水涨，皆上下交互之意也。阳施阴化，阳生阴长，万物感其交互之气而华而实矣。人于斯时调神也，当至夜乃卧，平晨即起，毋厌于日，毋厌夏日之长，合同于道，与夏俱长，此解似可通也。又谓至夜方卧，法天之长，清晨即起，法阳之旺，毋厌于日，勿厌夏日之热，使身中热气，得泄于外也，又谓，勿厌足于日，免中暍也，是数解者，皆可通。终属勿厌日光，使身中热气得泄为得也。此身体之调神也。

更能使志顺夏长之令而喜，自不作肝祟之怒，如此，则华英成秀矣。夫怒动木火，夏为火令，木以济火，火木相煽，于天则火发风生，如夏日起火热狂风，则火干叶落，必不能秀矣。故又曰使气得泄者，使身中热气得以泄于外，言不可潜藏也。若所爱在外者，夏主长，主喜主爱，若者顺也，若顺其仁民爱物之心向外扩充，光大施行也（《书经》"百姓咸若"）。故曰此夏气天人之应，夏季调神养长之道也。《礼记·月令》"继长增高""劳农劝民""门闾毋闭""可以居高明，可以远眺望，可以升山林陵，可以处台榭"，其与此同意乎？逆之则伤心者，逆其志，反爱为怒也。怒动木火，以助火焰。如是，则心火旺，心火旺，则心之正神伤矣。邪火旺则刑金，金预受困，至秋当金令，则当至而不至矣。火既伤则不生土，土既衰更不生金，似此当至者不至，当生者不生，肺金之疲自不待言，金疲木祟，此疟之所由作也。逆天之时，厌恶日光，身中热气不得外泄，不泄则郁肌肤，肌肤，荣之舍也，心主荣，荣伤则心伤矣，心伤不生夏土，土衰不生秋金，金衰木祟，此又作疟之道也。

又，经之论疟曰：夏伤于暑，热气藏于皮肤之内，令人汗孔疏，腠理开，因

1《三礼义宗》，南朝梁·崔灵恩撰。

得秋气，汗出当风，及得之以浴，此亦夏逆成痎之一端也。

夫《痎论》错综，何伤于肝？以心主荣，肝藏血，肝胆表里，少阳主腠。任何之痎，总发腠理。仲师之鳖甲煎丸攻血、柴胡之主痎疾，尤其痎脉自弦一句，其此之铁证乎？似此痎疟之来，由于心伤，供奉秋金收令者少也。而金疲且不生水，水冬令也，肾藏也，至冬肾亏则重病作矣。所谓重病者，肾主骨，骨重则痿矣，《灵枢》"肾脉……微滑为骨痿，坐不能起，起则目无所见"，不其然乎。

秋三月，此谓容平，天气以急，地气以明，早卧早起，与鸡俱兴，使志安宁，以缓秋刑，收敛神气，使秋气平，无外其志，使肺气清，此秋气之应，养收之道也。逆之则伤肺，冬为飧泄，奉藏者少。

此言秋日内外调神之法及逆伤之害也。秋，《说文》木老可为薪也。又曰，秋者悲也。古云：木叶落，长年悲。容平，谓万物之容至秋平定，不再生长。俗云：立秋十八日，寸草皆生子也。而《圣济经》谓从容而不迫，平正而不偏，谓气候不寒不热也。《说苑》谓秋者天之半，是冬至夏至之中。《素问·五常政大论》又为审平。是皆可通也。天气以急，谓天气收敛而急，不似夏令之发扬。地气以明，不同夏气之交互也。得秋气之清爽，无夏暑之熏蒸，见秋水之清澈，无夏流之浑浊，此皆天气以急，地气以明也。人于斯时也，当早卧以养阴，早起以迎爽，鸡至子则鸣，鸡鸣而兴，固言其早，而鸡属酉金，秋金之令，当与金俱也。华佗五禽戏有虎、鹿、熊、猿、鸟之形，吐纳术有龟、蛇引缩之法，此与鸡俱兴之证也。

更能使神志安宁敛肃，不妄驰于外，不若春之志生，夏之在外，以缓秋令之过于刑克也。再恐志浮火动而刑克金气也。反之，不宁其志，金令妄动而杀，或火妄动而金被刑。故务要收敛神气，使秋金平和而不过也。无外其志，是不同夏日在外之发扬，而使肺气得以清肃下降，此正秋气天人之应，养收之道也。

逆之则伤肺者，是逆秋养收之道则伤肺矣。肺伤则金不生水，水亏则无以奉冬。肾主二阴，为胃肺之关。肾阳亏则胃不消，肾枢折(少阴为枢)则不藏，此冬为飧泄完谷不化之理也，此无他，金伤奉冬藏令者少也。《礼记》"诘诛暴慢""戮有罪，严断刑"，顺金之令也。

冬三月，此谓闭藏，水冰地坼，无扰乎阳，早卧晚起，必待日光，使志若伏

若匿，若有私意，若已有得，去寒就温，无泄皮肤，使气亟夺，此冬气之应，养藏之道也。逆之则伤肾，春为痿厥，奉生者少。

此冬日内外调神之法及逆之之害也。

冬，上夊字，人行貌也。下冫，古冰字也。意人行冰上，即冬日矣。又冬者，终也，万物之所终成也(《释名》)。斯时也，阳气潜于地下，阴气弥漫人间，草木凋，精结于根，蛰虫去，退藏于密，故曰闭藏也。水感寒而结冰，地受寒而坼裂，斯时也，人当法天，固守于内，而不可妄扰本身阳气。夫“阳气者，卫外而为固也”，发于肾藏，外护周身，寒邪侵入，阳即抵御。寒屡侵，阳屡抵，则阳气被扰矣，扰则伤肾，肾伤不独将为痿厥，而更有春季之温、夏季之热及温疟之虞，故戒之曰：勿扰乎阳也。当早卧晚起以法藏，必待日光以远寒，此冬月起居外界之调神也，更能使志若兽之伏而不动，若蛰虫之匿而深藏，若有私意(同臆)之人而悬之于心，若已有悟透之理而存之于意，此形容内藏内守不动之意也。去寒就温以避寒邪之扰阳，而使阳气之得舒，但不可过温而泄皮肤之汗也，使气亟夺，使阳气屡夺也。其所以夺者，冬为闭藏，过温则阳气外泄，即夺也，如室花过暖，本衰动微，至春必枯也，冬不藏精，职此之谓也，而大劳则肾汗出，过温则阳外泄，是皆阳气亟夺也，而与受寒扰阳伤肾，其弊也同。故经曰“冬伤于寒，春必病温”“冬不藏精，春必病温”，异因病同。千古疑案，一朝打破矣。

以上所论，乃冬之藏气，天人之应，调神养藏之道也。如逆而反之则肾伤矣。肾者水也，水衰不能生春木，木衰则筋疲，筋膜干则筋痿。木盗水益虚，肾气热为骨痿。阳气衰于下，春为阴厥。所以然者，水亏奉春生之令者少也。按《礼记》冬日“君子斋戒，处必掩身，身欲宁，去声色，禁嗜欲，安形性，事欲静，以待阴阳之所定”与此养藏之道互相发明也。

桐按：此下“天气清净光明”一段，当是《生气通天论》中文字，错简在此。移下论中。

逆春气，则少阳不生，肝气内变。逆夏气，则太阳不长，心气内洞。逆秋气，则太阴不收，肺气焦满。逆冬气，则少阴不藏，肾气独沉。

此言逆四时，不独为预病之基，且更能当时自病也。春主少阳之气，谓立春阳气出土也，不生，则肝气内变而为病。夏，心为太阳，以人间之热而言也，太阳不长而内洞为虚。秋主太阴，以霜降为太阴，准天阳而言也，秋气不收，则肺焦满。冬至少阴，以人间初寒而言，不收而沉，则肾病百出矣。

夫四时阴阳者，万物之根本也。所以圣人春夏养阳，秋冬养阴，以从其根，故与万物浮沉于生长之门。逆其根，则伐其本，坏其真矣。

春夏为阳，秋冬为阴，故君子顺从阴阳四时以调其神，故久而不衰，与万物同其浮沉于生长之门，循环相生而不已也。逆之，则自伐其本，坏其天真矣。

故阴阳四时者，万物之终始也，死生之本也。逆之则灾害生，从之则苛疾不起，是谓得道。道者，圣人行之，愚者佩同悖**之。从阴阳则生，逆之则死，从之则治，逆之则乱，反顺为逆，是谓内格。**

谓内格，除五藏之生气，如自削之义也。扩而充之，治身治国之道毕矣。

是故圣人不治已病治未病，不治已乱治未乱，此之谓也。夫病已成而后药之，乱已成而后治之，譬犹渴而穿井，斗而铸锥，不亦晚乎。夫病已成一段，明是后人注解，误收正文。

生气通天论篇第三

夫人生之来，生气之始，乃感父坎母离之生气，并接受上天清净光明之气，所结之祖气也。是气也，不阴不阳，而实为阴阳之本，统谓之曰阳，动则阴阳分矣。通天者，与天息息相通也。顺则生，逆则灭，故君子戒慎恐惧，存心养性以事天，尽心知性以知天，皆顺此清净光明之气也。若气数之天，吉则趋之，凶则避之；六淫之来，如盗防之；七情之发，如贼制之，则君子又莫不敌之逆之。明夫生气通天，岂但远祸患，避疾苦，直圣界可拟耳。吁，生气通天，可忽也哉。（一九五〇年草堂训子[1]稿。）

黄帝曰：夫自古通天者，生之本，本于阴阳。天地之间，六合之内，其气九州、九窍、五藏、十二节，皆通乎天气。其生五，其气三，数犯此者，则邪气伤人，此寿命之本也。

道本虚无，动生一气，气化阴阳，是谓两仪。两仪既立，成三生五，大道之功能备矣。道生天后，道统诸天。天生人后，道转附人。三才之中，以人为贵，以人能宏道，得道之全体，生天地之中，通天地之外也。人能养性以事天，知性以知天，是即天地之圣者矣。而通天有道，圣者行之，愚者佩之也。

自古通天之圣者，必务其本，本明而天道通矣。生气者，通天之本。阴阳者，生气之本。此逆溯法，与《论语·学而》“君子务本，本立而道生，孝弟也者，其为仁之本欤”同意，非明者不察也。

天地九州、九窍、五藏、十二节，一生气之所化也。而生后天之天地藏府，又各有其生气焉，其各有之生气，由原始一气产阴阳，阴阳生万物，生时之所得也，而天地人物，得生气后便又自具阴阳，自化生气。而吾人生之来，所秉先天之生气，固与天通，即吾身自化之生气，亦非违天而自生者也。质言之，

---

1 草堂，指河间张村旧居，曾名知命草堂。子指寿松，时十二岁，极聪慧。

即吾受生气之能也，吾所生之气，吾受生气之时即寓吾生气于中也。如豆生萁，萁复生豆，豆复生萁，其豆之始生，萁之生气即寓于豆中也。其生萁之生气，谓萁之本能可也，谓非萁之本能亦可也。其实仍是清明无上之天气，太空北辰之总灵而已矣。故曰：此通乎天气也。

夫天生气之生五也，天感之生五老，地感之生五行，人感之生五藏、五官、五常、五色、五气、五液。天生气之生三也，有三光、三才。而人之秉三也，有三德（智、仁、勇）、三宝（精、气、神）。调吾三宝，上符三光，调吾五藏，以运五老（在天为五老，在地为五行），返其虚无，见我本来，斯即通天之圣者矣。将寿敝天地，无有终时，又何灾害之云哉。

惟是愚者佩之，不明其本，不顺阴阳，则邪害之而戕削本来之生气矣。本来之生气即消，则更不能自发其气。惜乎，犹豆秉萁之生气，昧其寒暑，爽其燥湿，所受者既丧，所生者又将安附乎。故曰：此寿命之本也。（一九五〇年草堂训子稿）

天气，清净光明者也，藏德不止，故不下也。天明则日月不明，邪害空窍。自《四气调神大论》移来。

此段原在《四气调神大论》，四季说完，突出此段文字，似不承接，篇幅亦不吻合，去此段较为顺适。而此曰通乎天气，此则云天气清净光明，末又云惟圣人从之，生气不竭，更与《生气通天论》苍天之气，清净则志意治相似，及下段天运当以日光明相合，故予妄拟移此，以俟君子指正焉。

此言人之生气通天，真气受于天之证也。

人身，一小天地也。《灵枢》曰：天枢之上，天气主之。人有天枢，天有天枢，《论语》曰北辰，天之枢也。如此，则北辰之上，清明无上之太空，与吾人仰视白云漠漠之天，天气下降为雨之天，而其阶层、气化作用，实有区别也。此天气清净光明之天，是后天天地人物一切之总动机，可拟为一切机器供应之总电站。此气，实又为语大天下莫能载，语小天下莫能破，视之不见，听之不闻，搏之不得，无声无息者，故曰天气清净光明者也。天德贵乎下流，其光明之气必下达，而万窍、天地、人物秉之始灵于用。如天藏其清净光明之气而不下，则天道息矣。

下文，故不下也，就是说天德所以不下也。天明则日月不明，即天德不下流而天自明，日月无以受天地光明之气而不能明矣。夫日为传导天气之机，日不明则万物又无以受日光而生矣。日如传导天电之总干，电不来则各灯皆灭，故曰邪害空窍也。空窍者，天地日月一切有形皆谓空窍。《灵枢·口问》篇：液者，所以灌精濡空窍者也。本节藏德不止，止字，《太素》及新校正本，皆作上。上亦难通，上字亦错。上当是下字，古上作二，下作一，易误也。

阳气者闭塞，地气者冒明，云雾不精，则上应白露不下，交通不表，万物命故不施，不施则名木多死。自《四气调神大论》移来。

此言先天之气不下，而日月不明，地不受天阳下交，生机已绝，言后天之否相也。

夫先天清净光明之气，藏德不下而自明，则日月不得受其清净光明之气而不明矣。日为传导天电之大干，天阳不下交于地，则地气亦不得受先天之气而冒明矣。冒明者，冒蔽其地质之明而不明也。地之明，是地气上升为云为雾者也。地不受天阳蒸晒，又焉得而有云雾哉？此所以冒明也。后天地气冒明，云雾既不精，则天又何以白露能下哉。如此，天不降，地不升，天地否，阴阳决，上下阴阳交通不表章显著。如此，则气中之人物，素所受先天之命素，将颓败衰绝，亦不得施其发生之性量矣。不施则名木多死（《气交变大论》有“名木苍凋”句），言为害之烈，虽多年有名大树，亦必被灾多死，况他草木乎？甚言藏德闭塞之害也。

恶气不发，风雨不节，白露不下，则菀槁不荣。贼风数至，暴雨数起，天地四时不相保，与道相失，则未央绝灭。自《四气调神大论》移来。

此言恶气不发，属于后天者也。

按，藏德之害，千载而不一遇，恶气不发之灾则属经常。上章藏德不下，万物不生，总电不放，各机停顿。是知天气必动，地气必变，变动之际，四时行焉，百物生焉矣。而变动之际，阴阳相错，成功化能之际，则又有太过不及存焉者，太过不及，即恶气是矣。

夫恶气者，非先天气初动时而即有，而是后天秉气化变动时而始生，如水出水泉，本极清洁，流至江河，斯杂泥沙矣，如不设法将恶气预为发泄排除，则必风雨不节而妄作，白露亦必不按时而下，如此，则菀小之木，禾藁之属，不荣发矣，此言其轻者也。如贼风数至，暴雨数起，天地不能正其阴阳，四时不能保其常令，如此则与天地四时常道相失，则菀藁之属不能央其命而绝矣。央者，尽也，言不能尽其天命而绝也。

唯圣人从之，故身无奇病，万物不失，生气不竭。自《四气调神大论》移来。

此言圣人能并从阴阳，把握阴阳也。

惟圣人能从阴阳之正，能逆阴阳之偏，故虽有大风苛毒，勿之能害，而身无奇病也。更能知几（几[1]，兆也。《易》：知几其神乎），预察恶气之发，设法排除，如禹治水，益烈山，烧烟避雾，燃火驱蝗，使万物不失其生长之本能，而不使自然反常灾害竭其生命，故曰：万物不失，生气不竭也。按古之禘、蜡[2]、傩、禳，是排泄恶气之实，今不信之矣。

苍天之气，清净则志意治，顺之则阳气固，虽有贼邪，弗能害也，此因时之序。故圣人传精神，服天气，而通神明。失之则内闭九窍，外壅肌肉，卫气散解，此谓自伤，气之削也。传精神，传作专字妥。

此言生气通天，顺之则固，失之则殃也。

苍天之气，清净者也。人法天气之清净无为，如释之常乐我净，则志意平治矣。顺之则阳气固，言顺清净之气，而阳气自能外固矣，阳外固则阴自能内守，如此阳固阴守，虽有贼邪，弗能为害也，邪弗能害，皆法天顺天之清净而然，法天之清净，又因四时之序调养而然。故圣人传运（作专一好）自己精神，服食天清净之气，天人相济而通神明。神者变化莫测，明者明烛万物，如言以通天智也。失之，谓不知调养，失天清净之气，则内闭塞九窍，外壅塞肌肉，卫气散解不固矣。如此则百病丛生，此谓自伤，非天使之伤，气之自己削伐也。

阳气者，若天与日，失其所则折寿而不彰。故天运当以日光明。是故阳因而上，卫外者也。

因于寒，欲如运枢，起居如惊，神气乃浮。因于暑，汗，烦则喘喝，静则多言，体若燔炭，汗出而散。因于湿，首如裹，湿热不攘，大筋软短，小筋弛长，软短为拘，弛长为痿。因于气，为肿，四维相代，阳气乃竭。

此以天比人身，日比阳气也。阳气之在人身也，其犹天之与日乎？日之能明者，在受先天清净之气也。日之丽天也，而又有其常轨焉。日南至则冬，日北至则夏，以人见而言之。近云侧射、正射，以地转而言也。言人之见，言地之动，其理一也。失其所则折寿而不彰，有二义焉。如先天藏德不下，日不

---

1 几，繁体作幾，含有两幺。

2 蜡，音乍，古代祭名。周朝年终大祭万物。

受明，失其所矣，则邪害空窍，而在后天，日失其常行之所，万物亦折其寿命而不彰，故曰：天运当以日光明也。在先天，天德下流之运行，当云以日光明。而在后天，亦可谓赖日之运转而光明也。卫阳之在人身，不其然乎？

卫之在人身也，出于下焦足少阴之分。其上也，缘督以为经，寓于目则寤。而昼行三阳之脉，外周身焉。如肾不发出，则有如上节所云藏德之害。其论后天也，如天阳不煦照，地火不蒸腾，则阳气亦无从出，不出则可谓失其所，故曰天运当以日光明，日光明乃阳气之所从出也，阳出则能卫外矣。阳因而上卫外者，言卫阳因心阳之煦照而上行于目，以卫身外也。更要知天人相通，卫之出，由天阳之动。下文平旦阴尽，阳气出于目，可知矣。

因于寒者，因于外界之寒侵也。欲如运枢，卫气起而振御，如门之转枢然，以卫司开阖也。起居如惊，神气乃浮者，谓卫气起而御邪，居而又起，如人之惊而不定然。如此则卫阳神气乃浮于外而不得入内矣。不入内则不眠、头痛、身热等证作矣。虽外邪侵扰之表现，而实卫阳御邪之表现也。

因于暑汗者，言暑伤气分，汗散卫阳也。阳虚扰而烦，气不足则喘，阴不化津则渴(原作喝)，此阳气之亏也，清暑益气投之立效矣。

静则多言者，言暑月厌于日光，静处楼厦，夏行冬令，身中热气不得外泄，郁而化热，如此者，则必躁而多言，甚则谵语。体若燔炭之热，此卫阳之内郁也，得汗，阳通即解，故曰汗出而散。更有中炎暑之毒，汗不出，体若燔炭者，是火毒劫津，与此极类极反，不可不知也，此亦须汗出而散，但汗非滋津液不可，稍有表药，立致灾危，要谨而辨之者也。

因于湿者，谓湿伤于表也。首如裹者，头为诸阳之会，阳郁不出，故首如帛裹也。湿热不攘者，言如不将湿热急攘而去之，久则淫浸筋骨，则大筋受湿软结缩短，湿近于寒也。小筋因湿而弛缓𦈡长，湿而化热也。软短者为拘而不伸，弛长者为痿而能屈，虽湿之害，亦卫郁化热之自乱也。

因于气为肿者，实者有气郁不行而肿，《阴阳别论》曰“结阳者，肿四肢”，当通畅其阳。若气虚而肿，《阳明脉解》“四肢者，诸阳之本也”，阳虚不达四肢而肿。四维相代，即四肢更代而肿，俗谓“脚胖手胖交换而肿”，如此者，阳气将竭矣。

因于露风，乃生寒热。原在下节“阴阳离绝，阳气乃竭之下”，移此处较通顺。

露，露体、露宿，皆谓露也。露而受风发寒热者，阳气抗邪，邪正相争之表现也。

阳气者，烦劳则张，精绝辟，积于夏，使人煎厥，目盲不可以视，耳闭不可以听，溃溃乎若坏都，汩汩乎不可止。诸家精绝，辟字属下句，辟积于夏，非。

此言因烦劳而致煎厥也。烦劳，即极力劳动也。则张，言阳气因频繁劳动而沸腾张大，耗散于外也。夫精生于气，劳则肾汗出，如是，则精辟除矣（辟，除也。《庄子·庚桑楚》至信辟金。）。精绝辟，则成虚劳，虚劳之证，能冬不能夏，能通耐，即秋冬则差，春夏则剧，至秋冬阴盛较可，春夏阳盛，则成煎厥矣。煎厥者，阴精竭，如火煎之绝也。目盲不可以视，肾精竭不濡瞳也。耳闭不可以听，肾开窍于耳也。溃溃乎若坏都，汩汩乎不可止，谓小便失禁也，都以防水，溃则汩汩（汩音骨，水流声。汨音密，汨罗江）水流，此肾气衰极不藏，治亦无功矣。

阳气者，大怒则形气绝，而血菀于上，使人薄厥，有伤于筋，纵，其若不容。

此言怒厥也。阳气因大怒而形绝、气绝，谓气极而厥也。怒则气上，载血上行，使人薄厥。薄者，迫也。有伤于筋，即气血充伤脑部筋脉。纵，即《伤寒》肝乘脾曰纵。纵者，肝邪纵冲而无所顾忌也。其若不容，脑筋受气血之薄冲，有若容之不下而破裂者，今之脑溢血证也。此证有一发即死而不及救者，有药而愈者。有鼻络破，大出血不止，神不迷者，晋商辑五之妻也；头痛神迷，手捻，口作嘘嘘声者，回族春元也；昏迷十数日，左部长升尧也；有血压240/170mmHg，体温40℃，神昏胸肿，舌腻，小便失禁，七十老妪也，均按法治愈。而外用白矾洗脚，或刺期门，或委中放血，当属更捷。

后经数人鼻血如涌，塞之由口流出，危极者可救，鼻血似是此证佳兆。

汗出偏沮，使人偏枯。汗出见湿，乃生痤痱。高梁之变，足生大丁，受如持虚，汗劳当风，寒薄为皶，郁乃痤。此足生大疔句，膏粱，古时似难谈到。

汗出偏沮，阳气之不周也。汗出见湿，湿热郁于皮肤也。膏粱厚味，蕴酿热毒，阳气杂之，足生大疔。受如持虚，言外邪之受，如持虚器受物，反之，不虚则不受也。如劳而汗，即阳虚时也。而当风寒则薄为皶（俗名酒刺），郁为痤矣（痤，小疖）。

阳气者，精则养神，柔则养筋。开阖不得，寒气从之，乃生大偻，陷脉为瘘，留连肉腠。俞气化薄，传为善畏，及为惊骇。营气不从，逆于肉理，乃生痈肿。

精，谓之精阳之气也。《邪气藏府病形》：精阳气上走于目而为精（原作睛，《太素》作精，精明也。较好。）。精即神之表现，此精则养神也。柔，谓阳气之功用，《本藏》：卫气者，肥腠理，司开阖。又曰：卫气和，分肉解利，皮肤润柔，筋得养，筋骨劲强，此柔则养筋也。开阖不得，即卫阳虚失开阖之责也。寒气从之，是寒气从而伤之，受如持虚矣（受邪如器虚受物然）。卫出于肾，虚复受寒，则腰背屈俯，乃生大偻矣。寒邪隐于血脉者，日久化热为瘘。寒气久当于肉腠之间者，由藏府之俞，传化内薄而犯于内，为畏、为惊、为骇，随所入之藏而现也。如寒邪逆于血脉，郁而化热，荣气因以不行，逆于肉理，乃生痈肿。正经谓阳气有余，荣气不行，乃发为痈者也。

魄汗未尽，形弱而气烁，穴俞以闭，发为风疟。

卫弱失开阖之职，邪寒从而伤人，必汗以出之。汗除必如法透出魄汗（魄，形也。即形质之汗，所谓透汗），此定法也，如虽服汗药，而未得如法，汗虽欲出而未出尽，此谓魄汗未尽矣。汗既不透，邪则不去，汗液风邪留连肉分腠理之间，腠理，少阳所主也，形因汗邪之据而衰，卫因不宣之郁而烁，穴俞因之不通而闭，穴俞，通内达外之道路也，风汗既不得外出而表解，又不得由俞而内犯，只攻冲于腠理之少阳界，如此则寒热交作而成风疟也。尝记倭乱时，晚秋送岳至村南，觉冷即返，急作桂枝解肌，剂小，又忘啜粥，尔际诸多不便，遂忍之，继而疟作，寒时战栗，面灰如绝，热则如煎，身不著衣，今日书之，犹毛悚焉。此证非大逐恶涎不能已也。常山、射干、猫眼草，盖妙药也。

故风者，百病之始也。清静则肉腠闭拒，虽有大风苛毒，弗之能害。此因时之序也。

前云苍天之气清净则志意治，此言人法天，心志清净而不浮。阳气不浮而静，则开阖得职，开阖得职，则肉腠闭拒，肉腠闭拒，则风勿能害。此因四时节气变化之序，而调其精神之收获也。

故病久则传化，上下不并，良医弗为。故阳蓄积病死，而阳气当隔，隔者当泻，不亟正治，粗乃败之。

此仍承上文，着眼处在两故字。

故久则传化者，谓风为百病之始，善行而数变也。病久者，或由寒化热，或由热化寒，本无一定，如阴阳上下未归并一处时，良医不可为而治之，因阴阳寒热，尚未确定也。如疟之作寒，不能谓其纯寒；疟之作热，不能断其必热，必俟定，诊之药之，作时无能为力也。若阳蓄积者，非传化比也，不治必死，其病死，因阳气之隔，所谓阳气蓄积，固结于中，而阴气反隔绝于外，此当急泻其阳，损阳就阴，急下存阴而图其本，如不亟正治其阳，则属粗工败事矣。（与诸家解异，予解亦未惬意，待补。十五年，犹未暇补，难哉。一九七二年元旦。十月二十日又改）

故阳气者，一日而主外，平旦人气生，日中而阳气隆，日西而阳气已虚，气门乃闭。是故，暮而收拒，无扰筋骨，无见雾露。反此三时，形乃困薄。

此言生气通天，天人相应，人当因时之序与天协同，反之则殃也。

岐伯曰：阴者，藏精而起亟也；阳者，卫外而为固也。

阴阳者，人生之本也。阴主静而藏精，而静中实又有动，故其功用在亟起而动焉。亟起，即屡起不停，如血之循环不息，精液灌濡空窍也。阳主动而卫外，而动中又有静，故其功用在卫外固守，如充皮肤、司开阖、肥腠理者也。

先天一气化生万殊，万殊受气各生一气，气在先天阴阳不分，气在后天而阴阳必分也。人身以阴阳化功，以阴阳化能，阳之功，阳之能，阳之伤，阳之固，阳之绝，帝已言之矣。师又补之曰：阴之功藏精而起亟，阳之功卫外而为固。阳主生，阴主长。阴濡藏府关节，其用在屡动不息，如水，天之阴也，不舍昼夜，血身之阴也，如环无端。阳充皮骸筋肉，其用在卫外为固，如日，天之阳也，容光必照。气，人之阳也，无处不充。大而论之，天地和而雨泽降，心肾交而肢体和。阴阳中复各具阴阳，如心本阳也，有心阳心阴；肾本阴也，而有肾阴肾阳也。推之各藏，莫不皆然。阴不胜阳则病，阳不胜阴亦病，故曰阴平阳秘，精神乃治，阳强不密，阴气乃绝，密之义，大矣哉。圣者知生气之通天，凝志意，因时序，服天气，通神明，基命宥密，则为长有天命之圣者矣。（一九五〇年在家训子稿）

阴不胜其阳，则脉流薄疾，并乃狂。阳不胜其阴，则五藏气争，九窍不通。

阴不胜其阳，阳多而阴少也，阳多则沸其血，血沸则脉流薄迫疾数，并者，重也，即重阳则狂也，此阳气为病，而现阴血者也。阳不胜其阴，是阴多而阳少也，阴气弥漫于内，如雾霾蔽天，使道蹇涩，则五藏气争，如浊气在上，则生䐜胀之类，五藏气争于内，其外候之九窍自不通矣，此证阴为病而反窒阳之通畅也。

是以圣人陈阴阳，筋脉和同，骨髓坚固，气血皆从。如是，则内外调和，邪

不能害，耳目聪明，气立如故。

此言修内以固外也。圣人陈敷内部阴阳使之和平，则外之筋脉得和，内之骨髓坚固，气血皆得从顺。人而如是，则内外调和，内邪外邪皆不能害，耳目聪明，真气峙立如故而久远矣。

《五常政大论》曰：根于中者命曰神机，神去则机息。根于外者命曰气立，气止则化绝。《六微旨》：出入废则神机化灭，升降息则气立孤危。宜参之。

风客淫气，精乃亡，邪伤肝也。

风客于身，淫伤卫气，因卫阳之不固也，其结果淫害阳气，而阴精乃致败亡。因风气通于肝，风邪伤肝也，肝藏血，肝伤则血伤，肝主筋膜，故风多半身不遂。此又风伤阳气，而实病于阴者也。

因而饱食，筋脉横解，肠澼为痔。

诸家解为内藏之筋脉，内称筋，非，且义亦乖。

饱食本伤阴藏，而内之阴藏伤，不能支援阳气照常卫外(阳在外，阴之使也。)，外之筋脉无阳以柔，无阳以充，则必横解。横解者，即不平常之松解，如"横吃""横花""改常"之互辞[1]。筋脉横解，卫必不固，此又阴病而及于阳者也。多食而致肠澼，久而为痔，乃阳气之不升也。虽因阴病而病及阴藏，实又阴病之累阳气也。

因而大饮，则气逆。

大饮壅塞难消，而阳气为之逆而不顺，此亦阴病累阳者也。

补注：按指饮酒气逆，似确。

因而强力，肾气乃伤，高骨乃坏高当作膏。

强力伤肾气，即大劳肾汗出。劳则伤气力，阳气散，阴必随之。而阴之膏，阳之骨，随气之亡而俱坏矣，此又气病而及阴者也。后人以大饮为酒，强力为入房，固矣。

凡阴阳之要，阳密乃固。两者不和，若春无秋，若冬无夏。因而和之，是谓圣度。

此言阴能潜阳，阳能和阴，不可偶偏也。凡阴阳之能固，在于阳密。密，即《礼记》之基命宥密，《易经》退藏于密之密，静而潜之意。阳之能潜密，在于

1《孟子·离娄下》："待我以横逆。"

阴育之潜阳，阴之潜阳，在于阴平以和，两者不和，如阴虚而阳旺，若有春暖无秋凉，如阴盛阳衰，则又只有冬日之寒而无夏日之热，如此者，是必变证百出而鲜克生存。故治法有壮水之主以制阳光，益火之源以消阴翳，补气以生血，补精以化气，育阴潜阳，导龙入海，甘温除热诸法。惟圣者能陈阴阳，因阴阳而和之，是谓之圣度矣(度者，法也)。

故阳强不能密，阴气乃绝。

此反证上句之阳密乃固也。

故阳气过强而不能密潜者，由阴虚之火旺也，而火愈强则阴愈灼，故谓阴气乃绝也。此证阳亢而阴必绝也，然此病象，犹可治疗，非可断其必死也。

阴平阳秘，精神乃治。阴阳离决，精气乃绝。

此又重言阳密乃固之理也。

阴阳，同出异名，互相维系。阳之能密，在于阴平。阴如不平，阳必不密，故曰阴平而阳始秘[秘同密，《易》：几(幾)事不秘则害成]。如此，则阴之精，阳之神，乃能平治，此谓平人也。反之，阴阳离决，或阳过亢而离阴，阴过盛而决阳，有一于此，则阳之气，阴之精，乃俱绝而不能存，此谓死也。

按，诸家首句作阳应阴固，阴应阳卫，牵连阳密乃固，为阳密于外，阴固于内，骤闻似属可通，串贯前后，殊为可嘉。细绎本篇，固字有三：卫外为固，骨髓坚固，阳密乃固。上文有顺之则阳气固，此固字，固当斟酌。密同秘见上。而腠理致密，经有明文，似亦不必牵扯也。(一九五八年四月十六日下午六点)

是以春伤于风，邪气留连，乃为洞泄；夏伤于暑，秋为痎疟；秋伤于湿，上逆而咳，发为痿厥；冬伤于寒，春必病温。四时之气，更伤五藏。首句“因于露风，乃生寒热”句已移至“因于气，为肿，四维相代，阳气乃竭”句下。

此言春伤于风而不即病，邪气流连，夏为洞泄，风伤肝木，木不生火，夏为寒变，阳气之少也。夏伤于暑，舍于荣内，秋感寒风，发为痎疟，卫阳之气行而遇阻也。秋本燥令，湿反大行，上受湿邪，阳郁化热，阳明湿热熏蒸肺藏，上逆为咳，肺热叶焦发而为痿，金不生水，肾虚则厥。《灵枢》肺脉微缓为痿厥，脾脉微缓为痿厥。肾虚则厥，是肺脾肾阴也，阴湿中从其类，故痿厥耳，此阳遇湿而化湿热也。喻嘉言聪明过人，竟改秋伤于燥，岂经旨乎？然制清燥救肺，殊益世人也。冬伤于寒，春必病温，冬寒伤肾，郁而化热，至春阳出而不得也(见《热病论》注)。四时之气更伤五藏者，言四时之气候，而更迭轮换，伤人五藏也。

阴之所生，本在五味。阴之五宫，伤在五味。是故味过于酸，肝气以津，脾气乃绝；味过于咸，大骨气劳，短肌，心气抑；味过于甘，心气喘满，色黑，肾气不衡；味过于苦，脾气不濡，胃气乃厚；味过于辛，筋脉沮弛，精神乃央。是故谨和五味，骨正筋柔，气血以流，腠理以密。如是则骨气以精。谨道如法，长有天命。此当是另一篇。

阴之五宫，宫当作官，藏府十二官为阴形。上论阳气，此论阴形也。阴精之生，本赖五味，而阴精之五宫（官）又伤在五味。是故味过于酸，酸入肝，肝气以津润而胜，脾气乃绝，水克土而绝也（味过伤筋，不可不知）。味过于咸，大骨气劳，谓过咸伤肾而大骨气劳也，又可谓咸益水，水侮土，肌肉短缩，水灭火而心气郁抑也。味过于甘，上实壅满，故心气喘满也，土盛克水，故肾色黑，肾气不平衡也。味过于苦，苦反伤心，心伤火不生土，脾不得濡润吸收，胃气乃厚而钝（如脾约证，脾不为胃行津也）。味过于辛，辛益金，筋脉沮弛，金克木，肝主筋也，精神乃央，央通殃，以辛而散故也。篇中未详肺藏，举述味过，错综不一，学者对照各篇而旁通之，不可凿泥，疑古人立论不一也。

补注：精神乃央，央，终也。如《诗经》夜未央，亦通。

金匮真言论篇第四

金匮，藏书之器。称真言，贵之也。

黄帝问曰：天有八风，经有五风，何谓？岐伯对曰：八风发邪，以为经风，触五藏，邪气发病。似有阙文。

弥沦大千，充塞宇宙，万物赖以生存者，气也。气无形，动则有形，以形论则曰风，以意会亦曰风。元真寂然不可谓风，太极不变无由曰易。风者，元真之动机也。易者，无极之变化也(《易》有太极)。风生于春，春，季之始也。风应乎东，初动之处也。风木所生，万物始生也。《阴阳应象》曰：玄生神，神在天为风，玄从幺，才有形质曰幺，亦谓始也，推而演之，几(幾)有两幺，《易》曰知几其神，亦不外几微初动之义焉。言天有八风者，八纪之风也，溯自易有太极，是生两仪，两仪生四象，四象生八卦，而天地之气全矣，故曰，天有八风也。大哉仲景之言曰：人秉五常，因风气而生长。风能生万物，亦能害万物，如水能浮舟，亦能覆舟。若人五藏元真通畅，人即安和。中人五藏，则为五也。(参《天真论》及《风论》注。录一九五〇年在家训子稿。)

所谓得四时之胜者，春胜长夏，长夏胜冬，冬胜夏，夏胜秋，秋胜春，所谓四时之胜也。

风者气也，于其来也则曰有八，以其中也则曰有五。不独外来之风，中人五藏为然，而人五藏之中，又各有五藏之风也。自有五藏之风，即五藏之生机也。天之八风，和则养人，邪则害物。自有之五风，顺则生强，逆则殃危也。五藏受天邪气而因病，抑或五藏自有之五风戾而自伤，则有因天因人虚实之判焉，虚者逢生则瘥，遇克则剧，实则得克则愈，得生则甚。得四时之胜者，天然制伏自愈之机也。例如胃不和之呃噫，怒则立解，自有木制自有之土也。肝怒之厥逆，得哭则苏，自有金制自有之木也。又有金肺有病至秋当愈，设不愈则病加。或阳虚至卯时阳旺当喜，反剧者，阳当至不至，或内而自有之阳已坏，不能纳天之真阳也。此论天人而演之，医者其察焉。（一九五〇年训子稿。与《诊要经终》参看。）

东风生于春，病在肝，俞在颈项。南风生于夏，病在心，俞在胸胁。西风生于秋，病在肺，俞在肩背。北风生于冬，病在肾，俞在腰股。中央为土，病在脾，俞在脊。

故春气者病在头，夏气者病在藏，秋气者病在肩背，冬气者病在四肢。故春病善鼽衄，仲夏善病胸胁，长夏善病洞泄寒中，秋善病风疟，冬善病痹厥。故冬不按蹻，春不鼽衄，春不病颈项，仲夏不病胸胁，长夏不病洞泄寒中，秋不病风疟，冬不病痹厥、飧泻而汗出而汗出三字，疑衍**也。**

夫精者，身之本也。故藏于精者，春不病温。夏暑汗不出者，秋成风疟。此平人脉法也六字文义不属，疑衍。

首言天人同气相求，入从其类则病发所属。又言春病木伤则夏火不旺，火不生土，土不生金，金不生水。又举按蹻一弊，辗转相病。末结“精者身之本”，藏精不病温，是水足木令之疏也。夏暑汗不出，遇秋寒而成风疟。极言养生之道，慎之于始，一着落错，满盘皆空。诸家皆谓按蹻为导引阳气，若然，为阳虚致衄，实难通过，如谓按蹻伤阴精，水不涵木，阳亢而衄似通。然究不知按蹻为何术？其蹻为少阴别脉，属按而伤肾欤？后世理发匠按人骨节，使人如醉如迷，非痛非痒，盖按蹻之遗风也。（此下文义不属，当是错简。）

补注：按各家皆作病在肝，俞在颈项是句。而肝俞在背，不在颈项也。似是病在肝俞是句，上下文方合。《灵枢·本输》与此不合，《九针十二原》井荥俞经合之俞亦不合。故“中央为土，病在脾，俞在脊。”疑在“胃”，方与下文“长夏不病洞泄寒中”相合。

故曰阴中有阴，阳中有阳。平旦至日中，天之阳，阳中之阳也。日中至黄昏，天之阳，阳中之阴也。合夜至鸡鸣，天之阴，阴中之阴也。鸡鸣至平旦，天之阴，阴中之阳也。故人亦应之。

此言人应天之阴阳，息息相通也。

夫言人之阴阳，则外为阳，内为阴。言人身之阴阳，则背为阳，腹为阴。言人身藏府中阴阳，则藏者为阴，府者为阳。肝心脾肺肾五藏皆为阴，胆胃大肠小肠膀胱三焦六府皆为阳。

按藏府阴阳，以动静言。藏，藏精而不泻；府，传化物而不藏也。背为阳腹为阴，不以前腹后背言。若以前后言，则前为阴后为阳矣。或以督脉属阳在背，任脉属阴在腹。彼为阴行于阳，阳行于阴，阴阳交错，阳中有阴，阴中有阳之定律也。或又以兽比，横背朝天为阳，腹俯在下为阴，吁，此人道也，岂可方兽？更何可作兽言哉。与负阴抱阳，山南曰阳之说不大相悖谬乎？要知，背在上，腹在下，阴阳以上下而言也，若胸与腹，背与尻，则显然矣，且背胸相近，焉知非胸腹之讹耶？又藏为阴，如手厥阴包络、手少阴心、手太阴肺、足太阴脾、足少阴肾、足厥阴肝。府为阳，如手少阳三焦、手太阳小肠、手阳明大肠、足少阳胆、足阳明胃、足太阳膀胱。

所以欲知阴中之阴，阳中之阳者，何也？[为冬病在阴，夏病在阳，春病在阴，秋病在阳。皆视其所在，为施针石也。此段亦似错简，当去。此不以春夏为阳，秋冬为阴言。]**故背为阳，阳中之阳，心也。背为阳，阳中之阴，肺也。腹为阴，阴中之阴，肾也。腹为阴，阴中之阳，肝也。腹为阴，阴中之至阴，脾也。此皆阴阳、表里、内外、雌雄相输应也。故以应天之阴阳也。**

此言背在上，心为牡藏，故曰阳中之阳也，而不以夏至阴生，心为少阴言，而以夏日气候至热为阳，故曰阳中之阳也。背在上，肺为牝藏，故曰阳中之阴也，而不以夏至阴生，至秋而阴为太阴，而以虽秋而夏热犹存，阴气初动，为阳中之阴也。腹在下为阴，而肝属木主升，如春日虽寒而阳生，故曰阴中之阳也。肾属阴而居下，其时又主冬水，故曰阴中之阴肾也，亦以气候言，而不以冬至阳生为少阳言。腹在下为阴，而脾为湿土，又为牝藏，故曰阴中之至阴脾也，此又不以长夏气候之热言，而以长夏之湿言，故曰阴中之至阴脾也。

更可拟心如太阳，发施热能；肺象太空，清肃下降；脾如中土，湿而至阴；肝如地风，阴而生阳；肾象地水，阴而能润，故曰，阴阳表里内外，雌雄相输应也。

又曰：背腹，以上下而言也。背腹以上下言背胸在上为阳，腹在下为阴。而人上背胸，下为腹，即上阳而下阴也。心在胸而附近背，在上为阳，而心君相日，宣发热能，为阳中之阳也。上为阳，而太空转冷，肃肃而出乎天(《老子》)，肺为五藏华盖，禀肃降之令，属上为阳，肃降为阴，故曰为阳中之阴也。腹为阴，即下为阴，地为阴，地下有火，赫赫出乎地(《老子》)。故肝在腹而属膈下，主升地之阳气，故曰阴中之阳肝也。腹为阴，地下有水，水为阴，肾主水而又在下，故为阴中之阴也。腹为阴，脾属腹，而脾为湿土，故曰阴中之至阴也。至字，[illegible]，鸟飞至地，言极处也。

帝曰：五藏应四时，各有收受乎？岐伯曰：有。东方青色，入通于肝，开窍于目，藏精于肝，其病发惊骇，其味酸，其类草木，其畜鸡，其谷麦，其应四时，上为岁星，是以春气在头也，其音角，其数八，是以知病之在筋也，其臭臊。

帝承上而问五藏应四时之气。而五藏各能收五方之色，受四时之阴阳乎。收者，吸收也，谓吸收五方之气色而荣其藏。受者，接受也，受四时之阴阳而充其形也。

《白虎通》：东方阳也，万物之始生也。《易》曰：帝出乎震。帝为一切之生机。震，东方也。于时为春，春为岁首，故以天干之首，甲乙当之，在地支，以寅卯当之。寅，《说文解字系传》：髌（摈）斥之意。正月阳气上锐而出，隔阂于宀也，乃地下臼坎之所摈斥也。宀音绵，古居之岩也，象形字，上阜高凸，其下有冋，合而为宀，可以藏身也。卯，丣，《说文》：开门之形。二月万物冒地而出，象开门之形，为天门。东方生木，色青也。惊，不知而骤闻骤见也。酸，木实酸也。《洪范》曰：木曲直作酸，当草木而言也。春日甲乙，甲者，草孚甲而出也。甲形。乙象草木冤曲而出。阳气尚强，出不得伸，作乚之形，所谓曲直也。其意酸也。俗语“令人心酸”，亦取乙而不伸之意也。人之筋骨酸痛，内火外寒，与此屈不能伸，阳欲出，阴强锢，蔽而不畅，亦合也。

又如食物，寒热相杂则酸，即阳未盛，阴未尽意。孤热不酸，单寒不酸。既寒之又热之，交杂而酸，亦曲直之义也。

鸡，《五行大义》[1]：鸡属木。子时鸣，如冬至之阳生，厥阴风木主之。将旦而鸣寅卯时，如立春阳气出土之时也。鸡鸣必振翼，鼓阳气也。其谷麦，《月令》注：麦有孚甲，属木。上为岁星，木之精也。

东方青色者，东风解冻（《月令》），木感形青，故曰东方青色也。入通于肝，天食人以五气，春气通于肝也。肝之精，开窍于目，目，肝之外候也。藏精于肝，吸收天地之精及肝自具自生之精，而藏于肝藏，是为随神往来之魂者也。其病发惊骇，谓或感太过木令发生之年，或本藏厥逆之自作祟，鸣靡启坼，振

1《五行大义》，隋·萧吉撰。

拉摧拔，故发惊骇之惊风证也。或木不及之委和年，草木晚荣，苍干凋落，亦作惊骇魂不守舍之虚证也。其味酸，木所生也。其类草木，在地为草木也。其畜鸡，巽为鸡也(东南)。其谷麦，谷之长也。上为岁星，木之精也。春气在头，春为岁首，头在人上，风行颠顶也。其音角，如扣木声，低而促也。其数八，《易》云：天三生木，地八成之也。病在筋，酸生筋，风掣筋，是知病在筋也。其臭臊，羊气也。羊，木畜也。《月令》：春令麦与羊也。

南方赤色，入通于心，开窍于耳，藏精于心，故病在五藏，其味苦，其类火，其畜羊，其谷黍，其应四时，上为荧惑星，是以知病之在脉也，其音徵，其数七；其臭焦。

《白虎通》：心，火之精也。开窍于耳。汪昂云：肾为耳窍，舌通心，无窍，而寄于耳，是以闻声而心知。实有悟心。然不如两少阴解之为愈也。《五行大义》：荧惑，火之精，位南方，主夏，以其出入不常，故曰荧惑。

南方丙丁属火。丙，《说文》："位南方，万物成炳然。阴气初起，阳气将亏，从一、入、冂。一者，阳也。"丁，夏万物丁实也。属火，火色赤，故曰南方赤色也。夏气通于心，天食人以五气，故赤色通于心也。又《缪刺》：手足少阴太阴、足阳明之络，皆会耳中，上络左角，则耳固可为窍。又《邪气藏府病形》：十二经脉，三百六十五络，皆上走于面，而走空窍，其别气走于耳而为听。听，心之所能，声入心通也。别气，即宗气会心主膻中之别者，亦可谓开窍于耳而为听。听，心之所能，声入心通也，其收受天地之精及自具自生之精，而藏于心藏以养神也。病在五藏，谓感火令太过之赫曦，及本藏火焰之焦灼，暄暑郁蒸，炎暑奔腾，及火不及之伏明，或本藏心神之不足，凝惨凛冽，彰伏变易，心为五藏主，故病则应五藏也。其味苦，火炎上作苦也。其类火，在地为火也。其畜羊，《五常政大论》曰午未皆属火也。其谷黍，夏熟而红，心之谷也。其应四时上为荧惑，火之星也。病在脉，脉心所主，少阴结，脉不通也。其音徵，尖而促也。其数七，火数也。其臭焦，火所化，所谓心主五臭，自入为焦也。

中央黄色，入通于脾，开窍于口，藏精于脾，故病在舌本，其味甘，其类土，其畜牛，其谷稷，其应四时，上为镇星，是以知病之在肉也，其音宫，其数五，其臭香。

中，主也。黄中、黄庭，谓元气之所也。黄婆、黄婶，谓脾之神也。中央戊己土。土，黄色也。《说文》：戊，中宫也。怅象六甲五龙拘绞。六甲，甲子、甲寅、甲申、甲午、甲辰、甲戌，与五行五龙相配合，即成拘绞一样。己，中宫也，象万物辟藏诎形也。诎，诘诎也。戊己为四象归中，万物会中之形。《白虎通》：脾，土之精也。口气通地，脾华唇四白。《灵枢》：脾是动则舌本强，脾脉挟舌也。甘，《洪范》：土爰稼穑，稼穑作甘。《正义》云：是土之所生也。爰作曰字解。甘味生于百谷也。牛，《易经》坤为牛。坤，土也。其谷稷，今谓糜子，黍不黏者。《月令》：中央食黍与牛。镇星，土之精。《五行大义》：其位中央，镇宿不移曰镇。《汉书·天文志》：镇星中央，季夏土是也。其音宫，《汉书·律历志》：宫，中也。其数五，土之数也。其臭香，《五行大义》《元命苞》：香者，土之乡气，香为主也。

中央戊己土，土色黄，天食人以五气，故黄色入通于脾也。脾脉上挟舌本，地气通于嗌，口为脾之外候，故开窍于口也。其所收受天地之精与自生自具之精，而藏之于脾，以资脾意也。感土令太过敦阜之年，及本身湿气之太盛则柔润重淖，或土不及卑监之年则留满痛塞。脾脉上挟舌本，故病在舌也。其味甘，稼穑作甘也。地食人以五味，甘，脾所喜也。其类土，在地为土，在人为肉也。其畜牛，牛属土也。其谷稷，色黄而甘也。上为镇星，土之精也。脾主肌肉，是以知脾之在肉也。宫，洪而亮圆，土音也。五，土之生数也。其臭香，土所化也。

西方白色，入通于肺，开窍于鼻，藏精于肺，故病在背，其味辛，其类金，其畜马，其谷稻，其应四时，上为太白星，是以知病在皮毛也，其音商，其数九，其臭腥。

《白虎通》：肺者，金之精，西方金成万物者也。其味辛，《洪范》：金从革作辛。注：辛，金之气也。《正义》：金之在火，别有腥气，非苦非酸，其味近辛，故云金之气味。此以煅金，为改革也。《说文》秋时万物成熟。金刚味辛，初见判断而辛痛也。庚辛，段玉裁《说文解字注》引《律书》曰：阳气更万物。庚者，更也。万物肃然更改，秀实新成。辛者，新也。万物辛成也。

按，以上诸说皆未惬意。予谓金从革作辛者，革，即《易》天地革，四时成之革也。金秋气爽，炎暑即消，暑即革矣。消暑之凉气，即辛气也。如粬[1]，辛

1 粬，同麯。

物也，由谷逢湿热发酵而酸。湿热，夏之气也。至秋金而燥，燥即湿退，故糟变辛。此金从革作辛之证也。辛本秋气而当敛，辛反发散者，以辛承长夏湿热，而仍从火发也。如春令本酸，木主发生，而酸反敛。春日虽阳，而冬寒仍在，阳不得出，仍本冬之阴性，是即木之曲直作酸也。又如外受寒多有吐酸，是外寒郁，内阳不宣而然。食辛物以散而愈，是辛胜酸也。又如胃热吞酸，食黄连去湿热，虽苦燥湿，而实去火，如秋金气凉之革去炎暑也。其畜马，乾为马，金也。其谷稻，《汤液醪醴论》曰：稻色白而秋成也。太白星，《五行大义》：金之精，位西方，主立秋。其音商，《汉书·律历志》：商，章也，物成彰明也。其味腥，《五行大义》：西方杀气腥。许慎云：未熟气腥也。

木曲直作酸，谓甲乙时也。金从革作辛，谓铸金之气也。甲乙是寒逢热则酸，铸金是火就燥则辛，故酸痛当去寒，辛痛当润燥，此至理也。湿得燥则辛，理之不可移易者。

西方庚辛金，金色白，天食人以五气，故白色通于肺也。鼻气通天，故开窍于鼻也。其收受天地之精气，及自具自生之精气而藏之于肺，从以养魄也。病谓金太过坚成之纪，胸凭仰息，肃杀凋零；不及之从革，火光赫烈，则喘咳也。病在背，肺在胸，附近于背也。其味辛，金从革作辛，地食人以五味，肺所喜也。其类金，肺发声音，有类于金。秋粒成熟，粒，金类也。其畜马，乾金为马也。其谷稻，色白而坚也。上为太白，金之精也。肺主皮毛，是以知病在皮毛也。商，尖而高音者也。九，五四之合，金之数也。臭腥，腥布散肺气，金所生也。

北方黑色，入通于肾，开窍于二阴，藏精于肾，故病在溪，其味咸，其类水，其畜彘，其谷豆，其应四时，上为辰星，是以知病之在骨也，其音羽，其数六，其臭腐。

《白虎通》：肾，水之精也。北方水，故色黑也。即南阳而赤，北阴而黑也。《白虎通》：双窍为之候，即肾主二阴也。其病在溪，《尔雅》：水注川曰溪。小分肉，连于筋骨之间也。《气交变大论》曰：外在溪谷踹膝。《六元正纪》：其病大寒留当于溪谷。溪谷之会以行营卫，以会大气。肉小会曰溪，大会曰谷。此溪，四肢之八溪也。冬气伏藏，溪为之病，与上冬病在四肢意同。其味咸，《洪范》：水润下作咸。其畜彘，水畜也。豆，水令，孚甲坚合，属水。辰星，《五行大义》云：水之精也。其位北方，主冬，是天运执正。出入平时，曰辰星。

羽，《汉书·律历志》：羽，宇也。物聚藏宇覆之，声低而细。其臭腐，《月令》：冬其臭腐，水之臭，水受浊污，故有朽腐之气。壬癸水位北方，阴极阳生，故曰：龙战于野。战者，接也，谓阳气接生也。《月令》：壬之言任也，冬时万物怀孕于下。《律书》曰：壬，任也。言阳气任养万物于下也。壬，象人怀妊。癸(※)，冬时水土平，可揆度也。象水四旁流入地中之形。《律书》曰：癸之为言揆也，言万物可揆度也。

北方壬癸水，水色黑，天食人以五气，故黑色通于肾也。肾位下焦，决渎二便而主二阴，故开窍于二阴也。其收受天地之精，及本身自生之精，而藏于肾藏，以资智也。病或感太过之流愆，濡泄沃涌，冰电霜雹；不及之涸流，长夏气宣布蛰虫不藏，因云小会曰溪，大会曰谷，溪谷属骨，故曰病在溪也。其味咸，水润下作咸，天食人以五味，肾所喜也。其类水，肾主水也。辰星，水之精也。肾主骨髓，病骨也。羽，细音而低者也。六，天一生水，地六成之也。腐，水所变也。

故善为脉者，谨察五藏六府，一逆一从，阴阳表里，雌雄之纪，藏之心意，合心于精，非其人勿教，非其真勿授，是谓得道。

此古人慎重医道，取人必端也。

阴阳应象大论篇第五

全篇大意，言天地阴阳与人物阴阳、疾病所分阴阳，及阴阳所生之疾病，互相应象也。篇中屡举天地、人物、病情、气候之变化，要在掌握阴阳，由天定人，由人测天，用物补人，用人挽天，处处不放过应象二字。应象，是本篇眼目，亦注者之主体也。象者，《韩非子》：人希见生象，见象骨而知其形。如人画像，象人也。象人则非真人，而人之象也。又，予设砚北平时，有女生，予谓：象何以称象？伊立答：为其象人也。其慧也如此。曩闻象交时自营石垒，折枝蔽之，知羞避人。又见回典《天方典礼》中言其胸交，若然则真象其人矣。

天尊地卑，阴阳之对待也。寒暑往来，阴阳之流行也。《易》：在天成象，变化见矣。又曰：天垂象，定吉凶。再曰：仰观象于天。又曰：乃见谓之象。是象之为义，乃阴阳变化之朕兆也。故阴阳动，而象必应之矣。如月晕而风，础润而雨，风雨之应象也。柳舒将暖，霜繁将冰，寒热之应象也。人居天地之中，具阴阳之体，秉天地之中气以生(《左传》刘子语)，又焉能外是，固本身之阴阳变化而能自呈朕兆，而身与天地之阴阳，亦莫不息息相通而应象焉。如太阳风之头痛，随日升落也。首风之先一日，不可出内室也。以及飞潜动植莫不同属阴阳之中而秉阴阳之一偏，而因秉阴、秉阳，亦莫不与天地阴阳互相应象焉。如菱花之背日也，芡实之向日也，夜合也，夜交也，此皆所谓阴阳应象者也。篇中首论天地阴阳之万能，次言阴阳为治病之根本，由天地功能论及人身疾病，论天云雨，论人气血，论形、气、精辗转相生，论形、气、精辗转而伤。又由人之阴阳上下，论及物之气味厚薄，进而生气、食气，反复详论，以尽其应，以尽其象，天人之道，疾病之法，剖析无余。苟非圣哲，其孰能与于斯乎。

黄帝曰：阴阳者，天地之道也，

此言天地阴阳之万能也。《易》曰：一阴一阳之谓道。道也者，天地之道也。夫清升为天，浊降为地，天尊地卑，阴阳以形。《老子》不云乎，至阴肃肃，肃肃出乎天；至阳赫赫，赫赫出乎地。《易》曰天一则生水，地二则生火，水火又天地所生之阴阳也。是阴出乎天，阳出乎地，阳为阴父，阴为阳母，阳予之正，阴为之主，阳施阴化，天地之大德曰生(《易经》)，生生化化，万物咸彰矣(《天元纪》)。故曰阴阳者，天地之道也。浅言之，阴阳即天地之常理发挥也。

万物之纲纪，

阴阳化生物，天地之大德也。阴阳伤制万物，天地之不仁也(《老子》)。蒲柳之姿，望秋先零。辛夷之艳，迎春而放。届秋雁宾(《月令》)，涌潮蛎长(《本草图经》)。彼天无言，而四时行焉，百物生焉矣(孔子)。夫阴阳者，曲成万物而不遗，限制万物而不过。物奉天时而生，而不能违天而自生。物由阴阳以灭，亦不能越其阴阳范围而自灭。总之曰纲，周之曰纪。故曰阴阳者万物之纲纪。浅言之，即万物生长收藏之纲纪、法度、规律也。

变化之父母，

物生谓之化，物极谓之变，阴阳不测谓之神(《天元纪大论》)。

阴阳者，天地之道也。天地之道，化生万物者也。万物之生，由阴阳之变化也。阴阳由变化而显其神，神也者，妙万物而为言也(《易》)。变化由阴阳而成其功，故曰阴阳者变化之父母也。《易》不云乎，“天地氤氲，万物化醇。男女媾精，万物化生”。氤氲，即天地阴阳交互变化之气也。苟为不变，则乾坤几乎息矣(《易》)。出入废则神机化灭，升降息则气立孤危(岐伯)。刚柔相推，变在其中，是知天地必变化，而变化实又显于阴阳，故曰：阴阳，变化之父母也。子来有言：阴阳于人，不啻于父母(《庄子·大宗师》)。《秦誓》：“天地，万物之父母是矣。”

生杀之本始，

万物莫不感阴阳而生，亦莫不感阴阳而杀，而万物更莫不喜生而恶杀。倘有春无秋，有冬无夏，则又为大戾矣。故木质金成，春生秋杀，阴阳之常也。故曰：阴阳，生杀之本始也。换言之，即万物生长杀制莫不以阴阳为其本，为其始焉。万物之所以生、所以杀之根本原始也。根本原始即阴阳是矣。

神明之府也。

万物之变化莫测者神也，万物之施化充量者明也。神即妙万物而为言之神，明即地气冒明之名（《四气调神》），亦即人物秉天地生成发育之元素也。不动则曰德，德者得也，理之得乎天也。用之则为明，明者发挥光大，如明明德于天下之明也。府即府库，渊薮也。质言之，即阴阳者，万物化生而不测，明而生充其量之库府也。《淮南子·泰族训》有云：其生物也，莫见其所养而物长；其杀物也，莫见其所丧而物亡。其变生杀似不可知之，不可知之斯可谓神矣。

治病必求于本，故积阳为天，积阴为地，阴静阳躁，阳生阴长，阳杀阴藏。阳化气，阴成形。寒极生热，热极生寒。寒气生浊，热气生清。清气在下，则生飧泄。浊气在上，则生䐜胀。此阴阳反作，病之逆从也。

此承上文，举阴阳之表现、功能伤制化育循环颠倒致病也。

析疑：诸家借以治病必求其本为上文结句，讵知实此章首句，细玩经文自知也。又多解阳杀阴藏为连句对称语，如阳不生则阴不长，阳不杀则阴不藏，阴阳同出异名，互为其根，不合本章大旨。杀即杀生之杀，藏即藏匿之藏，杀藏皆伤亡意，非同上文生杀本始之杀。彼杀含有制意、成意，此则纯为气变也。更与《天元纪》天以阳生阴长，地以阳杀阴藏有异。彼天谓司天，上半年春夏也。地谓在泉，下半年秋冬也。春夏阴阳，阳生阴长。秋冬阴阳，阳杀阴藏。谓同此条者，真大误也。

治病必求其本者，言治病必以阴阳为本，即岐伯所谓谨熟阴阳也。《列子》曰：天，积气尔。《春秋说题辞》[1]曰：天，群阳之精。是即积阳为天之确解乎。于斯可证于病焉。知积阳之成天，头为诸阳之会，则知阳邪之炎上矣，知积阴之为地，阴气集于足下（《厥论》），则知阴邪之下凝矣（石水）。知地阴之主静，阴邪多静而有常矣。地静而实动（《易》：坤，柔而动也刚。《尚书·考灵曜》：地常动不止），故阴盛更有躁矣（阴躁阳烦）。知天阳之主躁，阳邪多躁动不安矣。天动而实静，阳盛亦有反安而静者矣（如昼蒙头睡，阳明病恶人与火，闭户独处）。知天阳之主生，阴证见阳则愈矣（伤寒）。知地阴之主长，阴来济阳则愈矣（阳明脉紧则愈，痓病腹胀则减）。知天阳之能杀，亢则害，阳盛则病进矣（如脉躁急传经）。知地阴之能藏，阴过甚，阳病见阴则害矣。知天阳之蒸水化气，补阳即以化气也（参附、保元汤类）。知地

---

1 引自《事类赋》，见《四库全书》。《春秋说题辞》，纬书，作者不详，有后世辑本。

阴之成形，育阴即以生形矣(四物、六味)。知天地之寒极生热，常序则七日一阳来复，复则愈矣(发于阳者七日愈)。变动则阴盛格阳，格阳则危矣。知天地之热极生寒，常序六日阴当自旺(天一生水，地六成之，阴来济阳，发于阴者六日愈)，济阳则愈矣。变动则阳盛格阴，格阴则危矣。更有热深厥深，寒热还击等，难罄述矣。按：阴来济阳不可改，详《伤寒述义》。

知寒气之生浊，如云遇太空之冷气而雨，气遇清肃之肺而津，肃肃出乎天，寒生浊也。知热气之生清，如地受日晒地蒸而云，饮受心煦肾蒸化气，赫赫出乎地，热生清也。清气本应在上，今反下，是清阳下陷，上焦失如雾之令，中焦失如沤之令，下焦失如渎之令，如此则生完谷不化之飧泄矣。浊阴之气本应在下，今反上乘，如此则胸部清阳被困，阴霾弥漫而为腹胀矣。

凡此皆阴阳偶偏而病呈本象，或阴阳过盛而病反现假形，或似愈而实危(除中)，或似危而将愈(战汗)，岂徒清气在下，浊气在上，为阴阳反作哉。病之或从逆治，或从从治，或测定是病从，或认定是病逆，谨熟阴阳，莫惑于心，认定应象，不迷于目，又何患二竖之深潜膏肓哉。此所谓阴阳反作，病之逆从也。

故清阳为天，浊阴为地，地气上为云，天气下为雨，雨出地气，云出天气。故清阳出上窍，浊阴出下窍。清阳发腠理，浊阴走五藏。清阳实四肢，浊阴归六府。

此论天地之道，以及人天天人之应也。

积阳为天，清升为天，是天属清阳者也。积阴为地，重浊为地，是地属浊阴者也。而浊阴之地，赫赫出乎地(释典：地水火风)，蒸腾热气，上升为云。云遇太空之冷，肃肃出乎天，天气肃降而化雨。云虽地升，更由日晒，云成于地，实出于天，故曰云出天气也。雨虽下降，必由云化，雨降自天，实由地腾，故曰雨出地气也。地之水也，天之云也，实一物也。正如天地和而后雨泽降，心肾交而后百体安。故时疫流行，经过雪雨，便可止矣。抑有进者，云之升，胜如人制之氧气。雨之降，胜似人制之蒸馏。云雨之贵，可拟人之津液也。雨虽化水，而远胜井泉之水。雨水之育物，山民之多寿可以证矣。

下文故清阳出上窍，承上文论及天人也。天地之云升雨降已知之矣，而人之清阳出上窍，如地气升云，云出天气也。清阳始于先天，成于后天，先后结合，心肾相交，而清阳出矣。如饮食入胃，后天也，赖先天之肾火蒸化，心阳之煦晒，形成中焦如沤，上焦如雾，此即营卫所生，亦即清阳所出也。膀胱寒水之藏，受心煦肾蒸，成能化气，《灵兰秘典》曰：膀胱者，津液之府也，气化则能出矣。《本输》曰：肾合膀胱，膀胱者，津液之府也，是太阳经总督诸阳，为卫气初行之大干，犹化气腾云而为清阳者也。云升气化，上腾为津，濡润耳目，是清阳出上窍矣。

又，出上窍者，《邪客》“常从足少阴之分（地），间行于五藏六府”，阳气上出于目则寤，此又清阳出上窍也。而足少阴之分，是指足少阴肾的地方，不直说肾，更不专指膀胱，而是邻近肾和膀胱的气海。且清阳浊阴之动必赖蹻脉。二蹻，太阳少阴之别脉也。且足太阳之别飞扬，别连足少阴别脉之大钟，故实可通焉。

又，《邪气藏府病形》云：十二经脉，三百六十五络，其血气皆上面而走空窍，其精阳之气上走于目而为睛，其别气走于耳而为听，其宗气上走于鼻而为臭。此又清阳出上窍也。此又以功用言之一证也。

再以先天论，人始生，先生精，精成而脑髓生。脑肾之寄上下，清浊之分也。以后天论，精之清者，上出溢脑，明鉴万物，供应五官。精之浊者入肾，男女天癸，淖泽筋骨。汗出溱溱是谓津，清阳发腠理也。阳气者，柔则养筋，清阳实四肢也。浊而阴者为液，出下窍而为润，走五藏而为濡，归六府而为养也。

以血论，清中之清者，独行于经隧，如江河之不舍昼夜，发腠理实四肢是矣。清中之浊者，下降胞中，如地下之泉，湿润大地，走五藏归六府矣。

总之，天为阳，本乎天者亲上，本乎地者亲下。火炎上，水就下，阴阳分矣。呃出上，屁出下，清浊分矣。头汗清，足汗浊，口津甘，尿窍秽，虽由器官之变化，而实上清下浊，清升浊降，不可移易也。如移易则清阳在下则生飧泄，浊气在上则生䐜胀矣。

又清阳出上窍，以药物论易解。轻清为阳者出上窍，浊重属阴属下窍。

水为阴，火为阳。阳为气，阴为味。味归形，形归气，气归精，精归化。精食气，形食味，化生精，气生形。味伤形，气伤精。精化为气，气伤于味。

此论人之阴阳与物之阴阳相应，藉物之阴阳以补人之阴阳也，夫物之阴阳能养我亦能害我，如水能浮舟亦能覆舟也。我身自化之阴阳，固能辗转相生，亦能辗转相克也。篇中妙喻难穷，学者贵反隅也。

天地以阴阳为用，人身以水火为功。水润下为阴，借天阳以生气，则阳为气也。火炎上为阳，济地阴以成味，阴为味也。气之长，味之生，非孤阳独阴所自生，阴阳和合而生也。一物之中有阴有阳，有气有味，特阴阳之多少，气味之薄厚耳。天有五气，天食人以五气，阳为气也。地食人以五味，阴为味也。而一物之气盛，嗅之而得者，气也。气有五，心主之，焦入心，臊入肝，香入脾，腐入肾，腥入肺，随其所入而补益者也。尝之而得者，味也。味有五，脾主之，酸入肝，苦入心，甘入脾，辛入肺，咸入肾，亦随所入而补益者也。味归形者，味属阴，形亦属阴，食味之精，归而养形也。形归气，即形得味养，而味化成气，气为轻清，分归各藏，是谓精，亦即府精神明，留于四藏也。精归气，是气既成精，而精转能自化，而精自生精也。化，是总大的变化。自精而复生精，而不同味、形、气，归之来路，辗转而生也。可知此精是人身至高精华，而此化尤超出辗转相归之极点。换言之，此精归化，不是由味、气、形，辗转而生精，是精自化而复生精也。如此辗转所生之精源源而来，精自化自生之精绵绵不息，则人身其康强矣。

精食气者，精之来，赖食气以生也。气之来，由形充之生也。形之充，由食味而养也。故曰：精食气，形食味也。化生精者，是精归化，化而由精自生其精也。精充而更益气，气充而更生形，形充而更能食味，辗转相生，生生不已也。味伤形，气伤精，精化为气，气伤于味，四句总结上文，言阴阳互根互生互伤也。味，养形者也，过则伤矣。气，归精者也，而暴气则精伤矣。精足更能化气，而气更能伤于味也。总结上文互生互伤者也。

阴味出下窍，阳气出上窍。味厚者为阴，薄为阴之阳。气厚者为阳，薄为阳之阴。味厚则泄，薄则通。气薄则发泄，厚则发热。

五味归形，已如上论。此又兼气并论，兼析气味之厚薄，阳中有阴，阴中有阳也。清阳出上窍，浊阳出下窍，已如上论矣。物之阴味出下窍，阳气出上窍，复详论之。秦椒，嗅之不辛，食之刺舌，味厚属阴，食之肚痛，出下窍也。大葱，嗅之极辣，食后鼻热眼红，阳气出上窍也。余照各家注。

壮火之气衰，少火之气壮，壮火食气，气食少火，壮火散气，少火生气。

按：接下段气味辛甘发散，文理颇顺。突出此节，明是错简。寥寥数语，不独医学之根本，亦养生之要诀也。

壮火之气衰者，是火焰炎而壮，外呈有余，内之真气衰也。如青年健康耐寒耐暑，喜动作，昼不眠，夜不溺，俗谓之曰小伙子火力壮，是先天之元气壮，非此壮火之气衰之壮火也。

有病者，越墙上屋，非素所能也；力兼数人，不能颠作也；昼夜不眠，喊不绝声，此人不可谓之壮乎。医诊之曰壮火，是又似壮火之气壮矣。然此人壮则诚壮矣，壮火亦诚壮火矣，非先天阴阳和合所化之气，所化之火，是乃邪火之壮。邪火壮则先天真气真火益亏矣。如烛烬反焰，人弱马壮（俗语：人越弱，性欲越高）者，故曰壮火之气衰也。

少火之气壮者，是少火者如童子稚体生意葱葱，童子无心生机勃勃，是虽少火，潜移默化，真气蒸蒸而壮矣。此少火之气壮矣。而少火之生，基命宥密，阴能潜阳，不声色于外，具造化于中，如山之云绵绵长存，如泉之水潺潺不已，此少火之气壮也乎。

又如阳光下济，云气上升，心阳交水，气液上腾，是有水而方生气，有火而方成云。是云之生，天之无心也；气之生，人之不觉也，此皆出于自然之妙者也。壮火又如揠苗助长矣（见《孟子》）。又如烈日当空，则必久旱不雨；锅中无水，断难化气上腾。天炎旱，万里无云；人火灼，遍体无津。是知阴平阳秘真气乃生，水火既济真气乃呈。壮火即亢则害，亢龙有悔（亢者过也，龙者阳也，言亢过盛则有灾悔），毒龙焚身（释谓相火为毒龙，相火不潜，身被焚），刚与刚，阳气破散，阴气乃消亡（《阴阳别论》）。壮火之气衰，壮火散气，可晓然矣。

壮火食气者，如气亏血亦亏，所谓阴阳并虚竭者。如用壮火回阳，其阴立涸，则气终不得生。如以甘药添灰养火，则绵绵而生，源源而至。故曰壮火食气也。此食，即吞食，破坏真气也。

气食少火者，此食同上形食味之食，不同壮火破坏真气之食，乃真气赖食少火以养也。末之壮火散气，少火生气，总结上文，总下断语，理至明晰，而天人之学尽于是矣，学者可不著意哉。

气味，辛甘发散为阳，酸苦涌泄为阴。阴胜则阳病，阳胜则阴病。阳盛则热，阴盛则寒。重寒则热，重热则寒。

此言人赖气味之养。而气味偏盛，亦能伤人也。气味，人资以生者也。辛甘者能发散为阳，酸苦者能涌泄为阴。人或有偏嗜者，或以方宜，每生变动焉。若嗜甘损齿，食辛祸目，嗜鱼成虫，嗜卵化雏，无论矣（陈登病，华佗视之曰：虫也，多食鱼虾得之。有人食卵多，病时腹有雏声）。而海滨之民，食鱼嗜咸。金石之域，华食肥脂。卑湿之民，嗜酸食胕。冰冽之民，野属乳食。此非酸苦多则阴胜，阴胜则阳病，食辛甘多则阳盛，阳盛而阴必病之确证乎(酸能敛约下焦，下焦不通而上涌，敛极而泄，如白矾之吐下也。苦能约下焦，苦极而泄，如瓜蒂之涌泄也)。

阳胜则热，阴胜则寒(食姜出汗，食瓜镇心)，常理也。而重寒则热，重热则寒，岂不令人骇然乎。重寒者，是寒之又寒，重热者，是热之又热。重寒，寒之极者，何以反热，重热，热之极矣，何以反寒。谓寒极生热，热极生寒，实属笼统，毕竟何以反寒，何以反热欤。彼寒极生热，热极生寒，谓四时之递更，非此气味之寒热也。即春日食冰致衄，极寒伤经，激热外溢；食秦椒便溏，是热而疏泄，反呈寒象，亦非此章之旨也。苦化火，酸化木，辛化金，甘化土，久食辛甘，反有阴湿之寒化，亦非此旨也。焉有食凉药而化火，食甘药而化寒者乎。《至真要大论》五味一段，其此之确解乎。文曰："五味入胃，各归所喜。故酸先入肝，苦先入心，苦先入脾，辛先入肺，咸先入肾，久而增气，物化之常也。气增而久，夭之由也。"谓味偏之久，增其偏气，如热气增而久则化热，热久固结于内，则外反呈寒象，此重热则寒也。

予邻村黑佛头刘广仁，体消瘦，极恶寒，且时便溏，每坐，自携小皮褥，而脉大甚，日服桂附，劝之不悟。期年顿觉头痛，急召予至，犹作寒暄。议方际，顿然死矣，自病至死，不及三小时，脑溢血也。又梁各庄孟姬，献邑孝廉之女，七十余，证脉同上，自诉万勿凉药，予以甘淡引热外行之法，后反恶热，并喜食凉，许予绣杏林图以酬，亦佳话也。此重热则寒之二证也(详医案)。重寒则热，曾未之见，以人喜凉者少耳。

此即阳气固结于中，阴气格拒于外。阴气固结于中，阳气格拒于外。霍乱多有此证，但非气味所致耳。

寒伤形，热伤气。气伤痛，形伤肿。故先痛而后肿者，气伤形也。先肿而后痛者，形伤气也。

此仍承上文气味太过而言也。寒伤形者，极寒之药伤形也，如极寒伤经，食冰致衄，饮冷伤肺咳嗽之类也。热伤气者，是极热之药伤气也，如辛热发散，大汗亡阳也。气伤痛，如服麻黄漏汗，四肢拘急而痛；发汗后身疼痛，脉沉迟，桂枝加芍药生姜人参新加汤类也。形伤肿，服寒药，形伤而肿也。如内有瘟气，外具风毒之大头瘟症，理宜里清外解，如服下药或只清火，则头倏然而肿，仍自振栗汗出而解。予历非一，此形伤肿也。

先痛而后肿者，气伤形也。文法稍变，谓因热药先作气伤之虚痛，后作气伤之虚肿，此因虚气伤，以及形也。先肿而后痛，谓先因寒药以伤形，如上大头瘟症，形因寒而肿，因肿而痛，是形先因寒伤而后及气作痛也。

此篇引证，良非易易，多抛气味而解，是未玩经文也。

风胜则动，热胜则肿，燥胜则干，寒胜则浮，湿胜则濡泄。

按：此节与上气味不合，似启下节天之六气，而又不宜居天有四时之上，且突然而出此条，万无是理。移下文四时之下，大乖文体。此本《六元正纪》中原文[1]，疑后人取此证明附解，后人误收，当作原文。及考杨上善《太素》本亦有此节。而杨本出于隋，记于唐，流于日，固早王冰之本，但其灵素杂陈，便于记诵，错讹颇多，不及张(隐庵)、马(玄台)。而王冰之寻集，林亿之校正，皆资取之。高保衡奏疏：皇甫谧刺而为《甲乙》，杨上善纂而为《太素》。又云采汉唐书，录古经之存于世者，得数十家，叙而考证焉。正谬误六千余字，增注益者二千余条。则此条是上善之错简，王冰、林亿诸人，而仍其旧，故不敢擅自改经文，以致如此。揆之文理，证之全经，错简无疑。

天有四时五行，以生长收藏，以生寒暑燥湿风。人有五藏化五气，以生喜怒悲忧恐。故喜怒伤气，寒暑伤形。暴怒伤阴，暴喜伤阳。厥气上行，满脉去形。喜怒不节，寒暑过度，生乃不固。故重阴必阳，重阳必阴。故曰：冬伤于寒，春必温病。春伤于风，夏生飧泄。夏伤于暑，秋必痎疟。秋伤于湿，冬生咳嗽。

按：下文当作喜怒悲思恐。与《生气通天论》因于露风，乃生寒热下文同。

此节论天之四时五行，应人之五藏五气，而别上章物之阴阳，在人身之变化，与分别本节喜怒寒暑之变化，前后相贯，句句应象也。

天之四时，春夏秋冬也。地之五行，木火土金水也。地之五行，由天四气所生。春生木，夏生火，长夏生土，秋生金，冬生水。水生寒，火生暑，土生湿，金生燥，水生寒也。谓之五行者，以五者运行于天地之间，未尝停息也(《韵会》)。此言天地之应象也(当说出在天为风，在地为木等，以下文俱在，不透露)。人秉五常，生五藏。五藏者，肝心脾肺肾也。五藏化五气，喜怒悲思恐也。心主喜，肝主怒，脾主思，肺主悲，肾主恐，五气发而无形，故谓之五气也。此人

1《六元正纪大论》原文：故风胜则动，热胜则肿，燥胜则干，寒胜则浮，湿胜则濡泄，甚则水闭胕肿。

身之应象，而亦天人之应象也。故喜怒由人身之内发，而伤人阴阳之气；寒暑由身之外来，而伤人肢体之形，此常理也，概论也，不可板执也。七情亦可伤形，六淫尤能伤气，七情统于喜怒，六淫统于寒暑，此简言也。

暴怒伤阴，怒发乎肝，暴怒则肝阴受伤矣。暴喜伤阳，喜出乎心，暴喜则心阳缓散矣。厥气上行，是指暴怒则气逆，厥而上行，怒则气上，载血上行，如人之气厥血厥，而不指暴喜缓散，暴喜绝无厥气上行之理。而此合言不详者，省文也，亦文法之必然也。满脉去形者，即厥气上逆，而脑充厥逆，外塞而血栓，是脉络充满而离去常形，是离去平常循环之形，脉大无伦矣。危哉，危哉。

或云《脉经》云：诸浮脉无根者死，亦通，但浮非满也，于厥脉不符，不可从。喜怒不解，寒暑过度，生乃不固，三句，所以结上文起下文也。

重阴必阳一段，言天之寒暑，人之变化，不同上节气味之重寒则热，重热则寒也。重阴必阳者，时之属阴，复感于寒，则为重阴矣。重阴而即病，即呈阴证而不现阳证(从阳化热)，而不能言重阴必阳也。兹言重阴必阳者，言伏邪伏于身而不即病，待春夏而发者也。重阳必阴者，是时而属阳，复感阳邪，而为重阳矣。重阳而呈阳象，亦断无必阴之理，兹言必阴者，亦以伏邪而言也，故下文举例以明之也。冬伤寒，春必病温，冬阴也，寒阴也，冬伤于寒，即重阴也。温阳邪也，是重阴必阳之证也。春伤于风，夏生飧泄，春阳也，风阳邪也，春伤于风，则重阳矣。夏生飧泄，飧泄阴也，此又重阳必阴之证也。夏阳也，暑阳也，而痎疟阴也，秋必痎疟，重阳必阴之证也。秋阴也，湿阴也，秋伤于湿，即重阴矣，而咳嗽阳也，此又重阴必阳之证也。凡此，皆所以证重阳必阴，重阴必阳也。而春伤于风，何以夏病飧泄？夏伤于暑，何以秋病痎疟？秋伤于湿，何以冬病咳嗽？冬伤于寒，春何以病温？固属天人之变，而亦不可不详者也。

春伤于风，风气通于肝，肝邪有余，来侮脾土。留连至夏，当病飧泄，此言邪盛矣。《四气调神论》逆春养生之道则伤肝，夏为寒变，奉生者少。《生气通天论》风淫客气，精乃亡，邪伤肝也。又曰：邪气留连，乃为洞泄，此言正衰也。《疟论》夏伤于暑，秋成痎疟，暑气通心，暑汗不出，心火郁积，又感秋寒，此邪盛也。《四气调神论》逆夏养长之道则伤心，心伤则不生土，土不生金，金衰木祟而疟作，此言正衰也。《通天论》秋伤于湿，冬生咳嗽。湿蒸化热，热者火也，火乘肺金，至冬寒与热相搏而咳，此邪盛也。秋伤于湿，湿从寒化以伤肺，奉生者少，金不生水，水亏求肺，肺疲则鸣，正气之亏也。冬伤于寒，春必病温，详见《热论篇》所附《温辨(一)——伏邪》，参之可也。

东方生风节概述：

天与人相应也，天地有三界，人身有三焦。三界各出气化，三焦各发功能。虽分而为三，实一元之转动也。

溯自清升浊降，三界攸分，四象显，八卦彰，天地氤氲，万物化醇，五行莅地，五星丽天，天地运转，而四时八节出焉矣。

而四方四时，此须详辨。如东方生风，谓帝出乎震，迎春东郊，概言也。谓东风解冻，实验也。而求其东风，何以解冻，则立春阳气出土，气动则是风。阳气之出土，在木气之疏泄(木曰发陈)，地气之上升，在岁星(木星)之感应，岁星主于东方也，阳气出土则暖，草木受暖则荣，是即东方生风，风生木，木生风，东风解冻之论欤。

惟人亦然。上焦如雾，中焦如沤，下焦如渎，异其位，别其能，一气承制之转化，如一年之四季者。心肾，水火也；天地也，阴阳也；心肾相交，水火既济，五藏以平矣。而水火交合，必于中土，正同春夏为阳，秋冬为阴，四时之中，隶于长夏者(六月)。如肾阳上升(起于足少阴之分，如冬至)，寄于胆而方升(一阳为游部)，即木生风，肝得肾而荣，即水生木矣。

谓木为甲乙，乃古人俯察地理，春初阳气出土，阴气未尽，草木孚甲而出，有乙曲未伸之象，因是以名之也。又曰，木曲直作酸，其曲即乙曲之形，谓其形酸，亦如物冷暖相杂之生酸，亦寓人受风酸痛难伸之酸也。明乎此，其下易解也。

春阳之气由渐而著，方位之变由东而南，日午当天(夏，日北至)则又到夏至矣。夏至阴生，理所必然。天阳方烈，地阴上腾，上下交互，方称湿土。湿土之气，畅发万物矣。春木阳升，至夏而升极，极而必降。其降也，又在秋金太白星之感应也。

而人之肾阴上腾也，赖乎肝。心阳之下济也，则在于肺。水火交合也，又在于脾。脾消五谷，以荫全身。明乎此，则天人应象，一气相通，万物之化，本于一气矣。

噫，以此语而语诸不知者，则未有不怒目相向，棘鼻刺喉，而叱为唯心者也。

又曰：木春运，由寒而热，是凉物经热则酸矣。秋金运，由热而寒，是湿物遇凉则辛也。辛之散本于阳也，木之酸本于阴也，谓肾阴心阳以藏而言也，其实五藏各具阴阳也。

帝曰：予闻上古圣人，论理人形，列别藏府，端络经脉，会通六合，各从其经，气穴所发，各有处名，溪谷属骨，皆有所起，分部逆从，各有条理，四时阴阳，尽有经纪，内外之应，皆有表里，其信然乎。

必具以上学识，方算医生，我实愧矣。礼失而求诸野，吾望后学，解剖学必通矣。

岐伯对曰：东方生风，风生木，木生酸，酸生肝，肝生筋，筋生心，肝主目。其在天为玄，在人为道，在地为化，化生五味，道生智，玄生神。神在天为风，在地为木，在体为筋，在藏为肝，在色为苍，在音为角，在声为呼，在变动为握，在窍为目，在味为酸，在志为怒。怒伤肝，悲胜怒，风伤筋，燥胜风，酸伤筋，辛胜酸。

此承上文之问而析之也。

此条与《金匮真言论》合看。东(𣅀)，《说文》：日出木中也。日出在木，即东方矣。《汉书·律历志》：东，动也。在天为帝出乎震(东方)，在地为春来东郊，在物为东风解冻。《异法方宜论》曰："东方之域，天地之所始生也。"《玉机真藏论》"万物之所以始生"是也。东方生风，即东方居于气之初动也。风动则虫生，故风(風)从虫。风生木，木感风而生也。木生酸，木曲直作酸也。酸生肝，酸先入肝也。肝生筋，饮食入胃，散精于肝，淫精于筋也。筋生心，筋得养而血充，血充而生心，木生火也。肝主目，开窍于目也。

更要知，地阳之出土(立春)即气也，气之动即风也。地阳之得上升，木升之也。地阳上升之力，即木也。此即木生风也。风从地出，释家有地水火风四大假合。人身亦然也，在天为玄，玄从幺，幺，小也，才有形质曰幺，象幽而冂覆之也。

义详《金匮真言论》，似无庸述。而在天为玄一段，多疑衍文。岂知此正见医道之通彻一切也。东方生风者，风气之初动也。风生木，木感春风而生长也。木生酸，木曲直作酸也。酸生肝，酸味补肝也。肝生筋，肝旺则筋生，肝主筋也。筋生心，筋旺血充则生心藏，木生火也。肝主目，目，肝之外候也。

此易知也。在天为玄，谓东方春气，在天为玄也。玄从幺、亠，才有形质曰幺，如几（幾）字有两幺，几，微，亦含初动之意也。在天为玄，即在天为初动之义也。天不动则为气，动则为风。春为一岁之首，立春阳初出土，东风解冻，是皆在天为玄之证也。天气一动，四时行，百物生，神妙难言，即玄生神也。《易》云：神也者，妙万物而为言，谓其神妙变化莫测也。在人为道，道古作衜，从行从首。如孝为百行之首，仁为五德之首，皆含初意。即如喜怒哀乐之未发谓之中，发而皆中节谓之和。慎于始发，即合于道，而有智矣，故曰道生智也。道者，当然之理也。在地为化，即在地则为生化的力量。化，是自无而有者也。在地为木，木，地之秀也。在体为筋，肝所主也。在藏为肝，木之藏也。在色为苍，木之色也。在变动为握，筋之用也。在窍为目，肝之外候也。在味为酸，肝本味也。在志为怒，郁而勃发，肝气泄，风之动也。悲胜怒，肺主悲，金克木也。风伤筋，中从其类，风淫末疾也（《左传》语，末是四肢）。燥胜风，燥为金，金制木也。酸伤肝，过则伤也。辛胜酸，金制木也。

南方生热，热生火，火生苦，苦生心，心生血，血生脾，心主舌。其在天为热，在地为火，在体为脉，在藏为心，在色为赤，在音为徵，在声为笑，在变动为忧，在窍为舌，在味为苦，在志为喜。喜伤心，恐胜喜，热伤气，寒胜热，苦伤气，咸胜苦。

南（𡴘），《说文》：草木至南方，有枝任也。南者，任也，阳气任养万物，于时为夏也。热无形，火有形。

《异法方宜论》曰：南方者，天地所长养，阳气之所盛处也。《玉机真藏论》曰：万物之所以盛长也。南方生热，南风送暖也。热生火，由天之热生地上之火也。火是夏日之气，天食人以五气也。是火气发育万物，而秉火者生苦味，地食人以五味也。苦生心，苦味先入心而养心也。心生血，心旺则生血。血生脾，血旺则生脾，火生土也。析言之，即饮食入胃，脾为胃行其津液而吸收，吸收之力是中焦也。而三焦源于肾藏，上合心包像太阳之下照，下源地火似地热之上腾，腐熟水谷，故中焦如沤也。沤，即沤麻之沤，亦是火生土，上心火，下肾火，激动脾藏之吸收也。脾与胃以膜相连，胃壁动即脾之动。心与小肠为表里，小肠化为火化也。脾之散膏主湿，胃主燥，一燥一湿而物化焉。津液脾吸后，心阳再下照，即《经》谓奉心化赤，精专者独行经隧，浊者流溢于中而下胞，即心生血，血生脾，火生土之证也。

心主舌，心之苗也。在天为热，在地为火，在体为脉，心主血脉也。在藏为心，心，火之精也。在色为赤，火之色也。在音为徵，《乐书》声出于心也。在声为笑，心有余则笑不休也。在变动为忧，并肺则忧也。在窍为舌，心之外候也。在味为苦，苦，火化也。在志为喜，火性散，心主喜也。喜伤心，散之过也。恐胜喜，水制火也。热伤气，热散气也。寒胜热，水胜火也。苦伤气，苦温伤气，苦寒泄气。咸胜苦，水胜火也。

要知喜伤心，是暴喜伤心。勿论范进中举而狂，予岳曹翁亦暴喜而痴，里人李妪暴喜而殒，并有结婚而狂者。《老子》"治人事天莫如啬(啬者，藏而不用)"，大有警于此也。

中央生湿，湿生土，土生甘，甘生脾，脾生肉，肉生肺，脾主口。其在天为湿，在地为土，在体为肉，在藏为脾，在色为黄，在音为宫，在声为歌，在变动为哕，在窍为口，在味为甘，在志为思。思伤脾，怒胜思，湿伤肉，风胜湿，甘伤肉，酸胜甘。

《异法方宜论》曰：中央者，其地平以湿，天地所以生成万物也众。中者，天地之中也。生湿，水火交蒸之气也。长夏，一岁之中，天阳正烈，阴气方升，水火交互，天地气交而生湿也。湿生土，湿生土之生机也。土生甘，土爰稼穑也。甘生脾，脾资以养也。脾生肉，脾主肌肉，脾充而生肉也。肉生肺，肉充而生肺，土生金也。脾主口，口气通于地也。在色为黄，土之色也。在音为宫，《律历志》：宫，中央，居中央，畅四方。《乐书》：宫，土音，出于脾也。在声为歌，思得则歌，舒而缓者也。在变动为哕，哕，气逆打嗝也。哕，音惠，一音月，干呕有声无物也。在窍为口，脾之外候也。在味为甘，土之味也。在志为思，因志而任变也。思伤脾，思过伤脾也。风胜湿，湿见风则干，木制土也。甘伤肉，甘过伤肉，如水覆舟也。酸胜甘，木克土也。

西方生燥，燥生金，金生辛，辛生肺，肺生皮毛，皮毛生肾，肺主鼻。其在天为燥，在地为金，在体为皮毛，在藏为肺，在色为白，在音为商，在声为哭，在变动为咳，在窍为鼻，在味为辛，在志为忧。忧伤肺，喜胜忧，热伤皮毛，寒胜热，辛伤皮毛，苦胜辛。

西(卤)，鸟还巢，日西落也。《异法方宜》曰：西方者，天地之所收引也。《玉机真藏论》曰：万物之所以生成也。西方生燥气，燥气来而湿去也。清肃而敛，湿去而生燥也。燥有清寒之燥，有火就燥之燥，燥则金杀之气生，而禾粒之属皆金也。金生辛，金气生辛凉之物也。辛生肺，秋辛之气生肺，辛味之物，亦生舒肺气也。肺生皮毛，肺益则生皮毛也。皮毛生肾，金旺生水也。肺主鼻，开窍于鼻也。在天为燥，在天为燥气也。在地为金，在地为金质也。在体为皮毛，皮毛即金质也。在藏为肺，肺属金也。在色为白，金，白色也。在音为商，金音也。在声为哭，哭声悲肺也。变动为咳，火刑金则咳，形寒饮冷亦咳也。在窍为鼻，肺之窍也。在味为辛，金之味也。在志为忧，心并肺则忧也。忧伤肺，过则损也。热伤皮毛，火克金也。寒胜热，秋金清寒胜夏热也。辛伤皮毛，过则伤。苦胜辛，火克金也。

北方生寒，寒生水，水生咸，咸生肾，肾生骨髓，髓生肝，肾主耳。其在天为寒，在地为水，在体为骨，在藏为肾，在色为黑，在音为羽，在声为呻，在变动为栗，在窍为耳，在味为咸，在志为恐。恐伤肾，思胜恐，寒伤血，燥胜寒《太素》燥作湿**，咸伤血，甘胜咸。**

北(𠁨)，背面也。《异法方宜》曰：北方者，天地所闭藏之域也。《玉机真藏论》曰：万物之所以合藏也。《律历志》：北，伏方也。阳气在下，万物伏藏，小乖之义也。生寒，北风生寒也。寒生水，寒气生水质也。水生咸，水润下而咸也。咸生肾，咸味补肾也。肾生骨髓，肾足则生骨髓也。髓生肝，髓足生肝也。为寒、为水、为骨、为羽、为呻，皆易解。在变动为栗，栗因寒而战栗也。燥胜寒，《太素》作湿胜寒，而湿可济寒，焉得胜寒，只循土胜克水之成套，犹不如曰暑胜寒。然此秋金燥气，亦难胜寒，亦只是冬寒之渐而已。盖此燥，非肺金之燥，乃阳明燥金之燥，火就燥之燥，阳明土可克水，火之燥可解寒。此言本藏所制，如肝藏燥胜风，金克木也。南方之寒胜热，水克火也。中央之风胜湿，木克土也。西方之热伤皮毛，火克金也。下云寒胜热，水制火也。此云燥胜寒，即阳明火燥胜寒也。

以上五节，说五方生五风，五风即五气(风、热、湿、燥、寒)。五气本是一气，因太阳影射之远近，斗柄转移分出四季，而影响成五气也。春夏为阳，秋冬为阴，长夏为阴阳交关，是水火交蒸的大暑，此即所谓中央，此即所谓中土也。

要知天生的气，是气出于天，虽有风、热、湿、燥、寒之不同，均可统称为阳。而阳只能化气，不能成形。而地是有形，受天阳之气而育万物，因而成形。所以在天是风、热、燥、湿、寒，在地就是木、火、土、金、水。五行因天五气而生，而五行产五味、五藏，天人合一，生气通天是千古之不变者。

故曰：天地者，万物之上下也。阴阳者，血气之男女也。左右者，阴阳之道路也。水火者，阴阳之征兆也。阴阳者，万物之能始也能疑是终字，盖错。**故曰：阴在内，阳之守也；阳在外，阴之使也。**

理极明不解。

帝曰：法阴阳奈何？岐伯曰：阳胜则身热，腠理闭，喘粗，为之俯仰，汗不出而热，齿干以烦冤，腹满死，能冬不能夏。阴胜则身寒汗出，身长清，数栗而寒，寒则厥，厥则腹满死，能夏不能冬。此阴阳更胜之变，病之形能音态**也。**

帝问法于阴阳，预为不病之基，奈何？岐伯曰：阴阳不可偶偏也。如阳盛在表则身热，腠理闭而不通，肺气不得由毛孔而泄，为之喘粗，难息难卧，而为之俯仰不安矣。汗不得出，阳热内炽，火灼肾枯，故肾主之齿干而不润，热甚而烦冤，热极而腹满，如此者，死不能生。冬日阴盛，得天时之助，或可苟延，至夏阳盛则绝不能生矣，此阳偏盛之害也。阴偏盛者，则阳气不充而身寒，阳气不守而汗出，身常清冷，数栗而寒，寒之极而肢厥，至腹虚满而死。若在夏之阳盛时，或可幸存，至冬阴盛则绝无生理。此阴阳更偏而盛之变动，病之形态也（古能、态通，态，即態的简体字）。

按，阴阳，指肾阴肾阳偏盛，通。壮水之主以制阳光，益火之原以消阴翳，允矣。然虚劳之初，多有由于劳动感冒失治造成者，不可不知。

帝曰：调此二者奈何？岐伯曰：能知七损八益，则二者可调。不知用此，则早衰之节也。年四十，而阴气自半也，起居衰矣。年五十，体重，耳目不聪明矣。年六十，阴痿，气大衰，九窍不利，下虚上实，涕泣俱出矣。故曰：知之则强，不知则老，故同出而名异耳。智者察同，愚者察异，愚者不足，智者有余，有余则耳目聪明，身体轻强，老者复壮，壮者益治。是以圣人为无为之事，乐恬憺之能，从欲快志于虚无之守，故寿命无穷，与天地终，此圣人之治身也。

此言调阴阳之要，在藏精节欲，在恬憺虚无也。

夫人禀阴阳而生，生而复具阴阳，生我之阴阳，固足制我，我具之阴阳亦足自贼。苟吾身阴平阳秘，精神内守，外来之阴阳不偏，正足济我，即或有偏，亦勿能害。如吾身阴阳先自有偏，阳胜则必涸阴，阴胜则必戕阳，不待骂春风之恼人，恨夏阳之烁骨，爽气秋风彻骨觉寒，瑞雪纷飞蜷身欲卧，本身阴阳先自倾轧矣。故黄帝问：调此二者奈何也？岐伯曰：能知七损八益，则二者可调。只此一句，已将法于阴阳之道发泄无余。奈历代注家，强解不明，试辨之以俟不惑。

七损八益者，女当知损，男当知益也。言七八，不言阴阳，因男女之阴阳二字与本身之阴阳二字，恐人混淆难辨也。夫月盈则亏，水满则溢，自然之道也。亏即是损，溢即同益（《六书正讹》，益同溢，上从≈，下从皿，皿水外溢也。原即益字，后加水旁以别之。《庄子·列御寇》：貌愿而益，可证也）。换言之，即损由于盈，溢由于满。盈当持满，而长保其盈；满当持满，而永保其满。如此则可谓圣度，圣人之治身矣。何谓七损，七者即七数，女之纪也（详《天真论》）。二七而天癸至，任脉通，太冲脉盛，即盈也。月事以时下，即损也。此损是由盈而损，自然之道也。八即八数，男之纪也。二八肾气盛，天癸至，精气溢泄（益同溢）。能知七损八益则二者可调，言女知损男知溢，而实行持满之道，则阴阳二者不妄泄，不偶偏，而可调矣。不知用此，则早衰之道也。言如不卜此盛极必衰（“用”作“卜”字解，察今知来之意。古者重卜，龟壳涂墨，以火灼之，观其文而断之，故用字古作用，灼龟所留墨痕也。），预储精液，以备衰老，则必早衰，如节之限度也。不知用此，即不知持满，不时御神，认为损由冲盛，益为精盛，遂恃冲盛精盛之壮质，恣情肆欲，自竭损其冲，自溢泻其精，务快其心，损之又损，益之又益，真元伤损，火烈油干，焉有不早衰者乎。此衰乃自贼、自戕、自削，如牛山之木[1]信美矣，旦旦而伐之，可以为美乎。

卜此之道奈何？须知日中将昃，月盈必亏，由弱而壮，天然之规律也。由壮而衰，由少而老，亦天然之规律也（人年四十阴气自半也，起居衰也）。上古之人春秋皆度百年，今以八十岁计之，年四十阴气自半也，起居衰矣。言四十岁阴气自己消耗一半矣。言阴而不言阳者，以精为阴，阳为气，精是体，气是用，阴供阳之施展，阴自半阳亦自半，如油少灯暗矣。起居衰，言较四十以前衰，此天然之衰也。年五十体重耳目不聪明矣，九窍不利，上实下虚，涕泣俱出，是阴痿不起者，阴精不灌，阳气不充也。九窍不利者，耳聋、鼻涕、目泣、吐痰、失溲、便燥或稀、背屈肩随、行则蹀躞矣。

1《孟子·告子上》：“牛山之木尝美矣，以其郊于大国也，斧斤伐之，可以为美乎？是其日夜之所息，雨露之所润，非无萌蘖之生焉，牛羊又从而牧之，是以若彼濯濯也。”

故曰，知之则强，不知则老，言知此卜今知将来之必衰，而持满藏精，则可以强。不知不卜将来之必衰，恃其质壮，夺于所用(《厥论》)，则必早老也。故同出而异名耳，言阴阳在先天同出一本，在后天上下分寄而分名耳。阴能育阳，阴竭则阳飞；阳能育阴，阳散则阴竭。智者察同，是智者察阴阳之同出一本，育阴潜阳，固阳养阴，谨之于先，以固其后。愚者察异，是愚者只察精溢之可溢(同益)，气足之能施，不卜将来，强为之损，此所谓愚者不足，智者有余也。此无他，七损八益之道知与不知而已矣。故有余者则耳目聪明，身体轻强。老者知此行此，则可使老反壮。壮者知此行此，则可使益治益壮。七损八益之道可不知而实行也哉。

然则七损八益之道只是男女预藏其精而已。藏精如彼其利，不藏如彼其害，此非惟智者知之，即愚者亦莫不知之。而何愚者不藏，而智者更不藏也？盖色之一字，少年精足戒不易戒，老年精衰不戒而自戒。故圣人教下，戒之在色[1]，老年不与焉。善走之马蹶蹶，有力之人好斗。持满之道，涵养之功，首在虚无，故圣人为无为之事神不妄驰，乐恬憺之能一意自守，从容吾欲而自安，快活吾志而自乐，有我灵根，退我虚无，自然五志驯服，一尘不起。如此则阴阳可调，精神永固，形与神俱，与天地所赋之元气同终同尽，小之终其天年，大而悠久无疆也。

天不足西北，故西北方阴也，而人右耳目不如左明也。地不满东南，故东南方阳也，而人左手足不如右强也。帝曰：何以然。岐伯曰：东方阳也，阳者其精并于上，并于上则上明而下虚，故使耳目聪明而手足不便也。西方阴也，阴者其精并于下，并于下则下盛而上虚，故其耳目不聪明而手足便也。故俱感于邪，其在上则右甚，在下则左甚，此天地阴阳所不能全也，故邪居之。

此发明人生与天气之关系及邪中异所之微甚，证天人相应之理也。

故天有精，地有形，天有八纪，地有五里，故能为万物之父母。清阳上天，浊阴归地，是故天地之动静，神明为之纲纪，故能以生长收藏，终而复始。

此仍述天人之应象，而更陈治病之法也。夫人上受天阳五星无形之精光，

1《论语·季氏》："少之时，血气未定，戒之在色；及其壮也，血气方刚，戒之在斗；及其老也，血气既衰，戒之在得。"

吸天无形之五气(天食人以五气),下受地荫山川有形之钟灵(钟者,聚也。),食地有形之五味,感天气八节之纪,变化迭更。受地荫五行之理(理通里),五常俱备。鬼臾区曰:在天为气,在地为形,形气相感,而化生万物。故曰:能为万物之父母也。

《老子》云:赫赫出乎地,是阳出于阴也。地受天阳之晒,地火之蒸,蒸气上升为云,即清阳上天也。肃肃出乎天,是阴出于阳也。云遇太空之冷气化为雨,下降即浊阴归地也。是故天动而实静,地静而实动(详前“治病必求其本”注),乾坤开阖,阴阳消长,以显其神明变化,而为之纪纲法度,故以生长收藏如环无端,周而复始也。

惟贤人上配天以养头,下象地以养足,中傍人事以养五藏。天气通于肺,地气通于嗌,风气通于肝,雷气通于心,谷气通于脾,雨气通于肾。六经为川,肠胃为海,九窍为水注之气。以天地为之阴阳,阳之汗,以天地之雨名之;阳之气,以天地之疾风名之。暴气象雷,逆气象阳。故治不法天之纪,不用地之理,则灾害至矣。

此言贤人法天象地以养生,阐天人相应之理也。夫人居天地之中,生象天地而息息相通也。清肃在上者天而肺应之,天食人以五气则肺受之,是天阳而气肃,肺阳而太阴,此天气通于肺也。重浊下降者地而胃应之,地食人以五味,五味嗌纳之,地阴而出阳,故胃土曰阳明,是地气通于嗌也。空气流动者风,破萌开甲(董仲舒语),养物成功(《礼记》),曲直之挺出万物,肝木应之,吸津布液,升阳条达,故风气通于肝也。阴阳相触者雷,疾动万物(《易经》),挺出万物(《说文》),藏神之心应之,为生之本,主于五藏。神,水火既济而生,故雷气之通于心也。高者山,下者谷(《盘中诗》)。谷毓山灵,受者胃,卑者脾,脾为胃行其津液,故谷气通于脾也。地升而云,雾化而雨,肾蒸化气,气行全身,归而至肾,肾滤精藏,故雨气通于肾也。

六经为川,营卫循环,周而复始,如川流之不息也。肠胃为海,胃为水谷之海,如海之藏垢纳污,九窍为水注之气而注濡之也。此天地阴阳之应象,天人之常也。如阳之汗,阳之气,暴气逆气则失常而为厉也。内热汗出津津者,气外泄感外界之寒而化水也。外热而汗亦出,如日晒水而液流也。故发汗之药,桂草宣心阳是助内热也,桂附补肾阳亦助身内之热也。桂枝汤之啜稀粥,五苓散之饮暖水,皆助身内之热也。熏蒸温覆是助外界之热,烧针艾灸瓦熨亦助外界之热，此发汗法也。若阳之汗，谓阳之汗乃阳郁反常之汗也，天气郁蒸则将雨，躁极而大汗，此所谓阳之汗也，是内阳郁极骤泄濈然汗出之汗也，以天地之暴雨名之也，暴雨后天必骤变，阳泄之汗，汗多则虚脱，不可不知也。亦即《六元正纪大论》“火郁之发……刻终大温，汗濡玄府。其乃发也，其气四，动复则静，阳极反阴”之谓乎。

气同天之风，《庄子》曰：大块噫气者，风也。和风条达，阳气顺布，此其常也。若阳之气，即火郁不宣，火发而风生(刘河间)，所谓摧拉，破屋拔树之疾风也，惊骇抽搐等证作矣。此郁极而暴发者也。疾风之至，如人之阳气暴发，暴热来出，如除中(伤寒)之暴热来出。疾风一过，天气骤变，暴热来出，内必不支，此阳之气以天地之疾风名之也。若猝感非常之怒气暴发，像迅雷之怒震，所谓暴气象雷也。

厥气，厥逆也。象阳，象阳之四射也，冲突无忌，所谓入藏即死，入府即愈，如亢阳之焚身，所谓逆气象阳也。

故治病之法，不法天之纪，不用地之理，而测其变，则灾害至矣。

故邪风之至，疾如风雨。故善治者治皮毛，其次治肌肤，其次治筋脉，其次治六府，其次治五藏。治五藏者，半死半生也。故天之邪气，感则害人五藏；水谷之寒热，感则害于六府；地之湿气，感则害皮肉筋脉。故善用针者，从阴引阳，从阳引阴，以右治左，以左治右，以我知彼，以表知里，以观过与不及之理，见微得过，用之不殆。

此言邪中不同而当见微得过，早图之，以免入深也。阴阳气血左右表里，互相交通，审而治之，以我平人，平彼不平，以见表现，而知里患，以观有过，虑其不及，见其微萌，识其太过，精而用之，则无危殆矣。

善诊者，察色按脉，先别阴阳；审清浊，而知部分；视喘息，听音声，而知所苦；观权衡规矩，而知病所主主，《甲乙》作生，**按尺寸，观浮沉滑涩，而知病所生。以治**《甲乙》有别**无过，以诊则不失矣。**

此详善诊者必按阴阳分析也，各注极明不释。

故曰：病之始起也，可刺而已；其盛，可待衰而已。故因其轻而扬之，因其重而减之，因其衰而彰之。形不足者温之以气，精不足者补之以味。其高者，因而越之；其下者，引而竭之；中满者，泻之于内；其有邪者，渍形以为汗；其在皮者，汗而发之；其慓悍者，按而收之；其实者，散而泻之。审其阴阳，以

别柔刚，阳病治阴，阴病治阳，定其血气，各守其乡，血实宜决之，气虚宜掣引之。

此详治法，总结治病必求其本也。如初起病轻可逆而刺之，邪盛病重须待稍衰而追之。轻浮在外则宣扬，沉实在内则消减，气衰血衰则彰而补。然形不足者当温补以气，补气即以充形也。精不足者温补以味，味以生精也。邪高则越吐以出邪，下则导引以竭。腹中满，泻之于内。表有邪，渍形为汗。在皮肤，汗而发之。邪慓悍而痛者，按抑而取止之。其邪实而重着者，则散而泻之。更须别邪之在阴在阳，审其身之或柔或刚。阳病治阴，阳盛滋阴。阴病治阳，阴盛补阳。辨其是气是血，审其在经在络。络之血实而着者则宜决开而出之，经之气虚而馁者则导而掣引之。此治之大法也，医者当熟读之也。

阴阳离合论篇第六

一九五八年十二月十五日晚八点补于和平医院。

黄帝问曰：余闻天为阳，地为阴，日为阳，月为阴，大小月三百六十日成一岁，人亦应之与《六节藏象》文同。**今三阴三阳不应阴阳，其故何也。岐伯对曰：阴阳者，数之可十，推之可百，数之可千，推之可万，万之大不可胜数，然其要一也。天覆地载，万物方生，未出地者，命曰阴处，名曰阴中之阴；则**才字，通财**出地者，命曰阴中之阳。阳予之正，阴为之主，故生因春，长因夏，收因秋，藏因冬，失常则天地四塞。阴阳之变，其在人者，亦数之可数。**

帝曰：阴阳各有定名，人与天地相通。而三阴三阳曰阴中之阳，或阳中之阴等，不直曰阴阳而与天地阴阳相应，何也。伯答：阴阳泛应，变化无穷。试从某方某体而言，究其极，数之推之，可至千万而不可胜数。然其要诀，乃是一个阴阳而已。究其变化，如天阳覆，地阴载，万物感阴阳之气而生。已萌芽而在地中者，命曰阴处，名曰阴中之阴，以地为阴而居阴也。才出地者命曰阴中之阳，以地上为阳也。阳予之正，是天阳动而萌芽生。阴为之主，是地阴育而万物长。阳给予以正，正，古𤴓形。正从二止，二即古上字也，会意，上天真阳之所止，即天赋真灵之所止曰正也。阴为之主，是地阴为万物之主，主古作丶，即太极一点，万物肇基也。故生因春暖，阳气之始出于地也；长因夏火，阳气之充塞于上也；收因秋肃，地敛阳而结果也；藏因冬寒，地藏阳而精结于根也，此阴阳相生之常数也。如失常数，则天地四塞，塞则天地几乎息矣。阴阳之变化在人身者，亦如此数之可数耳。

帝曰：愿闻三阴三阳之离合也。岐伯曰：圣人南面而立，前曰广明，后曰太冲。太冲之地，名曰少阴。少阴之上当是下字**，名曰太阳。太阳根起于至阴，结于命门，名曰阴中之阳。中身而上，名曰广明。广明之下，名曰太阴。太阴之前，名曰阳明。阳明根起于厉兑，名曰阴中之阳。厥阴之表，名曰少阳。少**

阴根起于窍阴，[结于窗笼]四字补，据《灵枢·根结》，**名曰阴中之少阳。**

圣人即通天之圣者，南面而立，非《易经·说卦》，南面而听天下，向明而治。此实圣者，独立守神，静心涤虑，反观内视，近取诸身而察阴阳也。经脉，神气，非剖可知，经脉针穴皆由南面而立之默察也。

按下文三阴，阴中之阴，阴中少阴，阴中绝阴，而此阴中之阳，阴中少阳，阳明又曰阴中之阳，似讹。若加一绝字，作下文阴中之绝阳似可。

《八正神明论》曰：神乎神，耳不闻，目明心开而志先，慧然独悟，口弗能言，俱视独见，昭然若明，若风吹云，和曰神。其此之谓乎。

广者，大也。中身而上，上为阳，前为阳，心为阳。广明即任脉之膻中也。后曰太冲，后阴也，下阴也。太冲，即冲脉之血海也。不曰上广明、下太冲而曰前后者，以督会二脉而言也。《上古天真论》曰：太冲脉盛，月事以时下。又何以涉及督乎？因督任冲并起胞中，一本而三歧，经每错综言之也。又如《疟论》邪气客于风府，循膂而下，日下一节云云。《岁露论》《病源》皆作伏冲，《甲乙》作太冲。古大、太、伏通用，言伏冲者误也。膂即吕(吕)，《说文》：脊骨之形。督脉贯脊，故曰太冲指督也。又重之曰：太冲之地，名曰少阴。言太冲之起处，即是少阴之分气海也。

此圣者独立守神，首察前任后督，两道阴阳总脉，并察到上心下肾，两个水火源头，继又曰少阴之上名曰太阳。上字是下字(古上作二，古下作二)，少阴肾藏之下便是太阳膀胱。谓血海之前为膀胱则可，谓在少阴肾藏之上为膀胱则不可，谓在血海之上尤不可也。而太阳经脉根起足小指外侧至阴穴，上结命门目部。因膀胱位下，下为阴，而府为阳，根下结上，故曰阴中之阳也(太阳在下，阴也。府外位肾上，故曰阴中之阳似可)。中身之上曰广明，广明之下，便是中部太阴脾藏。太阴之前名曰阳明胃府。阳明经起于足大次指之厉兑穴，上结颡大之钳耳(钳耳即头维穴)。中为阴，外为阳，府为阳，胃居脾外，为阳极之阖，曰阴中之绝阳也。

厥阴之表，名曰少阳，足厥阴少阳胆居厥阴肝藏之表也。少阳根于足小指之端窍阴穴，上结耳中之窗笼。中下属阴，外府为阳，肝里胆表，故曰阴中少阳也。

是故，三阳之离合也，太阳为开，阳明为阖，少阳为枢。三经者，不得相失也。搏搏或作抟**而勿浮**浮是沉字，**命曰一阳**命曰，命字疑是合字。

太阳为阳气之初发而开，阳明为阳气之至极而阖，少阳为阳气开阖之枢。三经者开阖枢不失其常。阳气搏指时，不觉沉潜不起，虽离曰三阳，而合则直可命曰一阳也。

按三阳皆曰阴中之阳，以别手三阳，阳中之阳也。少阳称阴中之少阳似可不必。又，搏而勿浮，是搏而勿沉，沉则伏矣（伏谓潜伏，阳不起也，不是伏脉）。阳脉忌沉也。

帝曰：愿闻三阴。岐伯曰：外者为阳，内者为阴。然则中为阴，其冲在下，名曰太阴。太阴根起于隐白，名曰阴中之阴。太阴之后，名曰少阴。少阴根起于涌泉，名曰阴中之少阴少字似多。**少阴之前，名曰厥阴。厥阴根起于大敦，[阴之绝阳，]**四字当去。**名曰阴之绝阴。**

脾居中为阴，根下结上，藏为阴，为阴中之阴亦云可矣。而其冲在下，似有错简。除膀胱外，不皆在太冲血海之上乎？太阴脾藏之后，名曰少阴肾藏，少阴根于涌泉，上结廉泉。后为阴，下为阴，故名曰阴中之阴也。少阴肾藏之前即是厥阴肝藏，厥阴根起于大敦，结于玉英，中下为阴，藏为阴，厥阴者，两阴交尽也，故曰阴中之绝阴也。

按：三阴为阴中之阴，以别手三阴，阳中之阴也。皆曰阴中之阴可也，不必曰太阴、少阴、绝阴也。

补曰：其冲在下，证脾在中也，他藏在上，不当涉及，似非衍文。而阴之绝阳则当去。

是故三阴之离合也，太阴为开，厥阴为阖，少阴为枢。三经者，不得相失也。搏而勿沉沉是浮字**，名曰一阴，阴阳䨻䨻，积传为一周，气里形表而为相成也。**

三，离则为三，合则为一。其离也，太阴为阴初之开，厥阴为阴极之阖，少阴为阴开阖之枢。转枢开阖，一气流行，各擅其当而不可或失也。搏指勿浮，即得其平。合则如一，故曰一阴也。阴内阳外，䨻䨻流行，积其传导，一周于身。气之里，形之表，互成其功用也。

按：勿沉之沉，当是浮字。浮，阴之忌也。《金匮》“浮者在后，其病在里”，谓尺浮为伤肾也，腰痛背强不能行，短气而极可证。

一九五七年稿，一九五八年补而未果，历此又十四年矣。忙于业务，今始补注。噫，自己著作，十四年始得一阅，而十四年中不知沧桑几变，可悲矣夫。后之阅者，亦有代吾悲者否？后之得与于斯文必矣。

一九七二年一月二十日晚九点河间赵桐记于河北省卫生科学研究所

阴阳别论篇第七

黄帝问曰：人有四经、十二从，何谓？岐伯对曰：四经应四时，十二从应十二月，十二月应十二脉。

按：各解纷如，予思未得，于诊治无大关系，可以阙疑。

脉有阴阳，知阳者知阴，知阴者知阳。凡阳有五，五五二十五阳。所谓阴者，真藏也。见则为败，败必死也。所谓阳者，胃脘之阳也。别于阳者，知病处也；别于阴者，知死生之期。三阳在头，三阴在手，所谓一也。别于阳者，知病忌时；别于阴者，知死生之期。谨熟阴阳，无与众谋。

凡阳有五，先天元阳本是一个，分寄五藏则为五阳（气即阳）。藏各有五气，故曰二十五阳也。

脉有阴阳，阴者真藏也。真藏者，五藏之真精也，不可独见于寸口也。正所谓五藏不能自至于手太阴，必因胃气乃至。胃气，缓脉也。四时之脉必兼缓象，如春弦夏洪秋毛冬石，而悬绝无丝毫缓象者死也。即《难经》所谓间藏气则生，不间藏则死也。间者，谓有胃脉缓象相间杂，不间即真藏本脉独见也[1]。

阳者，胃脘之阳。别于阳不和之脉，知病所病之处。别于阴真藏之脉，知病死于何时。三阳在头，言胃脘之阳多寄五藏六府，游行十二经脉，手足三阳自手足走头，故曰三阳在头。手足三阴自腹走手，故曰三阴在手也。所谓一也，言只是胃脘一阳而已矣。谨熟阴阳，勿与众谋，不为人所摇动，在自有卓识定见也。（以上勉强解之，无甚发明处）

论“凡阳有五，五五二十五阳”“所谓阳者，胃脘之阳也。”

空虚寥廓，万物混成，曰无极。无极而太极，太极者，易有太极也。无中

1《平人气象论》：“脉反四时及不间藏曰难已。”《难经·五十三难》：“间脏者，传其子也。”

生有，凭空一动曰易，易则太极，迥非以前之本相矣。先天之一气，无声音相色，无所谓阴阳，无以名之，无以尊之。后天以奇数为阳，故强名之曰阳，而实非后天阴阳之阳也。易有太极，是生两仪，两仪生四象，四象生八卦，八卦定吉凶，吉凶生大业。由渐而著，由少而多，以极其成。其成也，后天之阳秉先天一阳而予之正，后天之阴秉先天一阳而为之主。阳生阴化，皆莫能外者，人身亦然。天地之大，可以微尘拟之，人身之小，可以天地极之。《经脉》曰：人始生，先成精，精成而脑髓生。即上升为天，下降为地，肾下脑上，《大易》所谓天一生水，地六成之，创世寓言上帝站在水面上之确证也（上帝是变化之灵机，非迷信之老天爷）。要知天地成后，阳固是阳，阴固是阴，而阴阳不能自成其功，必赖先天一阳以济之。不观夫电灯乎？发光者泡也，不能自发其光，必有电以济之也。电为泡之主宰，而泡之正中空筒丝管又电之寄托，光之发机也。

溯自上下既判，天地斯有，中气精华，结聚成人，是三才之中，惟人为贵。刘子所谓民秉天地之中以生之定论，黄土（中央）造人之真解，又是我先天胃脘寄托先天一阳之真诠。若经《刺节真邪论》真气受于天，与谷气并而充身；《平人气象论》常气秉于胃，无胃则逆之语。《玉机真藏论》有五藏者皆禀气于胃，胃者五藏之本也，藏气不能自至于手太阴，必因于胃气乃至之语。夫胃位中宫，以维四藏，得谷泌津，以奉生身。胃系人身，要于他藏，他藏有病，胃但能纳，足以胜之。而鼻汗无病，鼻汗得生，四时缓脉，色黄常则，无一不本胃阳言之也。言胃脘，如言足少阴之分者，非真胃脘。其释之灵山，道之玄关，儒之黄中欤？

阳本是一而言五，并言二十五，自后天言之也。天数五，地数五，天有五老，地有五行，人有五官、五藏，无一不是阳之健运。五行之中各一五行。大之，五星各一世界，而每界中各一五行。如一盘大机器，藏有许多小机器然。藏府各一五行，而各藏五行者，又莫不各有其五行。如肝主目，目又具五行。又如四季配五行，月亦有五行，日亦有五行，时亦有五行也。五，天地之成数也，即不啻言天地之阳只此一阳而已。信乎，岐伯之言曰：阴阳者，数之可十，推之可百，数之可千，推之可万也。故曰凡阳有五也。味此者，其尧夫[1]之流

---

1 邵雍，字尧夫，谥康节，宋代理学家、术数家。

乎。（一九七七年一月廿一日开会疲甚归，勉书此段）

所谓阴阳者，去者为阴，至者为阳；静者为阴，动者为阳；迟者为阴，数者为阳。凡持真脉之藏脉者，肝至悬绝急急字当删**十八日死，心至悬绝九日死，肺至悬绝十二日死，肾至悬绝七日死，脾至悬绝四日死。**

参各家注。

曰：二阳之病发心脾，有不得隐曲，女子不月，其传为风消，其传为息贲，死不治。

突出此条，文不承接，必有错简。然此详病因，宝贵之至也。

此言阳明之病，由心脾造成也。二阳者，阳明也。发心脾者，言阳明之病由心脾发病影响也。因何引起，因有不得隐曲也。不得，俗谓不痛快。隐是隐而不发，曲是曲而不伸，即心气郁抑之代辞也。喜怒哀乐皆发于心，思想忧虑更能伤脾。心主血，脾统血。脾弱不泌津，无生血之资；心弱不煦照，无化赤之力，且气滞则血凝，胞络通心，如此女子则不月矣。不月者，血少经愆不按月而下也。血者，水谷之精微也。胃者，水谷之海也。精微之化，赖胃健运，胃之健运，各藏辅之，如肝以疏之，心以煦之，脾以濡之，肺以行之，肾以蒸之，合而形成中焦如沤者也。沤者，腐熟如沤麻之沤。脾吸精液奉心化赤，浊气归心，淫精于脉，流溢于中者，是谓之经也。可知各藏协调，辅胃健运也。各藏失常，影响健运。兹心病而不煦，脾伤而不濡，胃尚健运乎？既不健运，则乏饮食，饮食既少，精微难化。

精微不化，血于何有？脾不吸津，胃无健运，则血乏矣。且胞络通心，如此又焉得月事应月而下乎？无血则阴亏，阴亏则火旺，火旺则烁人肌肉，倏然如风消物。再传刑肺金，绝水生源，肾虚不纳，成为喘急息贲者，末如之何[1]矣。

曰：三阳为病发寒热，下为痈肿，及为痿厥腨痟[2]，其传为索泽，其传为颓疝。

三阳，太阳膀胱也。太阳主表，总六经统营卫，故病则发寒热也。《生气

1《论语·子罕》：“子曰：‘法语之言，能无从乎？改之为贵。巽与之言，能无说乎？绎之为贵。说而不绎，从而不改，吾末如之何也已矣。’”

2 腨，shuàn，《说文》腓肠也。即小腿肚子。痟，yùn，王冰注：酸疼也。

通天论》曰：荣气不从，逆于肉理，乃生痈肿。又曰：阳气者，精则养神，柔则养筋。筋失养则痿，或腿肚酸痛也。其传变也，为索泽。索者尽也，泽者水也，谓肾水枯竭也。盖膀胱为津液之府，阳不化气，气不化津而索泽矣。其传为颓疝，即仲景弦则卫气不行，即恶寒，紧则不欲食，邪正相搏，乃为寒疝。是弦属阴在内而素有，紧为寒在外而新来，卫阳与胃阳并衰，里寒共外寒交并，邪乘虚而攻卫，卫无权而衰伏，邪正相搏，疝病乃成。颓疝者，坠疝也。此亦卫主太阳之理也。

曰：一阳发病，少气，善咳，善泄。其传为心掣，其传为隔。

一阳，少阳胆也。少阳主初生之气，胆病则气少矣。少阳胆合三焦，三焦起肾，上合心包。胆寄相火，相火游行，相火刑金而咳矣。胆肝疏泄，火旺极而暴泄矣(黄芩汤证)。其传为心掣，相火上犯，即《厥阴篇》心中痛热是矣。其传为隔者，胆寄之相火上冲而不纳，如厥阴之饥而不食矣。木盛克土，脾脉微急之隔中(《邪气藏府病形》)，胃风饮食不下之膈塞不通，《上膈》篇之食饮入而还出者，皆谓此也。

按：鬲古作鬲，像锅灶形。

二阳一阴发病，主惊骇，背痛，善噫，善欠，名曰风厥。

二阳一阴，胃肝同病也。《金匮真言论》曰：肝经为病发惊骇，《经脉》篇：胃病闻木音惕然而惊，是惊骇二经同有也。阳明经夹背，故背痛。肝郁而舒为噫，《经脉》篇：胃脉为病为数欠。此风厥非风，盖肝木生风，肝妨土，肝气厥逆也。(详《热论》太阳少阴病风厥，《五变》篇风厥漉汗与此皆异)

二阴一阳发病，善胀，心满，善气。

二阴肾少阳胆同病也。经云：肾气实则胀，三焦病腹满，小腹尤坚。心满则善气，胀满则太息以出之，故曰善气也。又胆侮土而善胀，肾乘心而胀满，胆有余而善气，《宣明五气》：怒为胆，谓生气亦通。

三阳三阴发病，为偏枯，痿易，四肢不举。

太阳太阴为病也。痿病主于阳明(《痿论》)，脾主四肢。痿易，易者变易，不如常役使也。太阳为诸阳主气者也，阳气者柔则养筋，太阳病则筋失所养，失所养则偏枯痿易矣。脾为胃行其津液者也，主乎四肢，脾病，则四肢不举矣。

鼓一阳曰钩，鼓一阴曰毛，鼓阳胜极曰弦，鼓阳至而绝曰石，阴阳相过曰溜。宜在脉诊，不释。

阴争于内，阳扰于外，魄汗未藏，四逆而起，起则熏肺，使人喘鸣。阴之所生，和本曰和。是故刚与刚，阳气破散，阴气乃消亡。淖则刚柔不和，经气乃绝。

此言阴阳不可离也。阳者卫外而为固也，阴者藏精而起亟也；阳在外阴之使也，阴在内阳之守也；阴平阳秘，精神乃治，相济相须而成者也。若阴不协阳而争于内，阳不协阴而扰于外，斯如夫妻反目之象，惟家之索[1]矣。阴不能使则阳不外卫，阳不固守则阴不内藏，阴不藏阳不守，则魄汗自出不止矣。汗亡阳气，尤亡阴液，阳亡则四逆而起矣，四逆而起，谓四肢厥逆而起也。起则熏肺，谓起四逆时，阴液已竭，阴竭而肾不纳气，气熏肺上喘而鸣哮，上下俱脱，阴阳离决，更无能为也矣。

又释之曰：阴之所以生，和本曰和，谓阴之所以生者，在和本，和本则阴阳和矣。何谓阴阳之本？阴阳者同出而异名，同出之源即本也。阴和本即是阴和阳，阳和本即是阳和阴，阴阳互为其本，两而化之，一而神之也。阴之生在和本，阴生而阳自生矣，此阴阳之和也。是故刚与刚即阴阳两不相合，两不相下，阴争于内，阳扰于外，夫荡于外，妻遭于家，斯阳气必散而破，而阴亦随之消亡矣。此不协而至于离决之害也。

夫阳主刚，阴主柔，刚柔相济，即阴阳和，如夫妇和而家道成也。淖濡，甚柔软也。淖则阴阳不和，谓或阴至柔以纵刚，或阳反柔以肆阴，此尤能阴阳不和而经气因之断绝，如妻过柔而不能制夫之挥霍，夫至弱而不能制妻之无忌，有春无秋，家道必替矣。

死阴之属，不过三日而死。生阳之属，不过四日而死。所谓生阳死阴者，肝之心谓之生阳，心之肺谓之死阴，肺之肾谓之重阴，肾之脾谓之辟阴，死不治。

诸家之解皆穿凿，马(马莳)四日而死作已，李念莪宗之。

予谓病以日数愈，以日数死，皆可靠，皆不可靠。必推测各方皆归绝证，即其时亦可推出。如阴证见阳吉兆也，而有逢敌则死；阳证见阴凶证也，而有阴济则愈。阳虚者至阳时而愈，得天之助也。阳虚者至阳而危，当至不至也。故虚实之论，当知实中而竟有实，虚中而有真虚，有致之死地而后生，亦有致

1 出自《尚书·牧誓》。索，尽也。

之死地而竟死，兵家运用，在乎一心，不可板执也。

结阳者，肿四肢。结阴者，便血一升，再结二升，三结三升。

阳主气，阳气结，气不流通也。四肢为诸阳之本，阳气结则肿矣（与四维相代对看，彼阳气竭。《生气通天》）。阴主血，阴结则血不流通，不流通于外则内渗而便血矣。一阴结可便一升，二阴二升，三阴并结，则便三升矣。

阴阳结斜，多阴少阳曰石水，少腹肿。

阴阳结斜，是阴阳不和而相搏聚为病也。如阴邪多而阳邪少，则阳从阴化而病胫肿之石水，腹为阴而少腹肿满矣。

二阳结谓之消，三阳结谓之隔，三阴结谓之水，一阴一阳结谓之喉痹。

诸家解二阳是阳明，或主胃与大肠。试想三消证岂仅此二经也哉。二阳是两个阳经结，三阳是三个阳经结，此不同上文之三阴三阳也。二阳热结能病消，三阳热结则病膈。三阴结能病水，即脾肺肾聚从其类。一阴一阳不定指心肝，即有一阴一阳寒热结上痹于喉矣。《春秋繁露》阴阳之动，使人足病喉痹可证也。

阴搏阳别谓之有子。阴阳虚肠辟死。阳加于阴谓之汗。阴虚阳搏谓之崩。

此论脉也。尺阴搏指有力，与寸脉迥别者，谓之有子。阳搏阴别，自在其中矣，皆主有子。手少阴动甚者，有子也。而左为阳，寸为阳，右为阴，尺为阴，观其旺甚部位，而别其男女也。尺寸俱虚，心肺之阳不充于胃，肾虚不为二阴之主，故危也。阳脉加于阴部，谓浮数现于尺部，为阳扰阴之汗。阴尺脉虚无力，阳寸反强硬搏指则阳盛阴虚，火热妄行而崩矣。

下文三阴俱搏等，予幼未读，亦不欲人读之也。冀其生，或可生之，知其不可为则不为矣。

灵兰秘典论篇第八

灵台秘藏之典也。典，古象形𠔃，竹简放在丌上之形也。

黄帝问曰：愿闻十二藏之相使，贵贱何如？岐伯对曰：悉乎哉问也，请遂言之。心者，君主之官也，神明出焉。肺者，相傅之官，治节出焉。肝者，将军之官，谋虑出焉。胆者，中正之官，决断出焉。膻中者，臣使之官，喜乐出焉。脾胃者，仓廪之官，五味出焉。大肠者，传道之官，变化出焉。小肠者，受盛之官，化物出焉。肾者，作强之官，伎巧出焉。三焦者，决渎之官，水道出焉。膀胱者，州都之官，津液藏焉，气化则能出矣。凡此十二官者，不得相失也。故主明则下安，以此养生则寿，殁世不殆，以为天下则大昌。主不明则十二官危，使道闭塞而不通，形乃大伤，以此养生则殃，以为天下者，其宗大危。戒之，戒之！

藏有藏精，有藏物，有清，有浊，有主动，有被动，有互相使令，帝以是问也。

心者本也，主也。《礼记》：德包万虑谓之心。《邪客》篇：心者五藏六府之大主，精神之所舍。《荀子·解蔽》篇：心者形之君也，神之主也。《淮南子》：心者五藏之主，制使四肢，流行四气。综合各说，皆以心者君主之官神明出焉立论也。然则何以独为五藏主，而有此君主之尊称也。以神明由心而出也。出，而不是生出，是神明由心出现也。神也者，两精相搏之谓神也。两精，阴阳之精也。阴阳精之来，天地父母予之也，予之后，本身之阴阳又变化之也。有若仁类有芽心，芽心有灵气，灵气即神也，苟无灵气，芽心虽具亦成焦芽败种矣。明者，是妙万物为神之神，充其性量，犹夫明明德于天下之明，亦即神施之谓明也。要知不是心生神，而是神依心，若无心，则神无所寄，故曰心藏神者而不曰器，以神而言也。器官与神，实又互相影响也。

西医以心为血液循环之要器，中医心主血，心主脉，心脉洪大瘛疭痉挛，血菀于上使人薄厥，即西医之高血压证也；汗为心液，大汗亡阳，汗多致悸，即分泌过度，心力衰竭虚脱也；心痹者，脉不通，烦则心下鼓暴，上气而喘，嗌干善噫，厥气上则恐，即西医之动脉栓塞也；真心痛旦发夕死，即西医之心绞痛也，孰云中西不能合一哉。（此稿费力很大，对心血循环说得不错，毕竟没把神明弄清，今补之。）

心主神明，西医不之信，嗤中医不知脑司神明也。吁，岂其然哉。中医最早之记载《素问·脉要精微论》不曰"头者，精明之府"欤？

然既知头矣，而又曰心，能不令人萦惑乎？试剖析之。

脑为最高司令，指挥全身。脑为中枢神经，役使百骸，而非单独中枢也。必赖全军供之，全体给之，设无下层之供给，则中枢不成中枢，司令不成司令矣。

电，激发各机者也；各机，化功能者也。电不能代机，机不能离电，如或无电或停电，任何之机，不能化能，虽有各机之设，是亦废物而已矣。

两精相搏者，神生也；两线相交者，光生也；脑之两线，则督任是也。督脉总督诸阳，循脊贯脑；任脉任荷诸阴，穿胸上头，是督任者，心肾为之源也。如此则上得供给而指挥其下，下受指挥而供给其上，上下一致，地天交泰，水火既济，心肾相交，人即安和，此即精神所由察，神明所从出也。

曰：心主神明者，以任贯心主之地而言也。曰任督平其功用，职位平等，何不言肾主神明，而独言心者何哉。

曰：《经脉》不云乎，人始生，先成精，精成而脑髓生，是脑源于肾，而通于脑，故脑称髓海焉。再赖心以济之，方称精明。否则孤阴不生，孤阳不长，一根电线未有能发光者也，此所以称心，而不称肾者也。

不独此也，于文字更可证之，思古作恖，上是囟门囟字，下是心字，⊠就是脑，言心合脑则成思矣。即此一字，即头主精明，心出神明，绘形绘神，足以体现文明古国之价值矣。考文字始于伏羲，创自仓颉，其西医仅知片面之脑者，不后之又后乎。（一九七二年一月二十晚省科研）

肺者相傅之官，治节出焉。《玉篇》：肺之言敷布诸气也。《五行大义》亦云：肺为相傅之官。治者，治平之道也。节者，百事之节度也。相，宰相，傅，太傅也，即古天子之师也。肺近心君而为相傅，治节出焉，以其藏魄而言也。魄，并精出入者也。魂，与神俱来。神役心则神，役肺则魄也。其魄之强弱，在肺之坚脆，有若灯泡之度数然。是电藉泡发光，非泡自能生电也，故亦互相影响焉。节制全身，抑制五神，承上率下，治平全身，故相傅之官，治节出焉也。此出亦是治节之令由肺出之也。既治全身，则全身各经，其不涉及者几希，故肺朝百脉者，此也。

肝者，将军之官，谋虑出焉。《五癃津液别》曰：肝为之将。《师传》篇曰：肝为将。《奇病论》亦曰：肝者中之将也。《白虎通》曰：肝者捍也，捍卫也，将军之官以藏魂也。魂，随神往来者也。魂之来与心神肺魄同，肝受之即谓之魂也。魂役肝，而肝藏魂，魂精则肝精，肝弱则魂馁，肝魂相依，捍卫一切，故曰将军之职也。《左传·襄四年》：咨难谓谋。《说文》：思有所图谓之虑。魂病，西医所略也。肝藏血，非西医之肝造血乎。食入于胃，散精于肝，非西医之肝造糖乎。培土御木，非西医之糖镇痉乎。肝瘘、痈、硬，皆器官之已病，不有中医之气化学，固难溯其所因，防其未然，更无以应病情之变化也。

胆者中正之官，决断出焉。《论勇》篇曰：勇士之胆横从傍，谓大而横生也。又曰：怯士其胆不满而纵。又曰：怯士得酒，肝浮胆横，比于勇士。爪黄厚胆厚，爪红白胆薄。《史记·张耳陈余列传》：瞋目张胆。胆贮清汁，不传渣滓污秽，故曰：胆者，中精之府也。中正之官，有决断也。

膻中者臣使之官，喜乐出焉。膻中者，心主之宫城也。《海论》曰：膻中为气之海。《根结》篇：厥阴络于膻中。《难经》：气会膻中。或以为心包，或以为气海，不是心包。苟无形，厥阴何以络之？苟有形，又何以气会？盖如肾云命门，言右肾，言两肾之间，皆是也。要知下气海为一身之根蒂，上气海尤为根蒂之真元也。会膻中，会合水火之气也，冬暖而夏凉，膻温则可救。《韩诗外传》：舜甑盆无亶。亶古作亶，如今笼隔，用以蒸饭。例此为会合水火之气，洵有道焉。臣使之官，能宣发心火、心令，使上情下达而喜乐出焉者也。

脾胃者仓廪之官，五味出焉。脾者婢也，为胃行其津液者也。《白虎通》：胃者谷之委也。《释名》：胃者围也，围受五谷也。《天官》：胃星为天仓，主仓廪五谷之府也，明则五谷丰稔。仓者，藏也，所以藏五谷者也。廪者，仓屋也。《孟子》：使舜完廪。而脾不府谷，而亦同称者，脾存津液，脾统血，即仓廪之义而已矣。五味出焉，即脾和则知五味之义也。

大肠者传道之官，变化出焉。小肠者受盛之官，化物出焉。肠者畅也，取其畅通传导也。受盛，受盛胃纳之谷也。化物，化津液吸收也，小肠火化也。

《韩诗外传》：大肠为传输之府。《难经》：为传泻行道之府。传导者，接小肠而传导也。变化是变化其形质，吸收其津液，燥金吸收，渣滓而出之肛门也。

肾者作强之官，伎巧出焉。《淮南子》：肾者引也。引者，水液灌输诸脉也。肾主智，藏精作强，即《难经》：肾者五藏六府之本，十二经脉之根，伎巧则智为之也。《五行大义》：肾作强之官，伎巧出焉者，水精是智，智必多能也。（西医谓肾不藏精，睾丸藏精，如云胰消化，脾不消化也。讵知中医谓胰为脾之息肉，睾为肾之外候也。俗人皆曰肾茎、肾子。而有中医者投降西医，妄诋古圣之非，曾生殖器之不知矣。）

三焦者，决渎之官，水道出焉。决者，如《孟子》：决之东方则东流也。渎者，《说文》：沟也。三焦包括藏府，连缀上下，交通内外，为传导元真，役使各藏之总干，各藏亦莫不因三焦之传导而化其功能。上焦如雾，上焦开发，宣五谷味，即上焦之决渎也。中焦化赤为血，中焦之决渎也。下焦别回肠，注于膀胱，而渗入，此下焦之决渎也，若只言决渎二便，小便为水道，则义隘矣。《五癃津液别》岂专谓小便之癃乎。

膀胱者，州都之官，津液藏焉，气化则能出矣。州，《说文》：水聚也。不作州县解。都，水聚也，同潴。《禹贡》：大野既猪（同潴），不作都城解。膀胱聚水，水非津液，受肾阳蒸水化气，气腾即是津矣，故曰气化能出也。汗多者无尿，或尿道涩痛。尿数者便燥，尿少为津还，水气津液转化之过程也。

官者，职也，司也。心位南方，离明普照，灵机万应，变化莫测，发政施令，神明出焉，此君主之职也。肺为华盖，位近心君，统朝百脉，各如其节，治平四海，节制百事，治节出焉，相傅之职也。胆附于肝，中精之府，不阿不附，不屈不挠，决断出焉，中正之职也。肝主疏泄，敷布阴阳，吸收养料，排毒外出，安内攘外，维持和平，谋虑出焉，将军之职也。膻近于君，宣主政令，全体谐和，百姓咸若（顺也），喜乐出焉，臣使之官也。胃纳五谷，脾吸津液，内荫藏府，外濡百骸，五味出焉，仓廪之官也。大肠庚金，燥泌别汁，排其糟粕，通其谷道，化物出焉，传导之官也。小肠受食，蠕动火化，变化为糜，化其精微，化物出焉，受盛之官也。肾藏藏精，外充骨髓，清升于脑，百慧丛生，伎巧出焉，作强之官也。三焦交通，联缀上下，包括藏府，下接膀胱，水道出焉，决渎之官也。膀胱贮水，肾蒸腾津，内润孔窍，外泽皮毛，津液藏焉，气化能出，州都之官也。十二官各尽其职，各如其道，上下一心，不得相失也。君明则臣良，国泰则民安。以此法养生则寿终其天年而不危殆，以治天下则必大昌。主如不明，妄动妄疑，十二官职怀险怀危，上妄不敢匡，下情不敢报，上威其下，下欺其上，斯为使道闭塞，形乃大伤，明庄烈[1]之殉曰“诸臣误朕”，诚然，诚然。而己之不明，实其所因。上医医国，不其然哉。

此下“至道在微”一段，不关紧要，不录。予言验矣。

1 即崇祯皇帝朱由检。

六节藏象论篇第九

取天以六六为节，天有十日，日六竟而周甲，甲六复而周岁，三百六十日法也。以一年之六数为节，而应十二藏之象也。象者，征兆，而非形也。藏象，不是藏形，是藏之象征也。如五藏安于胸中，气色华于面目，望其色而知其藏也。如阴阳应象之象。象非形，而非形则无以成象。《韩非子》：人希见生象，得死象之骨，以想其生，推此知彼之意也。篇中五日谓候，三候谓气，六气谓时，四时谓岁，及天食人以五气，地食人以五味，五气入鼻，藏于心肺，上使五色修明，音声能彰。五味入口，藏于肠胃，味有所藏，以养五藏气。气和而生，津液相成，神乃自生。均极重要。兹录藏象，以便学习。此原文可参原本各家注。

帝曰：藏象何如？岐伯曰：心者，生之本，神之变也《太素》变是处字。**其华在面，其充在血脉，为阳中之太阳，通于夏气。**

《易》云：复(卦名)，其见天地之心乎。注曰：心，本也，是天地有心，人亦有心，天地有本，人亦有本矣。大哉，《中庸》之言曰：喜怒哀乐之未发谓之中，发而皆中节谓之和。中也者，天下之大本。和也者，天下之达道。此即存心养神谓之中、谓之本也。发而皆中节谓之和，即神之施用得当，即神之变也。变者，变化莫测，万变不离乎中也。经云：两精相搏之谓神。《五行大义》：神以了照为用，神是身之君。《淮南子》：神者，心之宝。华在面，即《孟子》之睟然见于面。充于血脉，即施于四体，此养生之论也。至若心受中焦气化，化赤为血，以奉生身，故曰生之本也。离(卦名)火光明，得水济之，神乃自生，故曰神之变也。火性炎上，故华在面。心主血脉，故充在血脉。夏属火，火极旺时，故为阳中之太阳。故《九针十二原》曰：阳中之太阳，心也。《阴阳系日月》亦云：心为阳中之太阳也。其气与夏季火气相通，亦如日丽于天，万物赖以生养者也。曰手少阴心者，以夏至阴生，初生，故谓之少阴也。

肺者，气之本，魄之处也。其华在毛，其充在皮，为阳中之太阴，通于秋气。

肺主气，故曰气之本也。肺藏魄，故曰魄之处也。处，犹居也。魄，《说文》：阴神也；《玉篇》：人之精爽也。《左传·昭七年》子产曰：人生始化为魄，注：附形之神为魄也。《本神》篇：并精出入之谓魄。总观各论，魄与生俱来，辅人更能害人者也。知觉运动，刚果不挠，决断毅力，抑制非法，魄之力也。而毒狠为恶，无法无天，亦魄之为也。人如无魄，则意无所依，心无所主，事无所专，耻无所有，怒无所生。是魄驯则辅人为善，魄妄则助人为非也。丹经伏虎即指此也。

至若肺吸天气以养五藏，肺呼浊气以净藏府，一呼一吸，气机动焉。故曰：气之本也。金主坚决，浩然所充，刚果不挠，魄之处也。肺主皮毛，而充在皮，通于秋气，如万物之成熟于秋也。此以天阳生于立冬，极于霜降，故曰太阴。《九针十二原》阳中之少阴，以人气论，秋新凉，故曰少阴也。

肾者，主蛰，封藏之本，精之处也。其华在发，其充在骨，为阴中之少阴，通于冬气。

肾主封藏五液，故曰封藏之本。而各液乱事漏泄，皆当责之于肾也（泄泻、遗精等）。精之处也，为精之所处也。《本神》篇：生之来之谓精。又曰：精者身之本也。《易》曰：精气为物。言阴阳之气生万物也。《老子》：其中有精，其精甚真。言至精粹之物也。《庄子·德充符》：劳乎尔之精。《广成子》：勿劳尔神，勿摇尔精，皈心静默，可以长生[1]。此养生之要也，试再论之。

经曰：人始生，先成精。又曰：两神相搏，常先身生，是谓精。以是观之，身所初结者精也，骨空以养者精也，水谷化奉者亦精也。万物莫不由精而生，而更莫不自生其精。三宝曰精气神，精以质言，气以力言，神以光言，其实三物即一物也。人受精而生成五藏，五藏生而又各具其精，五藏之精更莫不自生其精。五藏生精，而肾实藏之。经曰：肾受五藏六府之精而藏之。而精又分元精、凡精，元即人秉以生者，凡即后天所化者。元多则寿，凡多则强。元为凡主，凡为元辅，耗凡固可累元，养凡亦能育元也。元充如井泉之旺也，多取无害，元少如井泉之小也，少取亦虞。龟鹿淫而多寿，阉臣绝育亦衰，遏凡

1 出自葛洪《神仙传》。

之无益也。持满之道，先伏其心。逆流遏生，必致大戾。强制毒龙，火灼精干，亢龙有悔，灾深嗜欲。精为本，而养精者必得其道矣。

至若肾如物蛰，深潜一阳，五藏之精封藏于此，故曰肾者封藏之本也。肾主骨髓，脑为髓海，故脑充发润，骨属先盛也。居下为阴，故曰阴中之少阴，通于冬气，如冬藏万物者也。又《九针十二原》：阴中之太阴肾也。《阴阳系日月》亦云：肾为阴中之太阴，以人气论，与夏阳中之太阳相对。此曰少阴，以立冬初寒言。有曰少阳，则以冬至地阳初动言也。

肝者，罢极之本，魂之居也。其华在爪，其充在筋，以生血气，其味酸，其色苍，此为阳中之少阳，通于春气。

肝者，罢极之本。罢，同疲，劳也。《孝经说》曰：魂者，芸也。芸动不息，故曰肝者罢极之本也。经曰：随神往来之谓魂者，阳气也。《左传》子产曰：人生始化，阴曰魄，阳曰魂，是魂与魄俱来也，随神往来而辅神者也。夫人魂之动，纤息不停，万念千想，瞬息游遍。主如不明易受其累，治世之能臣，乱世之奸雄，差可比拟。尧之禹契皋陶，纣之费仲尤浑[1]，殆有似焉。人苟魂疲则神无所辅，魂逆则率人为非。千古世之为非作恶骂名千载者，有一痴呆之人乎？实未训其魂已耳。魂之神明，善则如将如相，恶则为狼为狈，丹经降青龙，即制魂之义。此养生立身之道也。

至若肝主筋膜，屈伸罢极，心神屈伸而魂随焉，故曰魂之居也。爪为筋余，肝主筋膜，故华在爪而充在筋也。秉春生令以生气血，亦即食入于胃，散精于肝，西医之肝造糖欤？本味为酸，本色为苍，为阳中之少阳，以人间阳气立春始行出土，故曰阳中之少阳也。通于春气，以春发生万物也。

脾、胃、大肠、小肠、三焦、膀胱者，仓廪之本，营之居也，名曰器，能化糟粕，转味而入出者也。其华在唇四白，其充在肌，其味甘，其色黄，此至阴之类，通于土气。

按脾胃可称仓廪之本，以纳谷也。脾为胃行其津液，受气化赤，脾能造血，营出中焦，可称营之居也。其华在唇四白，脾主唇，四白是唇之四周也。脾主肌，其充在肌也。其味甘，土味也。其色黄，土色也。通于土气，谓长夏湿土之气也。长夏，长养万物者也。湿属太阴，脾主湿，又曰至阴。若大小

---

1 费仲、尤浑，商纣王时的两奸臣。

肠、三焦、膀胱可名之曰器。小肠化糟粕，大肠能传导，三焦通调水道，膀胱贮水泄水，转五味水精而养五藏，转渣滓废物而出大小便可也。一同道出，殊为含浑，必是错简。后阅高士宗注竟改之，真先获我心矣。

凡十一藏，取决于胆也。

胆秉中正之官，为中精之府，气合三焦，职司少阳。少阳是阳之初生，在时为立春。冬至亦曰少阳，肾主少火，而寄于胆。《阴阳类论》云：一阳为游部，是谓挟少阳相火，游行三焦之部。又曰：一阳为纪，是谓胆为元阳纪纲之仆，交通传达。是知十一藏之功能，皆资于胆也。胆为初动之气，升则皆升，降则皆降，如火车之头，行则皆行，止则皆止，故曰皆取决于胆也。岂惟是哉，心喜、肝怒、肺悲、脾思、肾恐，无不取决于胆也。照应上文，何以知其胜？岐伯曰：求其至也。皆归于始春，未至而至云云。

又，胆不与肠、胃、焦、膀同称，以其中精(中即藏储，精是精汁)而不传化秽物也。于此更可证，脑、髓、骨、脉、膻，而六府只言胃、大小肠、三焦、膀胱五者，不言胆之真理矣。或问，割去胆不害生存，何也。曰：割去其胆而肝犹生，如割去脾而胰在者，仅无库存而已，然终于生不为无害也。

以下“人迎一盛”一段俟补脉论中。

故人迎一盛病在少阳，二盛病在太阳，三盛病在阳明，四盛已上为格阳。寸口一盛病在厥阴，二盛病在少阴，三盛病在太阴，四盛已上为关阴。人迎与寸口俱盛四倍已上为关格，关格之脉羸，不能极于天地之精气，则死矣。

谓五藏本天地之生也。

心之合脉也，其荣色也，其主肾也。肺之合皮也，其荣毛也，其主心也。肝之合筋也，其荣爪也，其主肺也。脾之合肉也，其荣唇也，其主肝也。肾之合骨也，其荣发也，其主脾也。

此言五藏所荣所主也。

是故多食咸，则脉凝泣而变色；多食苦，则皮槁而毛拔；多食辛，则筋急而爪枯；多食酸，则肉胝䐢而唇揭；多食甘，则骨痛而发落，此五味之所伤也。

此承上文，言味过之害也。

故心欲苦，肺欲辛，肝欲酸，脾欲甘，肾欲咸。此五味之所合也。

此五藏所欲之味也。

五藏之气。故色见青如草兹者死，黄如枳实者死，黑如炲者死，赤如衃血者死，白如枯骨者死，此五色之见死也。

此观色而知生死之法也。

五藏之气，下有阙文。诸家皆作上章之结句，似误。《六节藏象论》曰：五气入鼻，藏于心肺，上使五色修明，可证。且气含皮肉，色映皮外，故下文缟裹云云，实属了了也。兹，草席，见《尔雅·释器》。《史记·扁鹊仓公列传》：望之杀然黄，察之如死草之兹。

青如翠羽者生，赤如鸡冠者生，黄如蟹腹者生，白如豕膏者生，黑如乌羽者生，此五色之见生也。

此言华彩光润则生也。

生于心，如以缟裹朱。生于肺，如以缟裹红。生于肝，如以缟裹绀。生于脾，如以缟裹栝楼实。生于肾，如以缟裹紫。此五藏所生之外荣也。

当言其素色及时令之色。

色味当五藏：白当肺、辛，赤当心、苦，青当肝、酸，黄当脾、甘，黑当肾、咸。故白当皮，赤当脉，青当筋，黄当肉，黑当骨。

此色味应五藏，察病之要诀也。

诸脉者皆属于目，诸髓者皆属于脑，诸筋者皆属于节，诸血者皆属于心，诸气者皆属于肺。此四肢八溪之朝夕也。

此属非连属，亦非统属，乃聚合也。如目者，五藏之精华萃焉。《大惑论》：目者五藏六府之精也。《口问》篇：目者宗脉之所聚也。诸脉皆属于目，即诸脉之精皆聚于目而为精明也。诸髓皆属于脑，即诸髓之精华皆聚于脑，故脑为髓海而主精明也。诸筋皆属于节，是诸筋之灵气皆聚于节，神气游行出入而为屈伸也。诸血之灵皆聚于心而生神明也。诸气皆聚于肺而出治节也。此四肢八溪之朝夕，言以上之脉于目，筋于节，血于心，气于肺，皆以时合聚，如朝会夕会也。古者人朝会谓之朝，夕会谓之夕。海朝潮曰潮，夕潮曰汐，会之意也。肉之小会曰溪。

故人卧血归于肝，肝受血而能视，足受血而能步，掌受血而能握，指受血而能摄。卧出而风吹之，血凝于肤者为痹，凝于脉者为泣，凝于足者为厥。此三者，血行而不得反其空，故为痹厥也。

此承上文四肢八溪之朝夕而言气血之正常反常也。

血周络脉，无时或息，夜卧也，血归于肝。肝藏血之藏，开窍于目，肝受血荫而能视矣。血濡筋骨，利关节，故足步、掌握、指摄皆受血之益也。

如卧而风吹之，凝肤则痹，凝脉则泣，凝足为厥。此痹、泣、厥三者之致病，皆被风而凝，血行不能照常，反其所行空隙故也。

人有大谷十二分，小溪三百五十四名，少十二俞，此皆卫气之所留止，邪气之所客也，针石缘而去之。

此仍为承上文而言也。《气穴论》曰：肉大会为谷，小会为溪，肉分之间，溪谷之会，以行荣卫，以行大气者也。十二分者，手之肩、肘、腕，足之踝、膝、腕，四肢共十二部分。《小针解》：节之交，三百六十五会者，络脉之渗灌诸节者也。去大谷十二，尚有三百五十三，今是四，是否有慜？王冰作三，张(隐庵)、马(玄台)、吴(昆)俱因之。少十二俞，多云十二经之俞穴，非是。高(士宗)作大谷十二分，而《太素》俞作关，是高注诚高矣。

诊病之始，五决为纪。欲知其始，先建其母。所谓五决者，五脉也。

此言决病法也。

诊病之始，是诊一病的开始发源之处。必以五决为纪，言必以五脉为法，而决断后方知其病之开始发源于何处也。欲知其始，是说如果欲知其病的开始发源，更当建其母。建，《说文》：立朝律也，有发中行外之意，即建立。母，即藏也。言欲知其病之开始发源，尤当先建立其藏而分析之。如下文头痛颠疾，原因不必尽太阳也，即系太阳亦不必入肾也。如察痛者，其脉尺虚寸实，则是下虚上实。下虚则少阴肾虚，上实则太阳邪盛，肾膀表里，故知甚则邪必乘虚入肾矣，故曰先建其母也。又，《藏气法时》云：夫邪气之客于身也，以胜相加，至其所生愈，至其所不胜而甚，至其所生而持，自得其位而起。必先定五藏之脉，乃可言间、甚、生、死之时。当参之。

是以头痛巅疾，下虚上实，过在足少阴巨阳，甚则入肾。

解见上。

徇蒙招尤，目冥耳聋，下实上虚，过在足少阳厥阴，甚则入肝。

徇眴通，音眩。头目瞬蒙而冒昧不明，身招尤而动掉不定(尤同摇、繇)。犹目瞑不见，耳聋不闻。察其脉尺实寸虚，则知邪实于下而虚于上，因建其母而析之。乙癸同源，肝肾在下，而肝主目。少阳脉上出于耳，邪实于下，经脉不能上通，故目蒙耳聋，肝风动荡而头招摇。此必过在肝胆，甚则必入肝藏矣。

腹满䐜胀，支鬲胠胁，下厥上冒，过在足太阴、阳明。

有腹满䐜胀而支撑膈胠胁间者，是下气厥逆而上也。上因下气之厥而冒，冒非头冒，乃下气厥逆而上冒，如冒烟之冒也。如此者，过在足太阴脾、足阳明胃也，阳明太阴之支络贯膈也。《经脉》篇：胃脉动，贲响腹胀，胃中寒则胀满。脾脉动，则腹胀善噫，得后与气则快然如衰也。

咳嗽上气，厥在胸中，过在手阳明、太阴。

有咳嗽上气作喘，其厥而不顺之气在胸中者，知其过在手阳明大肠与手太阴肺也。肺主气，位胸中，肺气逆则咳喘。肺络大肠，大肠络肺，故相及也。

心烦头痛，病在鬲中，过在手巨阳、少阴。

有心烦头痛之证，知病在膈中，其过在手太阳小肠、手少阴心也。小肠之脉循咽络心下膈。手少阴脉出心，下膈络小肠。此重在心烦二字。

夫脉之大小滑涩浮沉，可以指别；五藏之象，可以类推；五藏相音，可以意识；五色微诊，可以目察。能合脉色，可以万全。

藏象是气象不是形象。知五藏是何，即可相知其发何音。相者察也，如相面之相。

赤脉之至也，喘而坚，诊曰有积气在中，时害于食，名曰心痹。得之外疾，思虑而心虚，故邪从之。

谓心脉如喘之急而且坚也。心痹，即心痹闭也。以下不必指心肺之一脉言，三部脉有此形，则可名之。后仿此。

白脉之至也，喘而浮，上虚下实，惊，有积气在胸中，喘而虚，名曰肺痹，寒热，得之醉而使内也。

肺脉急且浮，下虚无力，上实有力，喘而浮，言脉如人之喘状而浮也。上实下虚，言白脉之象也。有惊，有积气在胸，喘而虚，曰肺痹。肺痹不通，肺行营卫阴阳，肺虚不布，故寒热。此得之醉而使内也。酒性热，使内竭精而然也。按作上实下虚言脉浮象似妥。上下古 二 二易误。

青脉之至也，长而左右弹，有积气在心下，支胠，名曰肝痹。得之寒湿，与疝同法。腰痛，足清，头痛。

黄脉之至也，大而虚，有积气在腹中，有厥气，名曰厥疝，女子同法。得之疾使四肢汗出当风。

言此病之得因，疾使其四肢即劳动过度，汗出当风也。

黑脉之至也，上坚而大，有积气在小腹与阴，名曰肾痹。得之沐浴清水而卧。

上坚是下坚。

凡相五色之奇脉，面黄目青或作赤**，面黄目赤，面黄目白，面黄目黑者，皆不死也。**《针灸甲乙经》谓之奇脉为衍文。**面青目赤、面赤目白、面青目黑、面黑目白、面赤目青，皆死也。**

言以黄为生也。

五藏别论篇第十一

黄帝问曰：余闻方士或以脑髓为藏，或以肠胃为藏，或以为府，敢问更相反，皆自谓是，不知其道，愿闻其说。岐伯对曰：脑、髓、骨、脉、胆、女子胞，此六者，地气之所生也，皆藏于阴而象于地，故藏而不泻，名曰奇恒之府。夫胃、大肠、小肠、三焦、膀胱，此五者天气之所生也，其气象天，故泻而不藏，此受五藏浊气，名曰传化之府，此不能久留输泻者也。魄门亦为五藏使，水谷不得久藏。

胆为六府之一，不能列于奇恒。如十二经脉，不列于奇经然。今胆列奇恒者，误也。古膻字省作胆[1]，后世认是俗胆字，而遂写成胆(膽)的正字。且又根据上六者有胆，下五者无胆而有魄门，更认膻是胆无疑。下文不言胆者，因说府受五藏之浊，中精之府故不言也。《六节藏象》言胃、大肠、小肠、三焦、膀胱，名曰器，能化糟粕，转味而出入也，亦不及胆之意同。要知脑是精明之府的头，髓是藏精的睾，骨是造血的骨空，脉是全身精华的脉(见《大奇论》)，膻是上气海的膻中(亦可名中气海，道家叫丹田)，女子胞当下气海。此诚《内经》后第一发明。先贤之不纠正者，有待于桐也。

所谓五藏者，藏精气而不泻也，故满而不能实。六府者，传化物而不藏，故实而不能满也。所以然者，水谷入口，则胃实而肠虚，食下，则肠实而胃虚，故曰实而不满，满而不实也。

极明不释。

帝曰：气口何以独为五藏主。岐伯曰：胃者水谷之海，六府之大源也。五味入口，藏于胃，以养五藏气。气口亦太阴也。是以五藏六府之气味皆出于胃，变见于气口。故五气入鼻，藏于心肺，心肺有病，而鼻为之不利也。

---

1 见唐代颜元孙著《干禄字书》。元孙为颜杲卿之父，颜真卿之从父。真卿官湖州时，尝书是编勒石。

气口为五藏主者，即于气口之动脉，而适诊各藏之生死也。谷入于胃，以养五藏之气，五藏之气，变见于气口。气口，手太阴肺脉也。肺者卫气之敷布，营气之始终也。与《难经·一难》同看。气口亦太阴也，亦字似讹，当是手字。

凡治病，必察其下，适其脉，观其志意，与其病也。拘于鬼神者不可与言至德，恶于针石者不可与言至巧，病不许治者病必不治，治之无功矣。

“必察其下”句难解。《太素》作“必察其上下，适其脉候，观其志意，与其病能”。能通态(態)，颇觉顺通，当从之。

异法方宜论篇第十二（未释）

寿康按：先君于此篇发挥仅留一句话——“按：篇中‘亦从’之‘亦’字义不明，是否衍文。”为节约篇幅，余斗胆将其归入未释类。“亦从”，即“亦从东方来”“亦从中央出也”等五句中文。

移精变气论篇第十三

移精变气，即论中变化相移也。精生之本，发外为气，人赖以生，而随气候移易者，如春青、夏赤、秋白、冬黑，春弦、夏洪、秋毛、冬石，皆移变也。古治病视其得病之由，而使移变，如悲胜怒，恐胜喜之类。今人犹有通此法者，谓之"说病"。

又可谓精神为人之主，移见其精神，而改变其气化。

黄帝问曰：余闻古之治病，惟其移精变气，可祝由而已。今世治病，毒药治其内，针石治其外，或愈或不愈，何也？

岐伯对曰：往古人居禽兽之间，动作以避寒，阴居以避暑，内无眷慕之累，外无伸宦之形，此恬憺之世，邪不能深入也。故毒药不能治其内，针石不能治其外，故可移精祝由而已。当今之世不然，忧患缘其内，苦形伤其外，又失四时之从，逆寒暑之宜，贼风数至，虚邪朝夕，内至五藏骨髓，外伤空窍肌肤，所以小病必甚，大病必死。故祝由不能已也。

帝曰：善。余欲临病人，观死生，决嫌疑，欲知其要，如日月光，可得闻乎？岐伯曰：色脉者，上帝之所贵也，先师之所传也。上古使僦贷季，理色脉而通神明，合之金木水火土、四时、八风、六合，不离其常，变化相移，以观其妙，以知其要。欲知其要，则色脉是矣。色以应日，脉以应月，常求其要，则其要也。夫色之变化，以应四时之脉，此上帝之所贵也，以合于神明也。所以远死而近生，生道以长，命曰圣王。中古之治病，至而治之，汤液十日，以去八风五痹之病。十日不已，治以草苏、草荄之枝，本末为助，标本已得，邪气乃服。

按：汤液即醪醴，草叶根枝即煎剂也。苏，草叶。荄，草根。

暮世之治病也则不然，治不本四时，不知日月，不审逆从，病形已成，乃欲微针治其外，汤液治其内，粗工凶凶，以为可攻，故病未已，新病复起。日月，指晦朔盈亏出没。

帝曰：愿闻要道。岐伯曰：治之要极，无失色脉，用之不惑，治之大则。逆从倒行，标本不得，亡神失国。去故就新，乃得真人。

帝曰：余闻其要于夫子矣。夫子言不离色脉，此余之所知也。岐伯曰：治之极于一。帝曰：何谓一。岐伯曰：一者因得之。帝曰：奈何？岐伯曰：闭户塞牖，系之病者，数问其情，以从其意。得神者昌，失神者亡。帝曰：善。

汤液醪醴论篇第十四

岐伯曰：自古圣人之作汤液醪醴者，以为备耳。夫上古作汤液，故为而弗服也。中古之世，道德稍衰，邪气时至，服之万全。帝曰：今之世不必已何也。岐伯曰：当今之世，必齐毒药攻其中，镵石针艾治其外也。帝曰：形弊血尽而功不立者何。岐伯曰：神不使也。帝曰：何谓神不使？岐伯曰：针石，道也。精神不进，志意不治，故病不可愈。全元起作精神进，志意定，故病可愈。《太素》：精神越，志意败，故病不可愈。**今精坏神去，荣卫不可复收。何者？嗜欲无穷而忧患不止，精气弛坏，荣泣卫除，故神去之而病不愈也。**

帝曰：夫病之始生也，极微极精，必先入结于皮肤。今良工皆称曰：病成名曰逆，则针石不能治，良药不能及也。今良工皆得其法，守其数，亲戚兄弟远近音声日闻于耳，五色日见于目，而病不愈者，亦何暇不早乎。暇一本作谓。**岐伯曰：病为本，工为标，标本不得，邪气不服，此之谓也。**

帝曰：其有不从毫毛而生，五藏阳以竭也。阳，全元起、《太素》俱作伤。**津液充郭，其魄独居，孤精于内，气耗于外，形不可与衣相保，此四极急而动中，是气拒于内，而形施于外，治之奈何。**

上言病之始生，本极精细微小，言在皮肤本极易愈也。而今良工反皆曰病成且逆，针石良药皆不可能治。而今良工对此病通遵守医法术数，丝毫不错，且患者之亲戚兄弟，远者近者，皆伺视之，非不有护理也。声音日闻于耳，五色日见于目，非无养膳也。俱备以上种种良好条件而病竟不愈者，亦何暇(或作谓)不早乎？言如此还不算早吗？何为其不愈也。伯言病为本，病者信与不信，神坏与否，为治病之根本。工之术数则在次要地位。患者深信医者，术穷邪固不服。医法得当，患者犹疑，邪更不服。故治愈病者，责在两方，标本相得也。

次节病不从毫毛，五藏阳竭。夫五藏阳竭者，则气不行水。津液充廓者，则必肿胀全身。而行水者肾，主皮者肺，如此阳竭身肿，是肺魄独居而不灵，肾精孤内而不用也。气因肿胀而耗散于外，至形不能与衣相保，即形肿大不容于衣矣。如此者，是四极之四肢胀极而益闭动中气，因而呼吸不得，如气拒于中而不入，而形施张于外而瘫然。治之奈何哉？

岐伯曰：平治于权衡，去宛陈莝，微动四极，温衣，缪刺其处，以复其形。开鬼门，洁净府。鬼门，气门，古通用。**精以时服，五阳已布，疏涤五藏，故精自生，形自盛，骨肉相保，巨气乃平。**

此言当如权衡之度量治法也。权是秤锤，衡是秤杆。衡者平也，以平为准也。宛，积也，陈，久也，莝，斩也。即去其菀积，剉其陈腐也。当是去宛（同菀）剉（同莝）陈，言大法也。微动四极，即于四肢络穴，微彻其气。温衣通血脉（衣作之）而缪刺之。经脉满则络脉溢，络脉溢则缪刺之。缪，靡幼切，错也。左刺右，右刺左，交错刺之也。详《缪刺》中。盖刺络以通其经，水肿去而复其形，汗以开其鬼门（气门、玄府、毛孔）而表肿去，下而洁内府即内水去。如此则精以时而复（复即不孤矣），五脏阳气因治而布（布即不竭也），疏通洗涤五脏之积，而精复自生，形复自盛，骨肉自保，巨气乃平，即大气乃复，得平矣。大气，正气也。

玉版论要篇第十五

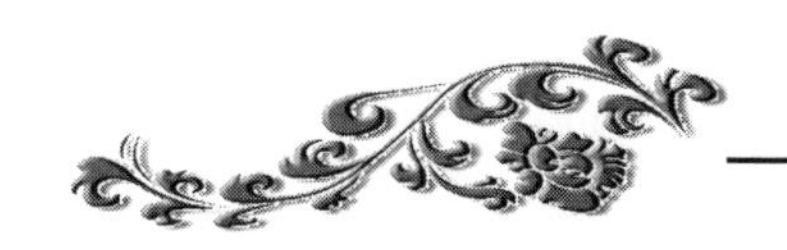

容色容作客**见上下左右，各在其要。其色见浅者，汤液主治，十日已。其见深者，必齐主治，二十一日已。其见大深者，醪酒主治，百日已。色夭面脱，不治。百日尽已，脉短气绝死，病温虚甚死。**

色见上下左右，各在其要，上为逆，下为从，女子右为逆，左为从。男子左为逆，右为从。易反也**，重阳死，重阴死。阴阳反他，**桐按：阴阳反他四字，为后人之注，误收正文。《校正》作阴阳反作，引《阴阳应象》。**治在权衡相夺，奇恒事也，揆度事也。**

此察色知病也。容色，全元起作客色，好。如客之突然而来也。各在其要，在字，《尔雅·释诂》：察也。各在其要，即各察浅深顺逆之要也。必齐主治，即必齐毒药。齐、剂通，见《史记·扁鹊仓公列传》。其见太深，谓久病重病，当将以甘药，不可骤攻猛破，故以醪醴之平和者，补养为主而久战之，庶元气不伤，而正气自复也。百日尽已，谓色虽夭，面虽脱，已属不治，而必待百日元气精华消耗净尽而死。上为逆，下为从，即《灵枢·五色》篇，其色上行者，病益甚。其色下行如云微散者，病方已。

搏脉痹躄，寒热之交。脉孤为消气，虚泄为夺血。孤为逆，虚为从。行奇恒之法，以太阴始。行所不胜曰逆，逆则死。行所胜曰从，从则活。八风四时之胜，终而复始，逆行一过，不复可数，论要毕矣。

搏脉为邪盛正衰，阴阳错乱之脉，故为痹躄寒热也。孤者，至大至小，阴阳不偶而反凌铄，故曰消气也。行奇恒以太阴始，以肺经太渊为始也。行所不胜，木见金脉，金见火脉故。八风，八方之风，四时即四季，如春主木而胜土之类。周而复始，不愆其序，如逆行一过，即春而金风之类。则复不可数而紊乱矣。复者，被侮之还击也。

诊要经终论篇第十六

黄帝问曰：诊要何如？岐伯对曰：正月二月，天气始方方，大也，**地气始发，人气在肝。三月四月，天气正方，地气定发，人气在脾。五月六月，天气盛，地气高，人气在头。七月八月，阴气始杀**杀害万物，**人气在肺。九月十月，阴气始冰，地气始闭，人气在心。十一月十二月，冰复**同伏，**地气合，人气在肾。**古本作水复，不是冰复。

以下针法不录。

按：西医近以摘胆，割肾，穿肝，调心，摘脾，而重诋针中五脏，实未明流注人神故也。针中能死，人神气也。其不死，形质也。行百里而不遇盗，不可谓无盗也。经云：刺面中溜，不幸为盲可证矣。予亲见某医针壮男腹部，一针而死。又石建一人针章门死而成讼，并刺面而盲成讼。更有小儿，医用针挑其皮肤而哭，忽不哭而死。皆常所难测，不明经旨，动诋古圣，奚乎可哉。点穴法、人神论，皆不明者之深怪也。试以针之明者，推其人神，刺其禁穴，不信者敢轻试乎。

帝曰：愿闻十二经脉之终奈何……此十二经之所败也。[1]

1 寿康按：此部分除对“目瞏绝系”之瞏解为“目惊直视”外，无释。

脉要精微论篇第十七

黄帝问曰：诊法何如？岐伯对曰：诊法常以平旦，阴气未动，阳气未散，饮食未进，经脉未盛，络脉调匀，气血未乱，故乃可诊有过之脉。

平旦日出地上，与人相平之时也。鸡鸣至平旦，为阴中之阳也。阴气未动，是夜之阴气未退动而仍存。阳气未散，是昼之阳气，未散布而仍微。饮食未进，十二经脉未受水谷之充盈，则平和而未盛。未受水谷之刺激，则调和而不荡。未事动作，则气血未乱。未事接触，则气血和平。斯时也，乃可以诊有过之脉。所谓有过之脉者，病脉也。反之，夜多寒则血凝，午热盛则血沸；饮食动作，脉可变形；喜怒哀乐，气失常态，如以此际而诊有过则不准矣。《经脉别论》：惊、恐、恚、劳、动、静皆为变也，是矣。

切脉动静而视精明，察五色，观五藏有余不足，六府强弱，形之盛衰，以此参伍，决生死之分。

切脉者，切近其脉也。又，齐指切着其脉也。又，指尖微直，如刀切状，指肚尖娇嫩敏感，易察辨也。动静是察脉之至数、大小，脉象之动静也。而视精明，视眼之慧瞀也。五藏六府之精，上注于目，诸脉皆属于目也。又可谓精明五色者，气之华也。内含曰精，外映曰明。气含皮内，华发皮间。五藏之气，上华面目而为五色也。察五色，察四时主客之色。观五藏，观五藏之部位。如此则可知五藏不足或有余，六府之坚强或衰弱，再度其形体骨骼之盛衰，与方今肌肉之丰减，以此参之伍之，比拟分析，百无一失矣。《易经》参伍以变，言互相比例而得之也。兵三人为参，五人为伍。

夫脉者，血之府也，长则气治平也**，短则气病，数则烦心，大则病进，上盛则气高，下盛则气胀，代则气衰，细则气少，涩则心痛。浑浑革至如涌泉，病进而色弊，绵绵其去如弦绝，死。**

此诊疾病生死之法也。脉为血府，脉为血之所聚也。营(血之精)行脉中，宗气常随营气。卫气行于脉外，而十二经之精气，又并资供于脉(《大奇论》)。肾中元气，更为之籥(先王祖气)。籥者，内之管，所以鼓橐[1]也。故脉长则气治而平，脉短则气病，火邪盛则心烦矣。上盛则气高，谓寸部过盛，则气高而喘也。下盛谓尺部过盛，则气胀于腹也。代则动而中止，气衰而不续也。细如蛛丝，阳气少之不充也。涩如病蚕食叶，细涩为血虚，洪涩为血滞。洪涩如闸口之水，流塞难通；虚涩如涸河之流，陆续欲断。心痛谓心主血，血滞而心痛也。

浑浑，古本切，与滚滚同。《荀子》：浑浑泉源。又同混，源泉混混。革，急也。此处音殛。《礼记》：夫子之病革矣。浑浑革至者，浑浑然如泉水之革急而至，即有出无入之溢脉也。病进而色弊，谓如此脉则病势进展，色亦弊败矣。

绵绵，《诗经》：绵绵瓜瓞，微细之辞，谓脉软弱如绵丝之无伦，且有时而不至，如弦之绝，气血败极而不能生矣。(《甲乙》《脉经》俱作浑浑革革至如涌泉，病进而色弊弊。绰绰其去如弦绝，死。)

夫精明五色者，气之华也。赤欲如白裹朱，不欲如赭；白欲如鹅羽，不欲如盐；青欲如苍璧之泽，不欲如蓝；黄欲如罗裹雄黄，不欲如黄土；黑欲如重漆色，不欲如地苍。五色精微象见矣，其寿不久也。

夫精明者，所以视万物，别白黑，审短长。以长为短，以白为黑，如是则精衰矣。

诸家解目为精明，狭矣。夫目可表现精明，决不专指是目。吴昆谓色现于面，精明现于目，似通。其实即五色之精明也。不精明则精微弱，精衰竭矣。夫内含者为精，外映者为明。精者神之本，明者神之彰，犹灯油之与灯光也。诚中形外，本固枝荣，气含皮内，色透皮间，是谓五藏之精气，上华面目。所谓华者，如花之荫于根干也。

五色精明，现于面目，有五形之天然禀赋，有四时当值一藏之主旺，某藏主气，即现某色矣。如春青夏红秋白冬黑，脾主四季，而长夏湿土，尤当色黄也。尤必须知其人天然之五色为断，总以精内含，明外映为吉。精内竭色外

---

1 籥音钥，橐音佗，冶器也。类似于今之风箱、鼓风机。老子《道德经》天地之闲，其犹橐籥乎？虚而不屈，动而愈出。注：橐者外之椟，所以受籥也。籥者内之管，所以鼓橐也。《淮南子·本经训》鼓橐吹埵，以消铜铁。籥也为乐器，类似笛，有三孔、五孔、七孔之别。此处指通风管。

露，有色无气者，凶也。

五色精微，当读五色精一读，微字要重念是句。微象见矣，诸解作与真藏脉见同义，误矣。彼以精微，作精微奥妙之精微，只因将首句精明五色之精字解错，此则没法下手耳。安知此精字即首句精明之精字，微是微弱。五藏之精，弱微不华于目，面象微见矣。即赤赭白盐类，内精之不充，外华何以明？根绝茎叶枯，故知其寿不久也。又申精明，精衰竭，精微弱之旨曰：精之内充，明之外映，可望而知，尤可问而知也。精充于目，明用于外，所以审物也。如以长为短，如此者则知其内精之衰不充于目，而不能供目之用也。如此不晓然乎？此诚桐之特解也。

五藏者，中之守或作府字**也。中盛藏满，气胜伤恐者，声如从室中言，是中气之湿也。**

此言中气湿之证也。夫五藏者，藏精而不泻也，即中之守也。而五藏中气胜，五藏胀满，气胜难舒，且时若伤于恐而惧，其言之音有如从深室中言者，即同人在瓮中说话之音然。俗谓“嗡嗡囊囊”，是中气之湿也。湿伤肾，湿盛则满，肾伤则恐，音声由肾所发，肾伤故如是也。中气之湿，中字，仄声。

言而微，终日乃复言者，此夺气也。衣被不敛，语言善恶，不避亲疏者，此神明之乱也。仓廪不藏者，是门户不要同约**也。水泉不止者，是膀胱不藏也。得守者生，失守者死。**

夫五藏者，身之强也。头者精明之府，头倾视深，精神将夺矣。背者胸之府，背出肩随，府将坏矣。腰者肾之府，转摇不能，肾将惫矣。膝者筋之府，屈伸不能，行则偻附，筋将惫矣。骨者髓之府，不能久立，行则振掉，骨将惫矣。得强则生，失强则死。

以下反四时当写入《玉机真藏论》中，阳盛梦火等当入《淫邪发梦》。

是故持脉有道，虚静为保。春日浮，如鱼之游在波；夏日在肤，泛泛乎万物有余；秋日下肤，蛰虫将去；冬日在骨，蛰虫周密，君子居室。故曰：知内者按而纪之，知外者终而始之。此六者持脉之大法。

中虚无存者，现而即知。中静无尘者，感而遂觉。故持脉有道，首要保持清净也。虚其神，静其意，如白足受彩，随染即成矣。

人天相应，春日阳初出土而未著者，脉应之升而不彰，如鱼游波中隐隐而已。夏日阳盛而极，脉应之而著明，脉在肤如万物之有余，泛然而充盛矣。秋日肃降，脉应之而下，如蛰虫之将去未去者矣。冬日闭藏，脉应之而在骨，如蛰虫之固密，如君子之居室藏精矣。此脉之应人，人之应天也。知内者按而纪之，言按其脉而统纪之，则内病可知矣，如数为阳，迟为阴之类。知外者终而始之，言终始其经气，则外病可知矣。如《灵枢·经筋》足小次指交，转筋，引膝外转，筋不可屈伸云云名曰孟春痹；及太阳头项强痛，循颠络脑，别出下项之类。

心脉搏坚而长，当病舌卷不能言。其耎而散者，当消环《甲乙》作渴**自已。**

肺脉搏坚而长，当病唾血。其耎而散者，当病灌《脉经》作漏**汗，至令不复散发也。**六字文义不属，错简。作漏汗，虚极肺不能散发疏布津液亦可。

肝脉搏坚而长，色不青，当病坠若搏，因血在胁下，令人喘逆。其耎而散色泽者，当病溢饮。溢饮者，渴暴多饮而易《甲乙经》作溢**入肌皮肠胃之外也。**

胃脉搏坚而长，其色赤，当病折髀。其耎而散者，当病食痹。食痹，食下痛不可忍，吐出乃止。

脾脉搏坚而长，其色黄，当病少气。其耎而散色不泽者，当病足胻肿若水状也。

脾脉在中而缓，其常也。搏指坚而且长，是反常也。邪盛正衰，故色黄少气。然此少气，当是脾邪之阻碍少气，或壮火食气之少气，绝非虚竭之少气也。耎散者，方为正虚。脾主四肢，故足浮肿。色泽者，土不制水，兹色不泽，是正衰阳虚，脾气不运而滞下者也。

肾脉搏坚而长，其色黄而赤者，当病折腰。其耎而散者，当病少血，至令不复也。

按：令字下当有阙文，阅肺脉条自知。肾沉滑耎其常也，搏指而坚，是邪盛正衰，肾主腰，故痛如折也。且必征其色黄赤，黄赤为风，是风侵腰而痛也。其耎而散为正衰，肾主阴血，肾虚为病少血。致令不复者，是致令不复生血，肾弱不生脾土，土不化津，而血益少矣。

帝曰：诊得心脉而急，此为何病？病形何如？岐伯曰：病名心疝，少腹当有形也。帝曰：何以言之？岐伯曰：心为牡藏，小肠为之使，故曰少腹当有形也。

心为君主，心不受邪，小肠受之。但急脉当分弦急、数急而定。寒热皆作是证，《大奇论》心脉滑急为心疝，《四时刺逆从论》滑则心风疝，《邪气藏府病形》心疝引脐小腹鸣。

帝曰：诊得胃脉，病形何如？岐伯曰：胃脉实则胀，虚则泄。

帝曰：病成而变，何谓？岐伯曰：风成为寒热，瘅成为消中，厥成为巅疾，久风为飧泻，脉风成为疠。病之变化，不可胜数。

伯答：风者善行而数变，成而为寒热也。瘅热成而为消食。厥成而为颠疾，今之脑充血，薄厥也。作厥成而颠仆，不妥。久风木邪干脾土而飧泻。春伤于风，邪气留连，乃生洞泄。脉风，风搏血化热，湿热生虫而疠疾，即今麻风也。病之变化，不可胜数，举此以类推之也。又予经元氏县患者，足麻上行，至头即昏不知人，亦厥成为颠疾者也。

帝曰：诸痈肿、筋挛、骨痛，此皆安生。岐伯曰：此寒气之肿，八风之变也。帝曰：治之奈何。岐伯曰：此四时之病，以其胜治之愈也。

或云筋挛当改作变。张(隐庵)谓是诸痈肿兼筋挛骨痛为一病，不是三病。予谓不然，观此皆安生之皆字，皆尚得谓一病乎。参《灵枢·九宫八风》篇。

帝曰：有故病，五脏发动，因伤脉色。各何以知其久暴至之病乎。岐伯曰：悉乎哉，问也。征其脉小色不夺者，新病也。征其脉不夺其色夺者，此久病也。征其脉与五色俱夺者，此久病也。征其脉与五色俱不夺者，新病也。

极明不释。

肝与肾脉并至，其色苍赤，当病毁伤，不见血。已见血，湿若中水也。似有错简，当作若中水湿也。

肝弦肾沉并至，谓沉弦也。沉弦之肝肾病，色当青黑，病痛病水。今色苍赤，苍青黄之兼色，赤黄为阳色，阴脉而见阳色，于内因之病不符，则知系外因毁伤其身。盖痛则色苍，瘀则色赤，故曰此毁伤不见血也。若已见血，而脉沉弦，沉为在里，弦则为减，是血流而虚之征，其色苍赤为虚象，外若湿病之中水者。湿病中水是水浸毛孔而病于荣，由荣困心，心被困而弱，面必呈苍赤色也。

尺内两傍，则季胁也。尺外以候肾，尺里以候腹。中附上，左外以候肝，内以候鬲，右外以候胃脾字之讹**，内以候脾**胃字之讹。**上附上，右外以候肺，内以候胸中，左外以候心，内以候膻中。前以候前，后以候后。上竟上者，胸喉中事也。下竟下者，少腹腰股膝胫足中事也。**

此即诊法之七诊也。七诊者，浮分、中分、沉分、推而上循鱼际、下至尺中及推左右，以辨何藏也。看似易解，而实费力。予自一九五六年讲保定时，即思若脾胃一条，颠倒过来，即可通过。及一九五七年讲省班石门时，十一月七号又思，焉有藏在外，府在内之理，前后不知思索几千万遍，真成大惑不解。调科研所后始得豁然。爰记如下。

尺内两傍则季胁也一段，聚讼棼如，予亦百思不得。如何梦瑶《医碥》云：心肝肾藏反候于外，胸中、膈、膻、包藏者也，反候于内，恐传写有讹，当以脾胃倒之，易其位为是。日人丹波元坚深韪其说。一九七二年二月二十七日晚偶阅旧注，不禁豁然。盖人手下垂，表属阳，里属阴，拇指食指，贴近腿者，内也；小指在外，外也。诊时仰掌则反是矣。仰掌言内者即外也，言外者实内也。讹文实有，则脾当是胃，胃当是脾无疑也。于此证予前疑之确，而亦证学随年长矣。

前以候前，即诊者之指，于患者仰腕，脉部推之向前，即所谓外。推之向后，即所谓内。上竟上，竟穷也，即上之穷尽处，鱼际也。胸喉中事，即扁鹊谓主胸以上头之有疾也。下竟下，即扁鹊主脐以下至足之有疾也。

粗大者，阴不足阳有余，为热中也。来疾去徐，上实下虚，为厥巅疾。来徐去疾，上虚下实，为恶风也。故中恶风者，阳气受也。

有脉俱沉细数者，少阴厥也。沉细数散者，寒热也；浮而散者，为眴仆。

细数阴伤脉也，肾为阴，故主少阴厥也。沉细数兼散，是阴虚而阳散，两虚相扰，寒热乃作，即虚劳之寒热也。滋阴降火，甘温除热，必有所择也（补血汤亦主证象白虎）。此危候也，浮而细数，散为不足，即眴仆倒地也。

诸浮不躁者皆在阳，则为热；其有躁者在手。诸细而沉者皆在阴，则为骨痛；其有静者在足。

浮为阳，不躁为热，兼脉躁则阳极。在手者，在手三阳经也。沉，阴脉。沉细在阴，当为骨痛。沉细而静，则阴之极矣，在足三阴之受病也。

数动一代者，病在阳之脉也，泄及便脓血。

证验血崩亦然，当三才汤。

诸过者切之，涩者阳气有余也，当作阴气有余。涩，血瘀脉。**滑者阴气有余也。**当作阳气有余。滑为气壅。**阳气有余，为身热无汗。阴气有余，为多汗身寒。阴阳有余，则无汗而寒。**

按：临证大青龙证脉多涩滞，是汗欲出而不得，闭滞而然。汗入水浸毛孔，汗出当风，脉皆缓涩，谓湿滞，阳出不得出，甚确。而四逆汤证有多汗身寒而不脉滑。如谓阳滑身热无汗，脉涩阴气有余多汗，亦可。因涩为血少伤精，反胃亡阳，汗如雨下也。阴阳有余，俱有余，阴阳对峙，阳盛则无汗，阴盛则恶寒也。

推而外之，内而不外，有心腹积也。推而内之，外而不内，身有热也。推而上之，上而不下当作下而不上，**腰足清也。推而下之，下而不上**当作上而不下，**头项痛也。按之至骨，脉气少者，腰脊痛而身有痹也。**

予改句。后参《甲乙经》，正符。

推，医指推寻患者之脉向外也（外即患者之腕内）。而脉不外，是知内主里，故知心腹内病也。推寻其内，脉外而不内，知脉在外，外是患者腕内，故知身有热也。推寻而上，下而不上，则知脉在下，病亦在下，故腰足清冷也。推而下之，在上者不因推而下，脉在上，病亦在上，故头项痛也。按之至骨，气少沉而弱，沉主里，里虚气少，故腰脊或身有痹也。

按：《论疾诊尺》云，尺肤滑，其淖泽者，风也。尺肉弱者，解㑊安卧。脱肉者，寒热，不治。尺肤滑而泽脂者，风也。尺肤涩者，风痹也。尺肤粗如枯鱼之鳞者，水泆饮也。尺肤热甚，脉盛躁者，病温也；其脉盛而滑者（滑仍是指尺肤，不是滑脉。），病且出也。尺肤寒，其脉小者，泄，少气。尺肤炬然，先热后寒者，寒热也。尺肤先寒，久持（据《甲乙》等改）之而热者，亦寒热也。肘所独热者，腰以上热。手所独热者，腰以下热。肘前独热者（仰面），膺前热。肘后独热者（背面），肩背热。臂中独热者，腰腹热。肘后粗以下三四寸热者，肠中有虫。掌中热者，腹中热。鱼上白肉有青血脉者，胃中有寒。

此专论诊尺之皮肤也。《平人气象论》亦兼论诊尺肤，如臂多青者脱血，尺涩脉滑谓之多汗，尺寒脉细谓之后泄，脉尺粗常热谓之热中。《通评虚实论》并有络气不足，经气有余，脉口热而尺寒。

平人气象论篇第十八

黄帝问曰：平人何如？岐伯对曰：人一呼脉再动，一吸脉亦再动，呼吸定息，脉五动，闰以太息，命曰平人。平人者，不病也。常以不病调病人，医不病，故为病人平息以调之为法。

此极明不释。惟闰以太息，诸解似误，不可不辨也。夫周天三百六十五度为一年，概数也。四分度之一，详数也。一年十二月，而忽十三月者，余成闰矣。一息四至，亦概数也。而间有五至者，亦闰数也。脉之闰，谓持脉人太息而然者，非也。

盖经谓脉度周身十六丈二尺，昼夜五十度，共行八百一十丈，亦概数也。以《卫气行》篇推算，共行八百十六丈四尺八寸，合人一息脉六寸零四八，即详数也。余数一息五至，闰之所由。《卫气行》日行一舍，人气行一周与十分身之八。日行二舍，人气行三周于身与十身之六。日行三舍，人气行于身五周与十分身之四。日行四舍，人气行于身七周与身十分之二。日行五舍，人气行于身九周。日行六舍，人气行于身十周与十分身之八。日行七舍，人气行于身十二周，在身与十分身之六。日行十四舍，人气二十五周，于身有奇分，与十分身之四。阳尽于阴，阴受气矣。

计　算　表

一舍		16.2+12.96=29.16
二舍	3 又 6/10	16.2×3 又 6/10=58.32
三舍	5 又 4/10	16.2×5 又 4/10=87.48
四舍	7 又 2/10	16.2×7 又 2/10=116.48
五舍	9	16.2×9=145.8
六舍	10 又 8/10	16.2×10 又 8/10=174.96
七舍	12 又 6/10	16.2×12 又 6/10=204.12

十四舍　　25又2/10　　16.2×25又2/10=408.24

二十八舍　50又4/10　　16.2×50又4/10=816.48

此统计表经脉昼夜运行八百一十六丈四尺八寸，而一呼吸脉行六寸零四八。经言呼吸脉行六寸，昼夜行八百一丈，举其成数概数也。

人一呼脉一动，一吸脉一动，曰少气。人一呼脉三动，一吸脉三动而躁数厥**，尺热曰病温，尺不热脉滑曰病风，脉涩曰痹。人一呼脉四动以上曰死，脉绝不至曰死，乍疏乍数曰死。**

此诊病及死脉也。一呼一动，一吸一动，较平人相差一倍，是气少不足促脉之行动而不及度也。呼吸六至而且躁动有力，是阳气重，沸血加速而躁，尺部肤肉再热，此温热无疑矣。若尺肤不热，只数躁而滑，滑为阳邪，知风火荡炽血液而然，故曰痹也。

人一呼四至以上，一吸四至以上，如烛烬之焰，故曰死(也叫回光返照)。乍数乍疏，或断而若无，或有而若数，阴阳紊乱，气血将涸，呼吸将停，故曰死。此以迟极为正衰，数为阳重，滑为阳风。涩为阴痹，数之极如烛烬之焰，乍数乍疏如涸流之将断也。

平人之常气禀于胃，胃者，平人之常气也。人无胃气曰逆，逆者死。《甲乙》人禀气于胃，脉以胃气为本，无胃气逆，逆者死。

春胃微弦曰平，弦多胃少曰肝病，但弦无胃曰死，胃而有毛曰秋病，毛甚曰今病。藏真散于肝，肝藏筋膜之气也。

夏胃微钩曰平，钩多胃少曰心病，但钩无胃曰死，胃而有石曰冬病，石甚曰今病。藏真通于心，心藏血脉之气也。

钩者，状来之盛，如钩上之硬也；状去之衰，如钩之下空也。各家注不可从。附钩形图(见图2)。

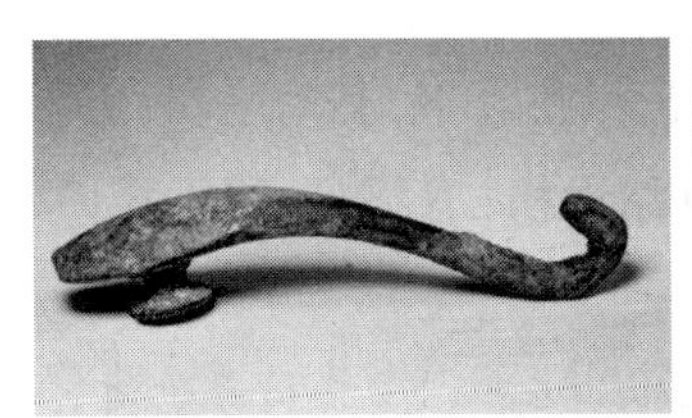
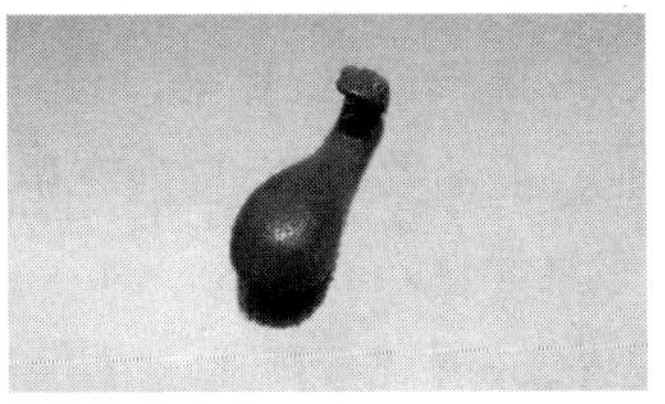

图2　带钩

长夏胃微耎弱曰平，弱多胃少曰脾病，但代无胃曰死，耎弱有石石作弦好**曰冬病**冬作春好，**弱甚**弱当作弦，《甲乙》弱作石**曰今病。藏真濡于脾，脾藏肌肉之气也。**

此代非动而中止之代脉，乃土主四季，至时脉更代之代，春弦夏洪秋毛冬石皆谓代也。代时必兼胃气，即必缓相，若但代见本脉而无胃不缓则死矣。

秋胃微毛曰平，毛多胃少曰肺病，但毛无胃曰死，毛而有弦曰春病，弦弦当作钩**甚曰今病。藏真高于肺，以行荣卫阴阳也。**

冬胃微石曰平，石多胃少曰肾病，但石无胃曰死，石而有钩曰夏病，钩甚曰今病。日人元简谓石而有钩当作胃而有弱曰长夏病。钩甚曰今病，当是弱甚曰今病。**藏真下于肾，肾藏骨髓之气也。**

此详证人禀气于胃，人以胃气为本也。夫胃为后天基本，以养五藏之气，变见于气口，人所习知之也。而五藏皆禀气于胃，必因胃气乃至于手太阴，有胃气则生，无胃气则死，则不独水谷精微之气，而更是胃脘所寄之真阳，则人不尽知也。天地以水火为功，人身以水火为用，水火相交必于中土，婴儿姹女会于黄庭。言胃脘之阳，非真胃脘，乃胃脘之地，犹卫气言出足少阴之分者。此阳是水火合和之结晶，是两而化，一而神者。（分则为两，两即阴阳，生化万物。合阴阳为一，返还先天，则神妙莫测，此千古之要诀。）不同于水为阴，火为阳之阳，是既能育阴，又能养阳，是诚人之根本也。藏真散于肝者，是五藏之真气散于肝而赖肝以散之也；通于心，是赖心而通达也；濡于脾，是赖脾而濡润也；高于肺，赖肺以行营卫阴阳也；下于肾，赖肾以充骨骼脑髓也。藏真之气即是胃气，胃气即胃脘之阳是矣。明此真阳，则大《易》之“君子黄中通理，正位居体，美在其中，而畅于四支，发于事业，美之至矣”，《孟子》“睟然见于面，盎于背，施于四体，四体不言而喻”均可知之矣。

胃之大络，名曰虚里，贯鬲，络肺，出于左乳下，其动应衣，《甲乙》应衣作应手。好。**脉宗气也。盛喘数绝者，则病在中；结而横，有积矣；绝不至曰死。乳之下其动应衣，宗气泄也。**

此重申胃气、胃脘之阳也。胃有大络出左乳下，其动应手者，宗气也。宗气即主气，非一气，而五藏精气会宗膻中，出现于左乳下也。此宗气，即上所谓胃脘之阳也。如人盛喘而虚里脉时数绝者，因病在中，结聚而时断也。中即膻中宗气之会处，而横有积，是横膈有积而不通也。如绝不出者，为宗气已竭，故死。如乳之下其动应衣而大动者，是宗气之泄也。而张以喘为脉象似非，然亦可通。细释之则喘是病，近理。动左乳下，心藏偏左，贯心膈，通呼吸之表现也，故言左而不言右焉。

欲知寸口太过与不及。寸口之脉中手短者，曰头痛。寸口脉中手长者，曰足胫痛。寸口脉中手促上击者，曰肩背痛。寸口脉沉而坚者，曰病在中。寸口脉浮而盛者，曰病在外。寸口脉沉而弱，曰寒热及疝瘕，少腹痛。寸口脉沉而横，曰胁下有积，腹中有横积痛。寸口脉沉而喘，曰寒热。脉盛滑坚者，曰病在外。脉小实而坚者，病在内。脉小弱以涩，谓之久病。脉浮滑而疾者，谓之新病。脉急者，曰疝瘕，少腹痛。脉滑曰风，脉涩曰痹。缓而滑曰热中，盛而紧曰胀。脉从阴阳病易已，脉逆阴阳病难已。脉得四时之顺曰病无他，脉反四时及不间藏曰难已。

此详寸口三部也。按短主不及，为气虚之病。仲景云“汗多，重发汗者，亡其阳，谵语，脉短者死”“伤寒六七日，大下后，寸脉沉而迟，手足厥逆，下部脉不至，喉咽不利，唾脓血，泄利不止者，为难治”是指虚。而竟有因胃气、痰气、食积阻碍气道而见短者，是又短为实。虚实要诀，在力之大小，更要悟会其病耳。

长则气治，是长而缓。若长而浮躁，为经邪外盛而足胫痛。亦有谓阴气之不充，更有为向愈。仲景“太阴中风，四肢烦疼，阳微阴涩而长者，为欲愈”。

中手促而上击，谓脉中医者之手，促而上击，谓厥力弹手，是火刑肺金也。《金匮真言论》西风生于秋，病在肺，俞在肩背是也。

浮主表，沉主里，滑为阳，涩为阴，坚为邪实，小为正虚，急紧为邪盛，长则气治，短则气病，数则烦心，大则病进，代则气衰，细则气少，涩则心痛，一样神理。

脉从阴阳，即阴病得阴脉，阳病得阳脉。脉逆阴阳，即脉证相反也。脉得四时之顺，即得四时之平脉也。脉反四时，即春毛夏石秋弦冬缓。下文再言风热而脉静，泄而脱血脉实，病在中脉虚，病在外脉涩坚，皆难治，命曰反四时。此与脉逆阴阳无别也。《玉机真藏论》脉逆四时，春得肺脉，夏得肾脉，秋得心脉，冬得脾脉，其至皆悬绝沉涩者难治（沉涩悬绝即无胃气）。未有藏形，于春夏而脉沉涩，秋冬而脉浮大，故曰逆四时。本篇亦明言，未有藏形，春夏而脉瘦，秋冬而脉浮大，命曰逆四时，则逆四时与反四时不同矣。而《玉机真藏论》逆四时下，病热脉静，泄而脉大，脱血脉实，病在中脉实坚，病在外脉不实坚者，皆难治，与此篇反四时意同，而偏不言反四时，且此条明言反四时而不言逆四时。王冰以为反四时是衍文，吴昆删去四时二字。盖古经流传散佚，实有不可考处。读者会其吉凶之意可也，不可凿何谓反，何谓逆之名辞也。(《脉要精微论》又有反四时当参照。)

间藏解：然有辨者，则不间藏难已句也。诸家以《难经》间传者生为注。讵知彼言病，非言脉。此言脉，非言病。字虽同而义实异，不必强拉硬扯也。予谓间藏者，即胃气，与藏气相同，而变见于气口之平脉也。不间藏即无胃气，真藏脉见之死脉，故曰难已也。《玉机真藏论》曰：五藏者皆禀气于胃，胃者五藏之本也。藏气者，不能自至于手太阴，必因胃气乃至于手太阴也。此即所谓间藏也。下文病甚者，胃气不能与之俱至于手太阴，故真藏之气独见。独见者，病胜藏也。此即不间藏者也。不间藏，下文肝见庚辛死，心见壬癸死，脾见甲乙死，肝见丙丁死，肾见戊己死，是谓真藏见者死，即谓此不间藏者也。下文臂多青脉一段明是错简，如此解之可洞然矣。

臂多青脉，曰脱血。尺脉缓涩，谓之解㑊。安卧脉盛，谓之脱血，尺涩脉滑，谓之多汗。尺寒脉细，谓之后泄。脉尺粗常热者，谓之热中。

此诊尺之法也，似错简。

肝见庚辛死，心见壬癸死，脾见甲乙死，肺见丙丁死，肾见戊己死，是谓真藏见皆死。

颈脉动喘，疾咳，曰水。目裹微肿如卧蚕(蚤)[1]**起之状，曰水。溺黄赤，安卧者，黄疸。已食如饥者，胃疸。面肿曰风，足胫肿曰水。目黄者曰黄疸。妇人手**全本作足**少阴脉动甚者，妊子也。**

以上皆系错简，其上文不属，当移。

脉有逆从四时，未有藏形，春夏而脉瘦[2]**，秋冬而脉浮大，命曰逆四时也。**

未有藏形，即逆四时也，言未有四时平脉之藏形也，即春不弦，夏不钩，

1 卧蚕(蠶)起，蠶俗作蚕，蚕近乎蚤，应为卧蚤起，蚤通早，详见《金匮述义》。

2 脉瘦，王冰谓沉细也。2005年田代华整理本作脉沉涩。

秋不毛，冬不石也。吴昆以为真藏之脉形，谓虽真藏绝脉之形未见，但春夏脉瘦，秋冬脉浮，与《玉机真藏论》春夏脉沉涩，秋冬脉浮大，为逆四时神理无二也。

风热而脉静，泄而脱血脉实，病在中脉虚，病在外脉涩坚者，皆难治，命曰反四时也。《玉机真藏论》与此稍别。

人以水谷为本，故人绝水谷则死，脉无胃气亦死。所谓无胃气者，但得真藏脉，不得胃气也。所谓脉不得胃气者，肝不弦肾不石也。

太阳脉至，洪大以长。少阳脉至，乍数乍疏，乍短乍长。阳明脉至，浮大而短。脉少三阴，照《难经》补之。

《难经》第七难甚明，冬至后得甲子少阳旺，谓冬至甲子履端于始，复得甲子是六十日立春节，阳气初出地上，自此立春开始，至谷雨惊蛰春分，是少阳旺主之时。此时阳气初动，阴气未尽，故脉时而阳则乍数乍长，时而阴则乍疏乍短。数长阳也，疏短阴也。复得甲子，阳明旺，是立春节后六十日，自清明节起，历谷雨立夏小满，是阳明主旺之时。此阳气未大盛，天气未大暖，故脉虽有浮大之阳，而仍含阴气之短。复得甲子，是自清明阳明旺后又六十日至芒种节。芒种起，历夏至小暑大暑为太阳旺时，此时大热，故脉应之浮大而长。复得甲子，是芒种后六十日立秋节，历处暑白露秋分为太阴(是少阴)旺时。是时天气初凉，肃杀令起，而阳未退，故脉应之有寒之紧，有长之阳。再得甲子，是立秋后六十日寒露，历霜降立冬小雪，为少阴(是太阴)主气。是时阴气已盛，故脉应阴寒之紧，且应阳潜之微。复得甲子，则是大雪，历冬至小寒大寒，虽候至极冷，而阳气上升，故曰厥阴。厥阴是两阴交尽，厥而逆，阳回之兆，故脉应之有沉短之阴，而又有敦厚之阳也。此一周年之阴阳，即春夏为阳，脉浮大。秋冬为阴，脉沉短之证也。马注较可，其余皆以少阳旺日冬至起，故皆误耳。

少阳辨：按少阳有三，其义不同，十月立冬节曰少阳月，《尔雅》注谓十月纯阴用事，嫌于无阳因以小阳名月，误矣。“十月先开岭上梅”“江南无所有，聊赠一枝春”，独步早春，自全其天。立冬是阳气之初胚，因名少阳。冬至是阳气之初动，亦名少阳。立春是阳气之出土，亦名少阳。亦可谓立冬是天之少阳，冬至是地之少阳，立春是人之少阳。此则以立春人间少阳言也。予以立秋、秋分为少阴，以阴气尚小，以寒露、霜降为太阴，为阴之已盛，似属可通，盖古传之讹也。或谓七月太阴金也，十月少阴肾也，彼当别论。此论春夏为阳，秋冬为阴也。

夫平心脉来，累累如连珠，如循琅玕，曰心平。夏以胃气为本。

累累，充盈貌，如结实累累。循，摩也。《汉书·李陵传》"数数自循其刀环"。琅玕，玉有光者。

病心脉来，喘喘连属，其中微曲，曰心病。

谓心病之脉来时不断，似喘之呼吸急促也。《大奇论》曰"脉至如喘，名曰暴厥，暴厥者不知与人言"。若喘喘连属，脉中时带微曲者，则心病益甚矣。曲不是脉形有曲，是言脉来至数中，微有曲意，即俗言"瘸腿"，代结之轻者。

死心脉来，前曲后居，如操带钩，曰心死。

谓脉来有不齐之曲势(见上)，重按则又如骨居之牢实(居即蹲着，河北曰"骨踞")，上曲出，下居实(居、倨、踞同)，有如操带钩之坚硬操持也。带钩，束带之钩(见图2)。曾见岳飞带钩。

平肺脉来，厌厌聂聂，如落榆荚，曰肺平。秋以胃气为本。

厌厌，顺从也。《荀子》天下厌厌然。聂聂，附耳小语。《史记·魏其武安侯列传》乃效女儿呫嗫耳语[1]。榆荚，即榆钱。《博物志》啖榆则眠不欲觉。平肺脉来，厌厌然而顺从，聂聂然而轻小，如榆荚之落轻悠而有着，飘扬而不荡，以榆仁重之也。如此曰肺之平脉，以应秋令，以胃气为本，故有此缓和之象也。(《十五难》作循榆荚)

病肺脉来，不上不下，如循鸡羽，曰肺病。死肺脉来，如物之浮，如风吹毛，曰肺死。

鸡羽，鸡翅毛也。病脉之来，不上不下，似浮非浮，似沉非沉也。如循鸡羽，如摸循鸡羽然也。鸡羽中间突，两边低虚，故曰病也。即《玉机真藏论》之秋病脉，其来毛，中坚而旁虚，此谓太过是也。

死肺之脉，如轻物之浮而无根，如风吹毛起之轻飏也。大异榆荚落之轻悠有着，飘浮不荡也。全无胃气，故曰死也。

平肝脉来，耎弱招招，如揭长竿末梢，曰肝平。春以胃气为本。

---

1 呫，音彻。呫嗫，附耳细语。

招招，手举招呼，俗谓摆手也。《诗经》招招舟子，人涉卬(我也)否。揭，举也。《汉书·陈涉传》揭竿为旗。竿是竹竿，末，梢尖也。谓倒持竹竿末梢，持之则乍起乍伏，耎弱悠扬和缓也。平肝脉耎弱而不坚强，起伏耎弱，如手之招招也。与《玉机》论“耎弱轻虚而滑，端直以长”同意。

病肝脉来，盈实而滑，如循长竿，曰肝病。死肝脉来，急益劲，如新张弓弦，曰肝死。

病肝脉盈满充实而滑利，异平耎弱也。如循长竿，是如摸循长竿之坚长，非若揭长竿末梢之耎和也。与《玉机真藏论》“来实而强，此谓太过，病在外”同也。

死肝脉，急紧而劲，按之益坚，如新张弓弦之状。表其坚弦不缓，无胃气也。

平脾脉来，和柔相离，如鸡践地，曰脾平。长夏以胃气为本。

离，丽也，两相对之意。《礼记》离坐、离立。平脾脉和柔相离，谓其至数匀和，与脉形柔耎相丽并见，如鸡践地，摇首轻鸣嘎嘎然，缓步而行，自在自然自得之极也。长夏六月间，以胃气为本之表现也。

病脾脉来，实而盈数，如鸡举足，曰脾病。死脾脉来，锐坚如乌之喙，如鸟之距，如屋之漏，如水之流，曰脾死。

实盈而数，谓坚实而满，且有数相，大非和柔之如鸡践地矣。而如鸡举足，鸡惊而促奔，形容其实而盈数，异乎柔和也。鸟飞曰腾翅，兽走曰翻蹄，人跑曰拿丫子，鸡跑曰举足，盖古谚也。讲保定时，人或笑予杜撰。至石市偶阅汪机之释，与予正同。喜而吟曰：文章真理在，千古有同心(汪机暗合之处，病心脉条)，理固然也。

死脾脉如乌之喙尖而锐，如鸟之距细而硬。距，爪也。《左传》为之金距。如屋之漏，点滴不匀；如水之流，去而不返，缓相全失，上气已绝，焉有生理哉。《玉机真藏》云：乌喙病在中，九窍不通，名曰重强。如水之流为太过，病在外，四肢不举。如水之流句，人亦笑予。而高士宗《素问直解》则又与予同也。是直可谓之朋来远方矣。

平肾脉来，喘喘累累如钩，按之而坚，曰肾平。冬以胃气为本。

此章费解。张(隐庵)云：浮而中空，水之象也。莫子晋：如钩，水火相交之气相济也。高士宗：如钩，水中之归上升也。马(玄台)注亦模糊不切，均不足服人。予于此亦几废寝食，恍然悟彻，笔之以正千古之有道者。

喘喘连属，心病脉也。累累如连珠，为心平脉。此明如钩，何以又为肾脉乎。盖此惟喘喘而不连属，累累而不连珠，是其要也。喘喘而动，此于沉中得之也。浮中沉三部，平时浮则脉往来长，沉则脉往来短，冬脉沉，故以喘喘而促形容之也。累累，满盈状，于沉中而得此相也。此要中之要，尤在如钩之如字也。夫喘喘累累如心之钩，如钩则非真钩矣。何以见其非钩也。若果是钩，则来盛去衰，浮硬中空矣。此得于沉分喘喘累累之相，不独不空，而且益坚。故曰肾平之脉。应乎冬节，以胃气为本，而现此缓和之象也。

病肾脉来，如引葛，按之益坚，曰肾病。死肾脉来，发如夺索，辟辟如弹石，曰肾死。

葛，延蔓数丈，引葛，谓以手索引其蔓，言棼乱也。夺索者，粗曰索，细曰绳，其脉之发，如夺索之紧张。辟辟者，来去不匀也。弹石，圆硬不耎。弹石，弹弓之石丸也。

病肾之脉，如手牵葛蔓，即《玉机真藏论》之“其去如数者，此谓不及，病在中”者也。如脉细乱如丝，模糊不清，有若于数，而非真数也。此如引葛，正形其棼乱也。重按之益坚，为石多胃少，故曰二者肾之病脉也。若死肾脉来，则脉之发如彼此夺争大绳，紧张粗硬，全无缓和，辟辟然来而不伦，如弹石之圆硬，胃气已绝，故曰肾之死脉也。

玉机真藏论篇第十九

机，如军机、戎机之机，此论病机也。真藏，即藏真，真气发皇而为脉也。刻于玉版，故曰玉机焉。

黄帝问曰：春脉如弦，何如而弦？岐伯对曰：春脉者肝也，东方木也，万物之所以始生也。故其气来，耎弱轻虚而滑，端直以长，故曰弦。反此者病。

谓春日之脉，而肝应之也。东方木也，谓于位为东，于五行为木也。万物始生，谓万物感春气而始生也。其气之来，谓肝气之来也。耎弱轻虚而滑，端直以长，春之象也。弦者，弦也，如弦不坚，细而长也。反此者病，谓与此脉相反者，即病脉也。然，春脉何以应肝，何以为东，何以主木，何以万木始生，何以耎弱轻虚端直以长欤？夫天与人相应也，春者蠢也，万物感春气而蠢动也。蠢动由立春节阳气出土而始也。春为阳气之初出，春为四季之首月，《公羊传》谓之天端，《大易》曰帝出乎震，震东方也。《礼记》东风解冻，冻得阳则解也。经曰在天为风，在地为木，故曰木也，万物感阳气而始生之时也。春阳之气，进则为夏，退则为冬，界乎水火，初得温暖之气，于时为平旦，于支为寅月，是虽暖不甚，虽生不茂，故肝脉应之，而耎弱轻虚而滑，端直而长也。其应肝者，以身中阳气昼行身外，夜行身内，由里出表，先达于目，寓目则寤。目属肝，肝藏魂，魂随神往来，支配万事，与冬尽春初，阳出土生万物也无异，故曰肝应之也。东方者，太阳出于东，在地时曰旦，在木中较高曰东。东(𣘘)，日在木中也。日在木上曰杲，日在水下曰杳。杳，日没昏黑也。

帝曰：何如而反？岐伯曰：其气来实而强，此为太过，病在外。其气来不实而微，此谓不及，病在中。帝曰：春脉太过与不及，其病皆何如？岐伯曰：太过则令人善忘，忽忽眩冒而巅疾。其不及则令人胸痛引背，下则两胁胠满。

如其气来实而强，谓肝脉之来，强实有力，反乎耎滑轻虚之常，此谓太过。太过者，谓肝木之气太过也。如此者病在外，谓其病由肝木过盛而病于外也。

不实而微者为不及，病在中，谓肝气馁于中而病也。太过令人善忘，木盛主怒，怒则气上，经曰“气并于上，乱而善忘”，俗谓“气糊涂了”也。忽忽，谓不省人事，俗谓“迷迷忽忽”是也。眩为目运，冒是头沉，颠是颠顶，木生风，风至颠顶而然也，且肝会督于颠也。其不及者，胸痛引背，下则两胀胁满者，肝阳虚不足支配肝主之部，因虚而病也。

抑更有证者，《五常政大论》曰“木曰敷和”，谓敷布阳和也。木德周行，阳舒阴布，五化宣平，其气端，其性随，其用曲直，其化生荣，其类草木，其政发散，其候温和，其令风，其藏肝，肝其畏清，其主目，其谷麻，其果李，其实核，其应春，其虫毛，其畜犬，其色苍，其养筋，其病里急支满，其味酸，其音角，其物中坚，其数八。故其脉耎弱轻以滑，端直而长如弦也。

木太过曰发生，谓发生之力过也。土疏泄，掉眩颠疾，鸣靡启坼，振拉摧拔，《气交变》论木太过则来实而强，病在外而善忘，忽忽眩冒而颠疾也。

木不及曰委和，谓阳和委顿不振也。草木晚荣，苍干凋落，其发惊骇，其动耎戾拘缓。

《气交变》亦云木不及，燥乃大行，生气失应，草木晚荣，肃杀而甚，刚木辟著，柔萎苍干，病中清，胠胁痛，少腹痛，肠鸣溏泄，凉而时至，故曰不及。脉不实而微，病在中，而胸痛引背，下则两胁胠满也。

帝曰：善。夏脉如钩，何如而钩？岐伯曰：夏脉者心也，南方火也，万物之所以盛长也。故其气来盛去衰，故曰钩。反此者病。

此论夏脉太过不及之主病也。

夏心脉也，谓夏脉而心应之也。南方火也，于方位属南，于五行为火，暖极而生者也。万物所以盛长，感火之气而盛长也。其气之来，即脉之来，来盛去衰，即来力盛而去力衰也。曰钩者，来速去迟也。反此者病脉也。

然夏脉何以应心，何以主南，何以主火，万物何以盛长，脉又何以如钩？钩之义，钩之形，又将如之何哉？考《说文》夏者，火也。阳气自春至夏，由渐而著，渐则为暖，著则为火矣。火为离，离位南，木生火也。火性炎上，故其脉来盛去衰，曰钩，即《难经》夏脉如钩者。心，南方火也。万物因之所畅，垂枝布叶，皆下曲如钩，故其脉来疾去迟，故曰钩。

此言脉应枝叶之象，于来疾去迟求之也。或谓似钩物之迟象，或谓如钩环转，反滋萦惑。如钩者，状来之盛如钩之上硬也，状去之衰如钩下之空也。

钩形，上硬下空（见图2）。

帝曰：何如而反？岐伯曰：其气来盛去亦盛，此谓太过，病在外。其气来不盛去反盛，此谓不及，病在中。帝曰：夏脉太过与不及，其病皆何如？岐伯曰：太过则令人身热而肤痛，为浸淫。其不及则令人烦心，上见咳唾，下为气泄。

其脉气之来盛去亦盛，反乎来盛去衰也。此谓太过，谓心火之太过也。太过者病在外，谓心火盛而发于外，病在外也。如其气来不盛去反盛，此谓不及，馁于中而病在中也。太过则令人身热而肤痛，为浸淫者，火盛而身热，灼血而肤痛，热极而生疮，即经曰“诸痛痒疮皆属于心”者也。如心火不足，则令人烦心，上见咳唾，下为气泄者，心阳虚而烦心，上阳虚而咳唾，下阳不充而气泄也。气泄，即后气出也。

《五常政大论》曰：火曰升明，升发而明也。正阳而治，德施周普，五化均衡，其气高，其性速，其用燔灼，其化蕃茂，其类火，其政明曜，其候炎暑，其令热，其藏心，心其畏寒，其主舌，其谷麦，其果杏，其实络，其应夏，其虫羽，其畜马，其色赤，其养血，其病瞤瘛，其味苦，其音徵，其物脉，其数七。故南方心，万物之所以盛长，脉来盛去衰也。

火太过曰赫曦，谓火赫赫曦曦而盛也。炎暑施化，炎灼妄扰，炎烈沸腾，其病笑，疟，疮疡，血流。《气交变大论》岁火太过，炎暑流行，金肺受邪，身热骨痛而为浸淫。此即太过令人身热、肤痛、浸淫也。火不及曰伏明，谓其明而不明也。长气不宣，藏气反布，寒清数举，暑令乃薄，生而不长，成实而稚，其病昏惑悲忘。又，《气交变大论》寒乃大行，长政不用，阳气不化，乃折荣美。病胸痛，胁支满，两胁痛，膺背肩胛间及两臂内痛，郁冒朦昧，心痛暴喑，胸腹大，胁下与腰背相引而痛，甚则屈不能伸，髋髀如别。此来不盛去反盛，令人烦心、咳唾、气泄者也。

秋脉如浮，何如而浮？岐伯曰：秋脉者肺也，西方金也，万物之所以收成也。故其气来轻虚以浮，来急去散，故曰浮。反此者病。

此论秋脉太过不及之主病也。秋金脉应乎肺也，于位为西，在卦为兑，万木之所以收成也。是万物感秋金凉收肃杀之气以收成也。故其脉之来轻而不重，虚而不实。其来上也急而直上，其下去也散而不收，故曰浮脉也。反此者病，谓反此轻虚以浮，来急去散之象，则病脉也。而秋应何以应肺，何以为西，万物何以收，其脉何以轻浮，来急去散欤？

《释名》秋，就也。万物成就也。又，秋，緧也。緧迫万物，使时成也。秋气下降，肺气下行，秋令金而主决，肺藏魄而主断。金属乾，天之象；肺为盖，天之形。长夏之土以生秋金，故秋应肺而主西方也。金性收敛，故万物敛其精华而成实也。肺脉法天，故象太空之轻虚以浮。秋金刚果坚锐，故来也急。肺脉象天下空，故去也散。杨元如谓急为寒，阴气渐来，阳气渐散，故去散，亦通。

帝曰：何如而反？岐伯曰：其气来毛而中央坚，两傍虚，此谓太过，病在外；其气来毛而微，此谓不及，病在中。帝曰：秋脉太过与不及，其病皆何如？岐伯曰：太过则令人逆气而背痛，愠愠然，其不及则令人喘，呼吸少气而咳，上气见血，下闻病音。

毛而中坚，是毛细而中间细坚，两旁空虚，即《平人气象》如循鸡羽也。此为肺金之气太过而现于外，病于外也。如脉之毛细力微，为肺金之气不及，馁于中而病于中也。太过者令人逆气而背痛，谓收气太过，气为之逆，肺俞在背而痛，心中愠愠然而不畅也。不及则令人喘，呼吸少气而咳者，肺气不充而喘咳，肺气不足而少气，收气不足则不摄，不摄则上逆而血矣。下闻病音者，肺与大肠表里，下气不摄则闻下气之病音矣。下气，矢气也。马元台云闻肺中有喘息之音，张志聪云闻呻吟之音，皆未妥。

《五常政大论》金曰审平。审，束也。《周礼·地官·羽人》十羽为审，谓金收束而平定也。收而不争，杀而无犯，五化宣明，其气洁，其性刚，其用散落，其化坚敛，其类金，其政劲肃，其候清切，其令燥，其藏肺，肺其畏热，其主鼻，其谷稻，其果桃，其实壳，其应秋，其虫介，其畜鸡，其色白，其养皮毛，其病咳，其味辛，其音商，其物外坚，其数九。此所以脉轻虚以浮，来急去微也。

太过曰坚成，坚盛之意也。收气聚布，化洽不终，其动暴折，疡疰，其德雾露萧飋，其变肃杀凋零，其病喘喝，胸凭仰息。

《气交变大论》曰：太过曰坚成。燥气流行，肝木受邪，民病两胁下引少腹痛。故曰太过令人逆气，背痛愠愠然也。

金不及曰从革，从革者，《易》云天地革而四时成，革，改也。金性刚，不及则从彼气而改革也。收气乃后，生气乃扬，长化合德，火政乃宣，庶类从蕃，其气扬，其用躁切，其病嚏咳鼽衄。《气交变大论》民病肩背瞀重。故不及令人喘，呼吸少气而咳，上气见血，下闻病音也。

冬脉如营，何如而营？岐伯曰：冬脉者肾也，北方水也，万物之所以合藏也。故其气来沉以搏，故曰营。反此者病。

按，搏应作抟(搏)，《周礼》百羽为抟，与缚同。

冬脉应肾也，北方水也，谓于位为北，于五行为水也。万物之所以合藏，万物感其气，合蛰不伸，藏精不出也。故其气之来，沉而在下，抟而相聚，故曰营。营者，守也，如军垒曰营，守护而不动也，所谓沉耎而滑者也。反此者病，言反此脉象则病也。然冬脉何以主肾，万物何以合藏，脉何以沉抟何以曰营欤？

冬者终也，万物于是而终者也。金生寒水，《礼》云盛德在水。水属坎而北主之。《尚书大传》：北方，万物之方伏也。冬者中也，物方藏于中也。阳盛则呼舒万物而养之外，阴盛则呼吸万物而藏之内。故曰呼吸者，阴阳之交接，万物之终始。此所谓万物合藏，脉应之而沉抟营守欤？

帝曰：何如而反？岐伯曰：其气来如弹石者，此谓太过，病在外。其去如数者，此谓不及，病在中。帝曰：冬脉太过与不及，其病皆何如？岐伯曰：太过则令人解㑊，脊脉痛而少气不欲言。其不及则令人心悬如病饥，䏚中清，脊中痛，少腹满，小便变。

弹石，弹丸之石。《吴越春秋》古之孝子不忍见父母为禽兽所食，作弹以守之。又，《左传》晋灵公从台上弹人而观其避丸者。

冬脉气之来如弹石之硬强有力，异乎沉抟之营守也。此谓太过，谓冬肾阴水气之太过也。太过见于外而病于外也。其去如数，去谓脉沉下之时如数，则非真数。脉如乱丝，模糊不清，与《大奇论》脉至如数，使人暴惊，三四日自已，同意。但此为常脉，故为馁于中而病在中，彼因病而脉变如数，故曰三四日可已，此同中异也。吴解往来急疾，张(隐庵)谓细数，皆不合如字也。太过令人懈㑊，冬脉太过则妨阳矣。懈㑊，懈怠无力也。寒主收引，不伸则懈㑊。脊脉肾所主，阳不达，阴束之而痛也。少气不欲言者，阴盛戕阳则气少，阴主静，静则不欲言也。

不及，谓冬阴之气不及也。如数，肾水亏征也。阴(肾)不济阳(心)故心悬而空如病饥然，如饥则非真饥也。䏚中清，肋骨之末清冷也。清冷者，肾具水火之用，阴不及而阳必衰，但阴衰甚，故时而清冷。脊中虚痛，少腹烦冤而满，小便红赤，真阴不足也。肾脉自股内后廉贯脊属肾，络膀胱，其直行者，从肾上贯肝膈，循喉咙，挟舌本，其支别从肾络心，故现证如此也。

《五常政大论》曰：水曰静顺，谓谧静而宁顺也。藏而勿害，治而善下，五化咸整，其气明，其性下，其用沃衍，其化凝坚，其政流衍，其候凝肃，其令寒，其藏肾，肾其畏湿，其主二阴，其谷豆，其果栗，其实濡，其应冬，其虫鳞，其畜彘，其色黑，其养骨髓，其病厥，其味咸，共音羽，其物濡，其数六。故冬肾北方水，万物合藏，沉抟而营也。太过曰流衍，谓水盛泮衍流溢也。寒司物化，天气严凝，藏气以布，长气不扬，其化凛，其政谧，其令流注，其动漂泄沃涌，其德凝惨寒雾，其变冰霜雹，其病脉。《气交变大论》曰：岁水太过，寒气流行，邪害心火，民病身热，烦心，躁悸，阴厥上下，中寒，谵妄，心痛，腹大，胫肿，喘咳，寝汗出，憎风。此所谓太过令人懈㑊，脊脉痛而少气不欲言也。

水不及曰涸流，谓源竭流涸也。藏令不举，化气乃昌，长气宣布，蛰虫不藏，土润，水泉减，其气滞，其用渗泄，其动坚止，其发燥槁，其病痿厥，坚下，癃闭。

《气交变大论》曰：水不及，湿乃大行，民病腹满，身重濡泻，寒疡流水，腰股痛发，腘腨股膝不便，烦冤，足痿清厥，足下痛，甚则跗肿，藏气不政，肾气不衡，木复之，则面色时变，筋骨并辟，肉瞤瘛，目视䀮䀮，肌肉疹发，气并膈中，痛于心腹。此不及令人心悬如饥，眇中清，脊脉痛，少腹满，小便变也。

帝曰：四时之序，逆从之变异也，然脾脉独何主？岐伯曰：脾脉者土也，孤藏以灌四傍者也。

帝问四时木火金水，春夏秋冬，肝心金水之常，知之矣。其逆而太过，从而不及（如金从革）之变象异常，知之矣。而脾土之脉，独何所主乎。伯曰：脾脉者属土也，是为孤藏，不同各藏专主一方，专主一时，位乎中以灌溉荫养四旁者也。四旁即四藏也。而脾何以属土，何以为孤藏，何以荫养四旁欤？观夫大《易》至哉坤元，万物资生，厚德载物，德合无疆，含弘光大（含万物而光大之），品物咸亨，可知矣。地居寥廓（太虚寥廓）之中，土位四方之正，天地金水为用，水火为功。而四象分主四时，各主一方。又四方由中而定，四象赖土而成，苟无中土，则四方无所谓，四象无由生矣。是知脾土专主一季，而散于各季，脾为孤藏而灌溉四旁，为四藏四方所不能离，更为四季四象离之则不能生存也。

如《河图》天一生水，地六成之。一六居北，六数为天一合中央五数之土，为六也。地二生火，天七成之。二七居南，是地之二合中央五数成七也。天三生水，地八成之。三八居东，是天三与中央五数成八也。地四生金，天九成之。四九居西，是地四数合天五数成九也。天五生土，地十成之。五十居中五五之合也。于此观之，土溉四旁，益可知矣。

以五行论，木非土不植，火非土无着，金非土不生，水非土不振(振河海而不泄)。以五藏论，土败则四藏皆衰。以五常论，无信则四端皆假。《刺节真邪》有真气受于天，与谷气并而充身。《平人气象论》有禀气于胃，无胃则逆。且本篇有五藏者皆禀气于胃，胃者五藏之本，藏气不能自至手太阴，必因胃气乃至。此脾溉四旁不晓然乎。是知脾为孤藏，因无定位，居于中央而分寄四季也。今人诋五行欺人曰：既无定位，又何云土主长夏。讵知在地为土，在天为湿，土有形，可居中央，湿为无形，可隶长夏也。复言土寄四季各十八日，意又何居？按历学每季末各十八日为土旺用事，暂不解释，以医事证之。狂犬咬，过十八日则不治；黄疸病，过十八日则难治；稀痘方，过十八日则不验。是辈亦曾闻得否？若刘子所谓“民秉天地之中以生”，《创世记》黄土造人之谜，《黄庭经》之黄庭，大《易》云黄中，非渊博者不能悟矣。

帝曰：然则脾善恶，可得见之乎？岐伯曰：善者不可得见，恶者可见。帝曰：恶者何如可见？岐伯曰：其来如水之流者，此谓太过，病在外；如鸟之喙者，此谓不及，病在中。帝曰：夫子言脾为孤藏，中央土以灌四傍，其太过与不及，其病皆何如？岐伯曰：太过令人四支不举。其不及则令人九窍不通，名曰重强。帝瞿然而起，再拜而稽首曰：善。吾得脉之大要，天下至数，五色脉变，揆度奇恒，道在于一，神转不回，回则不转，乃失其机，至数之要，迫近以微，著之玉版，藏之藏府，每旦读之，名曰玉机。

善者不可见者，脾缓为善，寄于四季，四季兼缓，四季善矣。自无本位以见其善也。恶者可见者，脾脉恶则可见于四季中矣。其来如水之直冲而来，并无去相，是缓相已失，为土太过，为病在外。如鸟之喙锐而坚，全无缓相，为不及，病在中。太过则湿盛，脾湿则不吸胃津液，脾主四肢而不能举也。不及则土馁中矣。九窍失脾健运，则九窍不通矣。是曰重强，言脾如重而强，如头项强痛之强，言失健运而不灌溉也。

《五常政》曰：土曰备化，即周备万方，化生万物也。气协天休，德流四政，五化齐修，其气平，其性顺，其用高下，其化丰满，其类土，其政安静，其候溽蒸，其令湿，其藏脾，脾其畏风，其主口，其谷稷，其果枣，其实肉，其应长夏，其虫倮，其畜牛，其色黄，其养肉，其病否，其味甘，其音宫，其物肤，其数五。此脾脉者土也，孤藏，以灌四旁者也。

《五常政大论》土太过曰敦阜。敦者，高也，言土高也。厚德清静，顺长以盈(长夏令火生土)，至阴内实，物化充成，烟埃朦郁，见于厚土，大雨时行，湿气乃用，燥政(秋)乃辟，其化圆，其气丰，其政静，其令周备，其动濡积并稸，其德柔润重淖，其变震惊飘骤崩溃，其谷稷麻，其象长夏，其经足太阴阳明，其藏脾胃，其病腹满，四肢不举。

《气交变大论》曰：土太过，雨湿流行，肾水受邪，民病腹满清厥，意不乐，体重烦冤，肌肉痿，足萎不收，行善瘈，肋下痛，饮发中满，食减，四肢不举。水复泉涌河衍，涸泽生鱼，风雨大至，土崩溃，鳞见于陆，病腹满满溏泻，肠鸣。此太过病在外，令人四肢不举也。

《五常政大论》曰：土不及曰卑监，监者，明察也。经曰阳明之上监监然。卑监则土不及矣。化气不令，生政(木令)独彰，长气整(火令)，雨乃愆，收气平(金令)，风寒并兴，草木荣美，秀而不实，成而粃也。其气散，其用静定，其动疡涌(吐也)，分溃痈肿，其发濡滞，其主飘怒振发，其病留满否塞，从土化出也。其病飧泻，邪伤脾也。

《气交变大论》曰，土不及，风乃大行，化气不令，民病飧泻，霍乱，体重腹痛，筋骨繇复，肌肉瞤酸，善怒，藏气(冬)举事，蛰虫平伏，咸病寒中。复则收政严峻，名木苍凋，胸胁暴痛，下引小腹，善太息，虫食甘黄，上厥阴，流水不冻，蛰虫来见。此土不及，病在中，令人九窍不通之重强者也。

五藏受气于其所生，传之于其所胜，[气舍于其所生，原文，]**气舍于所其生，**新悟。**死于其所不胜。**

此言气之逆行也。王冰云：受气所生者，谓受病气于己之所生也。传所胜者，谓传其于己之所克者也。气舍所生者，谓舍于生己者也。死所不胜者，谓死于克己者也，似极简明。而受气于其所生，谓为己生。气舍于其所生，谓为生己。是同一于其所生而两解，似难悦服。予初读即疑有讹，而诸家未辨。予课暇竭思三日，始知气舍于其所生句，当作气舍于所其生，其所生是他所生的。所其生，是所生他的。如此，文义方顺，胆更正之，以俟君子。

五藏之病也，必有所受。所受者，即病气由他藏传来而受之也。于其所生，是受病气于所生之藏也。如肝病由心传来，木生火，火为木所生，是谓子乘母。传之于所胜，即肝又传脾，木克土，脾肝所胜也。气舍于所其生，是脾又传肾。肾生肝，水生木，气舍于肾，即绝木生化之源也。肾又传心，心又传金。死于其所不胜，即由心又传肺。肺者，肝所不胜也。金克土而死矣。

病之且死，必先传行至其所不胜，病乃死。此言气之逆行也，故死。

此言气之逆行，所以释上文也。

肝受气于心，传之于脾木克土，**气舍于肾**土克水，**至肺而死**金克木。**心受气于脾，传之于肺**火克金，**气舍于肝**金克木，**至肾而死**水克火。**脾受气于肺，传之于肾**土克水，**气舍于心**水克火，**至肝而死**木克土。**肺受气于肾，传之于肝**金克木，**气舍于脾**木克土，**至心而死。肾受气于肝，传之于心**水克火，**气舍于肺，至脾而死。此皆逆死也。一日一夜五分之，此所以占死生之早暮也。**

此上章五藏受气之例解也。子乘母后，依次相克，而传至所不胜而终也。既知其所不胜日，更知其所不胜时，肝遇庚辛日，肾遇戊己，时则肝遇酉，肾遇未之类。一日一夜五分之，即昧旦甲乙，昼主丙丁戊己，日昃庚辛，日客夜主壬癸。

黄帝曰：五藏相通，移皆有次。五藏有病，则各传其所胜。不治，法三月，若六月，若三日，若六日，传五藏而当死，是顺传所胜之次。

各传所胜，如不治而任其传，则三月当死，否则六月。十五日一气，一气即传一藏，如正月病木邪，至十五传土，二月初一传肾，二月十六传心，三月初一传金，此三月，金克木当死。不死则四月一木又传土，十六土又传肾，五月一肾又传心，十六心又传肺，六月一肺又传木，此六个月也。一日五分之，三日如三月也（五分见上），六日犹六月也。传五藏而当死，是顺传。五藏所胜之次，言五藏传遍而当死，是顺传次序也。

故曰：别于阳者，知病从来。别于阴者，知死生之期生当作者，**言知至其所困而死。**

言别于阳者，知病从来者是风是寒。别于阴者，言真藏脉也。知死者之期，言至其所生而终，即木病递克相传，又至木时而终也。如上三月、六月，三日、六日，然皆至返本还原而终也。

是故风者，百病之长也。今风寒客于人，使人毫毛毕直，皮肤闭而为热，

当是之时，可汗而发也；或痹不仁，肿痛，当是之时，可汤熨及火灸刺而去之。弗治，病入舍于肺，名曰肺痹，发咳上气。弗治，肺即传而行之肝，病名曰肝痹，一名曰厥，胁痛出食，当是之时，可按若刺耳。弗治，肝传之脾，病名曰脾风，发瘅，腹中热，烦心，出黄，当此之时，可按、可药、可浴。弗治，脾传之肾，病名曰疝瘕，少腹冤热而痛，出白，一名曰蛊，当此之时，可按、可药。弗治，肾传之心，病筋脉相引而急，病名曰瘛，当此之时，可灸、可药。弗治，满十日，法当死。

此上之递次克传，至所不胜而危也。

肾因传之心，心即复反传而行之肺，发寒热，法当三岁死。此病之次也。

此例上至返本还原当危，而本藏能胜邪，度过，又待一循环也。然有时循环、日循环、月循环、季循环、年循环，学者当细分之也。

然其卒发者，不必治于传。

言猝然在表之病，虽传经，而不必治其传，可直治其经。且此传是传经，不是传藏。藏未受邪，故不必治传藏也。

或其传化有不以次，不以次入者，忧、恐、悲、喜、怒，令不得以其次，故令人有大病矣。

此言传不以次，因七情之动也。

因而喜大虚则肾气乘矣，怒则肝气乘矣，悲则肺气乘矣，恐则脾气乘矣，忧则心气乘矣，此其道也。故病有五，五五二十五变，及其传化。传，乘之名也。

此例举不以次之因也。

大骨枯槁，大肉陷下，胸中气满，喘息不便，其气动形，期六月死，真藏脉见，乃予之期日。

大骨枯槁，大肉陷下，胸中气满，喘息不便，内痛引肩项，期一月死，真藏见，乃予之期日。

大骨枯槁，大肉陷下，胸中气满，喘息不便，内痛引肩项，身热，脱肉，破䐃，真藏脉见，十月之内死。

大骨枯槁，大肉陷下，肩髓肩作骨好**内消，动作益衰，真藏来**来是未字**见，期一岁死，见其真藏，乃予之期日。**

大骨大肉枯陷者，皮肤瘦枯着骨，即皮包骨也。

大骨枯槁，大肉陷下，胸中气满，腹内痛，心中不便，肩项身热，破䐃脱肉，目匡陷，真藏见，目不见人，立死，其见人者，至其所不胜之时则死。

急虚身中卒至，五藏绝闭，脉道不通，气不往来，譬于堕溺，不可为期。其脉绝不来，若一息当作一吸**五六至，其形肉不脱，真藏虽不见，犹死也。**

上数章，可按隐庵注。但急虚身中，谓急证，身虚而卒中也。虚人命悬一发，如风筝之系于一线然。猝遇贼邪，生机立断，身虽似健，而痰火内发，真阴亏竭，故一感邪气，则五藏闭塞，如肾虚高血压卒中风等也。

寿康按：此下，“真肝脉至，中外急，如循刀刃责责然，如按琴瑟弦，色青白不泽，毛折，乃死”至“浆粥入胃，泄注止，则虚者活。身汗得后利，则实者活。此其候也”无释，为节约篇幅，不录经文。

（节录）**五藏已败，其色必夭，夭必死矣。**

此望诊也。

帝曰：以候奈何？岐伯曰：必先度其形之肥瘦，以调其气之虚实，实则泻之，虚则补之。必先去其血脉而后调之，无问其病，以平为期。

帝曰：决死生奈何？岐伯曰：形盛脉细，少气不足以息者危。形瘦脉大，胸中多气者死。形气相得者生。参伍不调者病。三部九候皆相失者死。上下左右之脉相应如参舂者病甚，上下左右相失不可数者死。中部之候虽独调，与众藏相失者死。中部之候相减者死。目内陷者死。

帝曰：何以知病之所在？岐伯曰：察九候独小者病，独大者病，独疾者病，独迟者病，独热者病，独寒者病，独陷下者病。

以左手足上，上去踝五寸按之，庶右手足当踝而弹之，其应过五寸以上，蠕蠕然者不病；其应疾，中手浑浑然者病，中手徐徐然者病；其应上不能至五寸，弹之不应者死。是以脱肉身不去者死。身当作脉。

按：以左手足上，上去踝五寸按之。当作以左手摭足上，庶，摭之讹也。摭，同拓。拓，折也。拓左手即屈左手指也，即折支（同肢）搔痒状。《楚辞》有拓若水以拂日句，即云以左手屈指如切脉状。在足上上边的五寸处按之如按脉状。摭右手，足当踝而弹之，即是再屈摭右手在足当踝处弹之也。就是用右手像“弹老凿”一样弹足踝。“弹老凿”，也叫“弹老绷子”（音崩），弹以振动其血气，其在踝上五寸，以应手蠕蠕滑软而动者不病。应手浑浑然，如泉水外出的是病。中手徐徐然而慢甚的是病。如果他上应不能至五寸，弹之不应的是死征。大肉已脱，虽脉不去亦死。

中部乍数乍疏死。其脉代而钩者，病在络脉。

钩曲，解见上，乍数，钩象。乍迟，代象。钩，夏脉在络。脾脉代，意同。

代不是真代，似代。

九候之相应也，上下若一，不得相失。一候后则病，二候后则病甚，三候后则病危。所谓后者，应不俱也。察其府藏，以知死生之期，必先知经脉，然后知病脉。

真藏脉见者胜死。胜之日，肝逢庚辛类。**足太阳气绝者，其足不可屈伸，死必戴眼。**他经无，有阙文。

帝曰：冬阴夏阳奈何？岐伯曰：九候之脉，皆沉细悬绝者为阴，主冬，故以夜半死。盛躁喘数者为阳，主夏，故以日中死。是故寒热病者，以平旦死。热中及热病者，以日中死。病风者，以日夕死。病水者，以夜半死。其脉乍疏乍数乍迟乍疾者，日乘四季死。辰戌丑未土旺之时脾气内绝，当壬不壬而死也。**形肉已脱，九候虽调，犹死。**无后天不足承先天也。**七诊虽见，九候皆从者不死。所言不死者，风气之病及经月之病，似七诊之病而非也，故言不死。若有七诊之病，其脉候亦败者死矣，必发哕噫。**

按：七诊诸家解皆未惬意。予意七诊虽见者，谓七诊之怪脉绝脉也。如雀啄、屋漏、弹石、解索、釜沸、鱼翔、虾游，七怪脉也。即谓七诊法，浮、中、沉、上、下、左、右而见恶脉，其余九候尚可则不死。所不死者，风气，如汗不出而促，月经血崩而代，一时骤闭似七诊之恶而实非，故曰不死也。若得七诊之恶脉，其脉败，证候亦败者，必不能愈也。其死也，必发哕噫，此哕音慧，即噫而长，自脐上返之声。如此者，肾不纳气矣。

必审问其所始病，与今之所方病，而后各切循其脉，视其经络浮沉，以上下逆从循之，其脉疾者不病，其脉迟者病，脉不往来者死，皮肤着者死。

帝曰：其可治者奈何？岐伯曰：经病者治其经，孙络病者治其孙络血。血病身有痛者，治其经络。其病者在奇邪，奇邪之脉则缪刺之。留瘦不移，节而刺之。上实下虚，切而从之，索其结络脉，刺出其血，以见通之。《甲乙经》作以通其气。**瞳子高者太阳不足，戴眼者太阳已绝。此决死生之要，不可不察也。**

经脉别论篇第二十一

黄帝问曰：人之居处动静勇怯，脉亦为之变乎。岐伯对曰：凡人之惊恐恚劳动静，皆为变也。

是以夜行则喘出于肾，淫气病肺。

此证人居处动静勇怯，脉为之变也。如喘皆出于肺也，因所致之不同，而喘亦异矣。夫夜阴也，人气入内，所主则肾也，其令闭藏也，万民皆卧时也，夜行则反常矣，行劳则肾泄伤矣，故曰喘出于肾也。肾为子，肺为母，子气受淫，而病及肺母矣。夜行则喘，尤其寒夜再有惊恐必喘。予曾夜出捉贼，同伴杨某如是，盖恐伤肾，寒伤肾义也。

有所堕恐，喘出于肝，淫气害脾。

堕，毁也。《春秋》堕三都。各家注皆云从高堕下伤筋，故喘出于肝。堕则必恐也，然则堕伤筋不伤骨乎？是皆未通也。

桐按：堕，毁也。《说文》毁之为言坏也。如《易》云乾坤毁，无以见易。此堕恐之恐字，当是恚字。观前文岐伯所对，惊、恐、恚、劳、动、静皆为变也之句可知矣。论中只有惊恐，而独无恚是不可疑为恚乎。予意恚堕者，毁怒也。毁怒即盛怒也。盛怒至喘，喘出于肝，怒动肝也。淫气害脾，即木克土也。水克土，即因怒作喘而不食者也。其有怒气遍身作肿者。若考予言可通，则可谓之新发明，否则亦同道覆车之鉴也。

有所惊恐，喘出于肺，淫气伤心。

惊，不知而骤闻骤见也。恐，预知之而作恐也。惊则气散，肺主气，故出于肺也。气散肺伤，心无所依，淫气伤心矣。倭乱华时，村某惊遁，倭以刺刀吓之，委地而绝。召予诊之，脉如蛛丝，汗出作喘。半日而亡。

度水跌仆，喘出于肾与骨。

寒水通肾，跌仆伤骨，故喘出肾与骨也。某季避倭，春日裸渡子牙河，至中流，截气难出，登彼岸，莫不作喘。寒水浸，毛孔闭，水没胸时，气闭难出也。

（寿康谨按：综合《五藏生成》喘而坚，《平人气象》盛喘数绝、颈脉动喘疾咳曰水、病心脉来喘喘连属、平肾脉来喘喘累累如钩，《三部九候》盛躁喘数者为阳，《大奇论》脉至如喘经文，喘亦形脉也。如人呼吸之急促，亦如湍濑之激荡，形容脉促疾有力之象，可能是《素问》对此字的一种独特用法。呼吸疾促者脉动亦必疾促，故以之形容也。不知当否。）

当是之时，勇者气行则已，怯者则着而为病也。故曰：诊病之道，观人勇怯、骨肉、皮肤，能知其情，以为诊法也。

诊法当以原来勇怯为主。

故饮食饱甚，汗出于胃。惊而夺精，汗出于心。持重远行，汗出于肾。疾走恐惧，汗出于肝。摇体劳苦，汗出于脾。故春秋冬夏，四时阴阳，生病起于过用，此为常也。

此言过则为病也。前解气机不和则喘，此解经脉不和则汗也。饮食饱甚则胃络不和，故汗出于胃也。惊而夺精，惊散及心故汗出于心也。持重伤肾，远行伤肾，故汗出于肾也。疾走伤筋，恐惧伤魂，故汗出于肝也。疾走恐惧者，因恐惧而疾走也。摇体劳苦，四肢疲极，汗出于脾也。故四时气血，自有经常，循行全身，各有条理。凡病者，皆用之太过而然，以此为常诊之法也。

食气入胃，散精于肝，淫气于筋。食气入胃，浊气归心，淫精于脉。脉气流经，经气归于肺，肺朝百脉，输精于皮毛。毛脉合精，行气于府。府精神明，留于四藏，气归于权衡。权衡以平，气口成寸，以决死生。

食入于胃，胃属土，肝木疏克，食因以化焉。肝脉，属肝络胃挟胃，肝即由肝脉而疏克、吸收精液也。其吸收，即散精于肝矣。肝主筋膜，吸收后而淫精于筋。精即水谷之精气，所谓血也。且血化由命门之蒸灼，肝通肾故也。筋赖血荣，血不荣筋则痛，此即肝藏血之证乎。

次言食之入胃，所化稠浊浓厚之精气，而归于心也，其化、其归于心者，因脾与胃以膜相连耳。胃络脾而脾络胃，脾为胃行其津液。脾之吸收，因心阳火化而吸收也。吸收后，由心下照而化血也。即经所谓中焦取汁，奉心化赤者也。在统血之脾，由络上通于心，即浊气归心也。心主脉，即浸润其精于脉，即淫精于脉也（淫精之精字，要着眼精不是血，血之精也）。由脉流达各经，即脉气流经也(脉气不是血)。而各经之气,统归于肺,即经气归于肺也。而脉之向外循环,必开始于肺。其回环也,又必归于肺而入心。肺受百脉之朝觐,首百脉之始,故曰肺朝百脉也。脉即由肺开始,外行经络皮毛,故曰输精于皮毛也。皮毛间之毛细脉,受内血之浸润,复将自己皮毛吸收外界之精气,合会而同返于内府。内府即内也。故曰毛脉合精,行气于府也。血返内府,内府再将毛脉相合返回之精,再精细而变化,而生神明。精细变化,即融合内血,与外界吸收之精,呼浊吸清,而生神明。此即府精神明也。此生之神明,而复分留于四藏,四藏即肺脾肝肾也。此四藏留受神明之气,而各荫其府。四藏又因而各生其气,归于权衡,即膻中气海也(天文,斗柄三星曰衡,四星曰权)。即宗气积于胸中,出于喉咙,贯心脉而行呼吸者也。此即气归权衡也。宗气者,五藏会宗之气也。亦即府精神明,留于四藏,四藏受神明之荫,而各生气,而复归于权衡也。五藏会宗之气,会于权衡,而各得其平,即权衡以平也。由心脉上达于肺,变见于肺脉之气口。气口以关计之,至鱼际一寸,至尺泽一尺。阳得寸内九分,阴得尺内一寸,共一寸九分之地,以别阴阳气血多少,所谓气口成寸,以决死生也。

析疑:行气于府,吴昆增为玄府,高(士宗)以为六府。吴(昆)谓四为四形之藏,皆非。张(隐庵)马(玄台)指膻,近理。

附注:木不疏土,胃中苦浊,则作黄疸,仲景用小柴胡。《难经》脾积痞气,胃脘覆大如盘,四肢不举,发黄疸。《痈疽》篇中焦出气如露,上灌溪谷而渗孙脉,津液合调,变化而赤为血。血和则孙络满溢,乃注于络。皆盈,乃注于经。注意:言血之精气入于经,非血入于经也。血入经则病矣。此毛脉合精之证明也。

春应中规,夏应中矩,秋应中衡,冬应中权。衡,肺阳也。权,肾阴也。阴阳之气会于膻中,理实不悖。以权衡为北极,北极,天之枢也。膻中,气海,居心主上。此当参《经脉辨》,尤可参考西医说。但西医仅知血的循环而不知气的循环耳。

饮入于胃,游溢精气,上输于脾,脾气散精,上归于肺,通调水道,下输膀胱,水精四布,五经并行,合于四时、五藏、阴阳,揆度以为常也。

此论水之吸收变化也。饮入于胃,其水精之气,由肺分布,遍行脉络,再返于肺,下降为雨,滤其精而藏于肾,水之糟粕入肠吸收也,试详其过程焉。

饮入于胃,土气凑之,即土克水,肾蒸心照如沤蒸化也。蒸而化、而游、而溢，上输膜连之脾。脾散水精，而蒸腾上输于肺，此即上焦如雾矣。肺朝百脉，肺挟水精同血并行脉络（新饮刺络出血，血不能和，相别），仍同血复返于肺。肺气调和通达，清肃下降如天降为雨者，通调三焦水道，下输膀胱。膀胱上口，即三焦下口。滤精归肾，余复入于膀胱。膀胱者，州都之官（都同潴，聚水也），津液之府，寒水之藏。肾火蒸动，化气上腾，水精分向四外分布，分润五经。如此则合于四时秩序，五藏循环，以此阴阳揆之度之，以为经常也。若天理之循环，水成云，云化水，水又成云者。但水道固指决渎由三焦入膀胱之水道，而凡通津液之路，皆可谓之水道，如五癃之不专小便者。

太阳藏独至，厥喘虚气逆，是阴不足阳有余也，表里当俱泻，取之下俞。

膀胱之束骨，肾藏之太溪也。

阴阳藏独至，是阳气重并也，当泻阳补阴，取之下俞。

阳明之陷谷，太阴之太白。

少阳藏独至，是厥气也，蹻前卒大，取之下俞。少阳独至者，一阳之过也。

临泣穴。

太阴藏搏者，用心省真，五脉气少，胃气不平，三阴也，宜治其下俞，补阳泻阴。

太阴脉搏者，当用心省察真气，如五藏脉气皆少者，是胃气不平也。三阴即是太阴脾病也。五藏秉气于胃，胃气不平故脉气少也。而胃气不平，因脾寒湿盛，困殆胃阳，故尔也。故曰三阴病也，此宜治心下俞，补其脾阳，泻其脾阴（脾之太白，胃之溪谷）。

一阳独啸，少阳厥也，新校正：一阳当是二阴。全元起本少阳作少阴厥。**阳并于上，四脉争张，气归于肾，宜治其经络，泻阳补阴。**

二阴，少阴也。独啸，阳气独炽也。如此者，是少阴肾经之厥也。厥逆而上，并则心肝脾肺四脉皆随之争张，而邪气归于肾也。治其经，泻其亢阳，补其弱阴，即太阳昆仑、络穴飞扬、少阴复溜、络穴大钟，药则壮水之主以制阳光，知柏八味、大补阴丸类也。然肾为坎象，中含一阳，故肾有时亦曰一阳、少阳，则少阳亦似可通也。

一阴至，厥阴之治也，真虚痟心，厥气留薄，发为白汗，调食和药，治在下俞肝。

一阴，厥阴。治，主也。即厥阴肝藏主之也。厥阴者，两阴交尽，阳始生，界乎水火，中乎冬夏，一有触动，变化莫测，真气奠之，始得安谧。倘或虚也，则水火迭乘，互相凌侮矣。真虚，即真气虚也。痟心，即厥阴篇之心中疼热也。厥者，逆也。逆力至横，故厥。留之（同流）薄之（冲也），肆其疏泄，故白汗出矣。此藏之异，得阳化热，得阴化寒，稍抑一面，适足误事，故只有调食和药，强其胃土，加强中气以奠之，庶水火得其平矣。（当参《伤寒论·厥阴》篇乌梅丸。）

帝曰：太阳藏何象。岐伯曰：象三阳而浮也。帝曰：少阳藏何象。岐伯曰：象一阳也。一阳藏者，滑而不实也。帝曰：阳明藏何象。岐伯曰：象大浮也。全元起象心之大浮。**太阴藏搏，言伏鼓也。二阴搏至，肾沉不浮也。**

藏气法时论篇第二十二

帝欲法天之四时以治五藏之气，伯答五行为主，可以为准也。

黄帝问曰：合人形以法四时五行而治，何如而从，何如而逆。得失之意，愿闻其事。岐伯对曰：五行者，金木水火土也，更贵更贱，以知死生，以决成败，而定五藏之气，间甚之时，死生之期也。

帝曰：愿卒闻之。卒，尽也。尽闻之也。**岐伯曰：肝主春，足厥阴**肝**少阳**胆**主治，其日甲乙，肝苦急，急食甘以缓之。**甘以缓急。**心主夏，手少阴**心**太阳**小肠**主治，其日丙丁，心苦缓，急食酸以收之。**酸以敛散。**脾主长夏，足太阴**脾**阳明**胃**主治，其日戊己，脾苦湿，急食苦以燥之。**苦以燥湿。**肺主秋，手太阴**肺**阳明**大肠**主治，其日庚辛，肺苦气上逆，急食苦以泄之。**苦以降逆。**肾主冬，足少阴**肾**太阳**膀胱**主治，其日壬癸，肾苦燥，急食辛以润之，开腠理，致津液，通气也。**肾膀表里，膀胱者腠理毫毛其应。而肾精枯燥，由火旺灼津者忌之。若阳虚者，生姜腾津，允为妙药。

病在肝，愈在夏，木生火。**夏不愈，甚于秋，**金克木。**秋不死，持于冬，**水生木。**起于春，**起，病愈也，自得本位，故病愈。**禁当风。**风气通于肝，禁之勿犯也。**肝病者，愈在丙丁，**木生火。**丙丁不愈，加于庚辛，**金克木。**庚辛不死，持于壬癸，**水生木。**起于甲乙。肝病者，平旦慧，下晡甚，夜半静。**平旦木旺故慧，下晡金时，逢克则甚。夜半水旺，木逢生则静也。肝阳亏者如是，肝阴虚则甚于夏，愈于秋，愈于冬，甚于春，得生当生，得旺则旺，得生反甚，如水浇花木，根有生机者即活，无生机再加水则促其朽矣。**肝欲散，急食辛以散之，用辛补之，酸泻之。**

此肝郁必辛金之味以制之。肝郁致虚，制肝之邪即补肝之正矣。酸本补肝，而用酸补正即以泻邪，此等处，非熟悉读经典者莫辨，当参予注《本经》五味子条。

病在心，愈在长夏，长夏不愈，甚于冬，冬不死，持于春，起于夏，禁温食、热衣。心病者，愈于戊己，戊己不愈，加于壬癸，壬癸不死，持于甲乙，起于丙

丁。心病者，日中慧，夜半甚，平旦静。心欲耎，急食咸以耎之，用咸补之，甘泻之。

愈于长夏，火生土也。甚于冬，水灭火也。持于春，木生火也。起于夏，自得所生也。禁温食热衣，恐火犯心也。平旦静，木生火也。日中慧，火旺时也。此心阳虚者也。心有火邪炽旺，食咸以耎之，咸水味，克火之邪即以补正也。火邪甚，土味泻之，即甘除热，土灭火也。

病在脾，愈在秋，秋不愈，甚于春，春不死，持于夏，起于长夏，禁温或作湿**食、饱食、湿地、濡衣。脾病者，愈在庚辛，庚辛不愈，加于甲乙，甲乙不死，持于丙丁，起于戊己。脾病者，日昳慧，**昳音迭，日昃也。**日出甚，下晡静。脾欲缓，急食甘以缓之，用苦泻之，甘补之。**

病在肺，愈在冬，冬不愈，甚于夏，夏不死，持于长夏，起于秋，禁寒饮食、寒衣。肺病者，愈在壬癸，壬癸不愈，加于丙丁，丙丁不死，持于戊己，起于庚辛。肺病者，下晡慧，日中甚，夜半静。肺欲收，急食酸以收之，用酸补之，辛泻之。

病在肾，愈于春，春不愈，甚于长夏，长夏不死，持于秋，起于冬，禁犯焠烪[1]、热食、温炙衣。肾病者，愈在甲乙，甲乙不愈，甚于戊己，戊己不死，持于庚辛，起于壬癸。肾病者，夜半慧，四季甚，辰丑戌未。**下晡静。肾欲坚，急食苦以坚之，用苦补之，咸泻之。**苦参知柏。

夫邪气之客于身也，以胜相加，至其所生而愈，至其所不胜而甚，至于所生而持，自得其位而起，必先定五藏之脉，乃可言间甚之时、死生之期也。

与《五藏生成》篇“诊病之始，五决为纪，欲知其始，先建其母，所谓五决者，五脉也”参看。

寿康按：此下，“肝病者，两胁下痛引少腹，令人善怒”至“四时五藏，病随五味所宜也”无释。予以精简。

---

1 焠，烧也，灼也。烪，热甚也，火盛也。

宣明五气篇第二十三

天地之间，六合之内，不离于五，人亦应之。宣明五气、五味、五藏、五邪也。

五味所入：酸入肝，辛入肺，苦入心，咸入肾，甘入脾，是谓五入。

五气所病：心为噫，肺为咳，肝为语，脾为吞，肾为欠、为嚏，胃为气逆、为哕、为恐，大肠小肠为泄，下焦溢为水，膀胱不利为癃、不约为遗溺，胆为怒，是谓五病。

五精所并：精气并于心则喜，并于肺则悲，并于肝则忧，并于脾则畏，并于肾则恐，是谓五并，虚而相并者也。

五藏所恶：心恶热，肺恶寒，肝恶风，脾恶湿，肾恶燥，是谓五恶。

五藏化液：心为汗，肺为涕，肝为泪，脾为涎，肾为唾，是谓五液。

五味所禁：辛走气，气病无多食辛；咸走血，血病无多食咸；苦走骨，骨病无多食苦；甘走肉，肉病无多食甘；酸走筋，筋病无多食酸，是谓五禁，无令多食。

《太素》五禁：肝病禁辛，心病禁咸，肺病禁苦，肾病禁甘，此为五行生克论也。然肺主气，《藏气法时》用辛泻之是也。而又云肺色白，宜食苦，肺苦气上逆，食苦而降之也。心主血，咸走血，咸能使血走泻渗透也。而《藏气法时》则又心欲耎，急食咸以耎之。心主火而炎上，咸属水而直折之也。又云，心色赤，宜食酸，盖以酸敛火之焰也。肾主骨，苦主，恶其泄肾也。而知柏不又苦能坚肾乎？盖肾苦燥，苦能化燥也(肾欲坚，急食苦以坚之)。脾主肉，肉病禁甘，其脾恶湿，甘化湿土也。而又云脾欲缓，急食甘缓之，以甘补之。斯脾湿者忌，脾阴虚者忌(脾约证)，而脾阳虚者，又非甘不可也。酸走筋，肝主筋，仲景酸伤筋是也。而酸先入肝，酸能补肝也。总宜是灵活分用，板则不通矣。

五病所发：阴病发于骨，阳病发于血，阴病发于肉，阳病发于冬，阴病发于

夏，是谓五发。

五邪所乱：邪入于阳则狂，邪入于阴则痹，搏阳则为巅疾，搏阴则为瘖，阳入之阴则静，阴出之阳则怒，是谓五乱。

五邪所见：春得秋脉，夏得冬脉，长夏得春脉，秋得夏脉，冬得长夏脉，名曰阴出之阳，病善怒不治，是谓五邪，皆同命，死不治。

五藏所藏：心藏神，肺藏魄，肝藏魂，脾藏意，肾藏志，是谓五藏所藏。

五所主：心主脉，肺主皮，肝主筋，脾主肉，肾主骨，是谓五主。

五劳所伤：久视伤血，久卧伤气，久坐伤肉，久立伤骨，久行伤筋，是谓五劳所伤。

五脉应象：肝脉弦，心脉钩，脾脉代，肺脉毛，肾脉石，是谓五藏之脉。

血气形志篇第二十四

夫人之常数，太阳常多血少气，少阳常少血多气，阳明常多气多血，少阴常少血多气，厥阴常多血少气，太阴常多气少血，此天之常数。

此下针法不录。

宝命全形论篇第二十五

黄帝问曰：天覆地载，万物悉备，莫贵于人。人以天地之气生，四时之法成。君王众庶，尽欲全形，形之疾病，莫知其情，留淫日深，着于骨髓，心私虑之。余欲针除其疾病，为之奈何？岐伯对曰：夫盐之味咸者，其气令器津泄；弦绝者，其音嘶败；木敷者，其叶发；《太素》作：木陈者，其叶落。**病深者，其声哕。人有此三者，是谓坏府，毒药无治，短针无取，此皆绝皮伤肉，血气争黑。**

按：此久病不治者也。诸解纷如，未知谁是。而明是四条，而云此三者，理殊未合，疑三字讹。予意，此当以病言。盐者口咸也，令器渗泄，状盐咸之害钜也，即言病人口中咸甚者危。彼盐盛(音成)器为渗泄于外，而况人乎。久病音嘶败，即声破，俗谓哑嗓子者，死，如弦之绝也。木敷者，其叶发，盖谓久病生发，如断水生芽，中精外泄，殆将枯矣。木秋花者亦死，所谓木敷也。敷者布也，布其竭精也。病深者其声哕(音会)，其以上三者病将尽而哕乎。予历外科亦有哕者。试举例焉。

一、口咸甚。助乾[1]云：旧馆村某新婚后咽痛，以大量珠黄冰麝吹之。继遂口咸极，以凉水入口吐出，裂嘴皱眉，极为可悯，不日而亡。

二、弦绝声嘶。本村沈广均患肺结核，治疗颇顺，以水文队不得休息，归家休养。忽发烧，又来石市治疗。声嘶咽痛，发烧不退。予曰：此肺病已可，偶感外寒而发热者也。群医不察，将肺病发烧横于胸中，不知发散，而用凉药硬镇其热故也。夫感而发热，犹困军之突围也，抑而止之，是助敌而挫其冲也。以加味四逆散引热外行，证又少可。其单位强挟赴津住院三月余，谅亦消炎镇热，而又曾用大量羚犀牛黄，当时稍快，终于不救。其家叩予往视，至则目瞪不能语，但微颔似泪而已。惜哉。

---

1 助乾，人名。

三、木敷叶发。予亡室唐秀容，久病中，忽长发自庆。予领而暗戚，告其父克让翁曰：木敷叶发，如断木生枝，中精外泄，不能久矣。

四、行别营夏永年前辈，患疮，医治颇久。予及云飞翁往视，则仰卧不移，而声自脐起哕哕不绝。医与予议曰：是否可用犀角？予辞不敏，告云飞云：予宿君处。明日来吊，路较近也。翌日果然。

岐伯曰：木得金而伐，火得水而灭，土得木而达，金得火而缺，水得土而绝，万物尽然，不可胜竭。

言五行相生相制，贵得其平，不可偏胜而竭之也。

土得木而达，解多不惬。日人丹波元简云作“夺”，亦未妥。予意土得木而达，达，出也。如土因木达出也。《诗经·周颂·载芟》章云：播厥百谷，实函斯活，驿驿其达，有厌其杰。注曰：驿驿，苗生貌。达，出土也。此取木而达出，木达则土被克，而破松矣。未知当否？以俟君子。

补曰：土非木则为死土，木作风气解，木之疏土，风之胜湿。胃中苦浊，发为黄疸，湿无风则困肝也。《五常政大论》发生之纪，是谓启陈，土疏泄，苍气达。似此之注。

其下针法不录。

八正神明论篇第二十六

与《九宫八风》合看。

岐伯曰：是故天温日明，则人血淖液而卫气浮，故血易泻，气易行；天寒日阴，则人血凝泣而卫气沉。月始生，则血气始精，卫气始行；月郭满，则血气实，肌肉坚；月郭空，则肌肉减，经络虚，卫气去，形独居。是以因天时而调血气也。是以天寒无刺，天温无凝《太素》作疑，言不须疑而刺之，**月生无泻，月满无补，月郭空无治，是谓得时而调之。因天之序，盛虚之时，移光定位，正立而待之。故日月生而泻，是谓藏虚**全本藏虚作减虚，妥；**月满而补，血气扬溢；络有留血，命曰重实；月郭空而治，是谓乱经。阴阳相错，真邪不别，沉以留止，外虚内乱，淫邪乃起。**

八正之虚邪，而避之勿犯也。以身之虚，而逢天之虚，两虚相感，其气至骨，入则伤五藏。工候救之，弗能伤也。故曰天忌不可不知也。

虚邪者，八正之虚邪气也。正邪者，身形若用力汗出，腠理开，逢虚风，其中人也微，故莫知其情，莫见其形。上工救其萌芽，必先见三部九候之气，尽调不败而救之，故曰上工。下工救其已成，救其已败。救其已成者，言不知三部九候之相失，因病而败之也。知其所在者，知诊三部九候之病脉处而治之，故曰守其门户焉，莫知其情而见邪形也。

此即《宝命全形》"人生于地，悬命于天，天地合气，命之曰人。人能应四时者，天地为之父母，知万物者谓之天子。天有阴阳，人有十二节。天有寒暑，人有虚实。能经天地阴阳之化者，不失四时。知十二节之理者，圣智不能欺也。能存八动之变，五胜更立。能达虚实之数者，独出独入"之意也。两下宜参看。

离合真邪论篇第二十七

岐伯对曰：夫圣人之起度数，必应于天地。天有宿度，地有经水，人有经脉。天地温和，则经水安静；天寒地冻，则经水凝泣；天暑地热，则经水沸溢；卒风暴起，则经水波涌而陇起。夫邪之入于脉也，寒则血凝泣，暑则气淖泽，虚邪因而入客，亦如经水之得风也。经之动脉，其至也亦时陇起，其行于脉中循循然，其至寸口中手也，时大时小，大则邪至，小则平，其行无常处，在阴与阳，不可为度，从而察之，三部九候，卒然逢之，早遏其路。

此下针法，当读之。

通评虚实论篇第二十八

黄帝问曰：何谓虚实？岐伯曰：邪气盛则实，精气夺则虚。帝曰：虚实何如？岐伯曰：气虚者，肺虚也。气逆者，足寒也。非其时则生，当其时则死。余藏皆如此。

帝曰：何谓重实？岐伯曰：所谓重实者，言大热病，气热脉满，是谓重实。

帝曰：经络俱实何如？何以治之？岐伯曰：经络皆实，是寸脉急而尺缓也。皆当治之。故曰滑则从，涩则逆也。夫虚实者，皆从其物类始，故五藏骨肉滑利，可以长久也。

帝曰：络气不足，经气有余何如？岐伯曰：络气不足，经气有余者，脉口热而尺寒也。秋冬为逆，春夏为从。治主病者。

帝曰：经虚络满何如？岐伯曰：经虚络满者，尺热满，脉口寒涩也。此春夏死秋冬生也。

帝曰：治此者奈何？岐伯曰：络满经虚，灸阴刺阳；经满络虚，刺阴灸阳。

帝曰：何谓重虚？岐伯曰：脉气上虚尺虚，是谓重虚。帝曰：何以治之。岐伯曰：所谓气虚者，言无常也。杨上善《太素》作膻中气不足也。尺虚者，行步恇然。怯弱曰恇。尺弱不是尺脉弱。《论疾诊尺》尺肉弱者解㑊安卧。脉虚者，不象阴也。不象兆表现于阴分也。如此者，滑则生，涩则死也。

按吴昆云：脉，血之府，脉虚者亡阴可知，故曰不象阴也。张（隐庵）为虚者阴亏之象。俱牵强。高（士宗）云脉虚者浮汎于上，有阳无阴，故曰不象阴也。象，征也。即不征于阴分，不见于阴分也。好。

帝曰：寒气暴上，脉满而实何如？岐伯曰：实而滑则生，实而逆则死。

谓伤寒暴病，实滑为阳，可生。实而逆四时，为不可治。《玉机真藏》脉弱以滑，是有胃气，命曰易治。脉逆四时为不可治。

帝曰：脉实满，手足寒，头热，何如？岐伯曰：春秋则生，冬夏则死。脉浮

而涩，涩而身有热者死。

邪实脉实，手足寒，阳气不达四肢，似阳气固结于中而然。头独热者，头为诸阳之会也。按四逆散确有生者。

帝曰：其形尽满何如？岐伯曰：其形尽满者，脉急大坚，尺涩而不应也。如是者，故从则生，逆则死。

帝曰：何谓从则生，逆则死？岐伯曰：所谓从者，手足温也。所谓逆者，手足寒也。《甲乙》《太素》涩作满。

以上几条，可以不解。

帝曰：乳子而病热，脉悬小者，何如？岐伯曰：手足温则生，寒则死。帝曰：乳子中风，热，喘鸣，肩息者，脉何如？岐伯曰：喘鸣肩息者，脉实大也，缓则生，急则死。

乳子，乳子之妇，非小儿也。

帝曰：肠澼便血何如？岐伯曰：身热则死，寒则生。

帝曰：肠澼下白沫何如？岐伯曰：脉沉则生，脉浮则死。

帝曰：肠澼下脓血何如？岐伯曰：脉悬绝则死，滑大则生。

帝曰：肠澼之属，身不热，脉不悬绝，何如？岐伯曰：滑大者曰生，悬涩者曰死，以藏期之。

帝曰：癫疾何如。岐伯曰：脉搏大滑，久自已。脉小坚急，死不治。

帝曰：癫疾之脉，虚实何如？岐伯曰：虚则可治，实则死。

帝曰：消瘅虚实何如？岐伯曰：脉实大，病久可治。脉悬小坚，病久不可治。

凡治消瘅仆击、偏枯痿厥、气满发逆、甘肥贵人，则膏梁同粱**之疾也。隔塞闭绝，上下不通，则暴忧之病也。暴厥而聋，偏塞闭不通，内气暴薄也。不从内外中风之病，故瘦留着也。蹠跛，寒风湿之病也。**

黄疸暴痛，癫疾厥狂，久逆之所生也。五藏不平，六府闭塞之所生也。头痛耳鸣，九窍不利，肠胃之所生也。

胃病少有不头晕者。

太阴阳明论篇第二十九

黄帝问曰：太阴阳明为表里，脾胃脉也，生病而异者何也。岐伯对曰：阴阳异位，更虚更实，更逆更从，或从内，或从外，所从不同，故病异名也。帝曰：愿闻其异状也。岐伯曰：阳者天气也，主外；阴者地气也，主内。故阳道实，阴道虚。故犯贼风虚邪者，阳受之，食饮不节起居不时者，阴受之。阳受之则入六府，阴受之则入五藏。入六府则身热，不时卧，上为喘呼。入五藏则䐜满闭塞，下为飧泻，久为肠澼。故喉主天气，咽主地气，故阳受风气，阴受湿气。故阴气从足上行至头，而下行循臂至指端。阳气从手上行至头，而下行至足。故曰阳病者上行极而下，阴病者下行极而上。故伤于风者上先受之，伤于湿者下先受之。

帝曰：脾病而四支不用何也。岐伯曰：四支皆禀气于胃，而不得至经，必因于脾乃得禀也。今脾病不能为胃行其津液，四支不得禀水谷气，气日以衰，脉道不利，筋骨肌肉，皆无气以生，故不用焉。帝曰：脾不主时何也。岐伯曰：脾者土也，治中央，常以四时长四藏，各十八日寄治，不得独主于时也。脾藏者，常着胃，土之精也。土者生万物而法天地，故上下至头足，不得主时也。

帝曰：脾与胃以膜相连耳《太素》作以募相逆，而能为之行其津液，何也。岐伯曰：足太阴者，三阴也。其脉贯胃属脾络嗌，故太阴为之行气于三阴。阳明者表也，五藏六府之海也，亦为之行气于三阳。藏府各因其经而受气于阳明，故为胃行其津液。四肢不得禀水谷气，日以益衰，阴道不利，筋骨肌肉无气以生，故不用焉。

阳明脉解篇第三十

黄帝问曰：足阳明之脉病，恶人与火，闻木音则惕然而惊，钟鼓不为动。闻木音而惊，何也。愿闻其故。岐伯对曰：阳明者胃脉也，胃者土也，故闻木音而惊者，土恶木也。帝曰：善。其恶火何也。岐伯曰：阳明主肉，其脉《甲乙》作肌**血气盛，邪客之则热，热甚则恶火。帝曰：其恶人何也。岐伯曰：阳明厥则喘而惋，惋则恶人。帝曰：或喘而死者，或喘而生者，何也。岐伯曰：厥逆连藏则死，连经则生。**

惋，惊也。胃络通心之故。《甲乙》作闷。《集韵》愠菀惋惌同，心所郁而积之。当从。（寿康谨按：当与《脉解篇》相关内容合参）

帝曰：善。病甚则弃衣而走，登高而歌，或至不食数日，踰垣上屋，所上之处皆非其素所能也，病反能者何也。岐伯曰：四支者，诸阳之本也。阳盛则四支实，实则能登高也。帝曰：其弃衣而走者何也。岐伯曰：热盛于身，故弃衣欲走也。帝曰：其妄言骂詈，不避亲疏而歌者，何也。岐伯曰：阳盛则使人妄言骂詈，不避亲疏而不欲食，不欲食故妄走也。

一九六五年一月八日温毕。一九七二年二月二十四日抄完。一九七二年六月十四归自磁县，服药，点毕。一九七二年十月二十六日又阅完。一九七二年十二月五日又阅。

辩世人对温热书之见解

写于一九五七年，一九七二年三月廿五日抄于河北省卫生科研所。

窃以仲景大法无所不包，日月经天，容光必照。其自入幽谷自绝日月者，不得谓日月无光也。

有如温病患者困于黑暗之乡，医者无秉光明之质，盲人瞎马，委付凡医，夜半深池，恣其所措，罔死滔滔（罔同枉），贤者悯之，于是著温热之论焉。

条分缕析，按证对方，既惠病人，更利医者，所谓暗室一灯不是过也。在作者，苦心孤诣，志除时弊，叹息痛恨，权济时艰，硬将伤寒温病截然分开，并举温病伤寒，双方对照，示人治温病必跳出伤寒圈子，而实具因时、因地、因人，不得已之苦衷，忍心痛心硬将自己由伤寒而出之绪余，反背面相向，是诚为屈就下乘下士，而用其悲天悯人之血泪，写出权宜之文章也。予实佩之，欣之，德之，感之。人或谓独开生面，术超仲景，前无古人，后无来者，则又大误矣。夫温热之作，秉仲景之光而生光者也。光济暗室，实为可贵，若操作于赤日之下，术通仲景之妙者，似可不必矣。

后之学者喜其捷径，遂昧正途，远隔堂奥，罔识庐山，反谓子贡贤于仲尼，《伤寒》不如温论。吁！岂其然哉！作者如有是心，则是萤火争光日月；学者而作是言，则真不知天有日月矣。谓仲景法不备、方不全，南方无伤寒，不能治温病等，怪论殊哀也。

夫仲景之法，规矩也，左宜右有，无往不利。拙工持规矩而败事咎仲景乎？谚云："下匠肩担挑，中匠手提包，上匠手空着"者，是下匠百图俱全，多多益善，是不得不挑挑也。若中匠则仅提包其紧要。上匠则运用在心，随手成图，如文之达于无字，释之真空不空，无法之法乃无上法、无量法也。此上匠之所以空手耳。

《伤寒》三百九十七法，一百一十三方，示人以规矩准绳也。如谓在温病方面法不全方不备，试问《伤寒论》能尽伤寒变证否耶？三家村中杂字本先生骂五经上无马勺[1]粪耙，乃其常事。最可笑者，谓南方无伤寒，仲景生于南阳，任于长沙，北方之人乎？伤寒法不能治温病，法无论矣，白虎汤方又从何而来乎？论温诸贤，不通伤寒不谈伤寒能写出温病否耶？

其通得《伤寒》一句，亦足名世。而竟谓得意于《伤寒》之著超过《伤寒》，是尊之而实毁之矣。抑有巧者，谓《伤寒》为兵燹之余，缺残错综，叔和编次难免尽合，硬将《伤寒》若干条拉入温病，硬说仲景是治温病之方，不是治伤寒之方。吁，日月之光，只照东邻，不照西舍，你家门口有个天，则天为你家所独有，旁处则无天乎？甚矣！光看自己鼻梁子，同人一鼻孔出气者，甚可哀也。幸而英明领导，有鉴于斯，提倡经典，后人攻读，行见大法微言，昭如日月，桐

---

1 马勺，农村常用的木制锅勺。

不禁莞尔而待也。

一九五七年八月一日晚十一点写于石校

温辨（一）——伏邪

甚哉温病，千古之大疑团也。经曰：冬不藏精，春必病温。又曰：冬藏于精者，春不病温。再曰：冬伤于寒，春必病温。越人释经言伤寒有五，有中风，有伤寒，有湿温，有热病，有温病。仲景著《伤寒》则曰：太阳病，发热而渴，不恶寒者为温病。经又曰：先夏日至为病温，后夏日至为病暑（原作先夏至日）。综观各处，皆与伤寒相提并论，后学不察，各质一辞[1]，此不得不伸己见，呈群众辨是非者。

有论者曰：冬伤于寒，感而遂发曰伤寒，其不即病，伏而不发，至春乃作曰温病。或又曰：冬伤风曰伤寒，春感风曰温病。有辩者曰：寒邪得之即发，决不能伏。即能伏，数月之间必不能安如常人。春日余寒，秋表早寒，夏日邪寒，不必尽属隆冬，或感或中，直可谓之伤寒，何必巧立温字名目乎？

惜乎！论者辩者，古今相隔不得同堂，案无由结，理终难白，人无所从。此予之不得已于言，正是予岂好辩哉？不得已也。

质论伏邪者曰：寒邪伏在何处？将按叔和《伤寒例》曰：藏于肌肤。再问：未发以前有何现象？又奚必待春而发？且伤寒与藏精，有何关系？论伏邪者，似不能对。如此，则辩非伏邪者韪欤？曰：亦非也。伏邪在经有也。经之论疟曰："温疟者，得之冬中于风，寒气藏于骨髓之中，至春则阳气大发，邪气不能自出，因遇大暑，脑髓烁，肌肉消，腠理发泄，或有所用力，邪气与汗皆出。此病藏于肾，其气先从内出之于外也。如是者，阴虚而阳盛，阳盛则热矣。衰则气复返入，入则阳虚，阳虚则寒矣。故先热而后寒，名曰温疟。"此论伏邪之疟，不是论温，且发于夏不发于春，然适足为温表示本来面目，斯发之早晚已耳。

不观夫经乎？冬为闭藏之令，无扰乎阳，无泄皮肤，逆之则伤肾。冬嗜欲而不藏精则水枯，水枯至春则无以奉木之疏泄，不足木之疏泄，则水益枯，枯则温病作矣。

1《小尔雅》质，信也。今常作各执一词。

夫大劳则肾汗出，大寒则扰乎阳，志不伏匿，竭思刻虑，皆违冬养藏之道。此冬伤于寒，春必病温；冬不藏精，春必病温之的论。《上古天真论》曰：精神内守，病安从来。此仲景论伤寒谓太阳证，以比例对照证之相似也。风寒外中太阳病，温病邪出太阳而不得，亦太阳病也。冬受寒邪，固感春暖而外发，人身阳气亦冬潜而春出。肾伤本乏，出之不得，滞于荣卫太阳之分，有若萌出土，蝉脱壳，雏出卵之闭滞者。又如室花冬暖，精华早泄，本衰动微，至春必枯。此温病伤寒之异，同病太阳而以太阳隶之，即越人言“伤寒有五”之确证也。

更要知温病是冬伤于寒，是为伏邪。伤寒温邪出太阳不得而状类伤寒，暑病洒淅恶寒亦类伤寒。病温肾伤，暑病亦肾伤，异其病，同其源，故曰“先夏日至为病温，后夏日至为病暑”也。此实温病之本来面目，客气邪风之温又当别论。

注：阳气出土。《脉解篇》：“正月太阳寅，寅太阳也。正月阳气出在上而阴气盛……正月阳气冻解地气而出也。”人身亦应之。寅，古𡧍，象阳气之出土也。寅月是正月，立春阳出土，故曰太阳也。

温辨（二）——新感

夫“冬伤于寒，春必病温”“冬不藏精，春必病温”，是温现于身而谓之温病者也。有气候之温，人感温气而病，亦以温病名之也。名虽同温，而因则异，治当有别，不可不辨也。

春必病温之温，非春不病。气候之温，发不拘时。《难经》曰伤寒有五，温居其二。《热论》篇曰：凡病伤寒而成温者，先夏日至者为病温，后夏日至者为病暑。《伤寒论》曰：太阳病，发热而渴，不恶寒者为温病。凡此皆明明指定伤寒伏邪为其诱因。经又曰：病温者，汗出辄复热，而脉躁疾不为汗衰，狂言不能食……病名阴阳交，交者死也。《平人气象论》曰：一呼脉三动，一吸脉三动而躁，尺热曰病温。《论疾诊尺》曰：尺肤热甚，脉盛躁者，病温也。《玉版论要》篇曰：病温虚甚死。是皆指肾精枯竭，无俾致危。尺肤属肺，尺脉候肾。冬寒伤肾，化热外出，出之不得，春必病温者也。其必发于春者，感春温暖之气，邪正俱发。如春出不得，是邪伏益深，邪结愈固，待夏大热方出，是则暑病矣。此等伏邪之体实者，可清凉透表为剥皮而出之侥幸计，或可速效。若虚者，则非大滋其化源不可。若气候之温，则大异乎是矣。

《天元纪大论》鬼臾区曰：寒暑燥湿风火，天之阴阳也……木火土金水火，地之阴阳也。《六微旨大论》曰：少阳之上，火气治之……阳明之上，燥气治之……少阴之上，热气治之。《五常政大论》曰：少阳司天，火见燔焫。阳明司天，暑气暴至。厥阴司天，大暑流行。《气交变大论》曰：春有凄惨残贼之胜，夏有炎暑燔烁之复。是知木生火，火就燥，热近火，皆温之行也。天上地下人身之中惟火为多，是人易受火邪也明矣。故《六元政纪大论》云：太阳司天，初之气，气乃大温，民乃疠，温病乃作。再曰：阳明司天，终之气，阳气布，候反温，其病温。少阳司天，初之气，候乃大温，温病乃起。太阴司天，二之气，温疠大行。少阴司天，五之气，暑反至，阳乃化，其病温。厥阴司天，终之气，阳乃大化，病温疠。凡此等等，皆感气候之温而病。此病之状因人而异，因有伏邪复感温气而异，因兼风兼湿兼寒而异，变证百出，随时而发，与冬伤于寒，春必病温者可同年而语哉？诸温名家约皆指此气候之温为独得之秘，而竟有言某药不可用，或非用某药不可，甚至谓南方无伤寒证，治温不能用伤寒法。用伤寒方治温得效，硬说仲景是治温病之方，或云不是治伤寒之方。阿好者竟敢谓补仲景之未备。吁！盍取内难仲景之书而读之乎？近人竟有言新感发明于明代汪石山，亦事之大奇者也。

温病伏邪治法

仲景　**太阳病，发热而渴，不恶寒者为温病。**

温初起，伏寒化热，肾伤本乏，出表不得，太阳主表，故曰太阳病也。既曰太阳，则脉浮体痛之必有也。但伏寒化热，阴虚生热，表郁不出而郁热，热郁表里，故不恶寒。热灼津液，故口干渴也。

此际不独误为表邪而汗，误为内热而下，为促其生命，即骤进大寒，遏其自然外泄之机，亦属误事。火热之向外，自然之力也，亦正逐邪之表现也。逐之不出，向外不透，正力之不足也。惟其不足，故热蕴内外，发热口渴，为正邪激战。斯际，胜败悬之于一发，援之诚是矣。而不察阵地，盲目轰炸，意在助正剿邪，而实先败正气矣。大事寒凉，奚可乎哉。然则术将安施欤？曰：初起体实之伏邪，仅热者，认定不疑，当机立断，以麻杏甘石、桂枝白虎、三黄石膏类直透外围，汗后再事滋养。若肾虚者，麻桂宜慎，即辛凉大汗，亦虞其脱。予仿阿胶芩连意制索水救焚汤：生地黄、玄参、知母、贝母、天冬、麦冬、金银花、菊花、连翘、薄荷、葛根，大剂徐饮，极为稳妥。如服后表未解，心亦作烧，是又感外寒，泥阴之柔，有是反应，再作小剂越婢麻杏甘石类，汗出而解矣。热病之初，亦本此旨。温病失治，亦当同热病之各法矣。然有冬既伏邪又感时温，或肾素虚又感外温，二者较为严重，当按伤寒心法，细心斟酌，大旨养阴滋肾香润解表足矣。内有伏邪又感风寒者，以风热治。肾虚感寒，以产中伤寒治。临时机宜，运用在人，定法不是法也。兹不赘言。

若发汗已，身灼热者，名风温。风温为病，脉阴阳俱浮，自汗出，身重多眠睡，鼻息必鼾，语言难出。

风温，温病之变也。温病误认为伤寒，辛热作汗，益助其热，益竭其阴，如火浇油，如火燎原矣。阴阳离决则脉浮起，阴不潜阳则自汗难禁。于是亡阴之液，亡阳之气，身重昏睡，语言难出。此肾阳飞越，阴阳并虚竭之败象也。若谓热在骨则身重，热入阴则昏睡，鼻鼾热壅肺，难言肾系舌，求深反浅。热入阴则烦躁不眠之阿胶黄芩鸡子黄证矣，尚得睡哉。此等坏证，非精于伤寒者不能措手，予每以龙、牡、芍、地、胶珠、玄参、西洋参、五味子、玉竹，待其鼻端有汗，以体津为吉兆，渐渐复活者。

若被下者，小便不利，直视失溲。

温病不识阴虚发热，辛热发散者误。视为内实壮热，急下存阴者，亦误也。阴虚者不独小便忌利，大便尤必忌通。兹邪向外突围，因下而败其势。阴液本虚而又下之，津液竭下，则小便不利矣；津液竭上，元神散而目系不转矣；肾阴绝而失溲矣。危乎危乎，而无能为也矣。予目睹庸医之误，额汗不止，下利难禁，肾不纳气，而细心处理，服下汗止、喘定、泻止，神气清爽，距三句[1]钟再诊时能事寒暄。诊时翻身，气即上喘，是知因动而药力败欤？后遇危证，服药，使人扶持不动，在此案验出也。

时令之温，变状百出，视其所合，观其体质而为决定，各家虽详，方亦难备，大旨解毒、去火、活血、滋阴，再参各家作为自己参谋也。

---

1 民国时期的时间计量单位。一句钟即一小时。

若被火者，微发黄色，剧则如惊痫，时瘛疭，若火熏之。一逆尚引日，再逆促命期。

被火，烧针、艾灸、瓦熨作汗者也。伤寒劫汗，犹多坏证，况阴虚之温证乎？如太阳伤寒二日，反躁，有入阳明之渐，熨背汗出，而火热入胃，胃中水竭，烦躁谵语。太阳中风，火劫发汗，邪风被火热，血气流溢，两相熏灼，身必发黄。阳盛则衄，阴虚溺难，阴阳俱虚竭，身体枯燥，头汗剂颈，腹满微喘，口干咽烂，或便燥谵语，哕逆，手足躁扰，循衣摸床，正所谓火气虽微，内攻有力者也。此发黄，津干也；惊痫，火犯心包也；瘛疭，热极生风也。若火熏之，现黑黄色，肾气败也。一逆，谓或汗或下或火者，或可暂时不死，引长时日。如再逆犯二禁者，则促其亡命之期也。

热病伏邪治法总论

经云：今夫热病者，皆伤寒之类也。是知热病与温病，同为伏邪无疑矣。是病北地寒带居多，我河间时亦见之，其作也，谵妄见鬼，口渴发烧，鼻衄舌焦，病势甚危，汗出则愈，而伤人最少，俗谓“热病死不了人”是矣。以其谵妄狂叫，俗谓之“喊汗病”，又因其鼻衄或曰“血汗病”。愈后发脱如秃，时有后遗秃、聋、瞽等症。然更有多年病根如胃痛、劳伤、咳喘，热病后，竟有霍然者，虽同温病，较温则甚。以温逢春暖而出，立达太阳之表。热病则邪固于里，非大暑不能向外。其向外也，更不能直达于表，炽炽炎炎，蕴于藏府，由五藏分达五藏之经脉，一经多轻，并经则重。顺者汗出则愈，逆者亦能致命，此概论也。

肝(一)如患者左颊先赤，小便先黄，腹痛，多卧，身热，热争则狂言及惊，胁满痛，手足躁不得卧，是肝热病。

肝，木也。庚辛，金也。遇庚日，是至其所不胜日也，病必甚。甲乙木旺日也，至其所胜日得天时之助，汗自出，邪自退而自愈矣。此顺证也。若气逆不愈则必头痛员员，脉引冲头，如此者，遇庚辛日则危矣。宜乘病势未发，只现赤色之时，可急刺足厥阴、少阳，名曰治未病。然刺时，宜先饮之寒水，必寒衣之，居止寒处，身觉寒而止。

肝(二)如热病先胸胁痛，手足躁者，当刺足少阳以泻木，补足太阴以御木，病甚为五十九刺。而少阳之脉，荣红现颊前，尚未荣交[1]他部，至其所胜甲乙之日，可自汗而自已，或乘病势未形而针之。

如颊前已荣现赤色，少阴肾脉之颐，争交互相，则为荣交，木盗水枯，精俾无力，不出三日而危矣。

如脉尚躁而不得汗出者，此阳脉之极也；或难得汗而脉尚躁，此阴脉之极也。换言之，即阴阳之竭绝枯尽也，故曰阴阳交。阴阳互相维系，言阴竭阳亡，阳亡阴尽，故曰阴阳交也。不汗下血者危，咳衄汗不出，汗出不至足者，皆危也。

肝（三）热病面赤脑痛，手足躁，取之筋间以第四针于四逆，筋躄目浸，索筋于肝，不得，索之金，金者肺也。第四针，锋针也。

心（一）如颜先赤，先不乐，数日乃热，热争则猝心痛，烦闷，善呕，头痛，面赤，无汗，是心热病也。所不胜之壬癸日当甚，所胜之丙丁日当自汗而自愈，顺证也。设不汗不愈而现种种逆脉逆证，壬癸日而危矣。宜乘颜赤病势未发，急迎而夺之，刺手少阴太阳，治其未病。

心（二）如热病先身涩倚而热，烦悗，干唇口嗌，取之脉，以第一镵针，行五十九刺之法以泄其热可愈。

若肤胀，口仍干而寒，汗出者，是热在内，蒸发其阴也。当索脉于心，刺脉而久留之则解矣。如不得解，索之肾，补水以制火也。

心（三）热病数惊，瘛疭而狂，即心脉急甚为瘛疭，心气实则狂也。当取之脉，以第四锋针急刺血络之有余者当愈。如不愈，癫狂仍作，发见脱，此当求之于血，索血于心，再不得，则索之肾，补水以制火也。

脾（一）如患者鼻先赤，先头重，烦满，颜青，欲呕，身热。热争则腰痛不可俯仰，腹满泄，两颔肿，脾热病也。至不胜日甲乙当甚，戊己旺日大汗而愈。如气逆者，则甲乙危。当乘其初呈鼻赤，刺足太阴阳明而泻之。

脾（二）热病嗌干多饮，善惊，卧不能起[2]，取之肤肉。以第六员针之微大其末者，行五十九刺之法当愈。不愈，目眦青，当索肉于脾。再不愈，索之木，泻木以缓土矣。

1《刺热》荣未交，《甲乙》交作夭。

2 起，《甲乙》作安，妥。

脾（三）又曰热病始于足胫，刺足阳明而汗出止。

肺（一）如患者右颊先赤，先淅然厥起毫毛，恶风寒，舌上黄，身热，热争则咳喘，痛走胸膺背，不得太息，头痛不堪，汗出而寒，肺热病也。丙丁日火刑肺金当甚，庚辛金得旺气大汗自愈，其不汗或脉不衰，身不凉，是逆也。逆证见丙丁日危矣。当于右颊赤时，乘疾未发，刺手太阴阳明出血如大豆，可立已也。

肺（二）热病先肤痛，窒鼻充面，取之皮。以第一镵针，行五十九刺法以泻之当愈。若肉苛鼻疹[1]，索之于肺，再不愈，索之火。火者心也，火以制金也。

肺（三）热病始于手臂痛者，刺手阳明太阴而汗出止矣。

肾（一）如患者颐先赤，先腰痛骺酸，苦渴数饮，身热，热争则项痛而强，骺寒且酸，足下热，不欲言。其逆则项痛员员澹澹然，肾热病也。戊己日值土克水则甚，壬癸旺日当大汗出而自愈，如不愈或不汗则为气逆，气逆则戊己日而危矣。

肾（二）热病者，身重骨痛，耳聋而好瞑，取之骨，以第四锋针行五十九刺之法，刺骨以泄之当愈。若病不食，啮齿，耳青，当索骨于肾，再不得，索之土。土者脾也，补土以制水也。

肾（三）热病先身重，骨痛，耳聋，好瞑，刺足少阴，病甚为五十九刺。

又，热病先眩冒而热，胸胁满，刺足少阴少阳，汗出而愈矣。（一九五七年八月三日晚，星期日）

胆　又有热病，头痛于枕骨下陷颞颥，一名脑空穴。目瘈而振动，有似抽搐，筋脉痛而善衄，厥热由肝胆上冲而然，故痛发胆之脑空。取之第三锋针，视有余而不足而泻补之。

胃　热病体重，肠中热，胃热病也，取之以第四针于胃腧陷谷穴及下诸指间之厉兑、内庭等穴，索气于胃络，得气泻而愈矣。

脾肾　热病挟脐急痛，胸胁满，脾肾热也。取肾之涌泉与脾之阴陵泉以泄之，用第四锋针，针脾主之嗌里。

膀胱　太阳之脉，色荣颧骨，尚未荣交他部，今且得汗，待所胜壬癸日自已，顺证也。倘与厥阴左颊争见，木盗水枯，不出三日而危矣。

---

1 疹，各本均作轸。轸，《说文》车后横木也。当按马注作瘾，同疹，亦作胗。

此外，颊下逆颧为大瘕，下牙车为腹满，颧后为胁痛。颊上者膈上也。

针热之法，按藏分经，已如上论。而无论何经，望之有自解自汗，且将出未出之时，脉顺，可急取肺之鱼际、太渊于皮而速解；取脾之大都、太白于肌肉而外出。泻之则热去，补之则汗出，此妙法也。若汗已至足[1]而仍出不已，是谓汗甚，甚虞其脱，则又当内踝横脉三阴交以泻之则汗止矣。

若热病七八日，脉口动喘而短者，急刺之，汗且自出，刺手大指间。所谓脉喘动而短促急迫，如有时阴阳俱停，是将出之兆，与大青龙汗不出同意也。急刺以开之，病斯愈矣。

经云：热病其死，皆以六七日之间。

又，热病七八日，脉微小，溲血，口干，脉代，一日死。

又，热病七八日，脉不躁，躁不散数，后三日中当有汗，不汗者四日死。未曾汗者，勿腠刺之。

热病气穴及五十九刺：胸中热三椎下间，膈中热四椎下间，肝热五椎下间，脾热六椎下间，肾热七椎下间。荣在骶也，项上三椎陷中也，即大椎。

头上五行，行五，以越诸阳之热逆。大杼、膺俞、缺盆、背俞八穴以泄胸中之热。气街、三里、巨虚上下廉八穴泄胃热。五藏俞旁五泻五藏热。云门、髃骨、委中、髓空八穴泻四肢热。

又有热病三日而气口静，人迎躁者，病在诸阳经也。阳盛之极，血为火灼，津枯液竭，脉不畅于寸口。此静，殆如水之涸流者。宜取诸阳，行五十九刺之法以泻其热而出其汗，实其阴以补其不足，斯津还脉畅矣。

若身热甚，阴阳皆静者，是正气被执不得抵抗而然，慎勿刺也。刺之死，不刺亦死也。故曰可刺者急取之，不刺者不治也。

所谓五十九刺者，两手外内侧各三，凡十二痏；五指间各一，凡八痏，足亦如是；头入发一寸旁三分各三，凡六痏；更入发三寸边五，凡十痏；耳前后口下者各一，项中一，凡六痏；颠上一，囟会一，发际一，廉泉一，风池二，天柱二。

热病不可刺九条

（一）汗不出，大颧发赤，哕者。

---

1 至足，如俗谓汗已经发透。

（二）泄而腹满甚者。

（三）目不明，热不已者。

（四）老人婴儿热而腹满者。

（五）汗不出，呕下血者。

（六）舌本烂，热不已者。

（七）咳而衄，汗不出，出不至足者。

（八）髓热者。

（九）热而痉者。痉，腰折，瘛疭，齿噤龂。

以上皆绝证，故不可刺。

热病伏邪治法方药

一、肝热病

（一）肝热病者，小便先黄，腹痛，多卧，身热。

便黄，热微也，肝主疏泄，故先发溺黄也。肝脉环阴抵腹，故热痛也。此与伤寒厥阴"心中疼热"同意，彼则稍上耳。多卧，肝藏魂，魂伤故多卧也。此证初发，且有左颊肝部赤之报标[1]，乃邪欲出而不得之表现也。急刺足厥明少阳以泄肝胆之热，正气得复而汗出矣。要知泻肝是泻肝之邪，泻肝正是救肝，不是泄肝藏，观针法以泻肝邪为主，则药理自明矣。方以黄芩汤直泻肝胆，白虎汤荡火助威，再用柴胡直达外围而向导之，庶合篇中（参《灵枢·热病》）刺皮、补足太阴、索金之意欤？

黄芩三钱，芍药四钱，甘草二钱，知母四钱，石膏八钱，柴胡三钱，葛根三钱，薄荷三钱，金银花三钱。水煎服，日夜服三剂，汗出即愈。

（二）热争则狂言及惊，胁满痛，手足躁，不得安卧。庚辛甚，甲乙大汗，气逆则庚辛死。刺足厥阴、少阳。

热争者，邪热正气之相持也。自腹延上肝主之胁满痛。风木热甚，扰及

---

1 报，告也。《史记·吴王濞列传》："无文书，口报。"标，木末也。又高枝曰标。《淮南子》"本标相应"，《庄子》"上如标枝"。

四肢而躁动，肝主语而狂言，肝藏魂而惊骇，魂不藏、血不归而不得卧矣。此邪正拼死混战。庚辛金日，是木所忌，得天时之不佳，如遇逆风，邪乘势攻则病甚矣。甲乙木所旺，如得山头，乘势攻击，贼溃而退，汗出而愈矣。如见逆证逆脉，则庚辛日必危矣。此又谨防其逆也(余见总论)。此邪正相持之际，亦用前法。

其逆则头痛员员，脉引冲头也。

邪由渐而著，初起未解，热争又未解，于是正气节节告退，邪热步步进攻，由胁部上循肝脉，自舌本上循喉咙之后，上出额，合督于颠，将肝脉完全占领，策动全力，疯狂进攻，所谓脉引冲头也。危乎，危乎，此非收合余烬、背城借一所能济事，必策动四方，结合外援，用泻心火、熄胃焰、滋肺金、益肾水，各方牵制，各方响应，相济相助，再事反攻，斯得之矣。此亦补足太阴，索金，索水之法也。

策合救焚汤：生地黄五钱，玄参五钱，知母四钱，牡蛎四钱，天冬四钱，麦冬四钱，犀角[1]二钱(羚羊更好)，石膏三钱，黄芩三钱，芍药四钱，赭石五钱，牛膝四钱，铁落五钱，薄荷钱半，金银花三钱，菊花三钱。

（三）热病面青，脑痛，手足躁，取之筋间，以第四针于四逆。筋躄，目浸，索筋于肝，不得，索之金。

脑痛、肢躁，已见前解矣。面青，木之色也。取之筋间，即取肝也。针于四逆，躁即逆也。筋躄，肝主筋，肝热不得行也。目浸，肝主目而浸淫也。如是者，当索筋以治肝，如不愈，再索之金，金旺而木邪退矣。

二、心热病

（一）心热病者，先不乐，数日乃热。热争则卒心痛，烦闷善呕，头痛面赤无汗。壬癸甚，丙丁大汗，气逆则壬癸死，刺手少阴太阳。

乐，心所主也，心热病则先呈不乐之形状矣。数日乃热，是邪先蕴酿而后发作也。斯时见颜赤目标，当急刺之，汗出即愈，即乘其未集而击之也(言乘敌人力量未集中而攻之，即是先发制人)。无如玩寇忽盗，坐失机宜，如火燎原不可扑灭，邪进争胜则心藏受迫而猝然心痛，心宫熏灼而作烦闷，欲吐不吐而呕，炎

1 水牛角代。下同。

上犯上面赤头痛，津枯液竭火灼汗竭，似此两军混战，拼命厮杀，一发千钧，胜败立判。故遇壬癸水日，心所恶也，感时不利，邪胜病甚。遇丙丁日，心所旺也，邪溃汗出当胜。当胜不胜者，当汗不汗也。再见逆证逆脉，而遇所不胜之壬癸日，大热去矣。当刺手少阴太阳，方用凉膈黄连以泻心炎，白虎解毒以滋肺胃。

方一　和平解心汤

栀子三钱，连翘三钱，薄荷三钱，黄连四钱，菖蒲三钱，石膏三钱，知母三钱，金银花三钱，菊花三钱，葛根四钱，甘草二钱。

方二　犀角白虎汤

犀角三钱，知母三钱，石膏五钱，甘草二钱，生地黄一两，牡丹皮二钱，白芍三钱，葛根三钱，金银花三钱，菊花三钱，薄荷三钱。

（二）热病，先身涩倚而热，烦悗，唇嗌干，取之脉，以第一针五十九刺。肤胀、口干、寒汗出，索脉于心，不得，索之水，水者肾也。

身涩倚重而热，心主血，火灼血而不荣也。烦闷，火扰心宫也。唇嗌干，火性炎上也。此当取之脉，行五十九刺之法，药用犀角白虎可愈矣。

如肤仍胀是火仍沸血，仍口干是津未得救，且寒汗出是火迫汗外，竭阴将绝矣。阴亡而阳亦随之，此际徒用大寒，则有激炸之虞，且有戕阳之患，法当索之水，壮水以制阳，存阴而养液。

方

生地黄一两，玄参一两，天冬、麦冬各一两，知母、贝母各一两，牡蛎三钱，菖蒲四钱，天花粉五钱，地骨皮三钱，牡丹皮三钱，甘草三钱，白芍三钱，徐徐当水饮，酌加安宫、紫雪少许。此由阿胶鸡子黄套出也。

（三）热病，数惊，瘛疭而狂，取之脉，以第四针急泻有余者。癫疾，毛发去，索血于心，不得，索之水，水者肾也。

数惊，火扰心，精神不安也。瘛疭，火灼筋而抽搐也。狂，神明已失矣。脉，心所主也。针泻其余，是泻心藏有余之邪，若羚、翘、牛黄安宫、紫雪类皆可选用也。

而癫疾者，是自语呢喃，阴涸气弱，不同狂之争拒矣。毛发去，阴血枯竭而不荣矣。此徒索之脉，大事凉寒，直折心火，火熄而正气必息。此当索之于水，壮水之主以制阳光，为不缓之计，而可达缓图之妙也。方见上。

三、脾热病

（一）脾热病者，先头重颊痛，烦心，颜青，欲呕，身热。热争则腰疼不可用俯仰，腹满泄，两颔痛，甲乙甚，戊已大汗，气逆则甲乙死，刺足太阴阳明。

脾与胃以膜相连，脾脉络胃，胃脉络脾，病可同见也。先头重者，胃脉循发际上头颅，热蒸炎上则头重矣。颊痛者，胃循颊车也。烦心者，脾络通心也。颜青者，土为热困，反呈木色，形其疲也。欲呕者，胃脉挟膈挟咽，热冲而欲呕也。身热者，脾主肌肉也。宜急用白虎解毒。

白虎解毒汤

石膏八钱，知母三钱，甘草二钱，葛根四钱，薄荷三钱，金银花五钱，竹茹三钱，天花粉三钱，白芍三钱。

如因循失治，则热邪进争，腰痛不可俯仰者，胃脉下气街，在腰前，热困痛甚不可俯仰也。腹满泄，胃脉循腹里，脾脉上入腹，暴注下迫，皆属于热也。两颔痛，胃循牙车也。甲乙，土所恶也，病当甚。戊己，土所生也，大汗而愈。设逆证逆脉见者，遇甲乙危矣。刺足太阴阳明，方宜白虎黄连汤。

白虎黄连汤

石膏八钱，知母四钱，甘草二钱，黄连三钱，黄芩二钱，黄柏二钱，金银花四钱，葛根四钱，薄荷三钱。

（二）热病，嗌干多饮，善惊，卧不能安，取之肤肉，以第六针，五十九刺。目眦青，索肉于脾，不得，索之木，木者肝也。

嗌干多饮，脾脉络嗌也。善惊，脾络注心也。卧不安，脾主四肢，热困而躁扰也。此急取之肤肉以泻之当愈。方用脾一方（白虎解毒汤）。

如眦青，是热困脾败，木复来乘也。只索因于脾，为正面抵抗，不易为功。更须索之于肝。而索之者，是泻肝之火，消肝力量，不使集攻于我也。不是补肝之弱，用肝制我之土。若补肝则肝用何补？制土则土又焉得制？热病生水制火则可，补木克土则不可。方用脾一方加黄芩、龙胆草。

（胃）**热病始于足胫者，刺足阳明而汗止。**用脾一方。

四、肺热病

（一）肺热病者，先淅然厥起毫毛，恶风寒，舌上黄，身热。热争则喘咳，

痛走胸膺背，不得大息，头痛不堪，汗出而寒。丙丁甚，庚辛大汗，气逆则丙丁死。刺手太阴阳明，出血如大豆立已。

淅然，洗洗然，俗谓“身上如披凉水”也。厥起毫毛，是毫厥而立起，此皆恶风之表现也。舌上黄，热上蒸也。身热，热之散也。此证如不察脉、尿，舌黄口渴，极易误为伤寒，其实乃热灼肺金，金疲失职，皮毛不固，俗谓“有火怕冷”，此邪蕴肺将发，当急与麻黄三分，杏仁二钱，石膏八钱，甘草二钱，葛根四钱，黄芩三钱，黄连三钱，以泄其汗（肺一方）。

若失治，则热邪进攻。喘咳者，火刑肺金也。痛走胸膺背者，肺之宫城也。不得太息者，肺主胸中之气也。头痛不堪者，肺络会耳，火炎熏脑也。汗而仍寒者，肺疲失职，皮毛不固，汗自出而仍恶寒也。此非大滋肺金不易为功矣。宜知母、贝母各四钱，牡蛎一两，百合一两，桔梗四钱，麦冬四钱，芦根三钱，栀子三钱，连翘三钱，薄荷三钱，菊花三钱（肺二方）。

（二）热病，先肤痛，窒鼻，充面，取之皮，以第一针，五十九刺。苛轸鼻，索皮于肺，不得，索之火。火者心也。

肤先痛，肺主皮毛，热滞而痛也。鼻窒，肺开窍于鼻，热而壅也。充面，鼻窒而面先胀也。如是者，用针外可用肺一方以泄其热则愈矣。

若皮苛而痛甚（不可附席），鼻轸而窒深，则不当专索之肺，而当泻火救金矣。方用肺二方，犀角地黄、黄连解毒，加葛、薄、菊、银，皆可选用也。

又 **热病始于臂痛者，刺手阳明太阴而汗出止。**

用肺一方。

五、肾热病

（一）肾热病者，先腰痛骺酸，苦渴数饮，身热。热争则项痛而强，骺寒且酸，足下热，不欲言。其逆则项痛员员澹澹然。戊已甚，壬癸大汗，气逆则戊已死，刺足少阴太阳。诸汗者，至其所胜日汗出也。

腰肾所主也，热困肾而腰痛也。骺，大骨也，肾主骨，热灼髓而骺酸也。肾主液，热耗液而口渴也。斯际当大泻肾火，补益真阴。

生地黄一两，玄参八钱，知母四钱，黄柏二钱，天冬二钱，牡蛎三钱，龙胆草三钱，菊花四钱，金银花三钱，葛根三钱。（肾一方）

如失治，热邪进争，蔓及膀胱，火灼津液，项痛而强。火气炎上，骺反寒酸。

足下热，肾通涌泉也。不欲言，肾脉系舌也。非大剂滋阴不能为功，仍用上方。

其逆则头项痛员员澹澹然者，员员而周转，澹澹而摇荡，即今头旋之代词也。是比项强痛又加重矣，脑髓均竭之征也。急刺足少阴太阳。前方大剂连服，羚、犀皆可酌加矣。

（二）热病，身重骨痛，耳聋而好瞑，取之骨，以第四针，五十九刺。骨病不食，啮齿，耳青，索骨于肾，不得，索之土。土者脾也。

骨痛，肾主骨也。耳聋，肾开窍于耳也。好瞑，热极沸血，将衄也。凡此皆热困肾藏之征也。以肾一方或阿胶芩连鸡子黄加犀角、知母。

若啮齿为热灼筋节，耳青色为热极涸阴（耳，肾），索骨于肾恐缓不及，此危之极也，当索之脾。用急下存阴之法，大承气汤。予师其意立：

大黄五钱，黄连四钱，黄芩三钱，生地黄一两，玄参一两，知母三钱，龙胆草三钱，白芍四钱，犀角三钱。

热病，先身重，骨痛，耳聋，好瞑，刺足少阴，病甚为五十九刺。见上。

热病，先冒眩而热，胸胁满，刺足少阴少阳。

眩冒胁满，足少阳证也。少阳胆火游行三焦，上接于心，下源于肾，三火连贯，伤人最烈，故刺少阴肾火以撤其源。

黄芩汤加味

知母三钱，黄柏四钱，薄荷四钱，菊花三钱，黄芩三钱，白芍四钱，甘草三钱。

热病，头痛，颞颥，目瘳脉痛，善衄，厥热病也。取之以第三针，视有余不足寒热痔寒热痔三字，衍文。

颞颥，耳前动也。瘳音炽，引纵也。既头痛更耳目动掣，是厥热抽搐而牵引也。目瘳者，津液之灼。鼻衄者，火蒸之沸。此肝胆热极，正河间（刘完素）所谓火发风生者也，急宜大熄肝火。马玄台先生谓颞颥是脑空穴，在后脑玉枕下陷中，为少阳胆穴。头痛颞颥者，是后脑痛，目瘳牵引，大似近日之脑炎（脊髓脑炎），宜用安宫紫雪至宝类。

羚羊角二钱，钩藤三钱，龙胆草二钱，白芍五钱，黄芩四钱，甘草二钱，葛根三钱，薄荷三钱，金银花四钱。

热病，体重，肠中热，取之以第四针，于其腧及下诸指间，索气于胃络，得气也。

体重，热困胃及肉也。肠中热，胃与肠同候也。此当取胃腧之陷谷及大指次指外间本节后陷中，去内庭二寸。下诸指，即厉兑、内庭。

白虎加葛根黄芩黄连汤、菊花、金银花。

热病，挟脐急痛，胸胁满，取之涌泉与阴陵泉，取以第四针，针嗌里。

胃穴天枢在脐旁二寸，脾脉挟脐，肾脉肓俞挟脐五分，热极而挟脐作痛也。胸胁满，肾脉络心注胸，脾脉上膈注膻，枯燥而胸胁满也。是当泻肾涌泉与脾阴之阴陵泉。针嗌，不知何穴。脾肾胃皆挟喉咙也。此证极易误为肝热，当于脉证各方辨其异同。是证大承急下存阴则恐过峻，生水润土又恐不及(肾一方)，三法斟酌机宜，当缓当急当和，在临证之细察耳。

新感及兼他因者另论。

此篇采集《评热病论》《刺热》《灵枢·热病》《玉机真藏》《通评虚实》《生气通天》《金匮真言》《阴阳应象》《热论》《平人气象》《论疾诊尺》《玉版》《六微旨》《难经·五十八难》《伤寒论》各章而汇通之，容再润色，不知又在何日也。

热论篇第三十一

黄帝问曰：今夫热病者，皆伤寒之类也。或愈或死，其死皆以六七日之间，其愈皆以十日以上者，何也？不知其解，愿闻其故。岐伯对曰：巨阳者，诸阳之属也。其脉连于风府，故为诸阳主气也。人之伤于寒也，则为病热，热虽甚不死。其两感于寒而病者，必不免于死。参《伤寒述义》之附篇。

此虽名热论，而实论伤寒也。故曰今夫热病者，皆伤寒之类也。所谓发热病，皆是伤寒的一类，即“冬伤于寒，春必病温”“先夏日至为病温，后夏日至为病暑”，及冬寒藏骨髓夏发之温疟。温疟、温病、暑病，皆热病也。其因皆始冬伤于寒，故曰今夫热病者，皆伤寒之类也。

而伤寒证或愈或死。其死皆在六七日之间，其愈皆在十日以上。帝以是问，伯以是答焉。

伯曰巨阳者，诸阳之属也。诸阳所属，即《阴阳类论》三阳者至阳也。至（𡉈），鸟至地形，至极无以复加也。又，太阳者，行气于三阳，三阳为父意也。且太阳脉连风府，风府，督脉穴也。督脉者，总督诸阳，太阳脉连之，故为诸阳主气也。太阳为身外藩，卫气行于阳，首行太阳，故人之伤于寒也则中太阳，卫气抵邪则必郁而化热也。热虽甚不死者，言热甚者邪正相争之表现，正气战胜故得不死。其两感于寒必不免于死，是阴经阳经里外皆病，故不免于死也。

帝曰：愿闻其状。岐伯曰：伤寒一日，巨阳受之，故头项痛，腰脊强。二日阳明受之，阳明主肉，其脉挟鼻络于目，故身热目痛而鼻干，不得卧也。三日少阳受之，少阳主胆，全元起、《甲乙》、《太素》并作骨。**其脉循胁络于耳，故胸胁痛而耳聋。三阳经络皆受其病而未入于藏者，故可汗而已。四日太阴受之，太阴脉布胃中络于嗌，故腹满而嗌干。五日少阴受之，少阴脉贯肾络于肺，系舌本，故口燥舌干而渴。六日厥阴受之，厥阴脉循阴器而络于肝，故烦满而囊**

缩。三阴三阳，五藏六府，皆受病，荣卫不行，五藏不通则死矣。

帝复问生死之状。伯仍答以两感与不两感而分之也。邪中六经，随经现证，此固言递传常序。而篇中一二日、三四日云云，则假设之辞，不是说今日在太阳，明日必在阳明，三日必在少阳也。三阳经络皆受病，言或三阳递传而皆病，或在三阳之一经，其病如未入于藏而仍在经，即正气内固，邪仍在表，故可汗而已也。下云四日五日六日邪在三阴经，亦未入藏，可照三阴法治之而必愈。即便不治，待七日一阳来复，亦可自愈。其两感者，则三阴经、三阳经、五藏六府皆病，荣卫不行，五藏不通而死矣。

其不两感于寒者，七日巨阳病衰，头痛少愈；八日阳明病衰，身热少愈；九日少阳病衰，耳聋微闻；十日太阴病衰，腹减如故，则思饮食；十一日少阴病衰，渴止不满，舌干已而嚏；十二日厥阴病衰，囊纵，少腹微下，大气皆去，病日已矣。帝曰：治之奈何？岐伯曰：治之各通其藏脉，病日衰已矣。其未满三日者，可汗而已；其满三日者，可泄而已。

此举其不两感者，七日一阳来复，自愈之例也。其一日、二日、三日、六日，假设辞之对照也。七日太阳病衰者，如一日太阳病，一日至七日，七日也，一阳来复，头痛少愈而解矣。二日阳明病，言假如二日得的阳明病，二日至八日亦七日也，阳明病自衰，身热少退而解矣。以下三日至九日、四日至十日、五日至十一日、六日至十二日，皆七日也。此皆不两感者，七日可愈也。大气皆去，病自已矣。言大批邪气皆去于身而病自愈矣。（病日衰，日，作自好。）

帝问：治之奈何。伯答：邪在某经即按某经治之，即通某经之经脉，如在太阳即解通膀胱经邪，邪在阳明即解通阳明经邪，病即日衰而愈矣。所谓通者，即未满三日，在一二日者多在太阳之表，故可汗也。其满三日者，多在阳明之里，故可下。此其大略也。若真宜汗、宜下，则必在临床详审各方而后可，不可执一鲁莽也。

帝曰：热病已愈，时有所遗者，何也。岐伯曰：诸遗者，热甚而强食之，故有所遗也。若此者，皆病已衰而热有所藏，因其谷气相薄，两热相合，故有所遗也。帝曰：善。治遗奈何？岐伯曰：视其虚实，调其逆从，可使必已矣。帝曰：病热当何禁之？岐伯曰：病热少愈，食肉则复，多食则遗，此其禁也。

理极明畅，似无庸释。诸家解遗为后遗证，似通。如仲景云："病人脉已解而日暮微烦，以病新差，人强与谷，脾胃气尚弱，不能消谷，故令微烦，损谷则愈。”此微烦即遗也。然不若解遗作遗矢通。《史记》廉颇传“食倾三遗”是也。强食不消能致微烦，强食不消更致便遗。伯言治法，视其虚而不化也则补而从之，视其实而停滞也（传导失常）则逆而下之，尤属可通也。

帝曰：其病两感于寒者，其脉应与其病形何如？岐伯曰：两感于寒者，病一日则巨阳与少阴俱病，则头痛口干而烦满；二日则阳明与太阴俱病，则腹满，身热，不欲食，谵言；《太素》作多言。**三日则少阳与厥阴俱病，则耳聋囊缩而厥，水浆不入，不知人，六日死。帝曰：五藏已伤，六府不通，荣卫不行，如是之后，三日乃死何也？岐伯曰：阳明者，十二经脉之长也，其血气盛，故不知人，三日其气乃尽，故死矣。**

极明不释。

凡病伤寒而成温者，先夏日至者为病温，后夏日者至为病暑，原作夏至日。**暑当与汗皆出，勿止。**

全元起本在《大奇论》中。此明伏邪病暑，而暑病必汗，汗与暑皆去而愈，幸勿止之也。但先夏至日、后夏至日则不通矣，明是讹文。兹改先夏日至，明畅之极。

伤寒之中人也，固有一经未罢又传一经之并病，更有两经三经之合病、同病，甚有表里之两感绝证，绝无一日太阳、二日阳明、三日少阳、四日太阴、五日少阴、六日厥阴，六经传遍而六经症状俱在，至七日则太阳病衰，至八日则阳明病衰，依次至十二日，六经病愈之理。此成公[1]之一失也。

要知邪客某经，虚者入藏，一经便足殒命，实者只病经气，故虽逆传、越传，治之得法，便可不死，甚或至七日一阳来复而自愈矣。七日，即一日太阳病，至七日而七日也；二日阳明病至八日亦七日也。此诚岐黄后第一发明，历代诸贤之错解，似有让于予也。（节录一九五〇年九月廿二日在家训子稿）

---

1 成公，成无已，宋金间聊城人，著有《注解伤寒论》十卷，《伤寒明理论》三卷，《伤寒药方论》一卷。

刺热篇第三十二(未释)

注解详见前热病伏邪治法总论及方药中。

评热病论篇第三十三

黄帝问曰：有病温者，汗出辄复热，而脉躁疾不为汗衰，狂言不能食，病名为何？岐伯对曰：病名阴阳交，交者死也。帝曰：愿闻其说。岐伯曰：人所以汗出者，皆生于谷，谷生于精，今邪气交争于骨肉而得汗者，是邪却而精胜也。精胜则当能食而不复热。复热者邪气也，汗者精气也，今汗出而辄复热者，是邪胜也。不能食者，精无俾也。病而留者，其寿可立而倾也。且夫《热论》曰：汗出而脉尚躁盛者死。今脉不与汗相应，此不胜其病也，其死明矣。狂言者是失志，失志者死。今见三死，不见一生，虽愈必死也。

注参前。

帝曰：有病身热汗出烦满，烦满不为汗解，此为何病。岐伯曰：汗出而身热者风也，汗出而烦满不解者厥也，病名曰风厥。帝曰：愿卒闻之。岐伯曰：巨阳主气，故先受邪，少阴与其为表里也，得热则上从之，从之则厥也。帝曰：治之奈何。岐伯曰：表里刺之，饮之服汤。

风厥之名，本篇言太阳少阴也，与《阴阳别论》之胃肝，《五变》篇之漉汗，肉不坚，腠理疏不同也。

太阳主气，总六经，统荣卫。风邪外中，太阳必先受之也。太阳少阴为表里，太阳不愈，虚入少阴，少阴得太阳风邪而上从也。上从则厥逆烦满矣。其入肾厥逆烦满，由肾素虚而然也。太阳经始足小指外侧至阴穴，少阴之所起也。上股贯脊络膀，直者从肾络肝入肺，支者从肺络心肾。热气厥，扰心则烦，扰肺则满矣。此刺之道，以经而论也。

以气化论，风为阳邪，卫虚而召之，卫受邪，卫职益失，如此则膀胱津液外泄，外泄则汗出（膀胱者，腠理毫毛其应，又曰津液之府），重则伤液，肾主五液，液亡则肾燥矣。

风邪实能燥液，汗复伤液，风邪不去，凑而加之，则肾液枯而又枯矣。火乘风势，厥而上行，枯燥结气而满，阴不胜阳则烦，是则烦满所作，饮汤之必要也。

夫风不去则病不愈，桂枝汤主太阳而妨肾燥，阿胶汤滋少阴而不祛风，事难两可，方必兼用。仲景防己地黄加二冬龙牡，庶乎近之欤？

方中桂枝解太阳，生地滋肾阴；二冬润燥生津，结气以除；龙牡宁心纳肾，烦满可止；防己主风寒，下积热，纹如车轮，善通膀肾，以此与之，风邪有不愈者乎。且也，桂枝温肾，地黄以制之；龙牡妨表，防己以通之；桂合地冬，寓治风治血，血和风灭之理；防己合冬地，撤火荡热，俾戢火助风威之势。风之由来，本于水火，内风之动，心肾迭乘，桂甘龙牡上定心而下安肾，内风自无虞矣。至若知柏芎麻，宜酌复用，惟麦冬生地必倍他品十倍也。（抄一九五〇年训子原稿）

帝曰：劳风为病何如。岐伯曰：劳风法在肺下。其为病也，使人强上冥视，《千金》作目眩。**唾出若涕，恶风而振寒，此为劳风之病。帝曰：治之奈何？岐伯曰：以救俯仰。巨阳引精者三日，中年者五日，不精者七日，咳出青黄涕，其状如脓，大如弹丸，从口中若鼻中出，不出则伤肺，伤肺则死也。**

按：本篇劳风、肾风宜在《病能》中。

此病各注议论纷如，多不备载，凭己见而解之。

心荣肺卫，肺主皮毛，伤风则卫受之。肺受邪，斯有咳嚏、振寒、鼻塞，甚则肺痿、肺痈作矣（详《金匮述义》）。膀胱者，太阳寒水之藏也，津液之府，气化能出。其出也，由肾阳蒸化，上腾如云，濡孔窍，利机关，敷布周身，而肺为之使。经曰：卫出下焦，是其证也。且饮入于胃，游溢精气，上输于脾，脾气散精，上归于肺，肺为散布津液之要藏，又有肺为水上之源，观此则劳风大旨可悟于心矣。

劳风者，因劳而肾汗出，外受风邪而病者也。劳则伤肾，肾伤则伤汗之原；风袭则伤皮毛之主，肺肾俱伤，而劳风以成矣。故曰：法在肺下。言肺下，胃化之精液而不敷布，肾蒸津液亦不敷布，风火煽盛，煎熬凝聚，结于肺下，大好津液化而为毒。其现证也，风燥血烁则强上（头项强）冥视（目眩不明）。太阳证无不项强。瘀肺败液由咳唾出，恶风振寒，此劳风之证也。如法治之，谓强上愈，得以俯仰，按日吐出，不出则危矣。巨阳引精者，谓壮年也。太阳膀胱，津液藏焉，能化气腾津，引致其精上溉，谓有时不冥视者也。巨阳引精者三日，中年者五日，而老者七日，谓病后当咳出青黄涕如脓状，大如弹丸，从口鼻出可愈。不吐则伤肺，堵塞而死。以少年火盛，老年火衰，煎熬津液，迟速之别，且壮能吐，弱不能吐之别也。

按，此证纯属火风灼津，宜峻力开发肺胃，涤浊清火，斯为近之。轻用麻杏甘石兼小陷胸、莱菔子、竹沥、射干辈，重用夺命丹、巴豆霜、半夏、葶苈、南星、白芷加皂角、蟾酥、冰、麝大开大破之品，是在临时斟酌耳，如败精瘀于髓道而用斑蝥、二丑之峻攻者。此急治法，善后必顾肺肾，学者勿执一也。

又，此证即同“马鼻子证”。但马不能言其状耳。小儿痰风闭塞甚多，先以通关取嚏，再三用之，涕始出如脓黏，以手慢慢扯出如面条状。服药蟾酥、麝香、麻黄、朱砂、丁香、大黄、天麻、雄黄等分，江米为丸，神效。

一九七二年三月屈某患此。予以麻黄三钱，杏仁三钱，甘草三钱，石膏四钱，皂角钱半，南星钱半，莱菔子四钱，大黄一钱，当归三钱，辛夷二钱，葛根四钱，菊花三钱，薄荷四钱愈之。

帝曰：有病肾风者，面胕痝然，壅害于言，可刺不。岐伯曰：虚不当刺，不当刺而刺，后五日其气必至。帝曰：其至何如。岐伯曰：至必少气时热，时热从胸背上至头，汗出，手热，口干苦渴，小便黄，目下肿，腹中鸣，身重难以行，月事不来，烦而不能食，不能正偃，正偃则咳，病名曰风水，论在《刺法》中。帝曰：愿闻其说。岐伯曰：邪之所凑，其气必虚。阴虚者阳必凑之，故少气时热而汗出也。小便黄者，少腹中有热也。不能正偃者，胃中不和也。正偃则咳甚，上迫肺也。诸有水气者，微肿先见于目下也。帝曰：何以言？岐伯曰：水者阴也，目下亦阴也，腹者至阴之所居，故水在腹者，必使目下肿也。按目上泡属脾，脾为太阴。水病先肿上眼胞。按目下作目上通，古上下二二易误。**真气上逆，故口苦舌干，卧不得正偃，正偃则咳出清水也。诸水病者，故不得卧，卧则惊，惊则咳甚也。腹中鸣者，病本于胃也。薄脾则烦不能食，食不下者，胃脘隔也。身重难以行者，胃脉在足也。月事不来者，胞脉闭也。胞脉者，属于心而络于胞中，今气上迫于肺，心气不得下通，故月事不来也。**

此病至多，人多不识。此病多类，人多易忽。参《金匮述义》诸章，自了然矣。而此肾风风水，则《金匮》所缺，仲师盖言《内经》之不言也。《金匮》之肾水，是肾虚不能行水而病肾水，风水是汗出伤风滞腠而为风水。此节肾风风水，以肾主水，肝主风，肾虚盛怒，风荡水灾也。若是风水滞表则必无汗，兹有汗，确证不是风水，而更不是风伤肾藏而动水，若是风邪伤肾动水，则是上章之劳风证矣。

然《水热》篇云：勇而劳甚则肾汗出，肾汗出逢于风，内不得入于藏府，外不得越于皮肤，客于玄府，行于皮里，传为肤肿，本之于肾，曰风水，与此似同。但彼处风水，犹不是此节之风水，彼风水之治，同乎《金匮》之风水也。又《风论》以冬壬癸中于邪曰肾风，肾风之状多汗恶风，面目痝然浮肿，脊痛不能正立，其色炲，隐曲不利，诊在肌上，其色黑，与此形同名同。讵知，伊系肾藏先虚而虚邪之风中之。所谓中，非中于表，乃由口鼻直薄内藏而然也。此肾风，此风水，是因怒而生风，风而荡水者，其安从来欤？（一九七二年三月卅日早五点抄）

岐圣释之曰：邪之所凑，其气必虚，阴虚而阳必凑之。不是肾虚外受风邪，乃肾主水，肾行水，于此肾阴正虚，有碍行水，宜猪苓汤育阴行水之际，而忽逢大怒，怒动肝火，肝风荡而疏泄，于是水不循轨而泛溢，上乘面目，下肿足跗。不独肾脉系舌而壅害于言，水病浸淫亦多壅害。不独肾为生气之原，病而气少，湿淫痝肿，率多气少。阴虚固然时热，肝火肆动尤能作热。且肝火激水而病，病水反能制火，然病水之末，不能灭肝火之本，于是郁而争之，时必一焰，故时热也。其时热也，从胸背上至头，明是肝挟肾火上逆，肝会督于颠，肾贯脊而然。肝风动荡，肝主疏泄，故汗出。肾火炽盛，联及心经，故掌热。肾中阴虚，口苦干渴，水不化津，亦口苦干渴，肝火炽盛尤口苦干渴也。小便黄，总为腹中有热。至目下肿为水蓄之征，腹中鸣病本在胃，肿难行胃脉在足，月事不来胞脉闭，烦不能食水渍脾，不能正偃胃不和，正偃则咳水乘肺。此病名风水也。

治水大法，宜急刺，而虚者又不宜刺。逆其法而刺之，虽暂快一时，而五日一候，至候则其逆气必至，至则复如故也。

按治水大法，不外肺脾肾。而此当主肝肾，法当育阴行水，滋阴息肝，须循乙癸同源，子盗母虚之义。猪苓汤合地骨皮饮，重加知、柏、龙胆草，而滑石为石中润品，尤须重用也。或疑此外感证，以予为好辩者。在经《奇病》篇云："帝曰：有痝然如水状，切其脉紧大，身无痛，形不瘦，不能食，名为何病。岐伯曰：病生于肾，名曰肾风。肾风而不能食，善惊，惊已心气痿者死。帝曰善。"观此，益证此肾风更非外邪矣。（一九五〇年训子稿）

逆调论篇第三十四

黄帝问曰：人身非常温也，非常热也，为之热而烦满者何也。岐伯对曰：阴气少而阳气胜，故热而烦满也。

火性气开，不病痹，理之常也。枯燥之气，蕴隆虫虫，事之变也。证用木香香附必甚，麦门冬汤去人参加玄参最效，重则调胃承气。

帝曰：人身非衣寒也，中非有寒气也，寒从中生者何也。岐伯曰：是人多痹气也。阳气少，阴气多，故身寒如从水中出。

痹气，即仲景水气篇阳气不通即身冷，阴气不通即骨痛之意，法宜当归四逆、白通、麻黄附子细辛类。宋·骆龙吉用乌头干姜等分为末，每服一钱，盐汤送下。按，此痹气贵通散阳气，姜乌特热耳，无通药，不切。

帝曰：人有四肢热，逢风寒如炙如火者何也。岐伯曰：是人者，阴气虚阳气盛。四肢者，阳也。两阳相得，而阴气虚少，少水不能灭盛火而阳独治，独治者不能生长也，独胜而止耳。逢风而如炙如火者，是人当肉烁也。

此为阳盛阴虚，又感风邪化火，两阳煽动，扰及四肢，如温瘅之疟者，虚宜六味加柴葛，实或防风通圣，内盛玉烛散加风药。

帝曰：人有身寒，汤火不能热，厚衣不能温，然不冻栗，是谓何病？岐伯曰：是人者，素肾气盛，以水为事，太阳气衰，肾脂枯不长。一水不能胜两火衍文**，肾者水也，而生于骨，肾不生则髓不能满，故寒甚至骨也。所以不能冻栗者，肝一阳也，心二阳也，肾孤藏也，一水不能胜二火，故不冻栗，名曰骨痹，是人当挛节也。**

以水为事，色欲过度也。下竭肾阴肾阳，本当不支，后天特盛，故作是证，然难救矣。此即恃其质壮，夺于所用也。六味、八味、乌梅丸，调合水火，庶为近之。骆龙吉猪膏姜汁同熬酒送，想象法也。

帝曰：人之肉苛者，虽近衣絮，犹尚苛也，是谓何疾？岐伯曰：荣气虚，卫

气实也。荣气虚则不仁，卫气虚则不用，荣卫俱虚则不仁且不用，肉如故也。人身与志不相有，曰死。

宜芍药甘草汤、黄芪五物，每味需二两方可。

按，苛当作“苛政猛于虎”之苛。《说文》：苛，小草也。《寒热病》有“皮寒热者，不可附席，毛发焦，鼻槁腊，不得汗”，与此“虽近衣絮犹尚苛也”是否相近？俗语“硌得慌”是否此疾？此明曰荣虚则不仁，则苛即系不仁矣。不仁谓之苛虐顽木可也。而近衣絮尚苛，反之近衣絮当不苛，如此谓苛为“硌得慌”似无疑矣。法当芍草养阴益荣。其下卫虚不用，荣卫俱虚等，则又宜黄芪五物矣。（一九七二年三月卅日）

帝曰：人有逆气不得卧而息有音者，有不得卧而息无音者，有起居如故而息有音者，有得卧行而喘者，有不得卧不能行而喘者，有不得卧卧而喘者，皆何藏使然？愿闻其故。

岐伯曰：不得卧而息有音者，是阳明之逆也。足三阳者下行，今逆而上行，故息有音也。阳明者胃脉也，胃者六府之海，其气亦下行，阳明逆不得从其道，故不得卧也。《下经》曰：胃不和则卧不安。此之谓也。

二陈汤加厚朴杏仁葶苈。

夫起居如故而息有音者，此肺之络脉逆也。络脉不得随经上下，故留经而不行。络脉之病人也微，故起居如故而息有音也。

射干麻黄汤。

夫不得卧，卧则喘者，是水气之客也。夫水者，循津液而流也。肾者水藏，主津液，主卧与喘也。

苏、葶、龙、牡、桂、甘、半夏、五味子。

疟论篇第三十五

黄帝问曰：夫痎疟皆生于风，其蓄作有时者何也？岐伯对曰：疟之始发也，先起于毫毛，伸欠乃作，寒栗鼓颔，腰脊俱痛。寒去则内外皆热，头痛如破，渴欲冷饮。

痎，《说文》两日一发曰痎，或云夜疟曰痎，谓疟之总称较近。稸、蓄同，蓄积不发也。作，病作时也。伸欠，伸其肢体。欠，呵欠，俗谓“打舒张”“打呵欠”也。

帝曰：何气使然？愿闻其道。岐伯曰：阴阳上下交争，虚实更作，阴阳相移也。阳并于阴则阴实而阳虚，阳明虚则寒栗鼓颔也；巨阳虚则腰背头项痛；三阳俱虚则阴气盛，阴气盛则骨寒而痛。寒生于内，故中外皆寒。阳盛则外热，阴虚则内热，外内皆热则喘而渴，故欲冷饮也。

此释阴阳上下，虚实更用，阴阳相并，症状之原因也。

此皆得之夏伤于暑，热气盛，藏于皮肤之中，肠胃之外，此荣之所舍也。此指暑气**令人汗空疏，腠理开，因得秋气，汗出遇风，及得之以浴，水气舍于皮肤之内，与卫气并居。卫气者昼日行于阳，夜行于阴，此气得阳而外出，得阴而内薄，内外相薄，是以日作。**

此释疟生之原及日作之因也。此气，指暑气。

帝问痎疟皆生于风，风性善行数变，而疟则蓄而不动，或作而有时，与风性有别，何也？伯曰：疟之始发作也，先起于毫毛，冷战而毛立，继则呵欠而伸张，寒栗鼓颔，抖擞振牙，腰脊俱痛。寒去则又内外皆热，头痛如破，渴欲冷饮。亦下文疟之始发也，如火之热，如风雨之不可当，疟之寒，汤火不能温，及其热，冰水不能寒也。

帝问如此酷虐，何气使然？答：此是心阳肾阴上下交争，往来还击，虚实更作，里阴外阳，并内并外，两相推移之故也。

如外阳并入阴里之时，则内阴盛实而表阳虚。心阳被肾侮之时，则内阳戢而阴胜。阳明主肌肉，经交于颔，虚则寒栗鼓颔。太阳主表，循颠络脑，下项循背。太阳虚，故腰背头项痛也。不言少阳者，以少阳主枢，而枢尤疟之关键也。三阳俱虚，则阴气盛极，骨寒而痛。寒生于内，中外皆寒矣。

物极必反，剥极必复[1]，阳被阴侮，侮极而反，反则心阳反侮肾水，内外阴阳又并于外。如此则阳又盛，阳盛则外热。内阳并外而虚，阴虚生内热。外内皆热，则喘而渴，故欲冷饮也。即下文阴气逆极则复出之阳，阳与阴复并于外则阴虚而阳实，故先热而后渴也。

然则阴阳何为其上下交争，并内并外，虚实更作而相移易也。此是因夏伤于暑，热气盛藏于皮肤之肉分及肠外之脂膜。肉分及脂膜皆营气之所舍止也。以荣主血，肉分之血，浸淫以及荣。脂膜，荣血之所荫养也。

外之肌肉，内之脂膜，皆盛藏夏之暑气。是则必令人汗空易疏，腠理易开，因疏因开，得秋之凉气、凉风，或乘疏开而浴凄沧之寒水，于是凉风寒水之新邪遂又入舍于皮肤之间矣。皮肤之间，卫气之所游行也。卫气者，温分肉，充皮肤，司开阖，行脉外而卫外者。兹秋风寒水浸入皮肤，则与卫气并居矣。亦与下文夏伤于暑，其汗大出，腠理开，因遇夏气凄沧之水，藏于腠理皮肤之中，秋伤于风则病成矣相同也。

卫气，昼行于阳，夜行于阴者也。而此潜藏肠胃外之暑气，得卫行阳出外之机，则乘势尾之而出。卫行至新感凉风寒水之邪处，内外新伏二邪则夹攻卫阳而疟作。卫阳夜行于阴，入内之时，潜暑则又随卫入内而薄着。其能内外薄着者，卫气一日一夜大会于风府，故疟一日而一作也。即与下文卫气之所在，与邪气相合则病作，及卫气应乃作，相同也。

分析疟发之原理

疟之作皆属于风，而独风疟不能作，又因夏伤于暑，独暑而疟亦不能作，必兼暑风二者乃能作，尤必须潜内之暑随卫气外出，勾合新邪同抗卫气乃作也。如卫只与新邪争，而潜内之暑气不得外会，则亦决不能作也。必也，卫气一日一出，潜暑邪气尾随外出与新邪会而作。作已而休，卫气入内时，则又随阴内薄藏府，是以一日只一作也。其作也，由上下相争，虚实更作，阴阳相移，

---

1 剥、复，皆卦名。

相并而成者也。

人之潜暑已如上述。若秋先伤寒者，则伤人阳气，故疟之作必先寒也。其寒也，先起毫毛，固因卫行遇新旧邪之合挫，而同时内藏之心阳亦同时被侮，肾寒之气上侮心阳，心阳被侮则寒作矣。心阳被侮则内寒生，内寒生则表阳救之，患者呵欠，阴引阳入也。其入也，必始于四末（四肢），而不是四肢之井穴荥穴，而是手之劳宫，足之涌泉也（卫会见《伤寒述义·营卫辩》），此即阳并于阴矣。阳并于阴则表无阳而寒，内之心阳被侮则阴气盛，阴盛则中外皆寒，而鼓颔振栗，腰脊背头皆痛矣。

肾阴盛极而必衰，心阳抑极而必复，心包之阳而还击侮肾矣。卫阳同时又由头目还外，卫阳抑极而骤通，故头痛如破也。

心反侮肾则内热，卫阳出则表热，内之阴气出而救热，则内阴又虚，中外皆热，而口渴饮冷矣。此亦下文阴与阳复并于外，并于阴则阴盛，并于阳则阳盛，上下交争，虚实更作，阴阳相移也。

阳逆极则阳又衰，阴前衰暂难还击，不还击则疟不复作矣。故下文云极则阴阳俱衰，卫气相离，故暂休也。极似两军交绥，而战暂停者。（交绥，《左传》语，即两败俱伤，不分胜负。）（此节一九四六年来易数十稿，始就于一九五八年八月十九日石校，稍惬意焉。）

心肾相乘侮者，三焦少阳下起肾藏，上合心包，少阳游动，往来上下。

帝曰：其间日而作者何也？岐伯曰：其气之舍深，内薄于阴，阳气独发，阴邪内着，阴与阳争不得出，是以间日而作也。

此答间日疟也。其气，即前言之暑气也。舍深，舍止内府深也。内薄于阴，内薄着阴里也。阳气独发，即卫阳独行于外也。阴邪内着不得出，是潜暑深着，不得尾卫同出结合新邪以抗卫，故间日乃作也。

其间日发者，由邪气内薄于五藏，横连募原也。其道远，其气深，其行迟，不能与卫气俱行，不得皆出，故间日乃作也。原在“其气日高，故作日益早也”下，今移此，更详间日之理也。

帝曰：时有间二日，或至数日发，或渴或不渴，其故何也？岐伯曰：其间日者，邪气与卫气客于六府而有时相失，不能相得，故休数日乃作也。疟者，阴阳更胜也，或甚或不甚，故或渴或不渴。此节原在“卫气集则复病也”下。

此言隔二日或隔数日疟也。原在下文“论言夏伤于暑，秋必病疟”之前，今移此，易明。吴昆作邪气客于六府，有时与卫气相失。予意六府当是内府。丹波元简疑是风府，亦通。

帝问潜内之暑邪，随卫得阳外出，集合新感秋风寒水合同抗卫则疟作。卫昼行于阳，夜行于阴，一日一夜大会于风府，一日一作乃知之矣。而疟间日或数日作者何也？伯答：其潜内之暑气，舍藏最深，内薄于阴故也。阴即下文内薄五藏，横连募原，客于六府也。阳气独发，即下文与卫相失，不能相得尾卫而出，故曰阳气独发也。阳气独发，即卫阳独发行于外也。邪气内蓄，言潜内之暑邪深着于里也。阴与阳争不得出，是在表之秋风寒水之阴邪与独行之卫阳相争也。而深着之暑邪，不得出而同抗卫也。不得同抗，则疟不作，正如下文其道远，其气深，其行迟，不能与卫俱行，不得皆出之互辞也。暂虽不作，间日乃作也。明日卫阳循常规而又出，出遇新邪而又争，潜内暑气因昨卫邪之争，已在深处向外移动，同气号召，助邪抗卫，因路远未及，气深未达，顿告中止，今日卫邪又争则昨移之暑气较近，尾卫而出，集合抗衡，此疟之间日作、数日作者也。然内着之邪向外集合新邪抗卫，或一日尾卫即达，或二日数日乃达，其出也渐，其退也速。其速是随卫而内薄，是以速也。

帝曰：善。其作日晏与其日早者，何气使然？岐伯曰：邪气客于风府，循膂而下，卫气一日一夜大会于风府，其明日日下一节，故其作也晏。此先客于脊背也，每至于风府则腠理开，腠理开则邪气入，邪气入则病作，以此日作稍益晏也。邪气，予初疑是新邪，今以上“其气”“邪气”准之，当是暑邪、伏邪。一九七二年三月三十一日**其出于风府，日下一节，二十五日下至骶骨，二十六日入于脊内，注于伏膂之脉，其气上行，九日出于缺盆之中，其气日高，故作日益早也。**其气上行，即暑邪下极复上。

桐疑此节似有错简，似辞不达意者，不敢妄改，随文释之。

风府，督脉穴。晏，迟也。骶骨，尾骶骨。膂，同吕，脊骨也。

帝曰：疟作早晏之故，何气使然？伯答：邪气客于风府（此指夏伤于暑，潜伏之邪），卫气行至其处，新旧邪合则疟作矣。卫气日夜大会于风府，一日一作亦无疑矣。而邪客于风府者，必循吕（脊骨）而下，今日在风府，明日便下一节，邪既下行，则明日卫再至风府之时，便不能照常作疟矣。虽然不照常作疟，而距离风府远，其会风府也迟，故日晏也。又重详是伏暑邪先客于脊骨者而然，不客于脊背者不必然也。

（王冰本作二十五日下至骶骨，二十六日入于脊内，注于伏膂之脉，全元起、《甲乙经》《太素》俱作二十一日，二十二日，今从之。伏膂作太冲，伏同大。考大椎至尾骶二十一节。）

又曰：邪客风府者，卫气每至风府则与邪遇，邪正相争，腠理开宣，新邪因之而上合抗卫，则疟作矣。以此日下一节之故，而日作稍益晏也。

其潜暑之邪，出于风府而下行也，日下一节，二十一日下至骶骨，谓去项骨三节也。至二十二日则由骶骨入于脊内，注于伏膂之脉。伏膂，即伏吕。吕即脊椎之象形也。言由脊椎节，日下一节，下极而入于脊吕中之髓脉也。由下极而上，脊髓脉贯无节，故九日而即上升出于缺盆之中。缺盆不是缺盆处，如谓丹田为两肾之间，谓卫气出足少阴之分，膻中为胃脘之阳，膀胱之蓄血者。其气日高一日，与风府相近，邪会较速，故较昨又早也。然有疑者，暑邪日下一节，二十一日下至尾骶，由督脉而上，九日而当缺盆，其下在节故迟，其上在脉故速，可了然矣。按卫出于肾，其上出也，缘督为经。若然则日下一节，卫会当早，上时当迟，今颠倒之者，不是卫初上升逢暑邪而疟作，是卫会风府时，新邪伏邪连合抗卫而疟方作，故邪下一节，离风府远一些，则必然就晚一些，下极而上，上一些就近一些，发作就必然又早一些也。又，风府是督脉穴，吕是椎节，椎节不是伏吕，伏吕是吕内伏行者，是督脉卫上所缘者，椎节非卫所缘也。

又，各家解作卫气日下一节，误矣。予百思悟出下文卫气日下一节，卫是邪字之讹。在《岁露》篇云“邪气客于风府，病循膂而下，卫气一日一夜大会于风府，其明日日下一节”云云，谓是邪气，固可通也。而下文又明云“卫气之行风府，日下一节”，下文又曰“其卫气日下一节”云云。揆之真理，予终为卫字是邪字之讹也。

九日出于缺盆，日人丹波元简谓缺盆非阳明经之缺盆，引《骨度》篇结喉下至缺盆长四寸，《骨空论》治其喉中央在缺盆中者，《本输》篇云缺盆之中，任脉也，名曰天突。此盖指天突而言。桐按，信如简言，则下至尾骶，入于伏膂，则又《甲乙》、巢元方作伏冲是矣。伏是伏字之讹，伏冲即太冲。冲任并起胞中，是自脊入于任脉前部矣。任无节上行速，九日可至，似允矣。而文中明言二十二日入于脊内，注伏膂之脉，则此脊内与任无涉。注于伏膂之脉，是言脉，所以别节。若真是太冲，则当言出于脊内，注于太冲足矣，又何必言入于脊内，又何必言脉哉。予自信远不如元简，尤素所佩，倘其在日，或亦诩予为

直友，而不让息园（萧龙友）独美于前也。（一九七二年四月一日）

又，今日治疟，刺脊椎、贴巴豆，盖源于此也。

［**其间日发者，由邪气内薄于五藏，横连募原也。其道远，其气深，其行迟，不能与卫气俱行，不得皆出，故间日乃作也。**］（此节已经移至前面）

帝曰：夫子言卫气每至于风府，腠理乃发，发则邪气入，入则病作。今卫应是邪字**气日下一节，其气之发也，不当风府，其日作者奈何？岐伯曰：此邪气客于头项，循膂**同吕**而下者也，故虚实不同，邪中异所，则不得当其风府也。故邪中于头项者，气至头项而病；中于背者，气至背而病；中于腰脊者，气至腰脊而病；中于手足者，气至手足而病。卫气之所在，与邪气相合则病作。故风无常府，卫气之所发，**发是应字，见《灵枢·岁露》。**必开其腠理，邪气之所合则其府也。**

帝惑于伯答卫气每至风府，腠理乃发，邪气乃入，疟乃作之言，而复问之曰：今邪气日下一节，其气之发，不当风府，何亦日作也？伯答：潜邪之客风府者（予初疑是新邪），卫至风府与邪遇争，腠乃发，新邪乃入，病乃作。不当风府者，卫行至风府，不遇则不能作也。不能作，是卫会风府时不能作，过其时则仍作也，或日作日晏也。故人身之虚实不同，邪之中人，必乘其虚，人之受邪，不一其所，不必尽当风府也。故当邪中头项风府者，卫气至头项风府而病。中背者，则卫至背而病，中腰脊、中手足，则卫气必至腰脊手足而病。必卫气之行在，与伏邪相遇，邪正相争，新伏之邪联合抗卫则疟作矣。故曰风无固定的常府常舍。卫气所行之处，与伏邪相遇相争，必开其腠理。新感风邪乘卫暑相争，腠理之开，而来夹攻卫气，则是风之府也。

帝曰：善。夫风之与疟也，相似同类，而风独常在，疟得有时而休者何也？岐伯曰：风气留其处，故常在。疟气随经络沉以内薄，故卫气应乃作。

帝曰风与疟皆起于风，所谓相似同类也。而风着肢体，如半身不遂等，独在其处，长久不变，而疟则有时休而不作何也？伯答风长留在身，故常在一处，即经络筋骨皮肤不仁不用也。疟虽由风邪，而实有暑邪舍荣或肠胃之外，随经络游走，浮而外出皮毛，沉而内薄藏府，必与卫气相值相应乃作，与卫气失则不能作，此疟所以有休时也。

帝曰：疟先寒而后热者何也。岐伯曰：夏伤于大暑，其汗大出，腠理开发，因遇夏气凄沧之水寒，或作小寒。**藏于腠理皮肤之中，秋伤于风，则病成矣。夫寒者阴气也，风者阳气也，先伤于寒而后伤于风，故先寒而后热也，病以时作，**

名曰寒疟。

此论寒疟也。天之阴邪伤人之阳，天之阳邪伤身之阴，是以先受阴寒者，先寒也，先受阳风者，先热也。

帝曰：先热而后寒者何也。岐伯曰：此先伤于风而后伤于寒，故先热而后寒也，亦以时作，名曰温疟。其但热而不寒者，阴气先绝，阳气独发，则少气烦冤，手足热而欲呕，名曰瘅疟。

此论温疟、瘅疟也。其但热不寒者，是阴气先绝于内，而阳气独发于外也。不寒者，阳气因肾虚而先绝，只受阳侮无力还击也。阴虚火烁则必少气烦冤、手足心热而欲呕也，此即五心烦热之互辞也。

帝曰：夫经言有余者泻之，不足者补之。今热为有余，寒为不足。夫疟者之寒，汤火不能温也，及其热，冰水不能寒也，此皆有余不足之类。当此之时，良工不能止，必须其自衰乃刺之，其故何也？愿闻其说。岐伯曰：经言无刺熇熇之热，全本、《太素》热作气。**无刺浑浑之脉，无刺漉漉之汗，故为其病逆，未可治也。夫疟之始发也，阳气并于阴，当是之时，阳虚而阴盛，外无气，故先寒栗也。阴气逆极，则复出之阳，阳与阴复并于外，则阴虚而阳实，故先热而渴。**与首节阳并阴意同。**夫疟气者，并于阳则阳胜，并于阴而阴胜，阴胜则寒，阳胜则热。疟者，风寒之气不常也，病极则复。至病之发也，如火之热，如风雨不可当也。故经言曰：方其盛时必毁，因其衰也，事必大昌，此之谓也。**

夫疟之未发也，阴未并阳，阳未并阴，因而调之，真气得安，邪气乃亡。故工不能治其已发，为其气逆也。帝曰：善。攻之奈何，早晏何如。岐伯曰：疟之且发也，阴阳之且移也，必从四末始也。阳已伤，阴从之，故先其时，坚束其处，令邪气不得入，阴气不得出，审候见之，在孙络盛坚而血者皆取之，此真往而未得并者也。《甲乙》真往作其往，《太素》作直往。

此反复论疟之治法也，今人犹用绳捆四肢法。

帝曰：疟不发，其应何如？岐伯曰：疟气者，必更盛更虚，当气之所在也。病在阳则热而脉躁，在阴则寒而脉静，极则阴阳俱衰，卫气相离，故病得休，卫气集则复病也。

[帝曰：时有间二日，或至数日发，或渴或不渴，其故何也？岐伯曰：其间日者，邪气与卫气客于六府而有时相失，不能相得，故休数日乃作也。疟者，阴阳更胜也，或甚或不甚，故或渴或不渴。]（此节已移前）

帝曰：论言夏伤于暑，秋必病疟。今疟不必应者，何也？岐伯曰：此应四时者也。其病异形者，反四时也。其以秋病者寒甚，以冬病者寒不甚，以春病者恶风，以夏病者多汗。

伏邪，应四时者也。反四时者，新邪也，如春暖反凉，夏热反寒，秋凉反温，冬寒反热而病者也。

帝曰：夫病温疟与寒疟而皆安舍？舍于何藏？岐伯曰：温疟者，得之冬中于风，寒气藏于骨髓之中，至春则阳气大发，邪气不能自出，因遇大暑，脑髓烁，肌肉消，腠理发泄，或有所用力，邪气与汗皆出。此病藏于肾，其气先从内出之于外也。如是者，阴虚而阳盛，阳盛则热矣。衰则气复反入，入则阳虚，阳虚则寒矣。故先热而后寒，名曰温疟。

冬伤于寒是谓扰阳，扰阳则肾伤矣。而深入骨髓之寒未能骤出，藏于骨髓，骨髓为肾所主，则肾益大伤矣。至春发陈之令，阳气向外大发之时，骨髓所藏之寒邪犹不得出，因遇大暑蒸发，身体脑髓因热而烁，肌肉因暑消疏，腠理因暑发泄，藏寒则乘势外出。或不因大暑，而因有所用力，大劳则肾汗出，骨中寒邪，亦得与肾汗皆出。此温疟者，不是新感先伤风后伤寒，邪舍腠理之温疟，是冬藏肾，肾主骨髓，寒邪至夏，从骨髓出向于外，走肉腠，伏邪之温疟也。

肾藏因寒、因藏、因热、因用力，是已经伤而又伤者。肾伤则阴虚，阴虚则内热。又值时令大暑，藏骨髓之寒出之不得，焉得不又发生剧烈之大热哉。如果所藏寒邪发泄尽净，惟阴虚作热，则滋阴可愈矣。而此藏寒只出肉腠，只能发热，魄汗不尽，热不得泄，所以身烦疼欲呕。仲景补经之未言也。藏肾之寒发越不出，极则退回，返回则复入矣。

相彼阳气鼓极而虚乏，虚乏则必退入，入则阳虚，此非阳并于阴，先热后寒者比，是伏邪之温疟也。

帝曰：瘅疟何如？岐伯曰：瘅疟者，肺素有热，气盛于身，厥气上冲，中气实而不外泄，因有所用力，腠理开，风寒舍于皮肤之内、分肉之间而发。发则阳气盛，阳气盛而不衰则病矣。其气不及于阴，全本、《太素》作不反之阴。巢元方作不及之阴。**故但热而不寒，气内藏心，而外舍于分肉之间，令人消烁脱肉，故命曰瘅疟。帝曰：善。**

此详瘅疟也。瘅疟之发，因肺素之热。肺主气，肺热则热气盛于身矣。

热气盛于身，则必厥逆上冲。厥为厥而独行，逆乃逆而不顺也。惟厥惟逆，故上冲，上冲则患者之头晕可知矣。患者中气充实，内热不能外泄，亦只是肺热头晕而已。因有所用力，腠理因开，风寒舍于皮肤之内、分肉之间而发作矣。外来风寒因身热而化热，化热而合肺素之热及热盛于身之热，如此则阳气盛极矣。阳气盛而不衰，则瘅疟成矣。其气不及于阴，谓邪气不能同他疟之阳并于阴则寒也。其不得并者，因身中阴气肺素有热而孤绝于内，心阳炽可侮肾作热，肾阴虚无力还击成寒。外有风寒从热化热，其发作只能阳气独发于外，故但热而不寒，少气烦冤，手足热而欲呕也。此气内藏于心，言邪热之气内藏于心，心主热也。而外舍于分肉之间，炽炽炎炎，劫津耗液，令人消烁脱肉，故名曰瘅疟也。

刺疟篇第三十六

足太阳之疟，令人腰痛，头重，寒从背起，先寒后热，熇熇暍暍然，热止汗出，难已，刺郄中出血。

金门，足外踝下，阳维别，刺三分。又云刺腘中即委中，刺五分。

足少阳之疟，令人身体解㑊，寒不甚，热不甚，恶见人，见人心惕惕然，热多，汗出甚，刺足少阳。

侠溪，足小次指歧骨间，少阳之荥，刺三分。

足阳明之疟，令人先寒洒淅，洒淅寒甚，久乃热，热去汗出，喜见日月光火气乃快然，刺足阳明跗上。

冲阳穴，阳明原穴，刺三分。阳明恶人与火，今因寒，故相反。

足太阴之疟，令人不乐，好大息，不嗜食，多寒热汗出，病至则善呕，呕已乃衰，即取之。

公孙穴，太阴络穴，针四分。大息即太息，大太常通用。

足少阴之疟，令人呕吐甚，多寒热，热多寒少，《甲乙》多寒少热。**欲闭户牖而处，其病难已。**

按，闭户独处，阳明病，少阴见之，土克水也。大钟刺二分，太溪刺三分。

足厥阴之疟，令人腰痛，少腹满，小便不利如癃状，非癃也，数便，意恐惧，气不足，腹中悒悒，刺足厥阴。

太冲，足大指本节后同身二寸陷中，厥阴俞，刺三分。

肺疟者，令人心寒，寒热甚，热间善惊，如有所见者，刺手太阴阳明。

列缺、合谷。

心疟者，令人烦心甚，欲得清水，反寒多，不甚热，刺手少阴。

神门。

肝疟者，令人色苍苍然，太息，其状若死者，刺足厥阴见血。

中封，内踝前一寸半陷中，仰足取之。

脾疟者，令人寒，腹中痛，热则肠中鸣，鸣已汗出，刺足太阴。

商丘。

肾疟者，令人洒洒然，腰脊痛，宛转，大便难，目眴眴然，手足寒，刺足太阳少阴。

胃疟者，令人且病也，且，《太素》作疸。《千金》作旦。**善饥而不能食，食而支满腹大，刺足阳明太阴横脉出血。**

厉兑、解溪、三里。

疟发身方热，刺跗上动脉，开其空，出其血，立寒。《甲乙》有调冲阳三字。

疟方欲寒，刺手阳明太阴、足阳明太阴。

疟脉满大，急刺背俞，用中针，傍伍胠俞各一，适肥瘦出其血也。

按张(隐庵)注背为诸俞所出，故当刺之，即五胠俞也。胠，胁也。《水热》篇五藏俞旁五，以泄五藏之热，即谓此也。盖此五者，乃五藏俞旁之穴，以其旁开近胁，故曰傍五胠俞，即魄户、神堂、魂门、意舍、志室也。

疟脉小实，急灸胫少阴，刺指井。

足太溪及足小指外侧至阴。

疟脉满大，急刺背俞，用五胠俞、背俞各一，适行至于血也。

疟脉缓大虚，便宜用药，不宜用针。

凡治疟先发，如食顷乃可以治，过之则失时也。

诸疟而脉不见，刺十指间出血，血去必已，先视身之赤如小豆者，尽取之。疟来闭脉。**十二疟者，其发各不同时，察其病形，以知其何脉之病也。先其发时如食顷而刺之，一刺则衰，二刺则知，三刺则已。不已，刺舌下两脉出血。不已，刺郄中盛经**络字之讹**出血，又刺项已下侠脊者，必已。**委中。侠脊者，大杼、风门。**舌下两脉者，廉泉也。**

日人丹波元简谓任脉廉泉只一脉，不宜言两脉，此言足少阴廉泉也。《气府论》云，足少阴舌下各一。王(冰)注：在人迎前陷中动脉前，是曰舌本，左右二也。《根结》少阴根于涌泉，结于廉泉，可以互证。

刺疟者，必先问其病之所先发者，先刺之。先头痛及重者，先刺头上及两额两眉间出血。上星、百会、悬颅、攒竹。**先项背痛者，先刺之。**大杼、神道、风池、风府。

先腰脊痛者，先刺郄中出血。先手臂痛者，先刺手少阴阳明十指间。全本作手阴阳。少冲、商阳、小指厉兑。**先足胫酸痛者，先刺足阳明十指间出血。**

风疟，疟发则汗出恶风，刺三阳经背俞之血者。足三阳。**骱酸痛甚，按之不可，名曰胕髓病，以镵针针绝骨出血立已。身体小痛，刺至阴。诸阴之井无出血，间日一刺。**诸井在指端，唯足少阴井在足心涌泉。**疟不渴，间日而作，刺足太阳。**《太素》作足阳明。**渴而间日作，刺足少阳。**《太素》作手少阳。**温疟汗不出，为五十九刺。**

黄帝问曰：五藏六府寒热相移者何？岐伯曰：肾移寒于肝肝是脾字，**痈肿少气。**

壅、痈、雍，古通用。肾中寒气移及脾藏，则雍为浮肿。少气，雍之而然也，亦肾寒不能化气也。

脾移寒于肝，痈肿筋挛。

脾肉肝筋，肉寒故筋挛也。

肝移寒于心，狂，膈中。

膈中，《邪气藏府病形》：食入而还出，后沃沫。

心移寒于肺，肺消。肺消者，饮一溲二，死不治。

《圣济总录》五十三卷有方，下节亦有方。

肺移寒于肾，为涌水。涌水者，按腹不坚，水气客于大肠，疾行则鸣濯濯如囊裹浆，水之病也。

脾移热于肝，则为惊，衄。

肝移热于心则死。

心移热于肺，传为鬲消。

肺移热于肾，传为柔痓。

肾移热于脾，传为虚，肠澼死，不可治。

胞移热于膀胱则癃，溺血。

膀胱移热于小肠，鬲肠不便，上为口糜。

小肠移热于大肠，为虑瘕，虙同伏，伏，伏之讹，伏同大。**为沉。**月事沉滞不行，桃仁承气加当归。予疑作大瘕泻。沉是泻字。

大肠移热于胃，善食而瘦，入谓之食亦。《甲乙》入作又字。

胃移热于胆，亦曰食亦。

胆移热于脑，则辛頞鼻渊。鼻渊者，浊涕下不止也，传为衄蔑瞑目，故得之气厥也。

邪气中人，真气抵抗，抗则不安，如民之遭于炮火也。虚则陷，陷则国危，如伤寒中风入府者也。若缓邪、湿着黏滞于经络肌肉间，既不速而内陷，又不立危生机，盘踞乡隅，民久同化，此痿痹之不即愈而亦不即死也。又如客气邪风入诸口鼻，不袭边防，直犯内藏，藏真受邪，挺而厥走，此疫、霍、阴阳毒之暴死也。又有一藏违和，真气受困，蚕食蔓延，以及他藏，则此节之气厥也。

肾受寒邪，久不愈而传邪于脾，是脾肾寒湿而壅肿身体也。水浸土，似宜实脾饮治之。脾移寒于肝，土湿困木，脾寒湿而痈肿，肝寒湿而筋挛，宜补肝散加吴茱萸、苍术、干姜也。肺移寒于肾，为涌水，为母传子。肺寒失敷布之令，肾寒失蒸化之能，故水从涌出，甘草干姜汤合五苓或四逆，斯为得之。若肝移寒于心，木移火，狂膈中，惜予未经，真不知其所以病。肝半在膈上，半在膈下，心在膈上，肝寒移心膈中，可能有之，狂得毋木寒犯火则狂？不可解也。心移寒于肺成肺消，肺失魄力，不化津液，下不约束也。然居主之心，能自发心火妄动，诸火亦能窜心而心包受之。若肝寒移心，心寒移肺，亦属不治之症矣。

脾移热于肝成惊、衄，主以泻心汤合泻肝汤。心移热于肺成膈消，宜清燥救肺合黄连解毒。肺移热于肾为柔痓，清肺救肾，左归饮、玉女煎合清燥救肺。肾移热于脾为肠澼，泻心合白头翁汤。胞移热于膀胱则癃、溺血，芩连四物、知柏地黄。膀胱移热小肠，膈肠不便，上为口糜，导赤散，口上白矾末。小肠移热大肠为大瘕泻(痢疾)，黄连解毒，苦参。大肠移热于胃，善食而瘦，又谓之食㑊，泻心、调胃承气。胃移热于胆，亦曰食㑊，胆主化食，泻肝汤加猪胆汁。胆移热于脑，辛頞鼻渊。鼻渊者，浊涕下不止也。传为衄蔑瞑目，泻肝汤加胆汁、芦荟、辛夷、川芎、薄荷辈。

此外，心移热小肠为淋泌，为肠炎，肺移热大肠则泻，脾移热于胃则消烁或脾约，肾移热于膀胱则癃浊。总之各藏皆有移易，在学者之旁求也。

咳论篇第三十八

有声曰咳，连声谓嗽。《释名》：咳，刻也。气奔出入不平，若刻物也。嗽，促也，用力急促也。

黄帝问曰：肺之令人咳何也？岐伯对曰：五藏六府皆令人咳，非独肺也。帝曰：愿闻其状？岐伯曰：皮毛者，肺之合也。皮毛先受邪气，邪气以从其合也。其寒饮食入胃，从肺脉上至于肺则肺寒，肺寒则外内合邪，因而客之，则为肺咳。

此详肺咳之因也。肺为娇藏而主皮毛，皮毛先受外界寒邪，入而合肺作咳，一也。或寒饮食入于胃中，从起中焦胃脘之肺脉，上至于肺，则肺寒矣，肺受寒则咳，二也。如外有形寒内复饮冷，外内合邪，因而客肺则为肺咳。此即经谓形寒饮冷则伤肺者也。注意：人徒知外寒而略于内寒，仅知肺热而不知竟有肺寒，脉决病因，其可忽乎？

五藏各以其时受病，非其时，各传以与之。

五藏皆令人咳，非独肺也。而五藏之咳又皆出于肺。五藏各以其时受病，即春肝先受邪，夏心先受邪，长夏脾先受，秋肺直受，冬肾先受。若秋令肺直受，勿论矣。如非秋时而咳，是各藏受邪后，以及于肺，即今所谓合并证是也。

人与天地相参，故五藏各以治时。感于寒则受病，微则为咳，甚者为泄为痛。乘秋则肺先受邪，乘春则肝先受之，乘夏则心先受之，乘至阴则脾先受之，乘冬则肾先受之。

人与天地相应而参者也。故五藏各有所治之时（治，主也），感于寒则所主本藏受病矣。若感寒微者病表，入从所合而咳，咳者正气拒邪也。感寒甚则泄痛，如伤寒太阳阳明合证，表邪陷里下利之葛根证。痛者，寒陷甚也。

所谓五藏各从时治者，即春气通于肝，夏气通于心，长夏通脾，秋气通肺，冬气通肾，亦即文中之五藏先受邪也。然亦不可板执，如寒伤皮毛则肺受伤，伤血则心受伤，伤肌则脾受伤，伤骨则肾受伤，伤筋则肝受伤，及久行伤筋，久立伤骨，大劳肾汗出，及《经脉别论》“饮食饱甚，汗出于胃；惊而夺精，汗出于心；持重远行，汗出于肾；疾走恐惧，汗出于肝；摇体劳苦，汗出于脾”，及《逆调论》“不得卧而息有音者，是阳明之逆也……起居如故而息有音者，此肺之络脉逆也”，《经脉别论》“夜行则喘出于肾，淫气病肺。有所堕恐，喘出于肝；有所惊恐，喘出于肺……度水跌仆，喘出于肾与骨”，皆当参考而会通也。

帝曰：何以异之？岐伯曰：肺咳之状，咳而喘息有音，甚则唾血。

桐按：唾当是咳字，肺血由咳出也。

此外寒内饮者，小青龙加石膏，无热者不用石膏。喉中水鸡声者，射干麻黄汤。内饮化热者，越婢加半夏汤。肺受内寒者，二陈、甘草干姜汤加冬花、粟壳。外寒者，生姜、甘草、麻黄、杏仁、半夏等。唾血固宜清凉，而因寒咳破者，仍宜温散之，如紫菀汤，紫菀一两、五味子一两、款冬花一两、桂心一两、桑白皮二两、阿胶一两、当归一两为末，姜汁为丸，或为末，姜枣汤送五钱（原方有麦冬，不宜用）。

心咳之状，咳则心痛，喉中介介如梗状，甚则咽肿喉痹。

心脉起心挟咽，故咳则心痛，而喉中介介然，《邪气藏府病形》篇云：心脉大甚为喉介是也。心为君主之官，不宜受邪。外邪伤营血，心主营，亦即伤心而已矣。日久心火刑金，麦门冬汤兼阿胶鸡子黄。血初受邪，宜红蓝花酒加生姜、橘络、丝瓜愈之。

肝咳之状，咳则两胁下痛，甚则不可以转，转则两胠下满。

肝脉贯膈布胁胠，主身之侧，故如此也，宜泻肝加咳药、左金丸类治之。

脾咳之状，咳则右胁下痛，阴阴引肩背，甚则不可以动，动则咳剧。

脾气行于右，故咳则右胁下满也。肺之俞在肩背，故咳牵引也。《经脉》篇云：脾病不能摇，故不可动也。动则咳剧，是气愈逆而咳愈甚也。

肾咳之状，咳则腰背相引而痛，甚则咳涎。

肾脉贯脊入肾，肾主腰，故咳引腰背痛也。涎，肾水上泛也。寒则苓桂术甘，热则味麦地黄，五味子宜重用也。

帝曰：六府之咳奈何？安所受病？岐伯曰：五藏之久咳，乃移于六府。脾咳不已则胃受之，胃咳之状，咳而呕，呕甚则长虫出。肝咳不已则胆受之，胆咳之状，咳呕胆汁。肺咳不已则大肠受之，大肠咳状，咳而遗失（同矢）。心咳

不已则小肠受之，小肠咳状，咳而失气，气与咳俱失。肾咳不已则膀胱受之，膀胱咳状，咳而遗溺。久咳不已则三焦受之，三焦咳状，咳而腹满，不欲食饮。此皆聚于胃，关于肺，使人多涕唾而面浮肿气逆也。

此详五藏咳久不愈入其所合，理极详明，似无庸释。唯久咳不已三焦受之，各解不一。马以三焦非手少阳三焦经，乃上中下三焦之部。上焦在膻，中焦在中脘，下焦在脐下，故咳则腹满不欲食饮。复谓五藏六府之咳，皆聚胃，关于肺，以胃为五藏六府之主，肺先受邪，而传之各藏各府也。多涕唾面浮肿，以气逆于上故耳。此乃藏府咳疾之总证也。张志聪为膀胱咳久不愈，传三焦，似不如马(玄台)注各咳久不愈皆入三焦为畅。聚胃关肺，涕唾面肿气逆，是腹满不欲食饮之附证。

帝曰：治之奈何？岐伯曰：治藏者治其俞，治府者治其合，浮肿者治其经。帝曰：善。

五藏咳，各灸刺其俞，俞在背。六府咳治其合，胃合三里，大肠合巨虚上廉，小肠合巨虚下廉，三焦合委阳，膀胱合委中，胆合阳陵泉。浮肿刺本经泻热。

李杲治胃咳乌梅丸；胆咳黄芩加半夏生姜汤；大肠咳赤石脂禹余粮汤、桃花汤，不止，猪苓汤；大小肠咳芍药甘草；膀胱咳茯苓甘草汤；三焦咳五味异功散，可选择。《证治准绳》《张氏医通》咳嗽门皆有治例，当参看。

举痛论篇第三十九

举诸痛以为问也。又，举者，众也，即诸痛也。新校正疑举字乃卒字之误也。

帝曰：愿闻人之五藏卒痛，何气使然？岐伯对曰：经脉流行不止，环周不休，寒气入经而稽迟，泣而不行，客于脉外则血少，客于脉中则气不通，故卒然而痛。

此言猝痛之因也。经脉流行，行有分寸，周有道理，其地其时，如火车之不能误点也。如寒气袭击入经，碍其经气循环，则经气稽留迟滞，泣涩不得正常行动矣。如客于经脉之外，则经外之血因寒凝而少，客于脉中，则经气与邪气相搏而不通，不通则猝然而痛矣。

帝曰：其痛或卒然而止者，或痛甚不休者，或痛甚不可按者，或按之而痛止者，或按之无益者，或喘动应手者，或心与背相引而痛者，或胁肋与少腹相引而痛者，或腹痛引阴股者，或痛宿昔而成积者，或卒然痛死不知，人有少间复生者，或痛而呕者，或腹痛而后泄者，或痛而闭不通者，凡此诸痛，各不同形，别之奈何？

岐伯曰：寒气客于脉外则脉寒，脉寒则缩踡，缩踡则脉绌急，则外引小络，故卒然而痛，得炅则痛立止。因重中于寒，则痛久矣。

此释猝痛，有猝然而痛止，或痛久不休者也。寒气客于脉外之络，经脉与络相通，络受寒则脉亦受寒矣。脉寒则蜷缩不伸，不伸则绌急益力(绌，屈伸也。急，急紧，不通强通也)。是愈缩短蜷结而愈不得屈伸，愈不得屈伸而愈冲力益大，是所以绌急也。如此急冲不通，则外引小络，小络被牵，故猝然而掣痛。其痛因寒而致，故得炅则痛止也(炅，日光也)，即得热胜寒，血得热则行，脉得伸而痛止矣。如重感于寒，则寒伤重，血凝甚，筋牵急，虽得炅热，亦如杯水车薪，无济于事，则痛久而不止矣。

寒气客于经脉之中，与炅气相薄则脉满，满则痛而不可按也。寒气稽留，炅气从上，则脉充大而气血乱，故痛甚不可按也。

此释痛不可按者也。寒气客于经脉之中，血泣涩而不通，身中炅气冲突相搏，则脉益满而痛不可按也。

寒气客于肠胃之间，膜原之下，血不得散，小络急引，故痛。按之则血气散，故按之痛止。

此释痛按则止者也。膜原、募原、脖胦一也，为肓之原，在脐之下，在肾中间。肓即肠下脂膜，原是鬲肓之原，张(隐庵)注为连肠胃之脂膜。予谓脐为命蒂，为先天之系，后天之基，即人太极是矣。膜者，人之内外一切之根源也。《说文》：脉间肉膜也。《释名》：膜，幕也。幕络一体也，言人整体有膜幕络为一体，一体之根源即幕源也。或膜源误作募者，非也(以上释募原)。

寒气客于肠胃，多由口鼻饮食。寒客膜原，多由脐阴风冷。小儿腹痛，人口对脐呵气即愈，灸脐下亦可，即得炅则止也。寒客肠胃膜原，则血因寒凝而不散，不散则肠之小络急引。急引者，急抽也，急抽则痛矣。按之则血气散，血气散则痛止矣。寒客经络，脉满而痛，故不可按。经脉附着肉间，无少隙空，故按之剧。肠胃腹膜连缀腹中，空廓大，故得按。此寒客经络藏府之不同也。

寒气客于侠脊之脉则深，按之不能及，故按之无益也。

此释痛按无益也。按侠同挟，似是太阳矣，其实非也。下文背腧乃太阳之脉，对照自明。谓是督脉，近理。督深着脊中，故按之无益也。

寒气客于冲脉，冲脉起于关元，随腹直上，寒气客则脉不通，脉不通则气因之，故喘动应手矣。

此释喘动应手也。喘动者，如人之喘，筑筑然跳动应手而撞也。按此亦在可扪可按之例。李念莪谓冲上连肺，气逆而喘，大非。“其着于伏冲之脉者，揣应手而动，发手则热气下于两股，如汤沃之状”(《百病始生》)条当参看。发手，谓发动其手而按之也。予于邓家庄孔祥贵验之果然。噫，迄今四十余年矣。

寒气客于背俞之脉则脉泣，脉泣则血虚，血虚则痛。其俞注于心，故相引而痛，按之则热气至，热气至则痛止矣。

此解背心引痛，按之则止者也。背俞，五藏六府之俞，太阳膀胱之经也。藏府之血气，皆注于俞。(所注为俞。俞者，水上而注下，下复承而流之曰俞。)故寒客之则脉涩，涩则血虚痛矣。而心主血脉，藏府之俞皆注于心，故引心而痛。心为阳中之太阳，太阳为阳中之至大，按之则寒气散而阳气通，通则不痛，得炅则止矣。

寒气客于厥阴之脉，厥阴之脉者，络阴器系于肝，寒气客于脉中，则血泣脉急，故胁肋与少腹相引痛矣。

此解胁肋少腹相引痛者也。肝脉络阴器、系肝、司胞、主胁，寒客之，故相引而痛，各经皆通络，络皆有血，血寒则凝，凝则血少，脉急收引而痛也。

厥气客于阴股，寒气上及少腹，血泣在下相引，故腹痛引阴股。

此解腹痛引阴股也。张(隐庵)、马(玄台)并谓承上厥阴而言，予谓似不必然。明言厥气客于阴股，则阴股不必尽厥阴也。寒气客阴股，寒气上及少腹，而血泣于下部，则痛引少腹矣。

寒气客于小肠膜原之间，络血之中，血泣不得注于大经大字注意**，血气稽留不得行，故宿昔而成积矣。**

此言寒气之成积者也。募原解见上，岐伯曰：积之始生，得寒乃生。仲景亦曰：因虚积冷，结气为诸(诸之同意)。岐伯谓生于寒者，厥气生于足悗，悗生胫寒，胫寒则血脉凝泣，血凝泣则寒气上入于肠胃，上入于肠胃则䐜胀，䐜胀则肠外之汁沫迫聚而不得散，日以成积。其发也痛而外联于缓筋，饱食则安，饥则痛(外筋，腹外筋)。

小肠募原皆有血络灌输也，与大经相通也。所谓大经者，即冲之血海是也(或大经之经，是冲字。除冲之起处血海，余皆无血)。如寒气客于小肠募原之间，而络血之中，则血络之血因寒泣涩，失去正常循环，稽留不行，如人之宿久不动，昔久而成积矣。

寒气客于五藏，厥逆上泄，阴气竭，阳气未入，故卒然痛死不知人，气复返则生矣。

此解暴痛而死者也。诸解不一，皆通而不畅。予直解之曰：寒气骤客五藏，藏气因之厥而不顺，逆而妄突，即四肢冰凉，“一挺没气”者也。“一挺没气”即厥逆上泄者也。阴气暴竭，是阴为藏，即因寒而厥上逆，藏中无气而暴竭也。阳气未入，是寒格于中，外界天阳之气不能入于藏府，此阳气未入也。藏气上泄而竭，天阳被格不入，呼吸停止，此猝痛而死，不知人者也。气复返还则生，是患者须臾间厥稍缓，外阳渐入，气仍续则生矣。

寒气客于肠胃，厥逆上出，故痛而呕也。

此解痛而呕者也。然更要知吐则寒气伸，证反减轻。服药后，时多得吐，勿怪。

寒气客于小肠，小肠不得成聚，故后泄腹痛矣。

此解腹痛而泄者也。邪客小肠多宿昔成积，如骤感寒客者，寒气下趋，腹痛作泄，如此者，不易成积矣。

热气留于小肠，肠中痛，瘅热焦渴，则坚干不得出，故痛而闭不通矣。

此谓痛而闭者也。张(隐庵)谓寒久化热，理宜有之。谓寒而郁，郁而火者，殊不尽然。新痛非热，久痛非寒，且热能作痛。小肠主液，热则瘅热焦渴，矢焦干不出，故痛而闭也。然热极灼肠，亦有作泻而痛者，当验其尿之赤白，舌之赤淡，脉之数迟虚实也。

帝曰：所谓言而可知者也。视而可见奈何？岐伯曰：五藏六府固尽有部，面色。**视其五色，黄赤为热，白为寒，青黑为痛，此所谓视而可见者也。帝曰：扪而可得奈何？岐伯曰：视其主病之脉，坚而血及陷下者，皆可扪而得也。**

帝曰：善。余知百病生于气也，怒则气上，喜则气缓，悲则气消，恐则气下，寒则气收，炅则气泄，惊则气乱，劳则气耗，思则气结，九气不同，何病之生？

岐伯曰：怒则气逆，甚则呕血及飧泄，《甲乙》《太素》俱作食则气逆，妥。**故气上矣。**

此论百病皆生于气，而有九种之不同也。气一也，因变而有九焉。其变非气之自变，是情感触气而生变也。如风一也，着于树则条鸣，荡于水则浪起，非风之异，是水木之自异也。帝问九气所变之故，及所变之各生之病也。

伯答怒则气上逆，怒生于肝，肝主升，故怒则气上而逆也，即俗谓“气攻脑袋皮”是也。气载血上行，肝为藏血之藏，俗谓“气得吐了血”。“及飧泄”似不合理，然《经脉》篇亦云，肝所生病，呕逆飧泄。其以肝肆疏泄，若黄芩汤证欤？或上极而下，如恐则气下，因恐致狂者，每多怒骂之下极而上欤？若果然也，则当是“甚则呕血”是句，“及飧泄”不是呕血同时飧泄，而是怒甚则气上极而呕出血。“及飧泄”是了到飧泄时，所以就气上极而下了。

又，《甲乙》《太素》并以飧泄作食而气逆。如此气得吃不下饭，更易解矣，可并存也。

喜则气和志达，荣卫通利，故气缓矣。

此言缓不为病，缓极则病也。喜生于心，喜则气和志达，心主血荣，肺主气卫，气和志达则荣卫通利，故气缓矣。缓非病，俗谓“欢喜不出病来”，人笑则气散力懈，是其证也（河北谓“招笑”说“你别找我懈劲”）。如缓极则病缓散懈怠不收，经谓心苦缓，急食酸以收之，是矣。

然暴喜能致狂病，如范进中举而狂（《儒林外史》），更经一人，临结婚而狂。最不可忘者，予岳曹翁培元之狂迷也，修髯伟貌，体健声洪，品德高重之老医，而不弃寒酸，樛木下逮[1]，每以予贫累其焦苦。一九五六年予及松儿皆被拜访任职，翁暴喜，手之舞之，足之蹈之。不久，其三子夭，又暴悲，以是遂迷焉。《中庸》：喜怒哀乐之未发谓之中，发而皆中节谓之和。人喜怒不能绝，而贵得其中和也。

悲则心系急，肺布叶举，而上焦不通，荣卫不散，热气在中，故气消矣。

此详悲则气消也。心并于肺则悲。悲，心悲也，悲则心系急迫拘挛也。心系连肺，系急则肺因上布而举，气不下降，故人之悲泣则胸气连连上逆也，俗谓“哭得抽抽搭搭”，甚有而一恸而绝者，即心系急，肺布叶举，上焦不通之证也。

心肺布散荣卫者也，系急叶举，上焦不通，如此则荣卫不能照常疏散矣。不散则郁而生热，热刑肺，肺主气，而气益消矣。

按哀毁过度，颇能致命。眼花无泪，头昏眩，神气失，似无魂者，腰痛，心涣，时下白淫。予丁忧时曾亲历之。女子丧夫致疾，多数难救（今无其事），子夏丧子失明，皆其证也。

恐则精却，却则上焦闭，闭则气还，还则下焦胀，故气不行矣。林亿谓气不行当作气下行。

此详恐则气下也。心并于肾则恐，恐则伤肾，肾藏精，故恐则气下而精却也。却者，退却也，俗谓“吓得尿裤子”也。却则上焦闭者，肾为生气之源，运健元气，上达膻中，随荣达脉，环周全身者也。兹精却肾亏，无力健运全身，只能上达心肺，故上焦闭而不能外达矣。不外达，则逆而复还之于下也。还于

---

1 谓施恩惠及于下人。出《诗经·周南·樛木》。

下，不是还于气海，而是逆在藏府空廓，逆在藏府空廓则胀矣。胀者，气不行故也。此病有二便失禁，有下极而上发狂。旧馆村王聚因恐成疾，后发狂，恒持刀叫骂其仇，予亲见之。

寒则腠理闭，气不行，故气收矣。

此解寒则气收也，仲景云：腠者三焦通会元真之处，为气血所注；理者是皮肤藏府之文理。此则专指皮肤文理言也。寒侵则腠理闭寒，元真之气不得外达，不外达则气不行，气不行则收矣。古谓周身之八万四千毛孔息息相吹也。闭则不通，不通则内之气将从咽喉大孔直出，此伤寒麻黄证之喘呕必作也。

炅则腠理开，荣卫通，汗大泄，故气泄。

炅，俱永切，音炯，光也，热也，火光也。人感日光酷烈之炅，则腠理因热而大开，荣卫因热而大通，汗液因热而大泄，气更因此而大泄，此正所谓暑热伤气者也。烦心便黄，无气以动，动则气喘，淅洒恶寒，清暑益气、生脉饮为不易之法矣。（验案颇多不录）

惊则心无所倚，神无所归，虑无所定，故气乱矣。

此解惊则气乱也。惊者，不知而骤见非常之物，不备而骤闻非常之声也。惊则气散，魂魄飞扬，心无所依而悸动，神无所归而意迷，虑无所定而发慌，俗谓“吓懵了”“吓得不知东西南北，不知怎么着好”，此所谓气乱也。（例详医案）

劳则喘息，汗出，外内皆越，故气耗矣。

此解劳则气耗也。阳气者，烦劳则张，张则喘息汗出矣。大劳肾汗出，肾主藏纳，肾乏不纳，则上气而喘矣。内越肾藏之气而喘，外越皮肤之津而汗，如此则气耗矣。

思则心有所存，神有所归，正气留而不行，故气结矣。

此解思则气结也。所以任物者谓之心，心之所之谓之志，因志而存变谓之思，经语也。即心有所存而专一思索，神有所归而反复考虑，如此则正气留着不行，不行故谓之气结也。

腹中论篇第四十

论腹中病也。

黄帝问曰：有病心腹满，旦食则不能暮食，此为何病？岐伯对曰：名为鼓胀。帝曰：治之奈何？岐伯曰：治之以鸡矢醴，一剂知，二剂已。

此论鼓胀之症状及治法也。心腹胀满，旦间勉强进食，食后益胀，至暮则不能复食，曰鼓胀。其气不在身形之外，不在藏府之中，而在空廓，如鼓之外革中空，鼓之鼟鼟然也。此病初起，予所经者，或劳饮蓄水(井水或冷溪水)，或病后脾虚所致，鸡屎醴诚妙方也。鸡木畜而金行，木转激脾，金转制肝，激脾之运而不妨土也。鸡屎能强脾而复消积，是消不伤正，补而不壅也。醴为熟谷之液，调和荣卫，上宣下通者也。张志聪认为攻伐实邪之品，虚证所忌，大不其然，予有验案也。孟各庄陈某，贫苦焦劳，夏挑贩菜。病，针挑肛门，肉腐无力(组织已坏)，予急以解毒活血大剂，中午急灌，至夜，药灌未毕而绝，稍待而苏，其兄力主再灌，天将明气绝，举家痛哭，而忽一身大汗，满屋恶臭，而竟愈矣。数日后又病鼓胀，肚大欲破，予以育阴行水不愈，温肾行水、强脾运水皆无效，针之亦无效，教令买麦芽一斤，饲雄鸡，取其矢半碗，黄酒煎，滤过饮之，服下发烧，肚上皮中隐隐然似水流动者，一剂而消大半，三剂而愈。古圣之方真不可及也。

帝曰：其时有复发者，何也？岐伯曰：此饮食不节，故时有病也。虽然其病且已时，故当病气聚于腹也。

此解复发之因也。其病愈时，有复发，饮食不节所致也。虽然如此，其病必在将愈未愈时而强食之也。病后脾弱，多食肉食，皆非所宜，故当复病，气复聚于腹也。且已可作新已解。

帝曰：有病胸胁支满者，妨于食，病至则先闻腥臊臭，出清液，先唾血，四肢清，目眩，时时前后血，病名为何？何以得之？岐伯曰：病名血枯。此

得之年少时，有所大脱血，若醉入房中，气竭肝伤，故月事衰少不来也。帝曰：治之奈何？复以何术？岐伯曰：以四乌鲗骨一藘茹，二物并合之，丸以雀卵，大如小豆，以五丸为后饭，饮以鲍鱼汁，利肠中新校正云：别本作伤中**及伤肝也。**

此论肝伤血枯病也。帝以上证而问及其所得。伯答曰：病名血枯。此证在年少之时，必曾经半产漏崩，有所大失血，或虚而滞，或涩而止，瘀留于内，月事不行。若或醉以入房，夺其所用，气竭肝伤，虚瘀着止，月事衰少，竭而不来，至老则瘀久自下。胸胁支满者，肝主胸胁，虚而支满也；妨于食者，肝虚不能疏土也；闻腥臊臭，肺腥肝臊，肝肺之虚象外呈也；出清液，肺虚不布也；先唾血，肝虚不藏也；四肢清冷，冲血虚不能充肤热肉也；目眩，肝虚甚则䀮䀮无所见也；前后血，肝虚不藏，肾虚不摄也（肾主二阴）。此肝肾肺虚极之证，故以乌鲗、藘茹、雀卵、鲍鱼愈之。

方解：乌贼鱼，伏咸水，含墨汁，得水之精者也。骨色白属金，酸入肝，咸入肾，温又祛寒，是肺肝肾三经温补药也。主寒虚癥瘕，赤白漏下，经枯血闭，皆补正逐邪之功也。茜草，凌冬生苗，至秋花实，实小子细，方茎有节，外有细刺，秉金水之性，苦寒可知矣。蔓有筋络，根赤入血，苦寒泻火，是活血凉血通行经络之品也。主痹，血滞经络也。黄疸，瘀血为阻也（肝藏血）。因瘀而吐下，因瘀而淋漓。止漏下血，吐血、泻血、溺血，凡有瘀血不尽，新血不固不止者，皆可用之。雀性至淫，卵益精血，暖肾精，助阳道。阳痿不起，带下，便溺不利，除疝破瘕，皆有殊功。鲍，鱼字从火，补肾阳，辛发朽腐，咸软去瘀，利肠益肝，腐尤益肾也。

按，《金匮》问曰：妇人年五十所，病下利，数十日不止，暮即发热，少腹里急，腹满，手掌烦热，唇口干燥何也？师曰：此病属带下。何以故？曾经瘀血在少腹不去，主温经汤。与此证方义同，彼之芎丹，正此之藘茹也。仲景自言撰用灵素，信然。于此更证先圣后圣其揆（度）一也矣。

帝曰：病有少腹盛，上下左右皆有根，此为何病？可治不？岐伯曰：病名曰伏梁。帝曰：伏梁何因而得之？岐伯曰：裹大脓血，居肠胃之外，不可治，治之每切按之致死。帝曰：何以然？岐伯曰：此下则因阴，必下脓血，上则迫胃脘，生《太素》作出**鬲，挟胃脘内痈，**《太素》侠胃作使胃。**此久病也，难治。居脐上为逆，居脐下为从，勿动亟夺，论在《刺法》中。**

此解伏梁之因及治法也。伏梁，伏，藏匿也；梁，强梁也，即坚硬之义。按《邪气藏府病形》篇曰：心脉微急为伏梁。《经筋》篇：手少阴之筋病，其病内急，心承伏梁。《难经》五十六：心之积名曰伏梁，起脐上，大如臂，上至心下。此则云脐上为逆，脐下为从，环脐而痛云云。张志聪、吴昆皆以此非心积之伏梁，盖指心积不能居脐下也。讵知心不受邪，心可传之小肠，正所谓少腹当有形也，又何疑焉哉。云不可治，不可切按而治也。切者，急也。《礼记》："积渐敬慎，不敢逼切。"注："逼切者，唐突也"，俗谓"冒冒失失"也。此"下则因阴"句是在下部者，则因二阴下脓血也。"勿动亟夺"句，勿切按大动，而渐缓屡夺之。亟，屡也。

此病多起脐之上下左右，令人心烦睡躁，纯属心经气血结滞。予治邓家庄祥宽在脐左下抵腋如棒槌状，发则自外肾振动，自觉全身如火车开状，震荡有声，不知所为，其实未动，亦无声也。以消积药，月余愈之。

帝曰：人有身体髀股䯒皆肿，环脐而痛，是为何病？岐伯曰：病名伏梁，此风根也。其气溢于大肠而着于肓，肓之原，在脐下，故环脐而痛也。不可动之，动之为水溺涩之病。溢于大肠当作小肠。心小肠表里也。肓，肠外脂膜，即脖胦。三焦水道，故水涩身肿。

此解伏梁之不可切按也，与上节无大区别，但指出风根已耳。

上节是言伏梁之成，与伏梁之处，并治之顺逆，治之违反也。此又详伏梁之因及传变之证，及治不如法之致变也。《难经》曰：心之积曰伏梁，起脐上，大如臂，上至心下，久不愈，令人烦心，以秋庚辛日得之，肾病当传心，心病当传肺，肺当旺，旺不能受邪，心复还肾，肾不肯受，留结为积。此言伏梁定名心积，成因、症状及得之时日也。合观上论，由外感风气，搏津成疾，或肝风内动，激水在山（《孟子》水性下，激之过山），风能荡水，肝邪挟肾，端虽有二，理实一致。夫主水藏津液者肾也，风荡上冲，肝挟肾凌，则心受之矣。心当传肺，肺如受邪，则必如劳风，唾浊大如弹丸，从口鼻出，不出则危之证。而患者适当秋令旺时，又值庚辛旺日，以是肺不受邪，心复还肾，肾不肯受，斯水火交结而为积矣。或着于肓，或着于脐，或着膈及脘，或身体髀股䯒皆肿，有若风水肾风，或上而烦心，或下为溺涩及下脓血，总为津液凝聚而然。在药中无如南星之辛散苦泄，火宣金破之对证者，射干亦堪用耳。

予廿龄时，闻山东大锯匠[1]云，其父身肿，腹大如瓮，一老医视曰：此风自章门入也。以猫眼草大剂熬如糊状一碗，加牛黄一分服下，吐泻恶涎而愈。疑即此证。风入章门，不见经典，药殊对证，此医亦属不俗，惜未知其姓名也。

帝曰：夫子数言热中消中不可服高梁、芳草、石药。石药发瘨，芳草发狂。疑是发渴。**夫热中消中者，皆富贵人也，今禁高梁是不合其心，禁芳草石药是病不愈，愿闻其说。岐伯曰：夫芳草之气美，石药之气悍，二者其气急疾坚劲，故非缓心和人，**故非心缓和人。**不可以服此二者。**

按癫瘨通用，和下文之狂似妥。而《甲乙》作疽，石药燥悍成疽，甚确（古服炼石，多致痈疽消渴）。予谓"发狂"，应不是狂字，芳草焉能发狂，疑是渴字。香药散气，多燥耗津，热中消渴忌之，似近。然渴与狂二字极不相类，须待考耳。消中证，《奇病论》："帝曰：有病口甘者，病名为何？何以得之？岐伯曰：此五气之溢也，名曰脾瘅。夫五味入口，藏于胃，脾为之行其精气，津液在脾，故令人口甘也，此肥美之所发也（《太素》发作致）。此人必数食甘美而多肥也，肥者令人内热，甘者令人中满，故其气上溢，转为消渴。治之以兰，除陈气也。"观此，兰为香草，是消中不禁香药也。而此言不可服芳草者何哉？盖以香多性燥助渴也。而《本草》兰为上品，辛平甘寒，除胸中痰癖。李杲云：其气清香，生津止渴，润肌肉，治消渴，胆瘅。兰香能去秽，味且甘寒，为不禁耳。

盖此在热中二字，言热中、消中者，不可服膏粱，以多食甘美而致也。不可服芳草，以香而燥助渴也。不可服石药，以热而悍也。若不因热中者，更宜别论。西治尿糖证禁食糖，即禁肥甘意。予则甘草、白术、玉竹用至二两，糖转不见，即尿糖多而内糖少，而补之也。故文又云禁芳草石药，是病不愈，是治此病，又必以芳草石药，但必详审病情，对证下药耳。

帝曰：不可以服此二者，何以然？岐伯曰：夫热气慓悍，药气亦然。二者相遇，恐内伤脾，脾者土也而恶木，服此药者，至甲乙日更论。《针灸甲乙经》更论作当愈甚。

伯答热中者，热气慓急悍猛，脾受灼矣。药之香窜，石之慓悍，热气更烈，以身中之热，再加药之热，两热炎炽，更伤脾元。脾恶木克，故甲乙日当病甚

1 大锯匠是旧时专门将大原木分解成木板的匠人。

也。按，消证即糖尿病之胰岛素缺乏者，胰属于脾，于此益可证矣。细审此富贵人，饱餍肥甘，湿热困脾，因而糖不吸收而流散尿、血中，既当除热，又宜除湿，更宜生金风以胜之。当参予《中西对照脾胃·论糖尿病》[1]一段。

帝曰：善。有病膺肿《甲乙》作臃肿**颈痛胸满腹胀，此为何病？何以得之？岐伯曰：名厥逆。帝曰：治之奈何？岐伯曰：灸之则瘖，石之则狂，须其气并，**并，平声，合也。**乃可治也。帝曰：何以然？岐伯曰：阳气重上，有余于上，灸之则阳气入阴，入则瘖；石之则阳气虚，虚则狂。须其气并而治之，可使全也。**

此详厥逆之误治及治法也。厥逆者，阴阳不相顺接也。不顺接，则阴阳离决矣。各行其是，互相倾轧。厥即厥逆不顺，如抑极反抗，不通聚通，而汹涌澎湃不可遏止，即逆也。猝然膺肿颈痛胸满腹胀，此即厥逆之所为也。

厥逆之气，有时或乘于阴，有时或乘于阳，往来还击时不可治之，须待二气合并定稳不厥时，乃可治之也。阳气重上，是阳气被阴乘而重抑遏于上，不真是阳气有余而盛重于上。有余于上，即发生膺肿颈痛胸满腹胀也。如不识厥逆互相乘侮，以为阴气真盛而灸之，则"艾火虽微，内攻有力"，则阳气入于藏府之阴矣。阴得艾阳之挫，胸腹胀满似可少缓，而内被抑上之阳，得艾火之助，猛烈反击，则所谓两阳熏灼，阴必大伤。肾主阴系舌，灼极则舌不转而瘖矣（火刑金同）。石之则阴气虚者，谓阳乘阴时，见阳之嚣张，砭而石之，石之则阳稍却，而内被抑之阴，乘阳之挫，拼命反攻，则阳将溃不成军而大虚矣，虚则神无所依守则狂矣。要知此狂是虚狂，是心无所定，手无所措，一派惊骇万状，如产后妙香散证者（《医宗金鉴》妇科产后）。故曰待其气并时，乃可攻也（攻者，治也）。

帝曰：善。何以知怀子之且生也？岐伯曰：身有病而无邪脉也。

问所怀之子，且能长生善养，何以知之？伯答妊娠身虽有呕吐之不适，而无病证之邪脉，无邪脉即接近正常也。如有邪脉则防陨堕或生而不育耳。（善养，俗语即好抚养。）

帝曰：病热而有所痛者何也？岐伯曰：病热者阳脉也，以三阳之动也，人迎一盛少阳，二盛太阳，三盛阳明，入阴也。《甲乙》《太素》无此三字。**夫阳入于阴，故病在头与腹，乃䐜胀而头痛也。帝曰善。**

---

1 见《赵仲琴诊籍四种》之《医林敝帚》。

按一盛少阳，二盛太阳，三盛阳明，《六节藏象》已详其义。人迎胃脉也，故以候阳。《甲乙经》等无入阴也，甚确。

此言病在阳经而传阴经也。夫热病者，皆伤寒之类也。人迎主表，一盛即超过正常稍盛一点者，阳经病也；再盛些者，太阳也；三盛而极者，阳明也。阳主头，故头痛。阴主腹，故腹胀。夫自阳经入阴经者，表病未罢，即阳邪未已，故腹䐜胀而仍有头痛也。

刺腰痛篇第四十一

言诸经皆作腰痛，不同气滞、闪挫、血瘀、痰、虚也。

足太阳脉令人腰痛，引项脊尻背如重状，刺其郄中，太阳正经出血，春无见血。 如重，《甲乙》作如肿。

此言经痛之刺法也。足之三阴三阳及奇经八脉，皆循腰而上下。惟足太阴从足膝股内廉入腹属脾，以主腹中，故不论之。足太阳脉，从颠下项，挟脊抵腰，经脉阻滞，故腰痛如是也。郄中，即委中也，太阳正经。（《经别》足太阳之正，别入腘中。）

少阳令人腰痛，如以针刺其皮中，循循然不可以俯仰，不可以顾，刺少阳成骨之端出血。成骨在膝外廉之骨独起者。夏无见血。

少阳主膝，故如针刺皮循循然。少阳主枢，枢折故不可以俯仰。少阳主侧，故又不可回顾也。

丹波元简引沈氏《释骨》云：膝上下内外皆以髌为断，成骨之旁，骱骨之端，不至上旁膝，膝乃是骱之讹也。

阳明令人腰痛，不可以顾，顾如有见者，善悲，刺阳明于骱前三痏[1]，上下和之出血，秋无见血。

按阳明为两阳合明，多气多血，刺出血者，泻实也。此为阳明经实无疑矣。而顾如有见，当是阳盛见鬼，非阳虚之见鬼。善悲非不足之悲，乃邪盛之狂悲耳。

足少阴令人腰痛，痛引脊内廉，刺少阴于内踝上二痏，春无见血。出血太多，不可复也。 脊内廉，全本、《太素》俱作内痛。

厥阴之脉令人腰痛，腰中如张弓弩弦，刺厥阴之脉，在腨踵鱼腹之外，循

---

1 痏音委。

之累累然，乃刺之，其病令人善言全本无善字，**默默然不慧，刺之三痏。**

如张弓弦，紧急牵掣，即一剜一剜、一拽一拽，牵引作痛也。肝郁极而伸则主语，伸极复郁，故又默默不慧也。

解脉令人腰痛，痛引肩，目䀮䀮然，时遗溲，刺解脉，在膝筋肉分间郄外廉之横脉，出血，血变而止。

解脉，浮而横之络脉也，主表，隶太阳之部，故痛引肩背而时遗也。郄外廉腘中横络，怒起青紫，刺出紫黑血。廉，棱也。

解脉令人腰痛，如引带，常如折腰状，善恐，《甲乙》如引带作如裂，善恐作善怒。**刺解脉，在郄中结络如黍米，刺之血射以黑，见赤血而已。**

太阳膀胱与少阴肾相表里，肾主恐主腰，故证如是也。（全元起云有两解脉，病源各异。恐误。）

同阴之脉令人腰痛，痛如小锤居其中，怫然肿，刺同阴之脉，在外踝上绝骨之端，为三痏。《太素》小锤作小针。予曾经一人，真如有硬物在中者。

按张（隐庵）注，此阳蹻病也。蹻有阴阳，男子数其阳，女子数其阴，当数者为经，不当数者为络，故曰同阴之脉。其脉行健，阻不上行，故痛如小锤居其中怫然怒突而肿，理至明确。而诸家因刺绝骨，遂指为肝经之病。考《经脉》少阳之脉，直下抵绝骨之端，疑为厥阴，似属近理。而此明言同阴，明是蹻脉，而不是厥阴，明矣。然又何为刺少阳胆之绝骨欤？此又当深辨，似有待于桐也。

盖肾之少阳，寄于胆，十一藏又皆取决于胆，以胆主升，为初动之机也。蹻脉者，少阴之别，荣运肾水，矫捷上行，肾气之动又必始于蹻也。

即以卫气论，缘督为经，发于肾而出于目，循蹻而上，亦出于目，蹻病刺胆，即因其初动也。《脉度》篇“蹻脉安起安止，何气荣水？岐伯曰：蹻脉者，少阴之别，起于然谷之后，上内踝之上，直上循阴股入阴，上循胸里入缺盆，上出人迎之前，入頄，属目内眦，合于太阳、阳蹻而上行（即循颠络脑别出下项），气并相还则为濡目，气不荣则目不合”一节，及《邪客》“厥气客于五藏六府，则卫气独卫其外，行于阳不得入于阴，行于阳则阳气盛，阳气盛则阳蹻满，不得入于阴，阴虚故目不瞑”一段，可知矣。

蹻病刺胆，因蹻挟肾上荣为初动，胆寄肾中少阳为初动也。张（隐庵）注刺胆纠缠不明，故辨之。

阳维之脉令人腰痛，痛上怫然肿，刺阳维之脉，脉与太阳合腨下间，去地一尺所。

阳维起于诸阳之会，其脉发于太阳金门穴，会足少阳于阳交，为阳维之郄，与手足太阳及蹻脉会于臑俞，与手少阳会于天髎，及会肩井，与足会于阳白，上本神、临泣、正营、脑空，下至风池，与督会于风府、哑门。此阳维之起于诸阳也。刺穴承山也。

衡络之脉令人腰痛，不可以俯仰，《甲乙》俛不得仰。**仰则恐仆，得之举重伤腰，衡络绝，恶血归之，刺之在郄阳筋之间，上郄数寸，衡居为二痏出血。**

此论带脉为病也。衡，横，古通用，见《礼记·檀弓》。带脉横络腰间，故曰衡脉。足之三阳循腰而下，足之三阴循腰而上，奇经亦然。病则上下不通，阴阳间阻而痛如此也。

《素问识》引楼氏云：郄阳筋者，郄内外廉，各有一大筋，上结于臀，今谓外廉之大筋，故曰阳筋也，上郄数寸，于外廉大筋之两间，视其血络盛者横居，为二痏出血。穴在郄外横纹尽处曰委阳，不是上郄。

会阴之脉令人腰痛，痛上漯漯然汗出，汗干令人欲饮，饮已欲走，刺直阳之脉上三痏，在蹻上郄下五寸横居，视其盛者出血。

此论任脉也。任起至阴，与督交会而上行，故曰会阴，任，任一身之阴，汗乃阴液，故漯漯然汗出也。汗干则液竭，故欲饮以济涸也。饮已欲走，饮入于胃，涸阴吸力之力猛，故使患者不安而欲走也。直通值，阳，督脉也。是病在任阴，而取之督阳也（直阳即是会阴）。马（玄台）注以为足太阳之脉，循腨过外踝之后，直而行者为直阳，刺穴为承筋，亦近理。总为泻阳之实以存阴也。蹻上郄下有横络血者，即刺不拘穴也。

飞阳之脉令人腰痛，痛上拂拂然，甚则悲以恐，刺飞阳之脉，在内踝上五寸，少阴之前与阴维之会。

飞扬，足太阳之别，别走少阴。阴维之脉起足少阴之筑宾穴，为阴维之郄，名飞扬者，谓阴维之原从太阳之脉走少阴而起者也。肾病者意不乐，并于肾则恐也。刺穴为筑室穴。

日人元简：复留、筑宾俱是少阴经穴，之前二字衍文。

昌阳之脉令人腰痛，痛引膺，目䀮䀮然，甚则反折，舌卷不能言，刺内筋为二痏，在内踝上大筋前、太阴后，上踝二寸所。

昌阳，足少阴穴，又名复溜，其直者从肾贯肝膈，入膈中，循喉咙，上挟舌，支者从肺络心注胸，故痛而引膺，舌卷目䀮，肾涸不濡也。反折，阴涸筋急而然欤？

散脉令人腰痛而热，热甚生烦，腰下如有横木居其中，甚则遗溲，刺散脉，在膝前骨肉分间，络外廉束脉，为三痏。

散脉，诸解纷如。吴昆为阳明之别络，以膝前骨肉分间不拘于穴，横刺三痏。束脉者，以绳束之，视其波陇为痏也。存疑。

肉里之脉令人腰痛，不可以咳，咳则筋缩急，刺肉里之脉为二痏，在太阳之外，少阳绝骨之后。

肉理，肉分理之脉，外通于皮肉，内通于筋骨，故咳则筋缩急也。刺穴足外踝上绝骨之端三分。筋肉分间，阳维脉所发，阳辅穴。

腰痛夹脊而痛，至头几几然当有项字，**目䀮䀮欲僵仆，刺足太阳郄中出血。**

此太阳腰痛也极明。

腰痛上寒，刺足太阳、阳明；上热，刺足厥阴；不可以俯仰，刺足少阳；中热而喘，刺足少阴，刺郄中出血。

此论阳明之气不和令人腰痛也。腰痛上寒，腰以上寒也。上寒者，太阳为诸阳主气，阳明为阳之极盛，刺二经以通阳也。上热者刺足厥阴肝，厥阴为两阴交尽，刺之以和阴也。少阳主枢，不可以俯仰，刺之以转枢也。中热而喘，水病无以制火，刺肾经以泄阳也。（诸论纷如）

腰痛上寒，不可顾，刺足阳明；上热，刺足太阴；中热而喘，刺足少阴。大便难，刺足少阴。少腹满，刺足厥阴。如折，不可以俯仰，不可举，刺足太阳。引脊内廉，刺足少阴。新校正谓全本、《甲乙》自腰痛上寒至此皆无，王氏所加。

腰痛引少腹控䏚，不可以仰，《甲乙》有俛。**刺腰尻交者，两髁胂上，以月生死为痏数，发针立已，左取右，右取左。**见《缪刺论》：邪客于太阴之络，刺八髎。

桐未习针法，无一点发明。

风论篇第四十二

论五藏之风，因以名篇。

风者气之动，气者风之体，庄子谓“大块噫气”是也。夫弥沦天地只此一气，气之一动即产阴阳，热则气张，寒则气缩，一张一缩而风动焉。寒热得中，即生和风、熏风，条达精神，舒畅万物，即庄子所谓“调调”，人赖以生者也。寒热过度，即肃杀凛冽，破屋拔树，人中则殃，是即如水覆舟矣。

夫风之来由气之动，在天为玄，在地为木，木生肝，玄从幺，才有形质曰幺，盖形容天之初动也。天气不动，如人不息，唯物亦然，禾密而不透风则生霉疸矣。是则天必有风，苟为无风，则天地几乎息矣。《河图》曰风者天地之使，谓和风也。《元命苞》曰阴阳怒而为风，谓烈风也。《礼·乐记》曰八风从律而不奸，谓八风应节而至也。立春条风至，《白虎通》条通调，条生也。春分明庶风至，明庶者，迎众也。立夏清明风至，清明者，芒也。夏至景风至，景者大也，言阳气长养也。立秋凉风至，凉，寒也。秋分阊阖风至，阊阖者，咸收藏也。立冬不周风至，不周者，不交也，言阴阳未合化也。冬至广莫风至，广莫者，大莫也，开阳气也。此八正应节而至者也。坎音革，广莫风，应冬至。艮音匏，其风融，即调风也，应立春。震音竹，其风明莫，应春分。巽音木，其风清明，应立夏。离音丝，其风景，应夏至。坤音土，其风凉，应立秋。兑音金，其风阊阖，应秋分。乾音石，不周风，应立冬。此八风之从律也。虚乡之风，见《天真论》四时八风图（如图3），至五风、贼风，散见各篇。

黄帝问曰：风之伤人也，或为寒热，或为热中，或为寒中，或为疠风，或为偏枯，或为风也《千金》贼风**，其病各异，其名不同，或内至五藏六府，不知其解，愿闻其说。**

此节一问寒热，二问热中，三问寒中，四问疠风，五问偏枯。此下或为风也，当有阙文。考《千金》作“或为贼风”，理通。后文脑风、目风、漏风、内风、

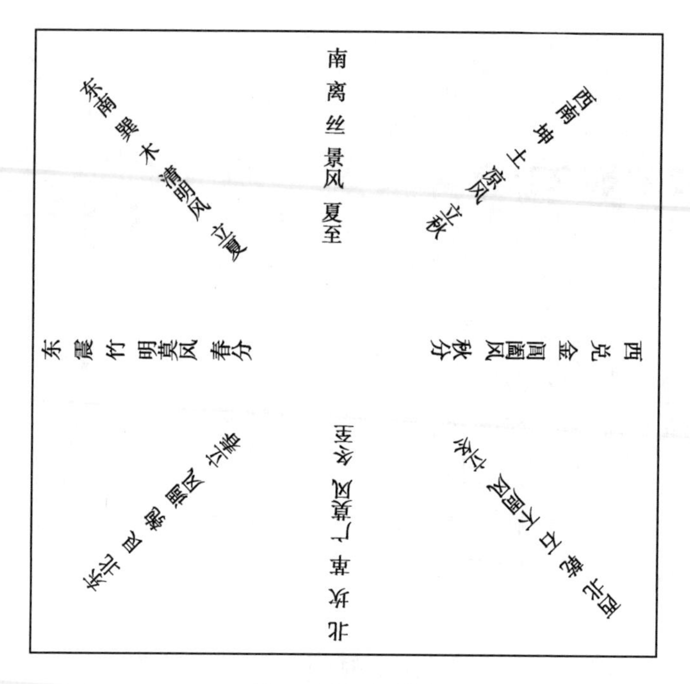

图3 四时八风图

首风、肠风、泄风，皆受未防之贼风也。贼风包括以上各证，故不列举各证，而以贼风概之也。

岐伯对曰：风气藏于皮肤之间，内不得通，外不得泄，风者善行而数变，腠理开则洒然寒，闭则热而闷，其寒也则衰食饮，其热也则消肌肉，故使人怢栗而不能食，名曰寒热。善行数变当在岐伯对曰之下。

此伯答帝问之寒热也。风者善行而数变，似总上文之问，其名不同，其病各异之意。开闭寒热非风善行数变乎？以及下文风气与阳明入胃，肥则为热中，瘦则为寒中，入太阳则为肿疡，或为不仁，或为疠疡，或为疠风。四季按时中风入五藏，中府之俞亦入藏府，各入其门户，又为偏风，风循风府为脑风，风入系头为目风，饮食中风为漏风，房中为内风，沐中为首风，久入为肠风，久外为泄风，此皆所谓善行而数变者也。且继之曰：风者百病之长也，至其变化乃为他病也，无常方，然致有风气也。此明言无常方云云，则此风者善行而数变一句在岐伯答曰之下，似无疑问。其果为错简否耶？当共考之。

诸家解此章大旨相同，谓风气藏于皮肤之间，内因其阻，真气不得通于经脉，外因其困，邪气不得泄于皮毛。风性善行数变，有时腠理开则洒然寒，闭则热而闷。寒则阳气衰微，衰饮食。热则火气过盛，消烁肌肉。正虚则使人怢栗不能食云云，怢栗，《杨子法言》肆欲为怢，栗者惨栗，即说冷就冷也。古诗：孟冬寒气至，北风何惨栗（音烈），愁多知夜长，仰观众星列。

桐按：此大似风疟之状。解之曰：大哉仲圣之言曰，人秉五常，因风气而生长，风能生万物，亦能害万物，犹水能浮舟，亦能覆舟也。然风无形，或伤躯壳，或袭藏府，如盗伺人，凑虚为害，故曰善行而数变也。善行，即俗谓"钻空子"，有隙即入。数变，是在人身随人体质抗力变化其破坏方式也。

有若此寒热之变化，因所中之风藏于皮肤之间，内之正气因邪据皮肤不能照常通外，外之皮毛因邪困亦不能泄邪外出，则是风既不能内攻而陷藏府，亦不能窜脱而外泄皮毛，成一双方对峙死僵局势。此际，若兼寒湿则成着痹矣。

兹正气被郁，郁极而伸，一时腠理开，是正气由腠理拼命外攻，正《经》所谓腠理发泄，汗出溱溱，是谓津也。正文虽未明言汗出，可以悟到。虽然汗出而风不去，此汗正是邪正并伤，两败交绥状态（《左传》），要知此腠理开，是从前内不得通，外不泄，郁极而伸之开也。

当腠理初开之先，或初开之际，必然热极而闷，及至腠理发泄，邪虽稍却，正亦伤矣，此又《经》谓衰则复入也。正气因衰而复入，邪乘正退卷土重来，此时必洒然如身披凉水矣。正气退内闭拒，内阳不达于外，正且自伤，正是洒然寒之时也。而闭拒渐久，正难外通，则又转郁热而闷，热者风之扰阳成郁也，闷者风之扰阳不外达也。似此久郁极而腠理又开，衰则又复入，此寒热所由作也。故曰其寒也则衰饮食，正衰则衰饮食矣。其热也则消肌肉，邪盛则消肌肉矣。如此则正愈衰，邪愈肆，说来就来，说冷就冷，使人怢栗而不能食矣。

风气与阳明入胃，循脉而上，至目内眦，其人肥则风气不得外泄，则为热中而目黄，人瘦则外泄而寒，则为寒中而泣出。

此复申风之善行数变也。风气与阳明入胃者，风中阳明之经，邪循经入胃也。循胃脉上至于目内眦，诸脉皆属于目也。如患者体肥腠理致密，则风气在内不得外泄，不得外泄则郁而化热，热郁即为热中也。热蒸于目，则两目发黄矣。人瘦则外泄而寒者，患者体瘦，腠理开疏，则风气得以外泄。风气外泄而寒，则目泣出矣。此以肥瘦为热中、寒、目黄、目泣之辨也。（目黄不是目内黄，而是目部上下如抹黄连汤状，予曾见之，小儿居多。）

风气与太阳俱入，行诸脉俞，散于分肉之间，与卫气相干，其道不利，故使肌肉愤䐜而有疡，卫气有所凝而不行，故其肉有不仁也。

风气与太阳俱入，行诸脉俞，散于分肉之间者，即风中太阳之经，风循太阳之经，循背行诸脉俞而散于分肉之间也。卫气发于内而巡逻于外，日行三阳之脉外。今分肉有风邪，则与卫气相干矣。相干则卫道不利，不利则郁而化热。风为阳邪，卫郁化热，两阳熏灼，故肌肉愤（应作墳，简体作坟）而有疡矣[1]。似此卫气因风相干，有所凝滞而不照常行动，故其肉有不仁，而麻木甚则坟䐜成疡。此又以微甚而辨不仁与疡也。

疠者，有荣气热胕，其气不清，故使其鼻柱坏而色败，皮肤疡溃，风寒客于脉而不去，名曰疠风，或名曰寒热。

此言风害荣气为疠风之患也。疠风，即今日麻风类也。营行脉中，风干营分则失循环之常度矣。失常则郁，郁则化热，热则腐肉（胕通腐）化脓。如此则荣气不洁矣。营血循环挟不洁之气以返肺藏，肺朝百脉，不洁则肺受其毒矣。肺开窍于鼻，受肺之熏蒸，故鼻柱坏也。肺主皮毛，血主荣色，故色败也。皮肤之间因营血挟毒质入藏以伤肺，肺朝百脉，复外达以周身，益溃疡矣。此正风寒客于脉中而不去，名曰疠风也，亦名曰寒热。疠者，将化脓之际必作寒热，故曰亦名寒热也。张（隐庵）以疠为紫癜风，误矣。

以春甲乙伤于风者为肝风，以夏丙丁伤于风者为心风，以季夏戊己伤于邪者为脾风，以秋庚辛中于邪者为肺风，以冬壬癸中于邪者为肾风。

此论五气中人而为五藏之风也。《九宫八风》曰：圣人避风，如避失石。《五变》曰：犯者得之，避者得无殆。故《上古天真论》教人"虚邪贼风，避之有时"也。然《贼风》又曰：贼风邪气之伤人也，令人病焉。今有其不离屏蔽，不出室穴之中，猝然病者。故邪留而未发，志有所恶慕，血气内乱，邪得并之也。其不病者，则本身之实也。少俞斤木之喻[2]，实为得之。《百病始生》曰：风雨寒热不得虚，邪不能独伤人。猝然逢疾风暴雨而不病，盖无虚。必因邪之风，与其身形两虚相得，乃客其形也。然虚有天然之虚，有自作之虚。天然之虚如

1《左传·僖公四年》公祭之地，地墳（坟）。坟，高也。

2 见《灵枢·五变》"一时遇风，同时得病，其病各异，愿闻其故。少俞曰：善乎其问！请论以比匠人"。

《论勇》篇五色所病(见下),禀赋之薄也。自作之虚,则七情、房室、饮食也。

又曰:春夏曰伤,秋冬曰中,以兼寒而言,不可谓无别。至春夏曰风,季夏秋冬曰邪,虚而召邪,邪乘虚入,不分之中亦当斟酌邪实体实、邪实体虚耳。

立春甲乙日,阳气出土,风自东方来,名曰调风,调和万物者也。若反常之风,再有少俞所谓黄色薄皮弱肉者,不胜春之虚风者,或自戕身之虚,则必病肝而为肝风矣。

立夏丙丁,火气受令,风自南方来,名曰清明风。清明,芒也,感其气而生芒也。如风反常,再遇白色薄皮肉弱不胜夏之虚风者,或身自戕之虚,感而为心风矣。

季夏戊己,湿土主令,界乎金火,位乎中宫,其风当缓。设反常而黑色薄皮弱肉不坚,色不一之人,长夏逢虚风则伤邪而为脾风矣。

立秋庚辛,金气受令,凉风宜至,阴气将行矣。而青色薄皮弱肉者,再或自虚,则不胜秋之虚风,中邪而为肺风矣。

立冬壬癸,水气受令,风宜不周,不周者,阴未合化也。如《礼记》天气上腾,地气下降,天地不通,闭塞而成冬之谓也。设赤色薄皮弱肉者,逢身之虚,则不胜冬风而病肾风矣。

风中五藏六府之俞,亦为藏府之风。

此言五藏之风不必拘于季节,即风中藏府之俞亦成五藏之风也。俞,穴也,在背。言风中各藏府之俞穴,由俞达藏,亦为五藏之风。然俞之中,亦必有关于经,俞若水注下,复承而流也。心俞神门,掌后锐骨。肝俞太冲,跗动脉。脾俞太白,足大指节后内侧陷中。肺俞太渊,即寸口。肾俞太溪,足内踝下动脉。

各入其门户所中,则为偏风。

言风各入五藏六府之门户,而不能深入藏,则只病其经筋,病其经筋则不能为藏府之风而为偏风矣。偏风者,《刺节真邪》论云:虚邪偏客于身半,其入深,内居荣卫,荣卫稍衰则真气去,邪气独留,发为偏枯矣。门户,俞穴、经俞及经衰弱之处,皆可谓之门户也。如《邪气藏府病形》篇:中于面则下阳明,中于项则下太阳,中于颊则下少阳,其中膺背两胁亦中其经,中于阴者从䯒臂始,是皆谓之门户也。

注:阳明主膺,太阳主背,少阳主胁,䯒与臂其肉皮薄,其肉淖泽,故俱受

于风，独伤其阴，阴行内侧，三阴之经络也。

风气循风府而上，则为脑风。

此风中风府之门户，而病脑风头痛也。脑风，盖脑户痛。脑户穴，督与足太阳之会，风邪客之，稽而不行，则脑髓内弱，项背怯寒，脑户多冷而痛。

风入系头，则为目风，眼寒。

风入系头者，风自风府入系于头也，合于太阳之经。太阳起目内眦，风干之则目风眼寒也。系，连也。《甲乙》作头系，谓头中之目系，亦通。风入目系则为目风而眼寒也。

饮酒中风，则为漏风。

酒，熟谷之液也，热耗心阴，湿伤脾土，慓悍先行，疏卫发汗，风邪乘虚中之，则脾土之肌肉益虚疏，皮毛开，汗漏而不止矣。其不止，不独风客之故，而且湿热蒸发太过之故也。漏风之状，常不可单衣，食则汗出，甚则身汗，喘息恶风，衣常濡，口干善渴，不能劳事，纯为湿热内蕴，时时蒸汗，汗多不止，气散液亡之征。不可单衣，谓恶热不欲单衣而欲赤体固可，而多汗恶风不可着单衣亦可也。与《病能》篇“身热解堕，汗出如浴，恶风少气”之酒风条参看。

入房汗出中风，则为内风。

经云：大劳则肾汗出，入房则肾汗更出矣。肾汗之出，非直动乎四肢，劳乎四体而然，实泄其肾精而然也。此际不慎风寒，乘虚直入，抵骨髓而为肾风矣。内风之证，有缓有急。急者腿胯部痛如刀刺火烧，彻夜叫唤，继则成疽。缓者初若不知，久成怯弱，腿胯漫肿，色皮不变，大如倭瓜，破流黏浆。男女皆然，实不易治，予经数矣。内风，即因入内得名，非风射精孔，腹痛阴缩之阴寒证也。吴(昆)谓遗精咳血，寝汗骨蒸，内风所致；或谓入房中风，嗽而面赤；王(冰)谓劳风，是皆未妥也。

附案：一九五八年石市李某，三十七岁，忽腿腰牵扯剧烈疼痛，肉跳筋胀，痛苦哭叫，用绳将腿捆遍，不止又解，夜分尤甚，阴户中痹着甚于难产，尻及环跳处出汗，觉腰如有碗大硬物，不能俯，其实无物，腿觉高肿如阜而不能屈，其实不肿。经X线查为腰椎神经压迫，需手术，患者拒绝。病二十六日来诊，脉微弦，素有胃病。直告为内风。妇泣下，言先一日即犯内风，后半夜即病。立鹿角胶三钱，三七二钱，乳香二钱，没药三钱，细辛一钱，当归一两，红花三钱，血竭花五分。翌日又诊云，服下甚舒，痛大轻，日间游走甚舒，脉亦稍缓。

又服，缺三七加牛膝钱半，又痛，可知三七止疼最效，又加之，去牛膝，又轻，腿汗少，能随便屈伸，并能操作。隔七日又诊，痛已霍然，但俯腰仍感不适。鹿角胶、川断、杜仲、生地、红花、土鳖虫、牛膝、肉苁蓉、木瓜，巩固之。

南柯营九十[1]妻之嫡母患此，予谓内风，为附骨疽之前趋证，伊似疑，数日胯部坟起，其翁叹服。又康宁屯许某，腿痛肿，医开刀，翻花不敛而亡。总之，此证不能开，溃久脓如米浆亦属不治，本村沈某即此证亡也。轻者腰腿痛不能成疽，近所谓坐骨神经痛者也，案多不录。

新沐中风，则为首风。

新沐腠理发泄，风邪中之则为首风矣。首风之状，头面多汗，恶风，每逢刮风前一日则痛甚，头痛不可出内室，至翌日风作则少愈。所以然者，天气郁热而风作，人身郁热而上升，人与天地通，天地将风而人亦感之同也。其先风之一日，即郁而将发未发也，郁则痛甚矣，发则郁畅则病减矣。此病与风应，而亦有与日应者，日升则头痛升级，日落则痛随落，俗谓太阳风，曾愈数人矣。一九五七年在康复医院时有一支气管扩张患者，坐不能卧者三载，注射为活。最奇者，劳宫穴（手心）有瘰如豆粒，喘甚则硬，先风一日必甚，经治得卧而时犯也。一日猝不得药，以汽水一瓶饮之立止，郁而宣之之意也。和平医院徐志莹患太阳风七八年，痛苦欲自尽。微涩不浮不洪，予以辛夷、细辛、吴茱萸、白芷、藁本、羌活、白附子、归、芎愈之。

久风入中，则为肠风飧泄。外在腠理，则为泄风。

风中于身，久客不去，乘内入府，或风久不愈入藏，藏实不受而移于府，则为肠风飧泄也。风入内，脾胃失其消化，肠胃失其传导，则化为肠风，下大量清血，或飧泄致完谷之不化，不溯其因，鲜有不误者矣。肠风者，风气通于肝，肝藏血，扰肝血溢，自肠络出，多在粪前，血清色鲜，四射如溅，大体以治肝为主，腹中痛，肛肿痛，宜解放肠胃风邪，败毒散加槐角荆芥。体实先泻肝木泻青散，后与逍遥散加酒连、防风、乌梅。体虚用人参胃风汤。飧泄，肝木被扰，疏力过甚且妨土而然，宜培木御木。

若风只在腠理，客久不去，则营卫失和而为泄风。泄风者，不可解作《金匮》“风气相搏，风强则为瘾疹，身体为痒，痒为泄风”。本篇“泄风之状，多汗，

---

1 九十，人名，作者之侄，乃树标之次子。其于曾祖慕蔺公九十岁时出生，故名。

汗出泄衣上，口中干，上渍，其风不能劳事，身体尽痛则寒”。如此则泄风者，言风病汗出外泄也。予尝疑此节必有衍文，与上漏汗有何区别？此曰身体痛，彼曰喘息为少异。而漏汗身体无不痛，不能劳事必然喘息。彼曰不可单衣，此则曰寒，意亦同耳。且泄漏二字无大区别，其漏者如器皿之漏，渐渐而漏，泄者如水之泄，猛不能禁，谓其重欤？然上渍二字又如何连属？其风二字更不成句。予妄拟当作“泄风之状，多汗，汗出泄衣上，上渍，口中干，其风不能劳事，身体尽痛则寒”。此为风客腠理，久郁化热，热熏蒸发，汗出不止，汗出泄衣上，其衣上渍。言上身之衣渍染也。《周礼·冬官考工记》：“钟氏染羽……淳而渍之。”此盖黄汗也。黄汗之病，汗沾衣如柏汁，即此之上渍也。状如周痹，即此之体痛也。而胫自冷、身肿而冷，即此之则寒也。但彼云汗出入水，特示一隅耳。风湿久酿亦能致此。予在康复医院曾愈徐某历节，药行汗出，其胸前当心处汗染衣黄如柏汁可证也。

又，上渍谓为汗出泄衣上。上身如水之渍身，湿润而寒，亦通。

故风者百病之长也，至其变化，乃为他病也，无常方，然致有风气也。

不动则为气，动则为风，坎离相交，呼吸以成，寒热相形，风乃作荡，庄子谓“大块噫气，其名为风”良有以也。风能生万物，亦能害万物，由风之失常，体之违和，及其中人，不外一风，而人体质之不同，遂亦变化之各异。人不能外风而生存，故曰风者百病之长也。然风中人之变化，非风之变化，乃体质之不同也。变化多端，故曰无常方。无常方，即无固定方向，固定症状也。虽万变而无常方，然皆总由风气之所致耳。

帝曰：五藏风之形状不同者何？愿闻其诊及其病能。岐伯曰：肺风之状，多汗恶风，色皏然白，时咳短气，昼日则差，暮则甚，诊在眉上，其色白。

肺为娇藏，主行皮卫，风伤之则皮毛失卫，气泄多汗而恶风矣。色皏白，气脱之色也。时咳短气，气少之征也。昼日则差，昼阳气盛，肺得济也。暮则甚，暮阴气盛，肺阳不充也。诊在眉上，乃阙庭之间，肺之候也。

心风之状，多汗恶风，焦绝，善怒吓，赤色，病甚则言不可快，诊在口，其色赤。

心为火藏，主荣行血，风伤之则多汗，心阴血液并伤矣(心主汗)。焦绝者，口焦液竭也。善怒吓者，风火相煽而怒也。赤，心色也。病甚则言不快者，舌为心苗，舌本强而难言，诊其口舌而色赤也。

肝风之状，多汗恶风，善悲，色微苍，嗌干善怒，时憎女子，诊在目下，其色青。下当作上，即目部也。

悲，肺主之，肝主怒，怒极而悲，肺动自救也。色微苍，肝之色也。嗌干，乙癸同源，子盗母虚，风火煽而嗌干也。善怒，肝志也。时憎女子，古时女人识浅性执，语多絮叨，男多隐忍而将就之，怒则反憎之，恶麻烦也。目下，肝之部也。或谓肝候目主泣，不可从。

脾风之状，多汗恶风，身体怠惰，四肢不欲动，色薄微黄，不嗜食，诊在鼻上，其色黄。

脾为胃行其津液，后天之本也。风伤失职，身体失其荫养则怠惰矣。脾主四肢，脾伤，四肢不欲动矣。色薄微黄，脾虚土色外呈也。不嗜食，脾失职也。诊在鼻，土位中内也。

肾风之状，多汗恶风，面痝然浮肿，脊痛不能正立，其色炲，隐曲不利，诊在肌上，其色黑。

面痝大而肿，非肾伤不能行水而肿。若然，则全身皆肿，不独面部痝然矣。更非头肿之风水，此实气虚而胖肿也(胖，音旁，平声，肿也)。脊痛不能正立，肾主腰，肾惫而背屈也。其色炲，肾之色也。不能隐屈者，隐即隐几而卧之隐，俯也。曲即曲而不直，因脊痛既不能正立，更不能隐曲自如也。诊在肌上，肌同朓[1]，两颊之上，即颧也。颧，肾所主也，《五阅五使》篇“肾病者，颧与颜黑”是也。诸解隐曲皆错。

然此肾风与《评热论》“面胕痝然壅，害于言”有异。彼因怒生风而激动肾水也。与《奇病论》“痝然如有水状”之肾风亦异，详《评热论》辨中。

胃风之状，颈多汗恶风，食饮不下，鬲塞不通，腹善满，失衣则䐜胀，食寒则泄，诊形瘦而腹大。

胃风颈多汗，气液俱伤矣。食不下，膈塞不通，液少枯槁也。腹满，真气不充也(太气一转，其气乃散)。失衣䐜胀，不胜寒也。食寒则泄，胃阳馁也。形瘦，胃不纳也。腹大，寒生满也。

首风之状，头面多汗恶风，当先风一日则病甚，头痛不可以出内，至其风日，则病少愈。

1《说文》颊肉也。从肉几声，读若畿。

漏风之状，或多汗，常不可单衣，食则汗出，甚则身汗，喘息恶风，衣常濡，口干善渴，不能劳事。

泄风之状，多汗，汗出泄衣上，口中干，上渍，其风不能劳事，身体尽痛则寒。帝曰：善。

痹论篇第四十三

黄帝问曰：痹之安生？岐伯对曰：风寒湿三气杂至，合而为痹也。其风气胜者为行痹，寒气胜者为痛痹，湿气胜者为着痹也。

此三痹之名也。

帝曰：其有五者何也？岐伯曰：以冬遇此者为骨痹，以春遇此者为筋痹，以夏遇此者为脉痹，以至阴长夏**遇此者为肌痹，以秋遇此者为皮痹。**

此五痹因时所中也。

帝曰：内舍五藏六府，何气使然？岐伯曰：五藏皆有合，病久而不去者，内舍于其合也。故骨痹不已，复感于邪，内舍于肾。筋痹不已，复感于邪，内舍于肝。脉痹不已，复感于邪，内舍于心。肌痹不已，复感于邪，内舍于脾。皮痹不已，复感于邪，内舍于肺。所谓痹者，各以其时重感于风寒湿之气也。

此言五痹复感于邪，入舍于藏也。

凡痹之客于五藏者，肺痹者，烦满喘而呕。心痹者，脉不通，烦则心下鼓，暴上气而喘，嗌干善噫，厥气上则恐。肝痹者，夜卧则惊，多饮，数小便，上为引如怀。肾痹者，善胀，尻以代踵，脊以代头。脾痹者，四肢解堕，发咳呕汁，上为大塞。肠痹者，数饮而出不得，中气喘争，时发飧泄。胞痹者，少腹膀胱按之内痛，若沃以汤，涩于小便，上为清涕。

此详五藏痹之形状也。

阴气者，静则神藏，躁则消亡。饮食自倍，肠胃乃伤。

此言重感之因也。

因风寒湿三邪所中之多少而有三痹，复以五时感邪之不同而为五痹(筋痹拘挛，骨痹重着，脉痹络赤，肌痹木强，皮痹酸麻也。)，久痹不已，或治不如法，复感于邪，合舍所合，而更为藏痹焉。

皮舍肺者，烦满喘呕，以肺司呼吸，脉起中焦，还循胃口，上膈属肺也。

脉舍心者，脉不通，心主脉也。烦心，郁不舒也。心下鼓，暴上气而喘，嗌干善噫，厥气上则恐者，心道蹇涩，极力鼓动，故心下鼓，不通而强通，故暴上气而喘，喘则嗌干也。善噫以舒郁，心主噫也。厥气上，心气厥逆于上。恐者，心无所依定也。

筋传肝，夜卧多惊者，夜卧血归于肝，魂不宁也。多饮，闭而化热，即厥阴消渴也(《伤寒》)。数小便，肝主疏泄也。上为引如怀，是上引少腹睾丸而痛，痛则手护其腹如怀物也。肝脉循阴股入毛际，过阴器，抵少腹，挟胃肝胆上入膈，循喉，厥阴消渴，囊缩撞心皆有也。

骨舍肾，善胀，寒湿甚则胀也。尻以代踵，脊以代头，是向前足跟着地，脚尖向天，臀尻后撅，头向前低，上下前俯，脊骨如在上之头，尻似在下之踵。予曾愈此一妇，皆寒湿湿热骨痿之所致耳。

肌传脾，四肢懈堕(应是惰字)，脾主四肢也。发咳呕汁，气闭而咳，咳而呕涎，脾主涎也。上为大塞，因咳呕而大塞也。

肠痹者，兼大小肠而言也。五痹入藏，藏实不受则传之于府，如肺传大肠、心传小肠也。如肺移大肠，大肠燥金，故数饮也；出不得，肺气不降也；中气喘争，水不下行而攻肺也；时发飧泄，水趋大肠也。如心传小肠，小肠火也。亦数饮而出，不得心火降也(导赤散)；中气喘争，水饮之蓄也；飧泄，水不化而趋大肠也。如是，则知飧泄不专于脾寒、肠寒矣。

肾移胞，此胞即膀胱。胞，尿脬[1]也。按之内痛，水不化而闭也；若沃以汤，膀胱内灼也；涩于小便，水不下也；上为清涕，太阳脉循颠络脑，由府上蒸，脑渗为涕，如鼻渊而出清涕也。志聪为太阳之气痹于下不能循经而上升，介宾亦主温补，盖皆未亲临此证也。予以为热，方合若沃以汤，必需决之以脉，姑存其意可也。而胃土载物，三焦游部，胆为清净之府，土受邪而不为害，焦胆清净不受邪欤？

复重申痹病之因及舍内之故，曰阴气者，保持清静则神藏于内而不受邪。反而躁动，谓七情之刺激，或劳动之失常，扰而躁动，则阴气因之消亡而邪得乘矣。或饮食自倍其数而无节，肠胃受伤，邪乘虚入矣。

淫气喘息，痹聚在肺；淫气忧思，痹聚在心；淫气遗溺，痹聚在肾；淫气乏

---

1 尿脬，音 suīpào。

竭，痹聚在肝；淫气肌绝，痹聚在脾。诸痹不已，亦益内也。其风气胜者，其人易已也。

此申明阴气躁亡而痹聚于藏之因，及五痹不已亦益入内之因也。淫气者，邪气侵袭也。淫气喘息，痹则在肺等。不独是也，诸痹久不已者，亦淫益而转于内也（益同泆，泆溢同）。其风气胜者，性窜不滞，较寒湿者易已耳。谓虽入，其人气盛，亦易已耳亦通。较死不治言，非真容易治好也。

帝曰：痹，其时有死者，或疼久者，或易已者，其故何也？岐伯曰：其入藏者死，其留连筋骨间者疼久，其留皮肤间者易已。

此言痹死、不愈、易已之分型也。

帝曰：其客于六府者何也？岐伯曰：此亦其食饮居处，为其病本也。六府亦各有俞，风寒湿气中其俞，而食饮应之，循俞而入，各舍其府也。

此详客于六府之故，内因饮食起居之伤，外而风寒湿邪中其俞，里外相应而各舍其府也。

帝曰：以针治之奈何？岐伯曰：五藏有俞，六府有合，循脉之分，各有所发，各随其过，则病瘳也。

此言刺法，在藏取俞，在府取合也。按三百六十五穴皆可言俞，志聪之言也。然府俞在背，经之俞：肝太冲，心太陵，脾太白，肺太渊，肾太溪。胃合三里，胆合阳陵泉，大肠曲池，小肠小海，三焦委阳，膀胱委中。循脉之分，各有所发者，言邪由俞与合循各脉而有所发，各随其所有过而治之，则病瘳矣。

帝曰：荣卫之气亦令人痹乎？岐伯曰：荣者，水谷之精气也，和调于五藏，洒陈于六府，乃能入于脉也。故循脉上下，贯五藏，络六府也。卫者，水谷之悍气也，其气慓疾滑利，不能入于脉也，故循皮肤之中，分肉之间，熏于肓膜，散于胸腹。逆其气则病，从其气则愈。不与风寒湿气合，故不为痹。

此言邪不能侵营卫，以营卫是气，故邪不得留之。营卫之气，行有度数，周有道理。邪中身，失其循环而逆之则病，循其常度顺从其气则愈。言风寒湿只侵有形之身，不合无形之气。而竟病者，是侵有形之身而碍营卫之行，非营卫之自病也。肓膜，即肓原；脖胦，言腹下膜；鬲肓，谓上鬲，言卫气熏于上下肓膜，散于胸腹空隙也。

帝曰：善。痹或痛，或不痛，或不仁，或寒，或热，或燥，或湿，其故何也？岐伯曰：痛者，寒气多也，有寒故痛也。其不痛不仁者，病久入深，荣卫之行

涩，经络时疏，故不痛，皮肤不营，故为不仁。其寒者，阳气少，阴气多，与病相益益，加也**，故寒也。其热者，阳气多，阴气少，病气**热气**胜，阳遭阴，**遭，遇也。**故为痹热。其多汗而濡者，此其逢湿甚也，阳气少，阴气盛，两气相感，故汗出而濡也。**

此论初得也。日久化热化瘀，吃热药、吃破瘀药、吃通经药，其痛益加，可预告之。若初得破瘀愈破愈重，病久体虚亦愈破愈重，不可不知也。

帝曰：夫痹之为病，不痛何也？岐伯曰：痹在于骨则重，在于脉则血凝而不流，在于筋则屈不伸，在于肉则不仁，在于皮则寒疑是麻字**，故具此五者则不痛也。凡痹之类，逢寒则虫，逢热则纵。帝曰：善。**

《太素》《甲乙》虫作急妥。王(冰)以为如虫行，马(玄台)为湿生虫俱非。当参《灵枢》周痹篇。

痿论篇第四十四

痿者委也，委弱不振，委弃不用，有若花之枯萎，故字从疒委，言有委之疒，或同于萎也。有肺痿、阴痿，兹论下肢之痿也。予只经一少女，上肢无病容，惟下肢痿瘫，坐不能起，初治甚效，因贫不及十剂而止，惜哉。

黄帝问曰：五藏使人痿何也？岐伯对曰：肺主身之皮毛，心主身之血脉，肝主身之筋膜，脾主身之肌肉，肾主身之骨髓。故肺热叶焦，则皮毛虚弱急薄，《甲乙》则前有焦字，好。**著则生痿躄也。**

此论五藏五痿之因也。帝以是问，伯答形身之举止动静皆由藏府之营养，藏病于内则形痿于外，其因皆由于热，尤重于肺。肺者五藏之华盖，人身之娇藏，吸天五气，疏布精液气血，其魄力犹能内制百思，外强筋骨也。其主皮，故内肺病热则外主皮虚弱急薄。急，急迫窘急，薄，菲薄脆弱，重言皮毛焦枯也。着则生痿躄，言内因弱而阻滞，里外隔绝则生痿躄矣。躄，《礼记》释两足不能行也。《史记》寡人念吴，犹躄者之不忘走也。《灵枢》皮肤薄着，毛腠夭焦，则此似属上句为然。而彼言皮毛薄弱而着滞，毛腠因之夭焦，此着属下句可通也。此篇言五痿之因，尤重于肺脏之痿也。

心气热，则下脉厥而上，上则下脉虚，虚则生脉痿，枢折挈，胫纵而不任地也。

此论心痿也。心主血脉，火性炎上也，心热则下体血脉厥而上矣。血液上则下体血脉虚，虚则脉痿矣。脉痿者，血脉委顿而不达于下肢也。如是则枢折挈，谓筋骨之枢纽如折如挈。挈，绝也。司马相如《封禅书》挈三神之欢减。《说文》挈，悬持也，如悬持之物，俗谓“滴零打零”，即“骨骨繇繇(音由)”，言下肢枢折之不用也。胫纵，节缓不收而纵。如此者，不能任地也。

肝气热，则胆泄口苦，筋膜干，筋膜干则筋急而挛，发为筋痿。

此言筋痿也。肝主筋，胆养筋，肝热则胆汁泄而口苦矣。泄则筋失所养，热则焦干筋膜，筋膜干则筋急而挛，发为筋痿矣。

脾气热，则胃干而渴，肌肉不仁，发为肉痿。

此论肉痿也。脾主肌，以湿为用，以济胃燥，热则胃液干而渴矣。脾气告绝，不为肌肤，则肌肉不受荫为枯而不知痛痒，发为肉痿矣。

肾气热，则腰脊不举，骨枯而髓减，发为骨痿。

此论骨痿也。肾主骨髓，肾热则蒸髓竭阴，髓热则骨软，则腰脊骨折不举，火灼骨枯髓减，发为骨痿矣。

帝曰：何以得之？岐伯曰：肺者，藏之长也，为心之盖也，有所失亡，所求不得，则发肺鸣，鸣则肺热叶焦。故曰五藏因肺热叶焦，发为痿躄，此之谓也。

此重详五痿之起于肺也。肺朝百脉，行气于藏府，荣荫于经络，肺首五藏，为心之华盖，为五藏之最娇，其属乾金，其令清肃，其用疏布，其行津液，其藏魄力。有所失亡，谓津少不足其敷布，或水竭而涸其源流，斯时肺所求不得，则发肺鸣矣。鸣，喘咳也，鸣则肺热叶焦，焦则不能如常之朝百脉，行藏府，各经失其荫养，百骸百枢亏其魄力，因而发为痿躄也。其痿下而不痿上者，以肾主下，金为肾母也。叶焦是真津枯，非叶真焦，若叶真焦，则切除肺叶者亦不生痿可证也。

悲哀太甚则胞络绝，胞络绝则阳气内动，发则心下崩，数溲血也。故《本病》曰：大经空虚，发为肌痹，《太素》脉痹。**传为脉痿。**

此详脉痿之因也。悲则心系急，悲则伤魂。心主血而肝藏魂，肝藏血而又主胞，血伤则胞伤，心伤则血伤，心系急，肺举液上出则不荫于下，不荫于下则胞络阻绝，魂伤亦胞络阻绝。此胞之络即上心包、下胞宫之络，谓冲脉也。胞络阻绝，则血海枯，则阳气内动。所谓阳气内动者，血阴枯不能济阳也。阳气发则心下崩，心下，谓心伤不主血，肝伤不藏血，火激内动而发也。发则数溲血，此血非地中荫养之水，乃经络流行江河之水也。《本病》曰大经空虚者，是因数溲血而竭经络也，于是发为肌痹，肌痹血不濡肉也。传为脉痿。脉痿，枢折挈，胫纵而不能任地也。又《评热论》胞脉者属心而络于胞中，此其证矣。

析疑：高（士宗）、王（冰）、杨（上善）皆作包（胞），谓是心包，悲哀太甚，则心气内伤，故包络绝。包络，心胞之络也，包络绝则血外溢，而阳热之气内动，其发病也则心气下崩，故数溲血也。而或证以心包为胞宫，男子不生脉痿矣。岂知胞络阻绝，血海早枯矣。此溲血，乃阴血枯，阳气内动，心主火，心火下趋于胞，心下崩，失血所主，所溲皆经络之血也。岂女溲血而男不溲血乎？

溲血，亦有由大便出者。予在和平医院时，有新兵暗时悲泣，一日在野外拔草，腹痛，顿大下血，继而手足痿软不动，心目慧然，足不能少动，多方抢救无效而亡。或云肠断，或云溃疡，予则以此条答之。倘大量输血，或三才大补，是或一道也。

思想无穷，所愿不得，意淫于外，入房太甚，宗筋弛纵，发为筋痿，及为白淫。故《下经》曰：筋痿者，生于肝，使内也。

此说筋痿之因也。肝藏魂，将军之官，谋虑出焉。魂随神往来，所以运思也，思想无穷则魂伤矣。胆者中正之官，决断出焉。所愿不得，木气郁矣。肝虚且郁，辗转不决，斯神魂淫驰于外矣。愈驰愈虚，斯可发肝虚膜干之筋痿，亦可作神魂失守之白淫也。予童年为文，构思劳苦时曾发泄精，著作太劳亦时白淫，与欲无关也。而入房太甚以伤肾，肾伤则水不生木，乙癸同源也。宗筋，阴器也，宗筋所聚，因以得名。宗筋弛纵而发筋痿，病精亏魂伤之白淫，故《下经》曰：筋痿者，生于肝虚使内。使内者，入房太甚，肝肾之阴虚故也。白淫，四君子汤加远志，屡获奇数，即此之证矣。又曰：女子下脚轻，太监脚亦轻。

有渐于湿，以水为事，若有所留，居处相湿，肌肉濡渍，痹而不仁，发为肉痿。故《下经》曰：肉痿者，得之湿地也。

此说肉痿也。脾主湿，脾候肌。有渐于湿，谓湿由渐渐而受之。以水为事，谓剥麻、种稻、捕鱼、寻珠，日在水中作事者。或饮食湿留于内，日事水中湿留于外，再加居处相湿，则肌肉濡渍，痹闭不仁，是谓之肉痿也。故《下经》曰：肉痿，得之湿地也。

有所远行劳倦，逢大热而渴，渴则阳气内伐，内伐则热舍于肾。肾者水藏也，今水不胜火，则骨枯而髓虚，故足不任身，发为骨痿。故《下经》曰：骨痿者，生于大热也。

经曰：劳则肾汗出，有所远行劳倦则肾伤矣。又逢大热而渴，热则阴灼，渴则竭津，如此则阳气内伐矣。伐者克也，谓阳盛阴虚内涸也。夫主阴者肾也，内伐则热邪合于肾藏矣。肾者水也，今肾中之水不胜热邪之克，肾主骨髓，肾亏则骨枯而髓减，髓减则肾气不达。肾脉通于涌泉，髓会绝骨（少阳悬钟），骨软髓虚，故不能任身而发为骨痿也。故《下经》曰：骨痿生于大热所致也。

马玄台云卫气内伐亦通，本《营卫生会》篇气内伐击也。倭乱华时，予曾治及笄女郎及童女失音证，皆由逃难大渴大热所致。失音者，热刑金，水枯竭，金不发声音也。肾系舌而舌能动，兹无音，故责之肺。然肾循喉咙，且又恐伤肾，而实主于肾阴虚也。

帝曰：何以别之？岐伯曰：肺热者色白而毛败，心热者色赤而络脉溢，肝热者色苍而爪枯，脾热者色黄而肉蠕动，肾热者色黑而齿槁。

此别五藏之痿，当验五色五合也。

帝曰：如夫子言可矣。论言治痿者独取阳明，何也？岐伯曰：阳明者，五藏六府之海，主润宗筋，宗筋主束骨而利机关也。冲脉者，经脉之海也，主渗灌溪谷，与阳明合于宗筋，阳明总宗筋之会，会于气街，而阳明为之长，皆属于带脉，而络于督脉。故阳明虚则宗筋纵，带脉不引，故足痿不用也。

前言痿因肺热叶焦矣，此言治痿独取阳明为主，帝以是问，伯以是答也。夫阳明胃府，五藏六府之海，宗筋赖以润养焉。宗筋之主要作用，为束摄筋骨，滑利机关也。《厥论》曰：宗筋，前阴之所聚。《五音五味》篇云：宦者去其宗筋。宗筋，阴毛中横骨上之竖筋也。机关，《骨空论》挟髋为机，腘上为关。《邪客》两肘两腋，两髀两腘者，皆机关之室。是凡屈伸关节处，皆可谓之机关也。

冲脉下起胞中，上丽阳明，胞中血气由冲上行而散荫。胃纳水谷，由心化赤，历冲胞络而下胞，故曰冲脉者，经脉之海也。冲脉之主要作用，渗润灌溉，肉大会之谷，小会之溪，如地下之水，大地赖其润泽也。而与阳明合聚于宗筋，而阳经阴经冲脉合于宗筋，会于气冲，即阳明之气街穴，在脐右之动脉间，故曰阳明总宗筋之会，而阳明为之长也。凡此皆丽于带脉，而络系于督脉。带脉者，起于季胁，周身一周，约束一身。督脉起于胞中，循脊上行，总督诸阳者。故阳明虚则宗筋失养而纵，带脉亦隶阳明，带脉失约束之力，则不能牵引，故足痿不用，此治痿所以独取阳明也。又，志聪云：前阴，足三阴阳明少阳及督任蹻九脉所会，无太阳。然蹻二，男阳女阴，亦只是一耳。

帝曰：治之奈何？岐伯曰：各补其荥而通其俞，调其虚实，和其逆顺，筋脉骨肉。各以其时受，月则病已矣。帝曰：善。

前言肺焦主阳明，而此又尽言其治法也。治痿固当取阳明，而更宜补其荥而通其俞。所溜为荥，所注为俞，补致其气，通行其气也。调其虚实，谓正虚则补，邪实则泻也。和其逆顺，谓顺者常也，逆顺者不常也，即不顺而和之也。筋脉骨肉之痿，各如法调之。以其时受，谓以其所受之时计之，月则病已矣。谓治之得法，需一月时间，则痿愈矣。诸家以其时受月为句，错。此句予新发明也。

厥论篇第四十五

厥，《尔雅》作瘚，《说文》同。疒，女戹切，人有疾痛也，象倚箸之形。屰音逆，《说文》：不顺也。欠，出气也，欠伸也。谓有气逆之病，而欠伸之，是谓之厥矣。今作厥，瘚厥固可通用，而真义失矣。《大奇论》曰暴厥者，不知人与言；《调经论》血与气并走于上则为大厥；《金匮》厥气入藏即死，入府即愈；《伤寒论》曰厥者，阴阳气不相顺接，手足厥冷，于此可悟厥之真义矣。

黄帝问曰：厥之寒热者何也？岐伯对曰：阳气衰于下，则为寒厥；阴气衰于下，则为热厥。

此论厥之总纲也。帝问厥分寒热，伯答阳气衰于下，即足之三阳衰于足下也。阳气衰于足下则阴气盛，阴气盛则为寒厥矣。三阴之气衰于下则阳气盛，阳气盛则热气厥行矣。

帝曰：热厥之为热也，必起于足下者何也？岐伯曰：阳气起于足五指之表，阴脉者集于足下而聚于足心，故阳气盛则足下热也。

帝又问热者阳胜阴也，而热在阳分。今热厥之热，必起于足心之阴分何也。伯答足太阳之经起于足小指外侧之端，足阳明胃经起足次指之端，足少阳胆经起足四指之端，并循五指之表而上行。肝起大指丛毛，脾起大指之端，肾起小指之下，三阴脉集于足趾之下而聚于足心。是五指之表为阳，足下足心为阴，阴阳平和，里外交通，斯无疾病。兹足阳经之阳气过盛，则足心之阴脉必衰，阳往乘阴，故足下热也，热故循上而厥矣。

帝曰：寒厥之为寒也，必从五指而上于膝者何也？岐伯曰：阴气起于五指之里，集于膝下而聚于膝上，故阴气胜则从五指至膝上寒。其寒也，不从外，皆从内也。

帝又曰阳循五指之表上行则知之矣，而寒厥又必从五指而上于膝何也。伯答阴盛则阳衰，阴气起于五指之里，其寒也虽由五指而上，必由五指之里而集于膝下，膝下谓踝，三阴交于踝也。由踝循内股而集于膝上，故阴气盛则必从五指至膝也。其寒而上也，不从股外部，而从股内部也。多解其寒不从外入，而从内生者，恐非。

帝曰：寒厥何失而然也？岐伯曰：前阴者，宗筋之所聚，太阴阳明之所合也。春夏则阳气多而阴气少，秋冬则阴气盛而阳气衰。此人者质壮，以秋冬夺于所用，下气上争不能复，精气溢下，邪气因从之而上也。

帝又问寒厥为阴胜阳矣，而阳之失又何所因而失也。伯答前阴者宗筋之所聚，宗筋者阴毛中横骨上之竖筋也。足之三阴、阳明、少阳、冲、任、督皆聚于此，而此独言太阴阳明所合者，则以脾为胃行其津液，阳明主润宗筋，阴阳总宗筋之会而阳明为之长也。且更明阴阳二气，本于先天之下焦，而生于后天之脾胃也。论寒厥曰太阴阳明所合，论热厥曰脾为胃行其津液，皆重于后天脾胃之失，脾胃之失又皆起于肾藏之失也。夫春夏温暖则阳气多而阴气少，秋冬寒凉则阴气盛而阳气衰。天与人相应也，故君子法天，冬令固密，所以远疾病而保长生也。此病厥之人者，恃其体质之壮，而于秋收冬藏阴盛阳衰之际，恣意纵欲而夺其所用之精气，夺则肾阳亏矣。肾阳亏则足下之阳气无所仰给而衰矣，此即首论之阳气衰于下也。下气上争者（《说文》争者，引也），即足下阳气不足，而向上争引，以求供给也。所争引求供给之上即肾，再上则脾胃也。争求于肾，而肾因夺早疲矣。争给予脾胃，而脾胃因肾阳之伤，不能生土而早衰矣。且宗筋之劳，脾胃预伤（宗筋，太阴阳明所合）。似此，脾胃因肾阳之伤而不能化，又因宗筋之伤而怠职，肾因脾胃之乏绝其化源而不能藏，故曰不能复。不能复者，不能答复足下阳衰向上之争求供给也。足下阳衰，供给不足，资源告竭，阴盛乘阳，此寒厥之从五指之里而上至膝矣。又重申之曰：此寒厥因精气溢下而阳亏，阴邪之气，因从五指之内而上从也。吁！纵欲之害，可畏也夫。

气因于中，阳气衰，不能渗营其经络，阳气日损，阴气独在，故手足为之寒也。

此复申明阳气生于脾胃，恐人不解，而重明之也。伯又曰阳气生于中焦脾胃者也，阳气既衰于足下，又绝源于脾肾，阳气大衰矣。阳既大衰，则不能照常渗营其经络。所谓渗者，下漉也（《说文》）。司马相如《封禅书》，滋液渗漉。又，流貌。营者，周回曰营，谓阳气衰不能渗流营周其经络也。不能渗流营周则阳气日损而阴气独在。此独之独字，谓因阳衰而独在以形其盛，非真盛也。四肢为诸阳之本，阳衰不达，则手足为之厥寒矣。此更明仲圣云："厥者，阴阳气不相顺接也。"更明阳气之循面，亦更明阳气之巡回起于五指之表矣。

桐按：此节诸注纷如，皆不贯彻，故冒不韪而释之。谓予拂逆群众意见可也，谓予辅翼圣经亦可也。读者对照可知，萧翁之言可述也。

帝曰：热厥何如而然也？岐伯曰：酒入于胃，则络脉满而经脉虚，脾主为胃行其津液者也，阴气虚则阳气入，阳气入则胃不和，胃不和则精气竭，精气竭则不营其四肢也。

帝问热厥为三阴之气衰于足下，阴亏而阳独存，足下热已知之矣，而热厥自何而然也。伯答饮酒以喻之。夫酒，熟谷之液，湿热所酿也。《经脉》篇云：卫气先行皮肤，先充络脉。卫气者，水谷之悍气也。酒亦水谷悍热之液也，故从卫气先行皮肤，从皮肤先充络脉。络脉受酒悍热而热渴，则经中阴气济之。经因济络，则经中之阴气虚矣。经云太阴为之行气于三阴，经中阴虚则脾亦虚矣，故曰：脾为胃行其津液者也。脾阴既虚，则阳气乘虚而入，阳气入则胃不和，胃不和则津不化，津不化则阴精气竭，阴精气竭则不营其四肢矣，故病热厥也。此论热厥之大概，举酒以例之，于此可悟酒后作渴之义也。

此人必数醉，若饱以入房，气聚于脾中不得散，酒气与谷气相薄，热盛于中，故热遍于身，内热而溺赤也。夫酒气盛而慓悍，肾气有衰，阳气独胜，故手足为之热也。

此申热厥之原委也。此人者，此病厥之人也。必数醉，内以熏藏而灼内阴，外以走络而损经阴也。若饱以入房，入房则又损肾阴矣。肾阴损则脾不得受其荫，脾不得受其荫则消化不良，消化不良则更无以济胃阴矣，此热气积于脾中而不得散也。且饱食之后，作轻微运动则助消化，剧烈运动则伤藏，况骤经房事，百脉开张，天河洞决，兴奋顿过，卧如僵尸，其饮食之谷又焉得化乎。谷不消化则胃中苦浊，数醉之酒热蕴脾中，酒热之气与苦浊谷气互相薄集（薄，集也，《上林赋》奄薄水渚）则热盛于中矣。似此脾胃热盛，散之肌肉，热偏于身矣。肾阴之虚则生内热，内热则溺赤矣。若兹酒慓悍以伤阴，肾日衰而亏阴，脾不化而竭阴，胃阳盛而灼阴，肾主之阴气衰，而阳气独形其盛，故手足为之热而为热厥也。噫！同一房劳，而伤阳伤阴，为寒为热，春夏阳多，秋冬阴多，而人之阴阳素虚，有以判之也。予数见老年肾虚者，反颜如渥丹，人媚之曰福，是皆如烛烬之焰，回光返照，莫不一厥不起，暴中而亡，人复媚之曰无疾而终，真愚之不可解者。

帝曰：厥或令人腹满，或令人暴不知人，或至半日远至一日乃知人者，何也？岐伯曰：阴气盛于上则下虚，下虚则腹胀满。

此论寒厥也。上为阳，阴气盛上则阳虚矣。下为阴，阳虚则阴益盛，腹在下而腹胀满矣。

阳气盛于上，则下气重上而邪气逆，逆则阳气乱，阳气乱则不知人也。

此论热厥也。上为阳，而阳又盛于上，下之阳气又从而重上并之，如此则阳邪之上逆，逆则乱心之神明、头之精明，则不知人矣。所谓不知人者，猝然昏仆也。或至半日，或至一日，盖轻重之别也。当亦有一仆而不返者矣。半日，卯至午，午至酉之类，交节换气之理相同也。

帝曰：善。愿闻六经脉之厥状病能也。

帝曰阴阳之厥已知之矣，六经脉之厥状病能，又何如耶？能或音耐，以耐冬不耐夏为解，与此不合。病能亦无深意。考能同台，台，失也，谓病失亦不通。其态（態）字欤？古能与熊通，熊与態似，其如鲁鱼[1]之延讹欤？

岐伯曰：巨阳之厥，则肿首头重，足不能行，发为眴仆。阳明之厥，则癫疾欲走呼，腹满不得卧，面赤而热，妄见而妄言。少阳之厥，则暴聋颊肿而热，胁痛，骱不可以运。

太阴之厥，则腹满䐜胀，后不利，不欲食，食则呕，不得卧。少阴之厥，则口干溺赤，腹满心痛。厥阴之厥，则少腹肿痛，腹胀，泾溲不利，好卧屈膝，阴缩肿，骱内热。

盛则泻之，虚则补之，不盛不虚，以经取之。

水直波曰泾。《史记·仓公传》有大小溲语，似指二便，不独指溺，河间俗语有解大溲、解小溲可证。予谓土语最古，有许多文字不能解，而察之土语能解者。

以《难经》六十九难解可通，吴（昆）注本之，以本经取，不涉他经也。

---

1 晋·葛洪《抱朴子》："谚云：'书三写，鱼成鲁，帝成虎。'"

太阴厥逆，胻急挛，心痛引腹，治主病者。少阴厥逆，虚满呕变，下泄清，治主病者。厥阴厥逆，挛，腰痛，虚满前闭，谵言，治主病者。三阴俱逆，不得前后，使人手足寒，三日死。

太阳厥逆，僵仆，呕血善衄，治主病者。少阳厥逆，机关不利，机关不利者，腰不可以行，项不可以顾，发肠痈不可治，惊者死。阳明厥逆，喘咳身热，善惊、衄、呕血。新增补：三阳俱逆，腰项挛痛，哮喘，呕血，使人手足如火炙，四日死。

手太阴厥逆，虚满而咳，善呕沫，治主病者。手心主少阴厥逆，心痛引喉，身热，死不可治。手太阳厥逆，耳聋泣出，项不可以顾，腰不可以俯仰，治主病者。手阳明、少阳厥逆，发喉痹，嗌肿，痓，治主病者。全本痓作痉妥。

全本此节在第九卷中，王(冰)移此，非重出也。

一九七二年四月十九日，忽下乡治肿瘤，暂止于此，俟归再写了。

病能论篇第四十六

《阴阳应象》有病之形能也，谓病之机转变化能力，固属可通。然尝考能通熊，熊与態近似，当是態之讹。此应为病之形态(態)也。

黄帝问曰：人病胃脘痈者，诊当如何？岐伯对曰：诊此者当候胃脉，其脉当沉细，沉细者气逆，逆者人迎甚盛，甚盛则热。人迎者胃脉也，逆而盛，则热聚于胃口而不行，故胃脘为痈也。

言胃痈当候胃脉以决之。胃脉右关之脉也。人迎在结喉两旁，胃之动脉也。其脉沉细，沉为在里，细是血虚。予意当是沉涩或沉细兼涩。涩为血瘀，血虚而瘀，涩滞不通，则胃气上逆，逆则喉人迎胃动脉必甚盛，盛为热，热逆于上，故聚于胃口为痈也。

按，《圣济总录》云：阴阳升降则荣卫流通，气逆而隔则留结为痈。胃脘痈者，由寒气隔阳，热聚胃口，寒热不调，故血肉腐坏，以气逆于胃，故胃脉沉细。以阳气不得下通，故颈人迎甚盛，令人寒热如疟，身皮甲错，或咳呕唾血云云。予意此随文敷释，未求其真。寒气隔阳，什么寒气？怎么隔阳？宋理学文章亦多精而虚也。按胃痈伏梁挟胃成痈，予未之经，而努伤年余，自吐脓血而愈者曾历三人。更有怒郁成瘀，食物塞塞，觉自左挤挤而下，久成噎膈，予经十余，确能饮食如常，但少触犯，即易反复，终属不救。年壮者，曾愈三人，其他临危时，口吐恶血，或口有恶血液。惟治一回民，逐日见效，破吐恶血，饮食入口呛出，药不能下，经八日饿死。若今日输液法，待其内损较好，再饮食之，是或可愈也。

按，气郁成疾者，不能化脓，只有恶血。努伤者，久必成痈。此恶性良性之分也。

帝曰：善。人有卧而有所不安者何也？岐伯曰：藏有所伤，及精有所之，寄则安，一作情有所倚，则卧不安。**故人不能悬其病也。**可作悬则病也。

此非不得卧，是卧而不安者也。藏有伤，即五藏有所伤也，虚邪实邪皆可致此。或五藏之精有所之往，有所之往者，即七情之发动也。寄则安，言平安无事，如心藏神，肺藏魄，肝藏魂，脾藏意，肾藏志，即神有所倚，精有所寄而安也。故人不能悬，云人之精神，不能如物之悬而无寄托。其病也，不成句，必有衍文。马（玄台）解悬绝，吴（昆）谓悬空，张（隐庵）谓空悬。《西厢记》“意悬悬业眼”，此之确解也。

帝曰：人之不得偃卧者何也？岐伯曰：肺者藏之盖也，肺气盛则脉大，脉大则不得偃卧，论在《奇恒阴阳》中。

按，肺气盛则脉大，作肺经脉络充大较好。偃，仰也。《诗》息偃在床。

帝曰：有病厥者，诊右脉沉而紧，左脉浮而迟，不然《甲乙》作不知**病主安在。岐伯曰：冬诊之，右脉固当沉紧，此应四时；左脉浮而迟，此逆四时。在左当主病在肾，颇关在肺，当腰痛也。帝曰：何以言之？岐伯曰：少阴脉贯肾络肺，今得肺脉，肾为之病，故肾为腰痛之病也。**

此以脉定厥也。帝问诊右脉沉而紧，左浮而迟，不知病主何在。伯答此必冬诊也。右脉之沉紧，合乎冬令，此所应四时也。而左脉偏不沉紧而浮迟，则不合冬令，是谓逆四时矣。浮为虚越，迟为不足。《金匮》云：浮在前（关前即寸）病在表，浮在后（关后即尺）病在里，腰痛背强不能行，必短气而极也。左主阴血，在左则主病在肾阴。而偏差（颇也）更关系在肺，当腰痛也。歧伯并申肾肺相络，今得浮迟，为肺之脉，故肾因病腰痛也。其金水相生之旨欤？

帝曰：善。有病颈痈者，或石治之，或针灸治之，而皆已，其真安在。岐伯曰：此同名异等者也。夫痈气之息者，宜以针开除去之。夫气盛血聚者，宜石而泻之。此所谓同病异治也。

此谓痈一也，而有轻重，若痈只是气之息止者，以针开通，除其滞气。若气之息止过甚，因而血聚溃血成脓者，宜石（利石，即砭，今用刀）而泻出之。此病有轻重异等，而用针用石之治亦异也。

帝曰：有病怒狂者，此病安生？岐伯曰：生于阳也。帝曰：阳何以使人狂？岐伯曰：阳气者，因暴折而难决，故善怒也，病名曰阳厥。帝曰：何以知之？岐伯曰：阳明者常动，巨阳少阳不动，不动而动大疾，此其候也。

骂詈不避亲疏之怒狂，生于阳也。阳者三阳之气也，流通无阻，斯无病人也。如因暴受挫折而阳气郁，郁极而伸，故善怒也。此病谓阳气之厥逆也。

帝问何以知怒狂之诊耶？伯答阳明之脉趺阳、人迎等，常动不休。若太阳经之委中、天窗、昆仑及胆经之天容、悬钟等穴，不似阳明之大动。二经不宜大动，而今反大动，而且疾动，此怒狂阳厥之诊也。此古诊法，今诊肝膀之脉，亦必疾大也。

帝曰：治之奈何？岐伯曰：夺其食即已。夫食入于阴，长气于阳，故夺其食即已。使之服以生铁洛为饮，夫生铁洛者，下气疾也。

阴为味，食入于阴，即食入为阴味，而长气于阳，气为阳，即阴味化阳气也，故必夺其食焉(《甲乙》夺作衰)。生铁落，制肝下沉，故当愈也。

帝曰：善。有病身热解堕，汗出如浴，恶风少气，此为何病？岐伯曰：病名曰酒风。帝曰：治之奈何？岐伯曰：以泽泻、术各十分，麋衔五分，合以三指撮，为后饭。

此即《风论》饮酒中风则为漏风者也。身热者，阳不秘也。懈堕者，津少气少也。汗出如浴，外则皮孔洞开，内则阳气不潜，有以致之也。夫卫阳失，孔开而恶风，汗出多，汗乏而少气。由于饮酒数醉，气聚于脾，热盛于中，遂遍于身，热内生风，外复受风而然也(参《风论》解)。

《风论》曰饮酒中风，则为漏风，多汗，常不可单衣，甚则身汗，喘息恶风，衣常濡，口干善渴，不能劳事，即是此证。然此方妙义，后人鲜有悟及。如以术去湿止汗，鹿衔定风，虽属肤浅，亦可强答。泽泻利水，又何与于此证哉？且利水伤阴，汗多津伤，又何用利水？讵知妙义尽在此泽泻一味，不阐明之，则古圣微言，不知何年方明，后人将永在幽谷矣。

窃以阳不秘而直泄，孔毛开而直流，非直折膀胱发越难制之气，塞撤其源，再坚肌肉皮毛之致不可。故术有汗能止，以固肌也；泽泻利水，直折膀胱也；鹿衔有风不动，无风反摇，得坚金之气以息风，制肝之疏泄，外坚皮毛，抗外来之风。且鹿一牡九牝，更迭而交，牡疲卧地如死，牝寻草哺之即愈。补精之力，差可想见。俗以衔草为回阳草，予曾访诸猎人，此草产山之阴，冬积冰雪，近之则无。鹿得阳精最具，督盛角大，胎中有牙，淫而多寿，食此之助欤？

有疑予言者，请阅读《伤寒论》伤寒汗出而渴五苓散，不渴茯苓甘草汤注，自了然矣。予注云：膀胱阳气随汗外泄，阳不能潜，汗不能止，里外牵引，一味如水淋漓而不止也。方解曰：生姜利肺气，肺利则水行。茯苓利水气，水利则汗止。世但知生姜发汗散邪，而不知生姜匡正止汗。世但知茯苓利水，而不知利水正以止汗。桂枝补已伤之心气，壮已虚之元阳，如此则便利汗止矣。此证之鹿衔同意于桂枝，泽泻同意于茯苓，仲景自言撰用灵素，信哉。

此证，附子芍药甘草似在可用，恶附之热也。当归补血汤又似可用，恶芪专表也。此泻撤法、抽薪法，与急下存阴一样手段。汗止即思生津固气坚表，可一而不可再也。诸葛武侯空城计仿佛得意于此。

甲申在平，治晋人张某证，投之立效。后梦女人扼其喉探出五色球，惊觉又作，遂不效焉。后闻其为军阀，想杀人太多，邪心生鬼病也。

奇病论篇第四十七

记奇病也。

黄帝问曰：人有重身，九月而瘖，此为何也？岐伯对曰：胞之络脉绝也。帝曰：何以言之？岐伯曰：胞络者系于肾，少阴之脉贯肾系舌本，故不能言。帝曰：治之奈何？岐伯曰：无治也，当十月复。《刺法》曰：无损不足，益有余，以成其疹，然后调之。然后调之乃全注，非正文也。**所谓无损不足者，身羸瘦无用镵石也。无益其有余者，腹中有形而泄之，泄之则精出，而病独擅中，故曰疹成也。**

此言子喑也。九月胎盛声哑而喑，胎有碍而阻其胞络也。此不须治，十月胎产自愈矣。逆而治之，反致成疹。疹者，病也。

帝曰：病胁下满，气逆，二三岁不已，是为何病？岐伯曰：病名息积，此不妨于食，不可灸刺，积为导引服药，药不能独治也。

息积者，《百病始生》篇"稽留而不去，息而成积"者也。息，止也，即止而成积也。此积不在肠胃而在空廓，故不妨饮食。然不可专行灸刺，当渐渍按摩，导引而治之。服药不能独治，以积久不能骤攻，故必渐渐缓图也。

（寿康谨按：息，止也。又，土自长息无限曰息壤。《山海经》鲧窃帝之息壤，以堙洪水。息积是亦可谓渐自增长之积欤？）

帝曰：人有身体髀股胻皆肿，环脐而痛，是为何病。岐伯曰：病名曰伏梁，此风根也。其气溢于大肠而着于肓，肓之原在脐下，故环脐而痛也。不可动之，动之为水溺涩之病也。

伏梁解见前《腹中论》。

帝曰：人有尺脉数甚，筋急而见，此为何病？岐伯曰：此所谓疹筋，是人腹必急，白色黑色见，则病甚。

按，数为热，热甚则为热极，火灼津竭，筋失所养而急，理实有之。而与下文白黑色见则甚不合矣。此盖无力之数，阳虚之数。尺候肾，卫阳出肾。阳气者，精则养神，柔则养筋。兹阳极虚，筋失所养，抽掣急迫，而见出高起，即瘆筋病也。是人阳虚，腹必急迫。黑白主寒，故面现黑白，则寒益甚，病益甚也。

帝曰：人有病头痛以数岁不已，此安得之？名为何病？岐伯曰：当有所犯大寒，内至骨髓，髓者以脑为主，脑逆故令头痛，齿亦痛，病名曰厥逆。帝曰：善。

是证，予经数十人，脉细涩坚强，其痛如虫爬刀刺，自杀者四五人。多系暑月新房乘凉受风，新得者数服即愈，日久者服下大痛，必预告之，坚持三五或七八剂方解。（详医案）

帝曰：有病口甘者，病名为何？何以得之？岐伯曰：此五气之溢也，名曰脾瘅。夫五味入口，藏于胃，脾为之行其精气，津液在脾，故令人口甘也。此肥美之所发也，此人必数食甘美而多肥也。肥者令人内热，甘者令人中满，故其气上溢，转为消渴。治之以兰，除陈气也。

按，即今糖尿病，原因很多，多食甘美特其一因耳。详予《脾胃中西问答》[1]。

帝曰：有病口苦，取阳陵泉。口苦者，病名为何？何以得之？岐伯曰：病名曰胆瘅。夫肝者中之将也，取决于胆，《甲乙》作胆者中精之府，取决于胆。较妥。**咽为之使。此人者，数谋虑不决，故胆虚气上溢，而口为之苦。治之以胆募俞，治在《阴阳十二官相使》中。**

极明。胆俞，背十椎下两旁相去各寸半。胆募在乳下二肋外，期门下五分。《阴阳十二官相使》，古经失传。

帝曰：有癃者，一日数十溲，此不足也。身热如炭，颈膺如格，人迎躁盛，喘息气逆，此有余也。太阴脉微细如发者，此不足也。其病安在？名为何病？岐伯曰：病在太阴，其盛在胃，颇在肺，病名曰厥，死不治。此所谓得五有余二不足也。帝曰：何谓五有余二不足？岐伯曰：所谓五有余者，五病之气有余也；二不足者，亦病气之不足也。今外得五有余，内得二不足，此其身不表不里，亦正死明矣。

---

1 见《赵仲琴诊籍四种》之《医林敝帚》。

极明不释。

帝曰：人生而有病巅疾者，病名曰何？安所得之？岐伯曰：病名为胎病。此得之在母腹中时，其母有所大惊，气上而不下，精气并居，故令子发为巅疾也。

惊则气散，气散于上，则胎失所养。上而不下则精气并居于上，并居于上则病脑矣。人居腹中，以母为荫，呼吸随之，母病则子病，母安则子安。于此益证古人胎教之至理矣。

帝曰：有病痝然如有水状，切其脉大紧，身无痛者，形不瘦，不能食，食少，名为何病？岐伯曰：病生在肾，名为肾风。肾风而不能食，善惊，惊已心气痿者死。帝曰：善。

解见《评热论》肾风条。

大奇论篇第四十八

肝满肾满肺满皆实，即为肿。肺之雍，喘而两胠满。肝雍两胠满，卧则惊，不得小便。肾雍，脚下至少腹满。《甲乙》脚作胠。**胫有大小，髀胻大，跛易偏枯。**

满，邪气壅滞而为胀满也。肝肾肺三经皆能病满，如脉皆实者，便能发肿。肿，壅塞。肺居胸胁，故肺壅则喘而胠满。肝居膈上下，主胁藏魂，主疏泄，故肝壅胠满，卧魂不藏而惊，疏泄力失而不得小便也。肾起涌泉，壅则脚下满，少腹亦满，满即肿满也。按胫有大小，髀胻大，桐实不解，待考。跛易偏枯，为肾经壅滞所致可通。易即行易其常也，其胫肿大，或缩瘘，髀及胻皆肿欤？

心脉满大，痫瘛筋挛。肝脉小急，痫瘛筋挛。肝脉骛暴，有所惊骇，脉不至，若瘖，不治自已。

心，火也，脉满大则火盛矣。火灼筋节，而痫瘛筋挛抽搐。肝主血，小则血虚，急为劲急，血虚生风，血不荣筋而亦痫瘛痉挛也。肝主魂，肝脉骛而疾奔，暴然而现，是有所惊骇而肝魂不定也。若一时之脉不至，亦不能言而喑，是猝然惊骇之惊厥，气复还则愈，不必治之也。按，此与惊骇连贯读下，非肝脉不至而喑，是六脉不至而喑也。

肾脉小急，肝脉小急，心脉小急，不鼓皆为瘕。肾肝并沉为石水，并浮为风水，并虚为死，并小弦欲惊。肾脉大急沉，肝脉大急沉，皆为疝。

肾主元阳，小为阳虚，急为阻象，不鼓为沉，是知为元阳不运而着成瘕也。肝主疏泄，肝小疏泄力减而瘕也。肝沉则疏泄力弱，肾沉则水蓄膜满，不喘而为石水矣。并浮为风水，乃肾风证，细考《评热病论》篇自知也。并小弦为欲惊，肾主恐，肝主魂，肝肾虚魂怯而惊也。肾脉大为阴盛，肝脉大为木祟，阴聚则寒，睾丸之系出于肝，故张子和七疝皆主于肝也。

心脉搏滑急为心疝，肺脉沉搏为肺疝。三阳急为瘕，三阴急为疝，二阴急为痫厥，二阳急为惊。

心疝在少腹有形，其气上搏于心。肺疝不明其形，盖上冲于肺。三阳足太阳膀胱现急脉，凝而为瘕也。太阳主气，总统诸阳，急脉为不通之象，非必以寒言之也。三阴脾也，总统诸阴，不通则发阴疝也。二阴少阴也，少阴为气之渊薮，急而不通则为痫厥，非言心也。二阳胃也，不通则阳郁而惊，胃络通心也。

脾脉外鼓，沉为肠澼，久自已。

脾脉居中迟缓，其本脉也。今外鼓，是脾阳有余也。沉久之肠澼，见此脉为欲愈也。沉即沉痼之沉。

肝脉小缓为肠澼，易治。

肝脉小缓，邪热不甚，故易也。

肾脉小搏沉为肠澼下血，血温身热者死。

肾主二阴，小为拘急之形，搏指有力为邪盛，沉为在里，尺候大肠，故主肠澼下血也。若血下觉温热，且全身发热，是阴竭火亢，必不免于死也。按温作热解牵强，不如作血湿。血湿者下如水湿，腐败如屋漏水然。（待考）

心肝澼亦下血，二藏同病者可治。其脉沉小涩为肠澼，其身热者死，热见七日死。

心主血，肝藏血，心肝热亦致肠澼也。二藏同病，言心肝俱热而下血，可治而愈之，泻心、白头翁汤其主方也。

沉小为不足，涩为血少，如身不发热，则犹属可治，若热乃阴亡血竭，孤阳燔灼而热，七日六经气竭，决不能生也。如因表邪发热，脉浮，骨节痛，恶寒，喘息，不在此例，表散即愈矣。如内有宿食，洪滑发热，则宜下而去之。如厉气邪疫，毒滞发热，宜解毒活血，皆可愈也。

胃脉沉鼓涩，鼓字宜去，当是衍文。**胃外鼓大，心脉小坚急，皆鬲偏枯。男子发左，女子发右，不瘖舌转，可治，三十日起，其从者瘖，三岁起，年不满二十者，三岁死。**

阴明者主束筋骨而利机关，荣卫之本也。沉为阳不及，涩为血不足，阳明原为多气多血，而阳不柔筋，阴不濡骨，斯病脘枯槁之膈，肢不濡之偏枯矣。胃脉鼓大者，灼竭津液，亦同此弊。心主血，心脉坚急，心火旺而血少，故亦病此也。

左右者，阴阳之道路也。男左女右，谓男左枯，女右枯也。如再喑(瘖)不能声，舌不能转者，不治。不喑者可治。三十日起，所谓以其时受，月则已矣也。

其从者，谓顺而轻，男左女右，虽喑可治，须三岁起也。年不满二十或三十，藏府正盛，气血方殷，而得衰症，正所谓春行冬令，三岁入冥者也。

脉至而搏，血衄身热者死，脉来悬钩浮为常脉。

血热妄行，而脉至搏指，内火不熄也。身热，火灼津竭也。若脉如钩浮洪缓，衄之常脉也。

脉至如喘，名曰暴厥，暴厥者不知与人言。

此言暴厥之脉也。

脉至如数，使人暴惊，三四日自已。

如数非数，乱离模糊象也。此言暴惊而气血惊散也。若非暴惊，则系久病心脏瓣膜狭窄或闭锁不全矣。

一九七二年四月廿二日。廿五日赴岳城。

归自邯郸磁县之岳城，带病又抄。一九七二六月五日十一点。

脉至浮合，浮合如数，一息十至以上，是经气予不足也。微见，九、十日死。

脉来而浮，且合聚于肤。浮合如数则非真数，而有似于数也。一息十至以上，实不能辨其至数，是浮聚于肤筑筑急急而非真数者，如此是经中之精气予而供给脉神之不足也。微见者，是脉力微象见也。言脉十至以上，脉有力者，尚可迁延时日，若脉微象见则九日十日危矣。吴(昆)谓微见为始见，马(玄台)为仅见，未妥。解作九十日，尤属支离，焉有此脉而能支三月者哉?

按，经气当是络气。经气即脉，脉行即经。疑此经气当作肺气，待考。似肺绝如以毛羽中人肤意同。

脉至如火薪然，是心精之予夺也，草干而死。

然，俗作燃，《孟子》"若火之始然"是也。古者钻木取火，甚难发火，蓄不烬之火为火种，以备再用。《庄子·养生主》指穷于薪，火传也。火即火种也。

诗有“昨日邻家乞新火，晓窗分与读书灯”[1]，《孟子》“求水火无弗与者”，皆指火种也。如火薪燃者，言如火种之然薪，似着不着，奄奄气象也。似燃不燃，不燃又燃，大异心脉之来盛去衰，是心中精华予脉神供给夺丧也。草干而死，冬令水灭火而危矣(薪原作新，宋时改。作“如火新然”状亦可)。

脉至如散叶，是肝气予虚也，木叶落而死。

脉至如落叶之飘零虚散，不似肝之弦长，是肝气予脉不足，至秋叶落时，金克木而难生矣。

脉至如省客，省客者，脉塞而鼓，是肾气予不足也，悬去枣华而死。

省客，如省视之客也，俗谓看亲，又叫走亲，亦谓省亲，时来时不来，喻下文之脉塞而鼓也。脉塞而鼓，言脉塞不通，时而一鼓起也。大异肾沉滑软之象，故曰是肾气予不足也。悬去枣花，谓枣花悬去而结实六月间。长夏属土，六月未月属土，土克水而终矣。多解有客在室而时省之，非是。佳客来门，不离左右，未有置客屋中不时而一省之者。古人纯朴，焉有如此冷待也。《太素》作省容，亦非。谓塞为不通，然不通而时鼓，是屋漏矣，尚待悬去枣华乎？

脉至如丸泥，是胃精予不足也，榆荚落而死。

胃脉如珠滑柔也，而丸泥之黏滞不滑，是胃精之予脉不足矣。榆荚春令，木克土而危矣。

脉至如横格，是胆气予不足也，禾熟而死。

《说文》木长曰格，言脉长如横长之木，长且劲坚，大失肝软弱招招之象，是胆气予不足也。禾熟秋月，金克木而终矣。

脉至如弦缕，是胞精予不足也，病善言，下霜而死，不言可治。

《奇病论》胞脉者系于肾，男以藏精，女以系胞也。脉至如弦之坚，如缕之细，真元亏损，是胞之精予脉不足也。肾系舌本，胞气不足当静而无言，今反善言，是阴不藏而阳虚外见也。且乙癸同源，肝主语，肾虚则肝虚，善言则肝盗母虚，益盗则益虚，虚极不能承令，至霜降而终矣。不言者，肾虽亏损，犹能自持，持则肝不盗泄，故曰可治。可者仅可，非必之辞也。

附案：予初应世，张祥村赵姓孀妇，不言者数年，但卧不起，饮食等等手势

---

1 宋·王禹偁《清明》诗。

而已。失火曾发言一次。问故。则指心，会意说话心中难受。脉如弦缕而软，惜予术浅，未敢一试。若在今日，当立一奇验案也。

脉至如交漆，交漆者左右旁至也，微见三十日死。

《甲乙》作交棘，言如棘之丛生，交互相加，亦通，俗谓乱七八糟也。张(隐庵)谓如泻漆之交，与予意合。吴(昆)高(士宗)并作缴漆。木匠漆物，有时不粘而分开，如油纸之不沾墨者，似非。脉至如漆，在树下流，不独在上向下直流，而有时偏左偏右，漫无纪律者，此所谓交也。此仍承上文，胞精之予不足也。微象见三十日死，以冲为血海，每月一大循环，所谓一周而绝也。月大循环，详见海水东盈、月满及百日咳、虚劳诸解。

脉至如涌泉，浮鼓肌中，太阳气予不足也，少气味，韭英而死。

脉至如涌泉滚滚直出，浮鼓肌中，有升无降，有出无入，此太阳予脉不足也。太阳为三阳而主外，浮鼓肌中，为精气虚，太阳为诸阳主气，故曰少气也。韭英于秋，金气当令而阳戢矣。

味字疑衍。诸家以阴主味，太阳虚则少气少味，少味为阴液不足，未确。韭英非韭苗，乃华未结子者，韭华于秋，诸家谓春夏非也。

脉至如颓土《太素》作委土**之状，按之不得，是肌气予不足也，五色先见黑白，垒发死。**垒当从马(玄台)作藟。

颓，《礼记》“泰山其颓”。颓，坠也，如墙之坠土，有时哗啦一阵，有时没事，故云按之不可得者，不能按得其次数形状也。脉而如是，是肌气予脉不足也。肌肤现五藏之色，如先见黑白二色，黑为水凌土，白为子盗母虚，藟发于春，故木克土而死。然此脉持久，亦理所无。藟发，疑肌上瘟发，藟，瘟之讹或古通用(待考)，痞瘟也。

脉至如悬雍，悬雍者浮揣切之益大，是十二俞之予不足也，水凝而死。

雍甕通。《山海经》悬甕之山，晋水出焉。郭璞注云：山腹有巨石如甕。《广雅》甕，瓶也，大腹小口。揣，度也。脉至如上小下大之甕而悬之者，浮取揣度其上而小，切之益大，是中部大，不是重按而大，重按则反小而无，以悬故也。如此者，是十二经俞予脉不足也。水凝而死，是寒凝血液，经俞不通而终矣。按，舜陶河滨，在黄帝时，文明大启，定有陶器矣。

脉至如偃刀，偃刀者，浮之小急，按之坚大急，五藏菀热，寒热独并于肾也，如此其人不得坐，立春而死。

偃，仰也。《诗》息偃在床。偃刀，刀刃向上也。脉至如刀之仰刃，浮取之如扪刀刃，小而坚急，重按如刀背，坚大而急。如是者，是五藏之菀结寒热独并于肾也。不得坐，是其人只能卧，不能坐，不必强拉《经脉》之喝喝欲喘，跃跃欲起，其人不得坐也。真水枯，至春不足木之疏泄而死矣。

脉至如丸，滑不直手，不直手者，按之不可得也，是大肠气予不足也，枣叶生而死。

脉至如丸之圆滑流利，未为恶候也。不直手，言轻滑，不值手一按，即按之则无者，如此是大肠予脉不足也。枣叶生于初夏，火克金而终矣。直值通。

脉至如华者，令人善恐，不欲坐卧，行立常听，是小肠气予不足也，季秋而死。

脉至如花之轻虚浮满，按之即虚软若无，非谓重按，是说轻按。心与小肠为表里，虚则善恐也。不欲坐卧者，是卧不安，坐不稳，心虚惊而无定之象。或行或立，侧身窃听，似惊似疑，是小肠气予不足也。季秋水生，水克火而终矣。

又，此病俗谓鸡病。

按此残篇，亦足见脉为全身之精矣。与《伤寒述义》附录之脉辩篇参看，彼详于此也。

脉解篇第四十九

解释经脉为病也。

太阳所谓肿腰脽痛者，正月太阳寅，寅太阳也，正月阳气出在上而阴气盛，阳未得自次也，故肿腰脽痛也。

此言太阳经脉病也。正月腰脽痛，属于太阳经脉也。太阳经脉挟脊抵腰，贯臀，故病则腰脽痛也。其何以痛？正月属太阳，于月建寅者也。正月何以属太阳？以冬至少阳初动地下论，则阳气出土之立春即太阳矣。而又正月何以建寅？寅或作[illegible]，古文[illegible]，下从土，象阳气由土初出也。杜元凯[1]注《左传》：阴尚强，阳不能径出，如宀之屋于上，故从冂。正月阳气初出地上，而阴气尚盛，阳气未得自次之故。次者，舍也，安止之意。如《左传》一宿为舍，再宿为信，过信为次。言阳气正月出在地上，而冬寒之余犹盛，阳气未得自次其位也。未次其位，则阳为阴郁，阴郁而阳病，阳病则所属之太阳病，太阳病则太阳经之腰脽肿痛矣。此与予温病解之立春阳出土，人气出表正同，此其证矣。温病称太阳病之释，此尤其证也。

病偏虚为跛者，正月阳气冻解，地气而出也。所谓偏虚者，冬寒颇有，不足者故偏虚为跛也。

偏虚为跛，言身偏阳虚而致跛也。正月阳气解冻，地阳上出，而冬寒颇有，故阳素不足者乘阳之未得自次，则偏虚而为跛矣。何以致跛？阳气者，精则养神，柔则养筋，太阳总统诸阳，阳伤则筋失所养而跛矣。

诸家多以冬寒颇有不足为句，谓冬日之寒不足，不能生木，以肝主筋膜为解。且引《四气调神论》逆之则伤肾，春为痿厥，又引《大奇论》肾壅则髀胻大偏枯，以偏枯为偏虚，以痿为跛，皆强扯者，岂其然乎？此明是春寒腿拐，有何

1 杜元凯，即杜预，西晋学者，著《春秋左氏经传集解》。

疑焉。此诚超越先贤，颇自信者。（石校一九五八年十一月廿八日晚）

所谓强上引背者，阳气大上而争，故强上也。

强上，谓强木其上，项强而引背，乃阳气盛大而上争阴气之郁，故上为之强也。何为强上引背？以太阳经循颠络脑下项挟背也。

所谓耳鸣者，阳气万物盛上而跃，故耳鸣也。

耳鸣，因万物感阳气而上跃，阳盛而耳鸣也。太阳经从颠至耳上角，手太阳之筋其应耳中鸣，阳振而鸣也。

所谓甚则狂巅疾者，阳尽在上而阴气从下，下虚上实，故狂巅疾也。

甚谓阳甚盛，即经之阳盛则狂，气上不下，即头痛颠疾也。阳气盛于上，阴气从而虚于下，故如是也。然既称脉解，则仍当从太阳上额交颠，是主筋所生病者痔疟狂癫疾为妥耳。

所谓浮为聋者，皆在气也。

浮谓阳气盛上而浮，是因经脉病以及阳气之浮也。

所谓入中为瘖者，阳盛已衰，故为瘖也。

喑（瘖），言无音也。谓阳盛于外，盛极而衰，入于中，肺主气，发声音，气为阳，阳衰不充则无音，强解之甚。就予所经，倭乱时，夏日有童女逃难，热极渴极而瘖。予以阳盛阴竭，肾涸累肺治之。又治及笄女郎暑月逃难，渴极热极，竟成痿病，亦阳极灼肾耳。

是阳气入中之中，如读仄声，如中风之中，谓天地之阳气入中于藏则瘖矣。若然，下文当云阴气已衰，不当云阳气已衰，此阳是阴字之讹欤？

王（冰）谓阳气入中而薄于胞肾，胞络肾，肾系舌，可通。而阳盛已衰，又作何解耶？真有肾阳虚而致瘖者，如此则入中为瘖，又作何解耶？

隐庵谓阳盛已衰，入中之气不足，则阴虚而为瘖矣，语属含混。

恍记有邪入于阴为瘖[1]，阳搏于阴为瘖[2]二语，老懒匆匆，容细考之。

内夺而厥，则为瘖俳，此肾虚也。

内夺，谓强力入房，夺于所用之精，以致此证。此肾虚有阳虚阴虚之别，详考《厥论》自知之矣。河间地黄饮子极为对证，予经数人矣。

1《灵枢·九针论》："邪入于阴，转则为喑。"

2《素问·宣明五气》："五邪所乱……搏阴则为瘖。"

少阴不至者，厥也。

即足少阴之气因虚不至，而或阴虚阳虚作厥，宜细辨耳。

少阳所谓心胁痛者，言少阳盛《太素》作戌**也，盛**《太素》作戌**者心之所表也，九月阳气尽而阴气盛，故心胁痛也。**

此言少阳经脉病也。九月心胁痛，而多主少阳盛也。少阳，阳气之小者也。心，火也。火，阳之盛也。小而盛，是心之表彰也。有若九月天之阳尽而阴气始盛，胆心之火燔炽不藏，则盛而心胁痛矣。心胁何以痛？以胆经下缺盆，循胁里，下气街也。九月何以为太阳之尽？以九月建戌，戌从戊，戊，土也，内含一阳也。谓九月一阳将尽，阳下入土也。何以为阳气将尽？霜降天阳之尽也，《毛诗》传：火死于戌也。总言秋令金旺，木气当伏，今少阳木旺而盛极化夏火之火，不能合九月阳气尽阴气盛之常轨，木火凌金而心胁痛也。

所谓不可反侧者，阴气藏物也，物藏则不动，故不可反侧也。

至藏而藏，天人之定律也。而天至藏时，人反不藏，则灾害至矣。人虽逆天而不藏，而天必使之强藏、必藏，是人身不合天藏，而又不得不藏，斯内郁于里，外制于天，则不能如常之反侧矣。不能反侧，是天强藏之而不能动，动则痛甚也。仍是少阳盛极之故也。何以不能转侧？少阳行身之侧也。

所谓甚则跃者，九月万物尽衰，草木毕落而堕，则气去阳而之阴，气盛而阳之下长，故谓跃。

予按此跃字非跃病也，乃如上文浮则为聋之浮字也。谓九月万物尽虚，草木毕落，则阳离去天阳而之往地阴也。气盛不是说阴气盛，仍是说阳气盛，言虽阴盛阳藏之时而阳过盛，虽强藏于地下而不安于地下，故曰而阳之下长，即之往地下之阳而仍上长也。之地下之阳不安于下而妄动妄长则跃矣。跃者，即盛阳为天气抑制，藏于地下而不安于下，跃之而上也。跃之上，则少阳经病矣。

阳明所谓洒洒振寒者，阳明者午也，五月盛阳之阴也，阳盛而阴气加之，故洒洒振寒也。

此谓阳明经病洒洒恶寒之故也。阳明者两阳合明，阳之极盛也。午也者，牾逆也。五月阴气牾逆，奋扬冒地而出也。谓阴气从下上，与阳忤逆也。午作𠂝，以象其形。五月人间盛阳而往之地阴，一阴初生而为阴气所加，故洒洒振寒也。振即振战，阴阳忤于身而振振成态也。

所谓胫肿而股不收者，是五月盛阳之阴也，阳者衰于五月，而一阴气上，与阳始争，故胫肿而股不收也。

天人相通也，五月盛阳之往阴分，是阳气衰于五月，而一阴气上，与阳始争，始争则胫肿而股不能收持也。胃脉下髀关，抵伏兔，下入膝膑，循踝外廉，下足跗。

所谓上喘而为水者，阴气下当是上字**而复上**当是下字**，上**当是下字**则邪客于藏府间，故为水也。**

五月，阴气上出之时也。阴气既上一分，则下阴当减一分，今下不减而复下盛，则盛阴之邪客于藏府间矣。阴邪盛而为水，水凌肺而成喘，此真武苓桂术甘证也。诸家解皆难惬意，只因未认出阴气下为阴气上，而复上为而复下耳。

二古上字，二古下字，误者多矣。

所谓胸痛少气者，水气在藏府也，水者阴气也，阴气在中，故胸痛少气也。

此病人多易忽，张隐庵注云：水火者阴阳之征兆也，上论有形之水为喘，此论无形之水气上乘为胸痛少气。水气，阴气也，阴气在中，使道闭寒，故为胸痛，且阳明主胸膺也。

所谓甚则厥，恶人与火，闻木音则惕然而惊者，阳气与阴气相薄，水火相恶，故惕然而惊也。

阳气下之甚，阴气上之甚，阴阳两相薄荡，水火相恶，阳明之经气厥矣。阳明脉病，恶人与火，闻木音惕然而惊也。

所谓欲独闭户牖而处者，阴阳相薄也，阳尽而阴盛，故欲独闭户牖而居。

阴阳相薄，阳不胜阴而尽，阴胜之时，阴则喜藏也。

补注：夫外来之侵凌，必藉中国之汉奸，客邪之犯体，必因藏府之失调。阴阳相薄者，即同本国之自相倾轧，而后邪乘虚入，引起外界勾结而凭凌之也。谚有之曰“一家不和外人欺”，嗟乎，“兄弟阋于墙，外御其侮”，碌碌祸夫犹且知之，况有医相之责者而漠不闻之乎？

有如此节，阴阳相薄，时有起伏，水火相争，两不相下，阳起则阴伏，阳伏则阴起。阳起犯人则火盛，火盛故恶人与火也。所以然者，如《脉解》篇云，阳明血气皆盛，邪客则热，热极则恶人与火。又曰，阳明厥则喘而悗恶人是也。（悗，音闷，废望也。《庄子·大宗师》悗乎忘其言。《韩非子》悗密惷愚。）

闻木音则惕然而惊者，阳明居中土也，土恶木克而惊也。此阳时胜而凌阴者也。如阴时胜者，则阳伏而阴起，阴胜则人欲闭户牖独居，阴喜静主藏也。

所谓病至则欲乘高而歌，弃衣而走者，阴阳复争，而外并于阳，故使之弃衣而走也。

阳盛于身，故阳盛则狂而走也。

所谓客孙脉则头痛鼻鼽腹肿者，阳明并于上，上者则其孙络太阴也，故头痛鼻鼽腹肿也。

邪客阳明之孙络而为头痛鼻鼽腹肿者，因阳明之邪并于上也。并于上，头痛鼻鼽信有之矣。而腹肿在下，兹并于上，似不切合。其所以肿者，因阳明之邪并集上部，而脾经太阴络胃，胃经阳明络脾，兹阳明之邪上并，则牵及太阴脾，脾主腹，是本胃病而传及脾之腹肿也。诸注似强，似不可从。（一九五八年十二月三日和平医院）

太阴所谓病胀者，太阴子也，十一月万物气皆藏于中，故曰病胀。

太阴为阴中之至阴，以冬至而言也。冬至阳生，乃地下阳生。兹以人间气候论，故曰子。子，地阳之初动，人间之至寒也。此时万物皆藏于中，故病胀即太阴之寒胀也。

所谓上走心为噫者，阴盛而上走于阳明，阳明络属心，故曰上走心为噫也。

心主噫，脾病而噫，脾络阳明胃，胃络通心也。

所谓食则呕者，物盛满而上溢，故呕也。

足太阴独受其浊，太阴之浊气上溢则为呕也。

所谓得后与气则快然如衰者，十二月阴气下衰，而阳气且出，故曰得后与气则快然如衰也。

十二月，建丑之月，丑者纽也。十二月固结已解，故曰纽也。丑（丑）似举手有为，冽溧未伸之状。阴气下衰，谓人间阴气向下衰退，地下阳气行将出土。得后者大便也，与气者矢气也。如谓得后为屁与矢，与气为噫较妥。噫者，下之清阳从土上散也。屁者，上之浊气从上下降也。清升浊降，快然如衰

矣。(正月起太阳,十二月终太阴)

少阴所谓腰痛者,少阴者肾也,十月万物阳气皆伤,故腰痛也。《太素》作七月,按篇中正、三、五、七、九、十一,每隔一月,似是。

十月,建亥之月也。亥,根也,阳气根于下,十月于卦为坤,微阳从地起接盛阴,谓立冬小阳月也。亥(𠀅)上从二,下从𠂈,阴在上而人伏于下也。

所谓呕咳上气喘者,阴气在下是上字,**阳气在上**是下字,**诸阳气浮,无所依从,故呕咳上气喘也。**

此上下字亦讹倒也。十月本阴气在上而将盛,阳气在下而将起,其常也。诸阳气之性本浮,而因阴气上盛无所依从而不能浮,即清阳不升,浊阴不降,淆乱于中之呕咳上气而喘也(诸解未当)。此喘是上气不足,肺为之喘,宜补中升气。此呕如小柴之喜呕,助肝之疏,上举清阳也。

所谓色色不能久立久坐,起则𥆧𥆧无所见者,万物阴阳不定未有主也,秋气始至,微霜始下,而方杀万物,阴阳内夺,故目𥆧𥆧无所见也。

色,惊貌。《公羊·哀六年》:色然而骇。正状其下如人将捕之渐也。诸家改邑邑(悒悒)似非。悒悒作忧郁解,不切。此仍论少阴十月也。不能久立坐,目𥆧无所见,肝病也。而曰万物阴阳俱不定,未有主持也。实以发明阴根于阳、阳根于阴为大旨。其阴阳俱不足者,因秋气始至之七月时,微霜始下而方杀万物,水气被克而宜收敛之时,君子养生当从其令。而患者反使阴阳内夺,竭其阴精阳气,戕其金生水之令,奉藏(冬藏)者少,至冬令则水涸木枯而作是证矣。

所谓少气善怒者,阳气不治,阳气不治则阳气不得出,肝气当治而未得,故善怒,善怒者名曰煎厥。

此释少气而怒也。阳气不治,即阳气当治不治也。《咳论》曰五藏各以治时,言五藏各有主治之时也。兹阳气不治,即阳气不主其时也,不主则阳气不得出。其不治不出,以肝失主升之令也,故曰肝气当治而未得。肝喜条达,肝主升阳,肝失治升阳不得则郁矣。郁则怒,此怒是阳郁肝而不得升也。少气,是壮火食气也。名曰煎厥,阳郁而煎熬烦热也,与《生气通天论》阳气者,烦劳则张,精绝辟,积于夏,使人煎厥,目盲不可以视,耳闭不可以听,溃溃乎若坏都,汩汩乎不可止相同。此肝不升阳,盖亦冬令不藏无以奉春生之令而然。

所谓恐如人将捕之者，秋气万物未有毕去，阴气少，阳气入，阴阳相薄，故恐也。

此释恐也。秋气阴升阳降陨叶枯茎之期也，而万物未有毕去者，以阴气尚少也。阴气虽少而必日渐加甚，天然定律，而阴气必升也。阳气当去而不去，不去而究竟必去，以阴少之必升，遇阳不去之必去，斯为阳入于阴，阴阳相薄荡矣。在人身肾气少者则阴升之微，心火旺者则阳降之迟，心之邪火遇肾正升之令，两相冲突则恐作矣。降火者肺也，肺主魄，升肾者肝也，肝主魂，肺魄肝魂妄扰妄动，心神肾志亦无由主，此所谓恐也欤？

注意，阳入阴，不是阳入肾阴，亦非阳真入地阴，若真入地阴则正常矣。阳入肾阴只能灼阴而不作恐。《宣明五气》精气并于肾则恐，彼并精气，此言淫阳也。此阳入阴，正是阳不能入阴，犹言阳必入阴而不能入阴，不能入故相薄也。即阳旺当入而不能入，阴少当升而不得升，不升而必升，不降而必降，升降相忤则恐矣。

所谓恶闻食臭者，胃无气，故恶闻食臭也。

诸家皆以胃无气为秋阴盛。胃阳气少不思食则有之，恶闻食臭则否。按，恶闻食臭者，三焦有火，不必见食生恶，即人问想吃某物否，即已厌烦之甚，此真所谓恶闻食臭也。此闻非俗谓之鼻嗅，乃耳闻也。或谓有臭字，鼻闻似是矣。否。如人问吃香油果子否？吃香椿否？皆臭也。此胃无阴气，正承上意，阳盛不入，上扰胃而灼肾，肾为胃关，胃火冲逆而恶闻食臭也。

所谓面黑如地色者，秋气内夺，故变于色也。

此亦违秋收之令而内夺其精，金不生水而面呈肾败之黑色也。多以为秋时阴气出，内夺所藏之阳，阴气上乘，故黑。不妥。

所谓咳则有血者，阳脉伤也，阳气未盛于上而脉满，满则咳，故血见于鼻也。

阳脉之伤，以十月为小阳，在天阳为初胚，在人间为闭藏，此阳气未盛于上也。如阳气闭塞之时而反行夏火之令，则必流水不冻，蛰虫不藏矣。在人身阳气未盛之时，血液潜流，一本藏令，而反邪火有余，沸血脉满，火刑金而咳，咳振脉裂而血出，出则咳见于口、衄见于鼻也。按《金匮》从春至夏衄者太阳，从秋至冬衄者阳明。春夏阳浮，太阳主外也。秋冬阳伏，阳明主内也。

手阳明挟鼻孔，足阳明起于鼻。然此之阳脉伤当是阳明脉，而咳血则又欠当。此阳脉伤之阳脉，终未透彻，如作"咳则有血者，阳伤脉也"，甚通。质之以俟不惑者。

张(隐庵)谓阳脉伤，为上焦之阳脉。若然，鼻血允矣。咳内出之血也，谓肾贯肝入肺，由肺而出，然则衄血亦肺也欤?

厥阴所谓癞疝、妇人少腹肿者，厥阴者辰也，三月阳中之阴，邪在中，故曰癞疝、少腹肿也。

此言癞疝、少腹肿之因也。三月为辰月，主厥阴。辰者，振也，言冬日余寒至三月春寒已尽，而阳气丕振也。厥阴者，两阴交尽也，厥而逆而阳生焉。三月春寒尽，而至四月夏季火当令矣，此三月所谓厥阴也。三月为阳，而阳中有阴，而此阳中之阴至此将尽，而阳气丕振，其常也。若厥阴阳中之阴邪当尽不尽，阳气当振不振，则厥阴之阴，藏于脏中而为癞疝腹肿矣。肝脉循股阴入毛中，环阴器，抵少腹，故能为癞疝腹肿。胞隶于肝，胞病而腹肿。睾连于肝，肝病而睾颓。张子和治疝主肝，盖本此也。

所谓腰脊痛不可以俯仰者，三月一振，荣华万物，一俯而不仰也。

言三月间阳气一振，万物感其气而荣华，三月仍有春寒，阳气将振不振，万物虽荣而未得大伸，故俯而不仰。若阳气当振不振，当伸不伸，人感其气则腰脊酸痛不可以俯仰，正阳中之阴盛也。此与孚甲而出，乙屈不伸，木曲直作酸，木生酸，吻然无间，"东方生木"章可参也。

所谓癞癃疝肤胀者，曰阴亦盛而脉胀不通，故曰癞癃疝也。

曰阴亦盛，曰当是由字，承上文而言也。如言癞也、癃也、疝也、肤胀也，皆由于厥阴之阴盛而然也。癞疝已如上述，而癃者，肝主疏泄，肝病不得疏泄而癃也。且肝脉环阴器，亦属有关，此所以癃而蓄水以致肤胀也。按，当用吴茱萸汤温肝及苓桂术附振阳也。

所谓甚则嗌干热中者，阴阳相薄而热，故嗌干也。

厥阴上合心包，下源肾水，界乎水火，转变不常，进合心包则热，退合肾水则寒。兹言阴阳相薄，三月春寒将尽，阳气丕振，阴当退者不退，阳当振者必振，此阴阳相薄也。薄则互相进退，挟肾水乘心火则寒，心火返击，挟心火侮肾则热。此嗌干热中也，又可谓阳甚则嗌干。热中，如厥阴病之消渴，气上冲心，心中痛热是也。要皆循肝经脉，木盛盗肾阴而渴而嗌干，进合心包而热中，阴阳相薄即如热深厥深互相还击之义。故治厥阴，治热太过则转入阴，治寒太过则转成火，舍乌梅丸之寒热并用，或建中土以隔之，使不相荡，余无法也。

此篇诸家皆未阐明，予课暇草之。（和平医院）

刺要论篇第五十（未释）

刺齐论篇第五十一（未释）

刺禁论篇第五十二（未释）

刺志论篇第五十三

桐以此与内诊颇为重要，故选焉。

黄帝问曰：愿闻虚实之要。岐伯对曰：气实形实，气虚形虚，此其常也，反此者病。谷盛气盛，谷虚气虚，此其常也，反此者病。脉实血实，脉虚血虚，此其常也，反此者病。帝曰：何如而反？岐伯曰：气虚身热，此谓反也。谷入多而气少，此谓反也。谷不入而气多，此谓反也。脉盛血少，此谓反也。脉少血多，皆谓反也。

气盛身寒，得之伤寒。气虚身热，得之伤暑。谷入多而气少者，得之有所脱血，湿居下也。谷入少而气多者，邪在胃及与肺也。脉小血多者，饮中热也。脉大血少者，脉有风气，水浆不入。此之谓也。

夫实者，气入也。虚者，气出也。气实者，热也，气虚者，寒也。入实者，左手开针空也。入虚者，应作"出虚"。**左手闭针空也。**

气盛身寒，谓气盛逆上而身寒也。谓之伤寒，谓伤寒之初得也。寒伤形，玄府闭矣，闭则气不四散，不四散则由肺胃逆上而喘作矣。此伤寒之当解表也。

气虚身热者，谓无气以动，动则气高而喘而身热也，谓之伤暑，暑伤气而然也。此暑当清暑益气也。

谷入多而气少，谓食量多而气少也。有所脱血，血脱气散而气少，血液亏损，急需养料而强食也。湿居下，是或湿热居下证，不必脱血也。丹田有热胸中有寒，或胸中有热丹田有寒，皆能化为湿热，湿热消谷故食多，湿邪壅气故气促少。各注与血证联起，误矣。

谷入少而气多，谓食少而气盛上逆也。肺主气，病则气逆。胃主纳，胃病则少食也。

脉小血多者，脉搏小，血多充络。饮中热也，是饮水时而中热，水因热发而行充络脉，有似血多也，水柔血而脉小也。《经》有刺血出而汁别，是“新饮而液渗于络而未合和于血也，故血出而汁别焉。其不新饮者，身中有水”[1]可证，此盖饮中热，水充络而久不愈者也。诸注皆未妥，予解是否能通，尚待正焉。

脉大血少，谓脉搏大而络不充，此人脉有风气之邪，因此鼓动其脉而大，如水被风之波动陇起也。水浆不入，血无由化，故血少也。

又曰：血多血少，观形可知。血少者，唇白色，皖白。血多络赤，唇亦赤之类。

针解篇第五十四（未释）

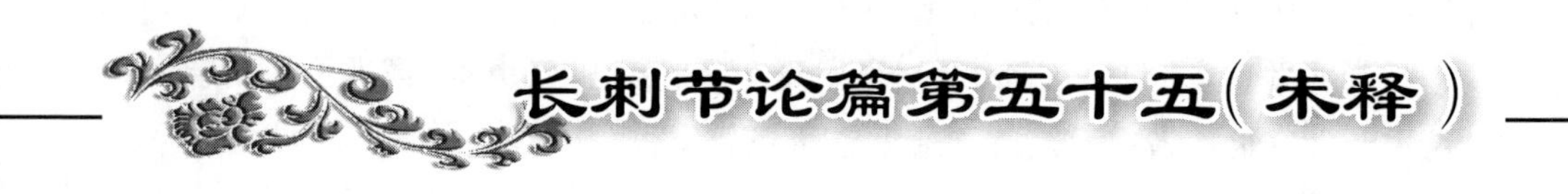

长刺节论篇第五十五（未释）

1《灵枢·血络论》。

皮部论篇第五十六

黄帝问曰：余闻皮有分部，脉有经纪，筋有结络，骨有度量，其所生病各异，别其分部，左右上下，阴阳所在，病之始终，愿闻其道。岐伯对曰：欲知皮部以经脉为纪者，诸经皆然。

阳明之阳，名曰害蜚，上下同法。视其部中有浮络者，皆阳明之络也。其色多青则痛，多黑则痹，黄赤则热，多白则寒，五色皆见，则寒热也。络盛则入客于经，阳主外，阴主内。

少阳之阳，名曰枢持，上下同法，视其部中有浮络者，皆少阳之络也，络盛则入客于经。故在阳者主内，是主向内。**在阴者主出，以渗于内，诸经皆然。**

太阳之阳，名曰关枢，上下同法。视其部中有浮络者，皆太阳之络也，络盛则入客于经。

少阴之阴，名曰枢儒，上下同法，视其部中有浮络者，皆少阴之络也，络盛则入客于经。其入经也，从阳部注于经。其出者，从阴内注于骨。

心主之阴，名曰害肩同楣，**上下同法，视其部中有浮络者，皆心主之络也，络盛则入客于经。**

太阴之阴，名曰关蛰，上下同法，视其部中有浮络者，皆太阴之络也，络盛则入客于经。

凡十二经络脉者，皮之部也。

按害通盍，盍又通阖，此害即阳明为阖也。蜚用扉字较妥，阖扉即关门也。谓蜚为阳蜚极而阖亦通，以下文有关蛰对照也。少阳为枢持，甚切。少阳为枢持句，《甲乙》作枢杼，吴(昆)作枢轴，亦可。惟太阳为关枢意晦。太阳为开，言关不通。若言关为最外之关卡防线，则曲解费劲矣。予意当作开枢也。少阴曰枢儒，即少阴为枢之义，儒即檽，柱头曲木承斗者。心主之阴曰害肩，即厥阴为阖。肩即槅字，或作枅[1]。太阴之阴曰关蛰，亦强。言如蛰之外关，蛰是槷之讹，皆不如直曰开蛰也。

是故百病之始生也，必先于皮毛，邪中之则腠理开，开则入客于络脉，留而不去，传入于经，留而不去，传入于府，廪于肠胃。邪之始入于皮也，泝淅字**然起毫毛，开腠理。其入于络也，则络脉盛，色变。其入客于经也，则感虚乃陷下。其留于筋骨之间，寒多则筋挛骨痛，热多则筋弛骨消，肉烁䐃破，毛直而败。**

帝曰：夫子言皮之十二部，其生病皆何如？岐伯曰：皮者脉之部也，邪客于皮则腠理开，开则邪入客于络脉，络脉满则注于经脉，经脉满则入舍于府藏也。故皮者有分部，不与而生大病也。《甲乙》不与作不愈，元起云：不与经络和调也。**帝曰：善。**

经络论篇第五十七（未释）

气穴论篇第五十八（未释）

气府论篇第五十九（未释）

骨空论篇第六十（未释）

1《说文》屋栌也。柱上横木承栋者，横之似笄也。《尔雅·释宫注》柱上欂，亦名枅。

水热穴论篇第六十一

黄帝问曰：少阴何以主肾？肾何以主水？岐伯对曰：肾者至阴也，至阴者盛水也；肺者太阴也，少阴者冬脉也，故其本在肾，其末在肺，皆积水也。

肾居下焦，为阴中之阴，故曰至阴也。至阴之处乃盛水之处也。然肺藏太阴，亦阴也。且少阴肾藏，主冬水之脉，其脉从肾贯膈入肺，故水病论其本其肾，其末则在肺，肾肺皆聚水之处也。

析疑：阴中之阴曰至阴，而又何以少阴名乎？少阴之名，非以肾中有阳而言也。盖以肾为阴藏，受五藏六府之精而藏之。《脉度》篇云：何气荣水？伯称蹻少阴之别云。谓蹻脉荣运肾水，荣运即动意也。动始于肾，肾为阴，是以名少阴也欤？始就是少的意思。立冬为天之初寒，亦名少阴。

水聚于阴藏，而心少阴、肝厥阴，虽皆病水，而何不如肾肺之例也。盖心少阴主火，火主升发，厥阴主木，木主疏泄，故不同肺肾也。且肾本主水，上升为云，肺肃为天，云冷成雨。肾脉通乎肺，肺为水上源，肾腾为津，肺降滤溺，肾不腾，肺不降，水蓄为灾，是肺肾之关系作用更不同心肝也。然脾亦太阴也，与胃以膜相连，故治水大法，重肾脾肺三藏也。

帝曰：肾何以能聚水而生病？岐伯曰：肾者胃之关也，关门不利，故聚水而从其类也。上下溢于皮肤，故为胕肿，胕肿者，聚水而生病也。

此复详至阴肾藏积水之所以然也。饮入于胃，游溢精气，赖肾火之蒸腾，肾系三焦为决渎之水道，肾主膀胱为水之从泄，故曰肾为胃关也。如关门肾之不利，不蒸不决不泄，则泛滥全身，随蓄成灾，溢皮肤者则为胕肿矣。

析疑：肾为胃关，谓为关楗者误矣。举凡胃弱之火不生土，胃弱长期之泻泄，皆当责之于肾。尝记治南柯营村李某，食物不化，且不大便，经日吐出食物不变，数日所食西瓜吐出犹完好也。医以下药则泻不可止，用止药则又吐不可遏。补而泻、泻而补者数月，元气殆尽矣。予以幽门不通，液之槁也，据肾为胃关与脾肾之药月余而愈，此其明证矣。

帝曰：诸水皆生于肾乎？岐伯曰：肾者牝藏也，地气上者属于肾而生水液也，故曰至阴。

此重释肾为至阴也。牝为阴，牝藏即阴藏也。阴中有阳，地中有火，而赫赫出乎地矣。地气上升为云，地火蒸之也。肾气上溢为津，肾火腾之也。肾阴之精，荣运各藏，故有至阴之名也。

勇而劳甚则肾汗出，肾汗出逢于风，内不得入于藏府，外不得越于皮肤，客于玄府，行于皮里，传为胕肿，本之于肾，名曰风水。所谓玄府者，汗空也。

此论风水之源于肾也。劳力过度则伤肾，持重涉远汗出于肾，经有明文，是皆勇而劳甚，汗出于肾，俗谓“累出腰油子来”也。逢于风，束诸皮毛，已出之汗不能复入于藏府，外不得越于皮肤，于是客于玄府。玄府又曰鬼门，玄微幽细，不可察见之府之门，即汗孔也。客于毛孔，行于皮肤之间，传为胕肿，其本实在于肾也，名曰风水也。此当与肾风条及《金匮》参看辨治。

调经论篇第六十二

帝曰：人有精气津液、四肢九窍、五藏十六部、三百六十五节，乃生百病，百病之生，皆有虚实。今夫子乃言有余有五，不足亦有五，何以生之乎？岐伯曰：皆生于五藏也。夫心藏神，肺藏气，肝藏血，脾藏肉，肾藏志，而此成形，志意通，此三字似多。**内连骨髓而成身形五藏。五藏之道，皆出于经隧，以行血气，血气不和，百病乃变化而生，是故守经隧焉。**

岐伯曰：神有余则笑不休，神不足则悲。血气未并，五藏安定，邪客于形，洒淅起于毫毛，未入于经络也，故命曰神之微。

岐伯曰：气有余则喘咳上气，不足则息利少气。血气未并，五藏安定，皮肤微病，命曰白气微泄。

息利，出入气利，言便利而疾也。

岐伯曰：血有余则怒，不足则恐。血气未并，五藏安定，孙络水溢，则经《甲乙》作络**有留血。帝曰：补泻奈何？岐伯曰：血有余则泻其盛经出其血，不足则视其虚经，内针其脉中，久留而视，脉大疾出其针，无令血泄。帝曰：刺留血奈何？岐伯曰：视其血络，刺出其血，无令恶血得入于经，以成其疾。**

治脉管炎者注意。

岐伯曰：形有余则腹胀，泾溲不利。不足则四肢不用。

脾主腹，有余则胀。《灵枢》云脾气实则泾溲不利，土实克水也。脾主四肢，不足则不用也。

岐伯曰：志有余则腹胀飧泄，不足则厥。血气未并，五藏安定，骨节有动。

肾主二阴，水不利则腹胀飧泄。肾为生气之源，不足则厥也。

帝曰：善。余已闻虚实之形，不知其何以生？岐伯曰：气血以并，阴阳相倾，气乱于卫，血逆于经，血气离居，一实一虚。血并于阴，气并于阳，故为惊

狂。血并于阳，气并于阴，乃为炅中。

气血相通，阴阳交互，三百六十五俞穴，血脉之所流注，三百六十五会，神气之所游行出入。脉外之阳气从孙络而注脉中，脉内之血气从经输而之脉外，阴阳相合，此为匀平。

如血并于阴，是血并在脉中，而不从经输以交脉外之阳也。血并于阴则阴盛，阴盛则惊。气并于阳者，气在脉外，而不从孙络内交于阴也。并于阳则阳盛，阳盛则狂矣。

血交于阳，气交于阴，平人也。血并于阳，气并于阴，是气血紊乱交争，易据其位，心为气血之总机，紊乱交争，心受影响，而为炅中之热也。此与疟之并阳并阴不同，细参自明也。

血并于上，当是下。**气并于下，**当是上。**心烦惋善怒。血并于下，**当是上。**气并于上，**当是下。**乱而喜忘。帝曰：血并于阴，气并于阳，如是血气离居，何者为实？何者为虚？岐伯曰：血气者喜温而恶寒，寒则泣不能流，温则消而去之，是故气之所并为血虚，血之所并为气虚。**

按：上下二字颠倒，诸家随文敷释，未加详察者也。夫怒则气上，兹气并于下，尚能怒乎？《论勇》篇之论怒也，气盛胸胀，肝举胆横，眦裂目扬，毛起色苍，此勇士之由然也；怯士胁下空，虽方大怒，气不能满其胸，肝肺虽举，气衰复下，故不能久怒也明矣，况善怒哉？

此是血并于下而不交于上，气并于上而不交于下，气血失谐，清浊相干，乱于胸中，是说大悗，经有明训。而气并于上，胸部气满，更可以烦可以怒。血并于下，不交于上，心失荣养，可以烦可以悗。血在下则肝实，更可以善怒。

血并于上而不交于下，则心血实而乱，乱失神明而喜忘。气并于下而不上交，水火不交，心乱而喜忘。经云上气不足，下气有余，肠胃实而心气虚，虚则荣卫之气留之于下，久之不以时上，故善忘。如此解之，不洞然乎？

帝曰：人之所有者，血与气耳。今夫子乃言血并为虚，气并为虚，是无实乎？岐伯曰：有者为实，无者为虚，故气并则无血，血并则无气，今血与气相失，故为虚焉。络之与孙脉俱输于经，血与气并则为实焉。血之与气并走于上，则为大厥，厥则暴死，气复反则生，不反则死。

此申明血气共并之为实也。络者经络之支别也，孙络孙细之脉也。别经亦三百六十五络，内通于十二大络，外通于肤腠皮毛。五藏之气从大络而出于孙脉，从孙脉而出于肤表，表出之气从孙络而入大络，从大络而注于经俞，此内外交通血气之径路也。是络之血气，孙络之气血，供输于经，是血与气共并于血分则为实也。血与气并逆于上，则为大厥而暴死，气复返则生。此当与《生气通天论》气血并走于上则为薄厥参看。此即近日之脑充血证。

帝曰：实者何道从来？虚者何道从去？虚实之要，愿闻其故。岐伯曰：夫阴与阳皆有俞会，阳注于阴，阴满之外，阴阳匀平，以充其形，九候若一，命曰平人。夫邪之生也，或生于阴，或生于阳。其生于阳者，得之风雨寒暑。其生于阴者，得之饮食居处，阴阳喜怒。

帝曰：风雨之伤人奈何？岐伯曰：风雨之伤人也，先客于皮肤，传入于孙脉，孙脉满则传入于络脉，络脉满则输于大经脉，血气与邪并客于分腠之间，其脉坚大，故曰实。实者，外坚充满不可按之，按之则痛。

帝曰：寒湿之伤人奈何？岐伯曰：寒湿之中人也，皮肤不收，肌肉坚紧，荣血泣，卫气去，故曰虚。虚者聂辟气不足，按之则气足以温之，故快然而不痛。

聂辟，言语轻微曰聂，足弱不能行曰辟。

帝曰：善。阴之生实奈何？岐伯曰：喜怒不节，则阴气上逆，上逆则下虚，下虚则阳气走之，故曰实矣。帝曰：阴之生虚奈何？岐伯曰：喜则气下，悲则气消，消则脉虚空，因寒饮食，寒气熏满，则血泣气去，故曰虚矣。

喜则气下不如恐则气下。

帝曰：经言阳虚则外寒，阴虚则内热，阳盛则外热，阴盛则内寒，余已闻之矣，不知其所由然也。岐伯曰：阳受气于上焦，以温皮肤分肉之间，令寒气在外，则上焦不通，上焦不通，则寒气独留于外，故寒栗。

此论阳气不能达于表，表阳虚而寒栗也。上焦开发，宣五谷味，熏肤，充身，泽毛，故曰阳受气于上焦也。今寒气袭在肤外，上焦阳气不得外通，不通则寒气盛表，故寒栗。然阳气盛者将郁而化热，阳虚者则入三阴矣。更要知内阳自虚，外无寒侵亦自生寒。彼是内阳虚，此是表阳虚也。

帝曰：阴虚生内热奈何？岐伯曰：有所劳倦，形气衰少，谷气不盛，上焦不行，下脘不通，胃气热，热气熏胸中，故内热。

此论劳倦伤脾，脾不运行，上焦不宣五谷之味，下焦不受五谷之精，胃中阳热气留而不行，熏胸内热，此谓阴是脾吸之阴液也。然肾阴之生午后热，尤当知之。一九七二年八月四日又下磁县，因血压高未去，又写。

缪刺论篇第六十三

黄帝问曰：余闻缪刺，未得其意，何谓缪刺？岐伯对曰：夫邪之客于形也，必先舍于皮毛，留而不去，入舍于孙脉，留而不去，入舍于络脉，留而不去，入舍于经脉，内连五藏，散于肠胃，阴阳俱感，五藏乃伤，此邪之从皮毛而入，极于五藏之次也，如此则治其经焉。今邪客于皮毛，入舍于孙络，留而不去，闭塞不通，不得入于经，流溢于大络，而生奇病也。夫邪客大络者，左注右，右注左，上下左右与经相干，而布于四末，其气无常处，不入于经俞，命曰缪刺。

此明缪刺之义也。络虽非经，乃经之别，故邪之左右上下，与经相干涉，而布达于四末。四末即四肢，《左传》风淫末疾是也。

帝曰：愿闻缪刺，以左取右，以右取左，奈何？其与巨刺何以别之？岐伯曰：邪客于经，左盛则右病，右盛则左病，亦有移易者，左痛未已而右脉先病，如此者，必巨刺之，必中其经，非络脉也。故络病者，其痛与经脉缪处，故名曰缪刺。

左盛右病，如《金匮·中风》篇正气引邪，㖞僻不遂，左边中邪盛而向右歪者。

帝曰：愿闻缪刺奈何？取之何如？岐伯曰：邪客于足少阴之络，令人卒心痛，暴胀，胸胁支满，无积者刺然谷之前出血，如食顷而已。不已，左取右，右取左。病新发者，取五日已。

少阴之络大钟穴，当踝后绕跟，别走太阳，其别并经上走心包，下贯腰脊，故邪客如是也。

邪客于手少阳之络，令人喉痹舌卷，口干心烦，臂外廉痛，手不及头，刺手中指次指爪甲上，去端如韭叶各一痏，壮者立已，老者有顷已，左取右，右取左，此新病，数日已。

按，关冲应在手小指次指之端，今言中指，误也，当从《甲乙经》。

手少阳络外关，外绕臂注胸，合心主。手少阳三焦，相火主之，故病如是也。

邪客于足厥阴之络，令人卒疝暴痛，刺足大指爪甲上，与肉交者各一痏，男子立已，女子有顷已，左取右，右取左。

蠡沟穴别走少阳，其支者别循胫上睾，结于茎，故病如是也。大敦在足大指端。

邪客于足太阳之络，令人头项肩痛，刺足小指爪甲上，与肉交者各一痏，至阴穴，足小指端外侧。**立已。不已，刺外踝下**金门穴**三痏，左取右，右取左，如食顷已。**

飞扬穴，别走少阴，其支者从膊内左右别下，其络自足上行，循臂上头，故如是。

邪客于手阳明之络，令人气满胸中，喘息而支胠，胸中热，刺手大指次指爪甲上，去端如韭叶各一痏，左取右，右取左，如食顷已。

偏历穴，去腕三寸，别入太阴，从缺盆中直上入颈。

邪客于臂掌之间，不可得屈，刺其踝后，先以指按之痛乃刺之，以月死生为数，月生日一痏，二日而痏，十五日十五痏，十六日十四痏。

邪客于足阳蹻之脉，令人目痛，从内眦始，刺外踝之下半寸所各二痏，左刺右，右刺左，如行十里顷而已。

足太阳之别脉。

人有所堕坠，恶血留内，腹中满胀，不得前后，先饮利药，此上伤厥阴之脉，下伤少阴之络，刺足内踝之下然骨之前血脉出血，刺足跗上动脉，不已，刺三毛上各一痏，见血立已，左刺右，右刺左。善悲惊不乐，刺如右方。

邪客于手阳明之络，令人耳聋，时不闻音，刺手大指次指爪甲上，去端如韭叶各一痏，立闻。不已，刺中指爪甲上，与肉交者，立闻。其不时闻者，不可刺也。耳中生风者，亦刺之如此数。左刺右，右刺左。

凡痹往来行无常处者，在分肉间痛而刺之，以月死生为数，用针者随气盛衰，以为痏数，针过其日数则脱气，不及日数则气不泻，左刺右，右刺左，病已止。不已，复刺之如法，月生一日一痏，二日二痏，渐多之，十五日十五痏，十六日十四痏，渐少之。

邪客于足阳明之经当是络字，令人鼽衄，上齿寒，刺足中指次指爪甲上，与肉交者各一痏，左刺右，右刺左。

邪客于足少阳之络，令人胁痛不得息，咳而汗出，刺足小指次指爪甲上，与肉交者各一痏，不得息立已，汗出立止。咳者温衣饮食一日已。左刺右，右刺左，病立已，不已，复刺如法。

邪客于足少阴之络，令人嗌痛不可内食，无故善怒，气上走贲上，刺足下中央之脉各三痏，凡六刺，立已，左刺右，右刺左。嗌中肿不能内唾，时不能出唾者，刺然骨之前出血，立已，左刺右，右刺左。

邪客于足太阴之络，令人腰痛引少腹控䏚，不可以仰息，刺腰尻之解，两胂之上，是腰俞，全本及《太素》无此三字。以月生死为痏数，发针立已，左刺右，右刺左。

邪客于足太阳之络，令人拘挛背急，引胁而痛，刺之从项始数脊椎挟脊，疾按之应手如痛，刺之傍三痏，立已。

邪客于足少阳之络，令人留于枢中痛，髀不可举，刺枢中以毫针，寒则久留针，以月生死为数，立已。

治诸经疑是络字刺之所过者，过者即过了，愈也。不病是愈字，如不愈则缪刺之。

耳聋，刺手阳明，不已，刺其通脉出耳前者。齿龋，刺手阳明，不已，刺其脉入齿中，立已。

邪客于五藏之间，其病也脉引而痛，时来时止，视其病，缪刺之于手足爪甲上，各刺其井。视其脉，出其血，间日一刺，一刺不已，五刺已。

缪传引上齿，齿唇寒痛，视其手背脉血者去之，足阳明中指爪甲上一痏，手大指次指爪甲上各一痏，立已，左取右，右取左。

邪客于手足少阴、太阴，足阳明之络，此五络皆会于耳中，上络左角。五络俱竭，令人身脉皆动，而形无知也，其状若尸，或曰尸厥，刺其足大指内侧爪甲上，去端如韭叶，后刺足心，后刺足中指爪甲上各一痏，后刺手大指内侧，去端如韭叶，后刺手心主、少阴锐骨之端各一痏，立已。不已，以竹管吹其两耳，鬄[1]其左角之发方一寸，燔治，饮以美酒一杯，不能饮者灌之，

---

1 鬄，同剃。

立已。

凡刺之数，先视其经脉，切而从之，审其虚实而调之，不调者经刺之，有痛而经不病者缪刺之，因视其皮部有血络者，尽取之，此缪刺之数也。

四时刺逆从论篇第六十四

厥阴有余病阴痹，不足病生热痹，滑则病狐疝风，涩则病少腹积气。

此论六气之内合五藏也。有余，邪实也，故病阴痹。不足，正虚也，阴血虚病热痹（详《痹论》）。滑为阳，病狐疝、风，气盛生热而成也。涩为阴，少腹血滞成积而气滞。

少阴有余，病皮痹隐轸，不足病肺痹，滑则病肺风疝，涩则病积溲血。

肾脉从肾上贯肝膈入肺中，肾为肺之子，故能病肺也。

太阴有余病肉痹寒中，不足病脾痹，滑则病脾风疝，涩则病积，心腹时满。

阳明有余病脉痹，身时热，不足病心痹，滑则病心风疝，涩则病积，时善惊。

太阳有余病骨痹，身重，不足病肾痹，滑则病肾风疝，涩则病积，善时巅疾。

少阳有余病筋痹，胁满，不足病肝痹，滑则病肝风疝，涩则病积，时筋急目痛。

待释。一九七二年八月八日

标本病传论篇第六十五（未释）

我是怎样对待五运六气学说的

问曰：五运六气规定某岁生某病，而一县之中旱潦不同，南北两省气候各异，规之定之，不太荒唐乎？

曰：运气真理，深奥难窥，不有师传，鲜能入门。历代各家以及日韩学者，或畏其难而不讲，或利其玄而妄说，或直叱其无稽，皆门外汉耳。予幼失学，实未明五常政、气交变、胜复生克之全体者。

曰：何谓全体？

曰：就其显而易明者言之，如《五运行大论》："变化之用，天垂象，地成形，七曜纬虚，五行丽地。地者所以载生成之形类也，虚者所以列应天之精气也，形精之动，犹根本之与枝叶也，仰观其象，虽远可知也。"这一段主要说明五行的运行无有止息，变化的征兆必垂天象。天垂象者如日晕而风，地成形者如础润而雨。地载山川草木五行之质，虚是天空，天列日月星辰五行之精。形精的感召如树的枝叶与根本一样，观树叶萎知其根伤，观树梢枯知其根坏，观树本枯知其根死矣。天象地形之感召，亦若是而已矣。由此可知，懂运气者必会观星，观星之法，不得名师如何能懂？鬼臾区之高明，岐伯谓其仅能上候，不能遍明[1]；梓慎、裨灶之卓视[2]，子产谓其多言偶中，予无师失学，又焉得而明之哉？虽不能本五运六气之法言其预言，救其初萌，然确能本五运六气之法治其已乱，救其现实。如见天过炎暑则本运气赫曦之季以治火，水运不及则本运气涸流之理以救水。在疫疠证中，五十年来曾无一失，是即经云"司岁

1 见《五运行大论》篇。

2 梓慎，春秋时鲁国大夫。裨灶，郑国大夫。皆精于星象，见《左传·昭公》。卓视，观星之谓。

备物，则无遗主”之谓也。

昔有人问名医雷少逸曰：夏至阴生而至热，冬至阳生而至寒，治病者补阳然乎？补阴然乎？医曰：善哉问。你治人间之时乎？你治人身之病乎？要言不烦，晓畅之极。予于运气作如是观。天道远，人道迩，又何斤斤乎于岁之应与不应哉？

天元纪大论篇第六十六（未释）

五运行大论篇第六十七（未释）

六微旨大论篇第六十八（未释）

气交变大论篇第六十九

《六微旨》云“上下之位，气交之中，人之居也”“天气下降，气流于地，地气上升，气腾于天，故高下相召，升降相因，而变作矣”，变则邪气居之。此论五运太过不及，德、化、政、令、灾、变、胜、复为病之事者也。

黄帝问曰：五运更治，上应天朞，阴阳往复，寒暑迎随，真邪相薄，内外分离，六经波荡，五气倾移，太过不及，专胜兼并，愿言其始，而有常名，可得闻乎？

五运更治者，五运更迭治时也。上应天朞者，即《天元纪》五运相袭而皆治之，终期之日周而复始也。阴阳往复者，阴阳之气一往一复也。寒暑迎随者，言或有迎节之寒未至而至，或有随尽之暑当去不去，言气候无定之变也。真邪相薄者，人感气交之变，身中真气与外界邪气互相薄冲也。内外分离者，言如此则内之神机与外之气立，亦即内元与外体，病而离决，不能统一如意也。于是六经之气为之波荡而不平，邪冲薄之陇起也。五藏之气为之倾移而失序，逆错之移并倾轧也。或本运专胜肆虐成眚，或侮其所克胁从为灾，或一藏之邪独胜，或兼他藏之邪并起。愿言其始者，愿师言其始之所以然，而有常名之能习能据也。

岐伯稽首再拜对曰：昭乎哉问也！是明道也。此上帝所贵，先师传之，臣虽不敏，往闻其旨。帝曰：余闻得其人不教，是谓失道，传非其人，慢泄天宝。余诚菲德，未足以受至道，然而众子哀其不终，愿夫子保于无穷，流于无极，余司其事，则而行之奈何？

岐伯曰：请遂言之也。《上经》曰：夫道者，上知天文，下知地理，中知人事，可以长久，此之谓也。

言医者必具此学问，而方可长久保人长命，长久行道，否则刽夫而已。

帝曰：何谓也？岐伯曰：本气位也。位天者，天文也。位地者，地理也。

通于人气之变化者，人事也。故太过者先天，不及者后天，所谓治化而人应之也。

位天者天文，在天成象也。位地者地理，在地成形也。通于人气之变化者，在人成事也。太过者先天，谓运气之太过者，先天时节气而至也。不及者后天，谓不及之气，后天时节气而至也。其五运治时之变化盛衰，而人应其吉凶矣。

五运太过

帝曰：五运之化，太过何如？岐伯曰：岁木太过，风气流行，脾土受邪。民病飧泄食减，体重烦冤，肠鸣腹支满，上应岁星。甚则忽忽善怒，眩冒巅疾。化气不政，生气独治，云物飞动，草木不宁，甚而摇落，反胁痛而吐甚，冲阳绝者死不治，上应太白星。

岁木太过者，木在天为风，故曰风气流行也，风木太过则主春早也。脾土受邪，木克土也。民病飧泄者，民感其气，食不化而下泻也。脾胃弱而食减，脾缓怠而体重也。烦冤者，脾主肉，土不制水而体重，脾阳不宣而烦冤也。烦者心频烦之骚扰，冤者气屈曲而不伸也。腹鸣腹支满者，胃虚则肠鸣，脾不运则支满也。正《藏气法时》脾虚则腹满肠鸣，飧泄不化也。上应岁星者，木之精气上为岁星，故岁星光明倍大，为岁木太过，诸壬岁也。所谓知天位天也。

甚则忽忽善怒者，肝主怒也。眩冒颠疾，风气上行也。即《玉机真藏》肝脉太过，令人善怒，忽忽眩冒而颠疾是也。忽忽者，迷迷糊糊神识不清也。眩是目眩，冒是头沉，颠是头顶，风升颠顶，且肝脉会督于颠也。

化气不政者，木克土，化气弱而不常也(土曰备化)。生气独治者，木旺而生气独治也(木曰发生)，即草木之发生早而长迟也。上之云物飞动，下之草木不宁，风胜象也。甚而摇落，木肆自伤也。反胁痛而吐甚者，肝脉贯膈布胁，肝气冲逆则吐也。冲阳，足阳明胃经穴，在足跗上。趺阳动脉绝则胃气绝，治亦无功矣。上应太白星者，金星明倍，子复母仇(土之子金)而转克木矣。其治之者，奈之何哉？

象见风气流行，春气开早，岁星倍明，民病飧泄食减，体重烦冤，肠鸣腹支满，脉弦者，乌梅丸主之。

乌梅三百枚，细辛六两，干姜十两，黄连十六两，当归四两，附子六枚(炮，去皮)，蜀椒四两(出汗)，桂枝(去皮)六两，人参六两，黄柏六两。

右十味，异捣筛，合治之，以苦酒渍乌梅一宿，去核，蒸之五升米下(上)，饭熟，捣成泥，合药令相得，内臼中，与蜜杵二千下，圆如梧桐子大，先食饮服十丸，日三服，稍加至二十丸。禁生冷滑物臭食等。

歌曰：梅醋米蒸连柏蜜，辛附椒姜桂参归。

厥阴之为病，消渴，气上撞心，心中疼热，饥而不欲食，食则吐蛔。下之利不止。(《伤寒论》)

厥阴者，两阴交尽也。厥而逆，而阳生焉。于藏为肝，于时为春，进则为夏，退则为冬。上合心包，木火合德也。下源肾水，乙癸同源也(癸水乙木)。肝主疏泄，木旺则盗肾阴(子盗母气)，横逆肆烈，肝祟更炽心焰。消渴者，木助火而灼津，恣其疏泄而盗水也。厥阴之脉上贯心膈，热气循脉上冲，上合心包而痛热也。土为木疏则善饥，疏甚则土弱，故又不欲食也。饥则吐蛔者，人不食则虫饥，食入则虫闻而上，上乘肝之冲逆而吐出。其无蛔者，则吐而无蛔也。久利，即飧泄也。

厥，本作瘚，绘形绘神者也。疒，病也。屰，即逆也。欠，即欠伸也。剥极必复，逆极而伸也。《阴阳类论》"一阴至绝作朔晦"，谓厥阴至阴绝极，而比作晦与朔也。晦是月终之三十，朔是月始之初一，言一个月内至月终至绝之末期晦日，再返下月月始之初一也。于此，可识厥阴命名之真义，并可识厥阴治疗之大法矣。

肝藏界冬夏，枢水火，为一岁之首，为十二经之决，如火车之头，不可以极寒极热，不可以或伤也。仲景"见肝之病，知肝传脾，当先实脾……补用酸，助用焦苦，益用甘味之药调之"，肝阳虚则用此法。详予《金匮述义》解中。故厥阴大法，热而清者黄芩汤，寒而温者当归四逆，寒热两平者乌梅丸，至当之法也。

乌梅丸，乌梅大酸者，伏其所主也。病起于寒，椒姜辛温者，先其所因也。附辛之热，制其肾阴。连柏之寒，制其心热。尤在当归资其耗散，参米培其中土，中土立而水火之乘得隔，脾胃旺则心肾之交得谐矣。此实补肝之妙药，仅视为杀虫妙剂，韵伯[1]之高明犹然，况其余者耶？噫。

---

1 柯琴，字韵伯。清代医学家，著《伤寒来苏集》。

甚则忽忽善怒，眩冒颠疾，象见草木生早，化气不政，云物飞动，草木不宁，甚而摇落，木肆自伤，土之子金来复母仇也。脉弦实者，黄芩汤加龙胆草、决明子、天麻、菊花。

黄芩三钱，白芍六钱，甘草三钱，龙胆草三钱，决明子三钱，天麻二钱，菊花三钱，磁石一两，作两次服，半日量。力小加大黄、黄连。

黄芩汤清肝热，龙胆草泻肝，决明子清肝，天麻定风，菊花息风，磁石镇肝者也。

注意：此直折法，服之不愈者，肝邪盛而正虚也，宜本肝苦急，急食甘以缓之之旨，治肝补脾，用土灭火之法，归脾汤最稳也。

归脾汤治思虑伤脾，健忘怔忡，惊悸盗汗，寤而不寐，或心脾作痛，嗜卧少食，月经不调。

党参三钱，炒白术三钱，茯苓三钱，甘草二钱，炒枣仁四钱，龙眼肉三钱，木香一钱，远志三钱，当归三钱，黄芪二钱，生姜三片，煎服。

龙眼枣仁当归所以补心也，参芪术苓草所以补脾也，远志肾药之通乎心者也，木香醒脾而又疏补之壅者也，总为滋养心脾，交通心肾者也。用于肝证病脉皆合，而治肝泻肝无效且剧者，肝正虚传脾，脾土不植肝木则木益虚，虚益妄动者，颇为得体。深合仲师补用酸，助用焦苦，益用甘味之药调之之旨。此桐之经验也。

象见太白倍明，云物飞动，草木不宁，甚而摇落，木肆自伤，土子之金来复母仇，证见忽忽善怒，眩冒颠疾，脉弦弱者，补肝散合吴茱萸、天麻主之。

川芎二钱，当归四钱，白芍四钱，生地黄五钱，木瓜二钱，炒酸枣仁三钱，吴茱萸二钱，人参三钱，生姜三钱，大枣六个，甘草三钱，细辛一钱，天麻二钱。

肝藏血，四物补血即以补肝也。木瓜枣仁酸补心肝，甘草之甘以缓肝急，且和诸药也。此补肝之正药，予病历中多有新发明，出人意外者。

吴茱萸汤治干呕吐涎沫，胸满头痛，脉弦迟弱者。

干呕无物，呕吐涎沫，乃肝寒甚而胃不太寒也。膈根于肝，胸为阳位，胸满非胃满也。足厥阴经出额部，会督于颠，寒气循经而头痛，循膈而胸满也。吴茱萸祛肝寒邪，参枣补土御木，生姜宣肺镇肝且止呕也。

天麻为祛风镇痉之要药，风属肝，故入厥阴，肝虚内作，尤为得体。而风药多燥，必兼养血之品也，阴虚火旺者忌之。

细辛以气为治者也，主风寒侵脑之头痛，散诸窍之风，逐顽固之寒，起阴气于至阴之下。详见《本草经述义》。

总为补肝散血和风灭，吴茱萸汤温肝散寒，天麻定风，细辛透脑者也。

化气不政，生气独治，云物飞动，草木不宁，甚而摇落，反胁痛而吐，在初起脉肝大脾弱时，仍宜本木胜克土治之，大半夏合戊己汤主之，百劳汤煎，日三。

半夏一两，人参一两，白蜜一两，芍药一两二钱，甘草一两二钱，生姜一两。

大半夏汤治胃反虚竭之呕吐也。呕吐胃反者，是脾阴不濡，幽门枯竭，胃虚无阳，冲气上逆也(冲脉丽于阳明)。人参补之，半夏降之，白蜜润之。此木肆克土，故以芍药之平肝，甘蜜之缓肝，参草之补脾，姜夏之振肺。剧吐加赭石镇肝。《玉机真藏论》肝痹胁痛吐食，亦宜此方。

象见太白倍明，肺大迟肝弱弦，此属木肆自伤，金复母仇，当补肝泻肺，宜甘草干姜合补肝散加吴茱萸半夏。

川芎三钱，当归三钱，白芍三钱，生地黄五钱，酸枣仁四钱，木瓜三钱，甘草三钱，干姜四钱，吴茱萸四钱，半夏二钱。

补肝散补肝，干姜萸辛泻肺温肝温肾，半夏降逆止呕和阴阳而利肺也。

岁火太过，炎暑流行，肺金受邪。民病疟，少气咳喘，血溢血泄注下，嗌燥耳聋，中热肩背热，上应荧惑星。甚则胸中痛，胁支满，胁痛，膺背肩胛间痛，两臂内痛，身热肤原作骨**痛而为浸淫。收气不行，长气独明，雨冰**原作水**霜寒，上应辰星。上临少阴少阳，火燔焫，水泉涸，物焦槁，病反谵妄狂越，咳喘息鸣，下甚，血溢泄不已，太渊绝者死不治，上应荧惑星。**

岁火太过，人在气交中，触则为灾矣。在地为火，在天为热，此炎暑之流行宇宙也。火克金则肺受邪，暑舍荣则秋必疟，暑热伤气则气少不足与言，烈火刑金而咳喘息促。血溢上而吐衄，下而便溺，皆火蒸血沸，血热妄行也。注下者，暴注下迫，皆属于热，肺移热于大肠亦泻也。嗌燥者，火灼津液，肾藏津液，肾循喉咙，火就燥也。耳，肾之窍，火性炎上，火灼阴，心火亢，皆耳聋也。中热者火之征，肩热者肺之位，背热者肺之腧。上应荧惑火星之倍明也。

甚则胸中痛、胁支满、胁痛、膺背痛、肩胛痛、两臂内痛者，胸胁膺背者心肺之府，胛者心之腧（当五椎处），两臂内侧心脉之所过也。正《藏气法时》所谓心病也。乃“旱既太甚，蕴隆虫虫”，枯燥气盛而胸痛胁满，痛引各处也。身热肤痛而为浸淫者，火刑肺金，肺主皮毛，心部于表，即《玉机真藏》心脉太过则令人身热而肤痛为浸淫，亦诸痛痒疮皆属于火也。收气不行者，秋气晚，金被克也。长气独明者，夏炎暑而火炎焰也。而反雨冰霜寒为水折之，金之子水，水灭火而复母仇。上应水之辰星逆守，则属寒气大来，水之胜也，火热受邪，心病生焉（《至真要大论》），可悟于言外也。

上临少阴少阳者，言火运太过之岁，又值少阴君火或少阳相火司天（戊寅、戊申），火燔焫，水泉涸，物焦槁，火之极矣。而谵言妄语，火乱神明也。狂易越屋者，阳盛则四肢实，实则能登高也。咳喘息鸣，火灼金疲也。下甚，暴注下迫皆属于热也。血溢，火激血沸也。泄血不已，肠络灼伤也。太渊，寸口肺脉。金绝者，火烁金流，治亦无功。上应火星荧惑之倍明也。其具体治法奈之何哉？

此岁火太过，荧惑倍明，暑热流行，火旺于夏，当是暑疟，同赫曦纪疟，如《古今医鉴》龙虎汤（石膏、柴胡、黄芩、黄连、知母、黄柏、栀子、半夏）、张子和之寒水石、滑石、天花粉、甘草，新汲水送，皆可用也。仍不外白虎、黄连解毒、六一散、凉膈义也。

象见荧惑倍明，炎暑流行，暑汗不出者，秋成风疟。盖夏伤于暑，其邪甚者即病暑，其邪微者舍于营内，复感秋日寒风，与卫并居则暑与风合邪，故成疟也。初起脉弦涩迟者（涩迟是滞不是寒），宜疏腠和血消恶涎，小柴胡加射干麻黄红花桂姜方。

党参三钱，生姜三钱，甘草二钱，柴胡六钱，半夏三钱，射干二钱，常山一钱，麻黄二钱，红花三钱，猫眼草一钱，黄芩二钱，桂枝三钱，水煎服。

柴胡轻清，直袪经络之外邪，得半夏之涩敛发散，和阴入阳，已伤寒寒热者，其功益著。复以黄芩之已诸热者，心烦口渴可除矣。草姜以御木邪，姜夏而利水饮。柴胡疏滞气，上焦得通。半夏降逆气，呕吐可止。参则助正袪邪，补虚奠疏，非徒参姜草枣和中而已。如是则胸满咳渴，心悸腹痛皆除矣。要知柴胡乃少阳之主方，亦少阳之活法，不论少阳本经自中，或由他经传涉少阳，皆莫能外者。论曰伤寒中风，但见一二证便是，不必悉具，是仲师之自注也。大旨在参姜草枣补正拓邪，加麻黄解表且入顽痰死血，射干消涎破血，常山消涎杀虫，猫眼消涎消肿，皆大祛腠理所瘀之败物者也。

脉数弦者去桂加苓，有汗者去麻黄。

火星荧惑倍明，暑热伤气，少气咳喘，脉数洪者，白虎加人参汤主之。

知母二两，石膏五两，炙甘草七钱，粳米一两，人参一两，煮米熟汤成，分三服，一日服尽。

治中暍，汗出恶寒，身热而渴者。成无己曰：汗出恶寒身热而不渴者中风也，汗出恶寒而渴者中暍也。《医宗金鉴》曰：温热之渴，初病不过欲饮；中暍之渴，初病即大渴引饮。温热之浮，浮而实；中暍之浮，浮而虚。皆脍炙人口也。

夫肾藏津液者也，肺布津液者也，胃生津液者也。肺不肃则火不得清，肾不滋则火无由熄矣。君石膏之大凉肺胃，臣知母之重滋金水，粳益肺胃，草甘化和，人参大力补其耗亡，斯火去津生，少气咳喘皆愈矣。

中暍伤气，身热恶寒，无气以动，动则气高而喘咳，李杲谓长夏湿热蒸发，四肢困倦，精神减少，身热气高，烦心便黄，渴而自汗，脉虚者，清暑益气汤、人参白虎汤。

清暑益气汤方

人参三钱，黄芪三钱，甘草二钱，白术二钱，神曲一钱，五味子一钱半，青皮一钱半，升麻一钱半，葛根二钱，麦冬三钱，黄柏二钱，泽泻一钱，陈皮二钱，苍术一钱半，当归二钱，生姜、大枣。

暑令行于夏至，长夏则兼湿令矣，此方兼而治之。炎暑则表气易泄，兼湿则中气不固，黄芪所以实表，白术甘草所以和中。酷暑横流，肺金受病，人参麦冬五味子所以补肺、清肺、敛肺，经所谓扶其所不胜也。火盛则水衰，故以黄柏泽泻资其化源。津亡则口渴，故以当归葛根滋其胃液。清气不升，升麻可升。浊气不降，二皮可理。苍术之用，为兼长夏之湿也。（吴昆）

炎暑流行，火激血溢而吐衄，脉数者，犀角地黄加味。

犀角三钱（磨汁好），生地黄一两，白芍五钱，牡丹皮三钱，地骨皮四钱，白薇三钱，白茅根一两。

犀角清火去火之本，生地凉血以生新血，白芍敛血止血妄行，丹皮破血以逐其瘀。

或加大黄黄连泻心汤，芩连大黄各三钱，泻心火直折其冲，体实者宜用。

炎暑流行，热伤肠络，大便下血，脉数者，葛根黄芩黄连汤、白头翁汤加槐角、地榆、甘草、阿胶。

葛根黄芩黄连汤方

葛根四钱，甘草三钱，黄芩三钱，黄连三钱。

葛根秉秋金辛甘，和散解肌已热，芩连去火坚泻，治热利之神方也。

白头翁汤方

白头翁二两，黄连、黄柏、秦皮各三两。

心主热，肝藏血，木生火而火乘风，故血热则妄行，风吹则火烈也。肝病则郁，郁失条达而下重，郁极暴发，助火威而动血。火热者口渴，尿少者赤涩。肾主二阴，利则损肾（治痢补肾，要诀也），水被木盗，火亢灼阴，故方舍清肝滋肾坚肾泻心，无他法也。

连柏寒泻心，苦坚肾，连重心肝，柏偏肾水，皆黄寒燥土，苦浓厚肠，肠胃湿热尤擅其长者。白头翁一茎直上，属木能疏，下披白毛，禀金能肃，有风不动，无风反摇，木郁可达，木祟能制。秦皮树小高耸，禀木之升，不花不实，精结于皮，浸水青蓝，大泻肝火。如此则泻火凉血，解毒去湿，厚肠止泻，备于此矣。

大黄黄连泻心解见前，甘草阿胶则愈损圣药也。

注下、嗌燥、耳聋、中热、肩背热、脉数、便下臭秽者，葛根芩连合黄连解毒白虎金银花汤。

葛根三钱，黄芩三钱，黄连四钱，栀子三钱，黄柏三钱，石膏五钱，知母三钱，甘草二钱，金银花五钱。

肩背热加芩、知，聋加龙胆草、白芍，嗌干去黄连加连翘、玄参、漏芦、天花粉。

胸中痛，胁支满，胁痛，膺背肩胛间痛，两臂内痛，即《藏气法时》心病者，胸中痛，胁支满，胁下痛，膺背肩胛间痛，两臂内痛也。脉数者，大黄黄连泻心解毒合犀角地黄汤。

大黄三钱，黄芩三钱，黄连四钱，栀子三钱，黄柏三钱，犀角二钱，生地黄五钱，白芍三钱，牡丹皮三钱，水煎服。

脉涩数者，大黄黄连泻心汤加郁金薄荷远志牡丹皮桃仁。

黄芩三钱，黄连四钱，大黄二钱，郁金三钱，远志三钱，牡丹皮四钱，桃仁三钱，丹参五钱，薄荷三钱。

泻心汤泻心热，郁金破心窍瘀血，丹参辅之。薄荷远志通心窍，桃仁以开之。牡丹皮则清血分之火者也。

身热肤痛浸淫，《玉机真藏》心脉太过，肤痛浸淫是也，栀子金花解毒泻心凉膈合剂。

栀子三钱，黄连三钱，黄芩三钱，黄柏三钱，金银花五钱，大黄一钱半，连翘三钱，薄荷二钱，甘草三钱。

象见收气不行，长气独明，辰星倍明，雨冰霜寒，是火肆自伤，剥极必复，金之子水来复母仇，即《至真要大论》寒气大来，水之胜也，火热受邪，心病生焉。脉迟涩，皮粗糙，心阳不振，或心区痛痹者，宜参附合桂枝去芍加麻附辛汤。

桂枝三钱，麻黄三钱，附子三钱，细辛一钱，生姜三钱，大枣五个，甘草三钱，人参三钱。

麻黄附子外解太阳之寒，内温少阴之藏也。参附回先天之阳补后天之气也。麻桂姜草散外侵之寒也，参姜草枣补中土之温也，细辛起阳气于至阴也，桂草宣心阳治叉手冒心也。本方犹能消寒中腹胀，心阳不振者立建奇功。然寒水复于冬令者勿论矣，若邪寒发于长夏秋初者，则高丽参必须多用以奠之。否则邪寒一过，仍是热天，病解热遗，必耳脓目眵矣。

岁火太过之年，又逢戊申戊寅少阴少阳司天，火燔焫，水泉涸，物焦槁，谵妄狂越，咳喘息鸣，下甚，血溢泄不已，脉数，上应荧惑星倍明，大黄黄连泻心犀角地黄汤。方见前。

咳喘息鸣加知母三钱，马兜铃[1]三钱，沙参四钱。下甚加葛根三钱。著意：马兜铃时有过敏，服之时吐，可预告病家。

岁土太过，雨湿流行，肾水受邪，民病腹痛，清厥意不乐，体重烦冤，上应镇星。甚则肌肉萎，足痿不收，行善瘈，脚下痛，饮发中满食减，四肢不举。变生得位，藏气伏，化气独治之，泉涌河衍，涸泽生鱼，风雨大至，土崩溃，鳞见于陆，病腹满，溏泄，肠鸣，反当是及字**下甚，而太溪绝者死不治，上应岁星。**

岁土太过者，诸甲岁也。雨湿流行者，土在天为湿，《六元正纪》太阴所

1 马兜铃因毒性剧烈已经禁用。

至为云雨也。肾水受邪者，土克水也。民病腹痛者，脾主腹，湿渍脾也。清厥者，湿滞脾阳不达四肢也。意不乐，脾主意，湿困脾而意不畅也。体重，脾主肌，湿困脾而重滞也。烦冤者，烦者心频繁而骚扰，冤者意屈抑而不伸也，即水渍脾则烦，与上意不乐同义也。上应镇星者，上应土星之倍明也。甚则肌肉痿者，谓病甚则肌肉痿也。《痿论》曰：肉痿者，有渐于湿，以水为事，若有所留，居处相湿，肌肉濡渍，痹而不仁，发为肉痹，故下经曰肉痿者，得之湿地也。又曰：脾热者，色黄而肉蠕动也。足痿不收者，正《生气通天》有伤于湿，大筋软短，小筋弛长，软短为拘，弛长为痿也。行善瘛者，行则抽瘛也。脚下痛，湿注下也。饮发中满，脾湿不运也。食减，脾阳不振也。四肢不举，脾气不达也。而《藏气法时》曰：脾病者，身重，善饥(湿热消谷)，肉痿，足不收，行善瘛，脚下痛，虚则腹满肠鸣，飧泄食不化，取其经，太阴阳明少阴血者。又，肾病者，腹大胫肿，喘咳身重，寝汗出，憎风，虚则胸中痛，大腹小腹痛，清厥，意不乐，取其经少阴太阳血者。是二经互为因果也。

变生得位者，谓此土太过之变生，必在于其位也。其位者，即长夏(主湿)也。以上已知之矣，而下之藏气伏谓藏为冬为水，土克水而藏令伏匿失职，唯土化治时。而下之泉涌河衍，涸泽生鱼，是水被土克而水失藏欤？曰：非也。土主湿，湿近水，湿盛可以济水。长夏主湿，乘热蒸沸腾，升云致雨，湿热蒸发，水沸涨溢，如人之受热汗出，如水长夏决口也。经云“太阴所至为云雨”，雨大泉涌河衍，雨满涸泽生鱼，皆在长夏土令也。正如春令发生味反酸敛，秋令肃降而味辛散。不明全面，抓住硬咬，未有不坠理障者也。(详溃疡论中[1])

风雨大至者，湿邪肆极，剥极必复，水之子木来复母仇也。木为风，风雨大至也。要知此大至不同上之泉涌河衍，涸泽生鱼之大至。彼为湿邪肆虐如敌之蜂拥而来，此为木复母仇，木克湿败之溃退也。土崩溃者，土肆自伤，风荡水而堤决，沟壑盈而鳞见。要知兵胜如天降，兵败如山倒，其象一也。而湿气大来与木复克土，必有所分矣。

以素中之湿，逢风木之荡，堤决水溢而病腹满溏泄肠鸣者，不独湿生胀满，湿盛濡泻，而更属木胜湿溃，木克土败，木更疏泄也。

---

1 见《赵仲琴诊籍四种·度金针医案》。

反下甚者，谓下利不止。太溪脉绝，肾主二阴，肾阳脱而不能治也。正《厥阴篇》362“下利手足厥冷，无脉者，灸之不温，若脉不还，反微喘者死。少阴负趺阳者为顺也”之铁证也。详见《伤寒述义》。其治法奈之何哉？

长夏湿令，象见雨湿流行，土之镇星倍明，泉涌河衍，涸泽生鱼，民病腹痛，清厥，意不乐，体重烦冤，脉缓迟，右尺弱者，湿伤肾阳，不能燠土，土益湿而肾更伤，循环破坏，是寒湿也。宜温肾燥脾渗湿，术附、平胃、苓桂术甘、二陈合剂主之。

苍术六钱，附子三钱，厚朴三钱，陈皮三钱，甘草二钱，茯苓八钱，桂枝三钱，半夏三钱。

术附汤助脾肾之阳，温燥寒湿也。平胃散平敦阜之气，化脾湿也。苓桂术甘、二陈温散行水，利湿化浊者也。桂附壮肾火，桂草宣心阳，则中土得燠矣。苍术燥脾湿，茯苓渗脾湿，则敦阜可平矣。厚朴祛湿消满，陈皮利气化浊，半夏燥脾湿且和阴阳。如此则腹痛、清厥、体重烦冤皆除矣。

然脉不缓迟，象缓至数，或弦数，舌腻，上浮微黄者，必健男多火，因人而异，湿热熏蒸，合为暑气，生机壅阻，亦易发生腹痛肢厥烦冤，当用清燥辛凉兼祛暑气，慎不可以此妄投也。

甚则肌肉濡润，痹而不仁，色黄而肉蠕动，有渐于湿，以水为事，居处相湿所致，脉迟缓者，内外湿盛而尤重肌肉间也。宜兼内外治之，麻黄甘草、麻黄加术、术附、苓桂术甘、防己红花主之。

麻黄三钱，甘草三钱，桂枝三钱，杏仁三钱，苍术六钱，附子三钱，茯苓一两，防己四钱，红花三钱。

麻黄甘草除皮里之湿，更涤脾湿之浊。术附祛脾肾之湿，更助肾阳。麻黄加术散表寒湿，苓桂术甘温散寒水，防己导湿下利，红花达络通肌。足痿不收，行善瘛，脚下痛者加牛膝、骨碎补或金刚丸。如脉数涩者属湿热，又当从事清燥矣。

饮发、中满、食减、四肢不举、脉缓迟者，多服首方即愈。有湿热脉证者，又宜清燥矣。详《痿论》。

象见风雨大至，木之岁星倍明，风荡堤决，鳞见于陆，腹满溏泄，肠鸣，反(当是及字)下甚，肝脉弦脾脉弱者，子复母仇，风胜湿溃也。宜戊己、术附、苓桂术甘、四逆主之。

白芍四钱，甘草二钱，苍术六钱，附子三钱，茯苓一两，干姜一钱。

玄武汤生姜易干姜也。湿无水不生，玄武温镇寒水，图湿之本也。风胜湿溃，芍草戢肝强脾，治病之因也。湿溃作利，如败兵骚扰，术附补阳胜湿也。茯苓淡渗，寻湿路也。术附苓姜甘草，温补脾阳，补利后之虚也。四逆胜寒愈厥，回下后之阳也。苓草制附子之毒，芍草(和阴)虑阴之灼，寥寥数味，含化宏深，不通仲景之妙者，不易窥出也。

太溪绝者死不治者，下利暴脱，生气暴绝，灸气海关元而太溪不缓出者，不治也。即趺阳不绝亦不能愈也。(详上少阴负趺阳下)

一九七五年八月十五日偶阅旧注，立补是篇，如黑夜沉沉，忽露明月，精神潮涌，又似童年。末尾方义未毕，礼拜应酬方竟，已届午餐。荆进食。予曰：当年全家冻馁，笔犹未辍，此能阻之乎？持书出，笔于槐下，蝇集笔头，挥汗如雨。写就怡然，如冷风骤雨来自西山，暑气全收，不知所云。

岁金太过，燥气流行，肝木受邪。民病两胁下少腹痛，目赤痛眦疡，耳无所闻。肃杀而甚，则体重烦冤，胸痛引背，两胁满且痛引少腹，上应太白星。甚则喘咳逆气，肩背痛，尻阴股膝髀腨胻足皆病，上应荧惑星。收气峻，生气下，草木敛，苍干雕陨，病反暴痛，胠胁不可反侧，咳逆甚而血溢，太冲绝者死不治，上应太白星。

岁金太过，燥气流行，肝木受邪，可得详乎？曰：金在天为燥，金太过，故燥气流行宇宙也。肝木受邪，金克木也。两胁下少腹痛，肝主胁，肝主胞也。目赤痛、眦疡，肝主目也。耳无所闻，正《藏气法时》所谓肝病者，两胁下痛引少腹，虚则目䀮䀮无所见，耳无所闻也(肝入耳)。肃杀而甚者，金主肃杀也。体重烦冤者，肾肝脾三藏皆发此证。而此金克木伤体重者，肝主生，生气不健也。烦冤者，肝藏魂，魂主芸芸，魂弱伏而烦冤也。胸背引痛者，《玉机真藏》肝脉不及则令人胸痛引背，下则两胁支满也。两胁下痛引少腹，同上之肝主胁胞也。上应太白星者，上应天象之倍明也。按，金太过岁在诸庚也。盛极必衰，剥极必复，金肆自伤，木之子火来复母仇也。甚则喘咳逆气，肩背痛，尻阴股膝髀腨胻足皆病者，火克金，金不生水而肾病也。亦即《藏气法时》肺病者，喘咳逆气，肩背痛，汗出，尻阴股膝髀踹胻足皆痛也。上应荧惑火星之倍明也。

收气峻，谓秋杀之气严峻酷烈，则草木之生气下降，草木肃敛，苍干凋陨，木伤甚也。病反暴痛，谓心胁暴痛不可转侧，肝伤甚也。太冲肝脉绝，则生气已败，虽治无功矣。咳逆甚而血溢者，肺病也。若上应荧惑则属上之火复矣。兹上应太白之光减者，谓诸庚岁本应金气太过，而值少阴少阳火令司天窒而克之，谓之天刑。天刑主当胜而不胜，兹金运受刑，则金郁而自病矣。上应太白者，上应太白之光减也。其治之者，奈之何哉？

两胁下少腹痛，岁金太过，象见太白金星倍明，金气清凉肃杀，流行宇宙，肝木受邪，胞胁痛也。脉弦弱迟者，补肝汤加吴茱萸主之，或乌梅丸。

川芎二钱半，当归四钱，白芍四钱，生地黄四钱，酸枣仁四钱，木瓜二钱，甘草三钱，吴茱萸二钱。

补肝汤补血养肝，加吴茱萸温肝，且更妙在制肺也。

目赤痛是淡红浅红，眦疡、耳无所闻，脉弦弱迟者，肝虚也，补肝加吴茱萸枯草汤主之。

川芎二钱，当归二钱，白芍二钱，生地黄四钱，酸枣仁四钱，木瓜二钱，甘草三钱，吴茱萸二钱，枯草四钱。

夏枯草，冬至萌动，本厥阴之气，叶绿花白，夏至而枯，滋发木郁而不助火者也。辛苦制肝入胆，性又微寒，为养胆滋肝之圣药。若头为诸阳之会，如夏至之阳极，火极生疮，能舍夏枯之吻合乎。治失血不寐，导阳入阴也。崩带血晕，阳从阴化也。予治高血压，实获奇效焉。详见《本草经述义》。

肃杀而甚，体重烦冤，胸痛引背，两胁下满，且痛引少腹，象见太白星倍明，金克木也。脉虚弦或弦弱迟者，补肝汤加吴茱萸主之。方见前。

咳嗽逆气，肩背痛，尻阴股膝髀踹胻足皆病，上应荧惑星倍明，脉细数者。火复报金，金伤及肾也。宜大补阴丸。

大补阴丸方

黄柏盐炒、知母盐炒、熟地酒蒸、败龟甲酥炙各六两，猪脊髓一条，炼蜜为丸，每服三钱，淡盐汤下，日三。

丹溪云：阴常不足，阳常有余，宜养其阴，阴与阳齐则水能制火，斯无病矣。今时之人，过欲者多，精血俱亏，相火必旺，真阴愈竭，孤阳妄行，而劳瘵、潮热盗汗、骨蒸咳嗽、咯血吐血诸证悉作。所以火旺致此病者十居八九，火衰致此病者百无二三。是方骤补其阴，承制相火，较之六味功效尤捷。盖因此时以六味补水水不能遽生，以生脉补金金不免犹燥，惟急以黄柏之苦以坚肾，则能制龙雷之火，继以知母之清以凉肺，则能全破伤之金。若不能固其本，即使病去，犹恐复来，故又以熟地龟甲大补其阴，是谓培其本理其源矣。虽有是证，若食少便溏者，不可轻用也。

肾阴不足，筋骨痿软，不能步履，脉细数，即尻阴股膝髀腨胻足皆病，金伤及肾也，虎潜丸。

龟版、黄柏各四两，知母、熟地各二两，牛膝三钱，白芍一两五钱，锁阳一两，虎骨[1]一两，当归一两，陈皮七钱半，末之，煮羯羊肉捣为丸桐子大，淡盐汤下。

是方以虎名者，虎于兽中秉金气之至刚，风声一啸，特为肺金取象焉。其潜之云者，金以水养，母隐子胎，故生金者必丽水，意在纳气归肾也。龟应北方之象，秉阴最厚，首常向腹，善通任脉，能大补真阴，深得夫潜之意者。黄柏味厚，为阴中之阴，专补肾膀之阴不足，能使足膝中气力涌出，故痿家必用二者为君，一以固本，一以治标，恐奇之不去则偶之也。熟地填少阴之精，用以佐龟甲知母清太阴之气，用以佐黄柏牛膝之入肝舒筋，归芍佐之，肝血有归；陈皮疏之，气血以流，骨正筋柔矣。又虑热则生风，逗留关节，用虎骨以祛之。纯阴无阳不能发生，佐锁阳以温之。羊肉为丸，补之以味。淡盐汤下，急以入肾。斯皆潜之意也。

象见太白星倍明，收气清凉肃杀，严峻酷烈，生气不荣，蕃茂减退，草木苍干凋陨。胸中暴痛，胠胁不可反侧，脉弦弱或迟者，补肝加吴茱萸汤。方见上。

象见太白星光减，多在庚岁，少阴少阳司天天刑之年，当金旺而不旺，郁而自病，咳逆甚而血溢，脉数者，当本《六元正纪》金郁泄之，泄肺以辛。辛热动血，以辛凉解郁，新拟方。

薄荷三钱，葛根四钱，桔梗三钱，石膏五钱，马兜铃三钱，半夏三钱，杏仁三钱，贝母三钱，沙参三钱，三七一钱冲服。

薄荷葛根桔梗辛凉泻肺而不执一者也，伍以石膏则属辛寒矣。马兜铃凉肺散肺，半夏散而且收，桔梗开提，杏仁苦降，贝母散心郁，沙参消肺瘀，三七消瘀止血，斯郁开咳止血溢平矣。若久病不愈则宜补肺阿胶散加大黄黄连泻心汤。

1 现已禁用。下同。

补肺阿胶散方

阿胶一两，牛蒡子二钱半炒，马兜铃五钱炒，杏仁七钱，炙甘草五钱，糯米一合。每服一两，水煎服。治肺虚有火，咳无津液，咳而哽气者。

阿胶补血降浊，佐以甘草大补缺损。马兜铃肃肺，合牛蒡去肺壅瘀。杏仁降逆，糯米和中，大黄黄连泻心火。施于吐衄日久者颇宜。初起大黄黄连泻心合白虎较捷，相火旺者加黄柏，或大补阴丸加犀角，皆可选用，以少阴少阳火窒炫也。去其火窒，金郁自开矣。

岁水太过，寒气流行，邪害心火。民病身热，烦心躁悸，阴厥上下中寒，谵妄，心痛，寒气早至，上应辰星。甚则腹大胫肿，喘咳，寝汗出憎风，大雨至，埃雾朦郁，上应镇星。上临太阳，则雨冰雪霜不时降，湿气变物。病反腹满肠鸣，溏泄，食不化，渴而妄冒，神门绝者死不治，上应荧惑、辰星。

岁水太过，寒气流行，邪害心火，水灭火而邪寒害心矣。民感其气则病身热烦心者，阳为阴郁，郁而热烦也。躁悸者，心火与水争，身则躁、心则悸也。阴厥者，阴气厥逆，阴水邪盛也。上下中寒，是阴气弥漫，火无所容矣。谵妄心痛者，一属阳虚见鬼，一为困阳拼斗也。寒气早至者，谓得是病时而水盛，寒气当先时而至也。上应辰星，辰星属水，辰星莹明，征水之太过也。甚则腹大胫肿者，肾病也。喘咳，寝汗出，憎风，脾肾之阳不振。肾脾脉自足上行，肾脉贯膈入肺，寒湿甚即寝汗憎风也。水邪太过，反能自伤，同气相求也。即《藏气法时》云肾病者，腹大胫肿，喘咳身重，寝汗出，憎风也。如是者，当在大雨至，埃雾朦郁之时。上应土之镇星明盛，亦水邪太胜，欺火太甚，火之子土来复母仇也。

上临太阳，丙辰丙戌太阳寒水上临司天，则两寒相济，益形其虐矣。如此则雨冰雪霜不按时降，而寒湿之气变化万物矣。故病反腹满肠鸣溏泄，食不化，寒湿盛也。如渴为脾伤不化津，肾伤不藏液，妄为心不存神，冒为肾不纳气。神门脉绝者不可治。上应荧惑火星光减，水之辰星倍明也。其治之者奈之何哉？

象见寒气流行，身热烦悸。身热者阳郁之争，烦心者寒邪之困，躁动是困阳争伸而不得伸，心悸是困阳挣扎而仍困。法宜宣阳抑阴。徒益其阴，如投炸弹，阴无去路，玉石俱焚。徒安心悸，不知祛邪，则缓不及事。脉缓滞迟或紧者，桂枝去芍药加麻黄附子细辛汤。

桂枝三钱，麻黄三钱，附子三钱，细辛三钱，生姜四钱，大枣六个，炙甘草四钱。服后汗出如虫行皮中愈，不已，继服。

地气上升，天气下降，地天交泰也。天气不降，地气不升，天地否象也。心肾开阖，坎离相交，其常也。若升降失常，气机乖舛，则痞结胀满诸否状作矣。桂附壮肾火，桂草宣心阳，细辛起阳气于至阴之下，桂枝为热药先聘通使，如此则内阳得振矣。

麻黄以解外，生姜以散肌。麻桂得附子阳虚不汗者而可汗，附子佐麻桂阳虚禁汗者而不致大汗。甘草麻黄大散皮里之水，麻黄清透善破内积之坚。麻桂生姜以攻上，附子细辛以攻下，草枣补中焦以运其气，更使心肾会于中土，斯上下通，地天泰，大气一转，其气乃散矣。服后如虫行皮中，即阴阳和，由内达皮肤之氤氲感觉也。予施于单腹胀近日肝硬化胀满、肾炎大肿、胃石皆效如桴鼓焉。此藉治寒侵阳郁之烦躁心悸，犹巧中之巧也。

阴厥，上下中皆寒，谵妄心痛，阳虚见鬼，困阳拼斗，象见寒气早至，辰星倍明，水胜极也。脉紧弦迟者，通脉四逆合真武主之。

附子三钱，干姜三钱，甘草三钱，苍术三钱，茯苓三钱，白芍二钱，生姜三钱，葱白二根。早中晚各一服。

通脉四逆汤治少阴下利清谷，里寒外热，手足厥逆，脉微欲绝，身反不恶寒，其人面赤色，或腹痛，或干呕，或咽痛，或利止脉不出者。面赤色者，加葱九茎。腹中痛者，去葱加芍药二两。呕者，加生姜二两。咽痛去芍药，加桔梗一两。利止，脉不出者，去桔梗加人参二两。

面赤色加葱白通阳气以和阴，腹痛者加芍药破阴结而疏阳，生姜散寒而和胃，人参补元以生脉。咽痛寒痛用桔梗开提肺气，非开郁宣火，乃以少阴脉之直者从肾贯肝膈入肺中循咽喉，藉开肺而达之也。

玄武汤即真武汤治太阳病，发汗，汗出不解，仍发热，心下悸，头眩，身瞤动欲擗地者，以及少阴病，二三日不已，至四五日腹痛，小便不利，四肢沉重疼痛，自下利者，此为有水气，其人或咳，或小便自利，或下利，或呕者。

玄武汤为强发虚汗，内动膀胱寒水者设也。茯苓淡渗，降肺健脾，输膀胱而利水。生姜温肺利气，气利则水行。白术健脾，脾运则水消。附子温肾，肾温则水化。芍药收拾肝气，隔二之治也（木平则土缓，土旺则治水）。附子补肾阳，茯苓已水悸。生姜得附子，温肾而散水。生姜得芍药，温营而散寒。茯苓得白术，健土而制水。茯苓得附子，伐阴而扶阳。他如苓术补土，附芍温血，扶阳补虚，散寒利水。结构精严，功效难述。名之玄武，所以镇北方寒水者也。

少阴阳虚不能腾津化水柔筋者，亦同上意。但云呕者加生姜而去附子。呕者加生姜不加半夏，系后人所误，绝不可从。此用之者，顺接阴阳，大补元阳，内镇寒水者也。

腹大胫肿，喘咳，寝汗出，憎风，寒水太甚，转而自伤，肾脾之阳不振不运，象见大雨至，埃雾朦郁，上应土之镇星倍明，是心之子土复母仇也。脉缓迟者，真武合防已黄芪汤。

苍术三钱，附子三钱，茯苓四钱，生姜四钱，防已三钱，黄芪四钱，甘草三钱，白芍三钱。

防已黄芪汤治风湿脉浮，身重，汗出恶风者。喘者加麻黄半两，胃中不和者加芍药三分，气上冲者，加桂枝三分，下有陈寒者，加细辛三分。服后当如虫行皮中，从腰下如冰，后坐被上，又以一被绕腰下，温令微汗瘥。

防已之专利水去湿者，佐姜枣芪术去表风湿，草枣姜术振固表阳，术姜草枣安奠中州且和营卫也。至若喘加麻黄利肺，胃不和加芍药戢肝，气上冲加桂温肾（桂能制木，抑肝制升）且宣心阳，有陈寒加细辛启阳气于至阴之下。服后如虫行皮中，腰下如水，湿下之征。坐被绕被令微汗，邪斯已矣。良久再服，言良久不如虫如冰而再服促之也。外湿脉浮，内湿脉沉，宜辨之也。此用温补内阳，祛内外寒湿者也。

象见火之荧惑减曜，水之辰星明莹，上临太阳司天，丙辰丙戌年也。两寒相并，雨冰雪霜不按时而妄降，土来克水，寒湿之气变化万物，人则腹满肠鸣溏泄，食不化，寒湿侵脾也。脉缓涩而迟者，术附合桂枝人参汤主之。

苍术三钱，附子三钱，桂枝三钱，干姜三钱，人参四钱，甘草三钱，茯苓四钱。

术附温脾肾之阳而燥湿，桂附宣心肺之阳以祛寒，四君补中宫暖脾胃者也。

渴为湿不化津，肾不藏液，妄为心不存神，冒为肾不纳气，神门绝者不治。上征荧惑之不明，辰之水星逆守也。肾气丸，无方中之方也。

干地黄八两，山茱萸四两，薯蓣四两，泽泻三两，茯苓三两，牡丹皮三两，桂枝一两，附子一两（炮），炼蜜和丸梧子大，酒下十五丸，日再服。

天地者，阴阳之分寄也。五行者，阴阳之多少也。故天地外有若干天地，天地中有无数阴阳。惟身亦然。心肾者，阴阳之分寄也，而五藏中有莫不各有其阴阳。阴阳开阖，互相吸引，肝助阳升，肺协阴降，会于中土，百物生焉，是呈一盘自然造物之大机器也。肾为藏府之本，肾具水火之用。火以蒸水，水以济火，水火相荡，电乃磨成，身体百骸备受其电，各处之阴莫不济于肾阴，各处之阳莫不源于肾阳，一有其偏，则百机障碍矣。古圣仰观俯察，洞彻阴阳，以地黄壮肾水，桂附益肾火，火蒸水而气化，水济火而电磨。苓泽疏既补之水，萸蓣涩已生之精，丹除桂热，苓解附毒。阴阳开阖，辅翼控制，虽笔万言，亦难详尽，此其略也。

若寒袭子宫冲痛，或少腹如扇，脉紧弦迟，附子汤主之，桂枝乌头煎亦主之。

附子汤方

附子二枚(炮)，茯苓二两，白术四两，芍药三两，人参二两，分三服，一日尽。

虚无生一气，一气产阴阳，阴平阳秘，复生一气。阴阳偶偏，则消铄真元矣。故阴阳同一本，在先天而不分。阴阳分两歧，在后天而必分也。然阴虚则阳亢，壮水之主，以制阳光。阳亏则阴盛，益火之源，以消阴翳。惟其有虚，有虚极，以虚之极，则仅虚者反形其盛。形其盛者而非真盛，乃虚极牵动根本之气。有阳虚而阴不虚，阴破而阳尚完者乎？故补阳当虞灼阴，此附子汤之补阳育阴而大补元气者也。一曰少阴病，得之一二日，口中和，背恶寒。再曰身体痛，手足寒，骨节疼，脉沉。三曰腹痛恶寒，少腹如扇，脉弦，子藏开，风冷乘入也。

参附回元气，培阴阳之本。术附补中土，益火之源。芍附温血，附苓化气。术附逐水气于皮肤，茯苓出附毒于小便。参苓术生气化气(生野参补五藏之火，甘苦微寒，与今参不同)，参苓芍戢木敛阴。不用甘草，欲其速回元气而避其缓欤？

乌头桂枝汤方

乌头五枚，以蜜二升，煎减半，去滓，以桂枝汤五合解之，令得一升后，初服二合，不知，即服三合，又不知，复加至五合。其知者如醉状，得吐者为中病。药下腹痛勿惧，药病相争也。近方乌头六钱，制同上，另煎桂枝六钱，芍药六钱，生姜一两，大枣十二枚，水煎去渣，合蜂蜜乌头，服一半，不止续服。治寒疝，腹中痛，逆冷，手足不仁，苦身疼痛，灸刺诸药不能治者。《三因方》治风寒疝，腹疼逆冷，手足不仁，身体疼痛及贼风入府攻刺五藏，拘急不能转侧，阴缩者。与此极合。方之妙用，详医案。

桂枝调和营卫，宣通气血，不独治外而更治内。乌头祛风寒，温子藏，且能麻醉，加入酒中，人饮立醉。药后如醉是药性达外，得吐为里寒得伸。吐先痛剧，为药邪相争，当预告病家也。

心痛暴喑者，寒客会厌，《忧恚无言》篇取天突，甘草干姜汤可愈。

干姜一两，甘草一两，水煎分温三服。

干姜辛散温祛，大开肺胃，甘草则和之者也。

心胸中大寒痛，寒侵心胃者，大建中汤。

蜀椒一两三钱，干姜一两三钱，人参四钱，饴糖一两半后入，分二次服。服后半点钟饮稀米粥，温覆。治心胸中大寒痛，呕不能饮食，腹中满，上冲皮起，出见有头足，上下痛不可触近者。

人参大建中气，川椒避秽温通，干姜温热辛散，胶饴补中而消导，粥以助气。甘以缓之，甘以调之，不用甘草，避其缓也。

自下中寒，雷鸣切痛，胸胁逆满，呕吐，附子粳米汤主之。

附子三钱，半夏三钱，甘草四钱，大枣十枚，粳米三钱，煮米熟汤成，分三服。

附子温脾肾之阳，峻逐阴邪，半夏降上逆之气且止呕吐，草枣粳米一培中土一缓急痛也。

五运不及

帝曰：善。其不及何如？岐伯曰：悉乎哉问也！岁木不及，燥乃大行，生气失应，草木晚荣，肃杀而甚，则刚木辟著，柔萎苍干，上应太白星。民病中清，胠胁痛，少腹痛，肠鸣溏泄，凉雨时至，上应太白星新校正：当云上应太白、岁星，**其谷苍。上临阳明，生气失政，草木再荣，化气乃急，上应太白、镇星，其主苍早。复则炎暑流火，湿性燥，柔脆草木焦槁，下体再生，华实齐化，病寒热疮疡，疿胗痈痤，上应荧惑、太白，其谷白坚。白露早降，收杀气行，寒雨害物，**

虫食甘黄，脾土受邪，赤气后化，心气晚治，上胜肺金，白气乃屈，其谷不成，咳而鼽，上应荧惑、太白星。

岁木不及，谓六丁岁也，惟本来木运之弱，而燥金清冷之气乘而大行，金克木也。生气失应者，木主生气，木弱而生气不应也。草木晚荣者，春气来迟也。肃杀甚者，天地凄沧凝敛也。刚木辟著者，辟同擘，著通着，即刚硬之木如擘着地而落也（此解与诸家不同）。柔萎苍干，柔弱之木受金刑而苍干也。如此者，则上应太白金星之倍明也。民病中清，胠胁痛者，金克木也。少腹痛，寒侵胞也。肠鸣溏泄，金肆自伤也（大肠燥金）。凉雨时至，金主凉而生水也。上应太白金星之倍明，木之岁星减色也。其谷苍，其谷之苍色属木者不成实也。

上临阳明为燥金司天，丁卯丁酉岁也。金克木运，谓之天刑。天刑者，司天之气刑克岁运也。似此在五运中木衰金祟，又值六气阳明燥金司天，两金相济，克伐益甚，故木之生气失其发生之常政也。草木再荣者，春气晚，生气失，木华晚启，故曰再荣也。唯其晚荣，故化气迫急，木弱不能克土而土气胜也。如此者，上应太白之金星倍明，镇星之土倍耀也。其主苍早，主苍色之物早期凋零也。

复者，木之子是火，火来克金，子复母仇，故炎暑流火而又克金也。故湿性之物而转燥，柔弱草木而焦槁，以致其下根再生也。唯其火盛，火虽燔木成灾，而火终属长育，不若寒冱之凝惨，故根得再生，得长夏之湿气，故能华者实者齐为生化也。病寒热者，如白虎汤之背恶寒发热也。发热即中暍之熇熇发热也。疮疡痱胗痈痤，即诸痛痒疮皆属于火者也。上应太白星之减耀，荧惑之倍明也。其谷之白坚者，受火克而不能成实矣。

阳明上临司天，丁卯丁酉岁也。两金用事者，则白露早降，收杀气行，金又生水，而金又害物矣。惟寒雨害稼，则虫瘘不动，不动则只食其甘粒黄心矣（大雨时虫不出食叶，而食禾心及粒）。脾土受邪，寒侵脾，脾阳不振也。赤气后化，即凉气胜，火气晚复也。

火气复时，上凌肺金，白金之气乃受克而屈伏，其病咳鼽，肺之伤也。上应荧惑倍明，太白茫减也。其治之奈何哉？

清冷之气大行，肃杀凝敛，则刚木擘落，草木苍干，春气开迟，草木晚荣，太白倍明，胠胁痛，脉紧或迟者，补肝散加吴茱萸、干姜主之。

川芎三钱，当归四钱，白芍四钱，生地黄五钱，酸枣仁三钱，木瓜二钱，甘草二钱，干姜二钱，吴茱萸二钱。

吴茱萸温肝，同干姜尤能温肺，方之所以神也。

少腹痛，寒侵胞，脉弦或紧迟者，乌头桂枝汤主之。方见前。

肠鸣溏泄，金肆自伤，同气相求，脉弦迟紧者，甘草干姜汤合理中四君吴茱萸主之。

甘草三钱，干姜三钱，白术三钱，人参二钱，大枣四个，吴茱萸二钱，茯苓三钱。

理中汤人参补元气，甘草主诸虚，术以强脾，姜以温胃，为虚寒下利之方也。脐上筑筑为肾气动，加桂以平之。吐多为有饮，加姜以散之。下多为脾湿，加术以燥之。悸属水悸，用苓以利之。渴为脾不化津，加术燥以生之。腹痛为太气不充，加参以转之。寒加姜，腹满加附，饮热粥以助力。吐多去术，恶其升也。

四君子，气虚者补之以甘，参术苓草甘温益胃有健运之功，具冲和之德，故为君子。人之一生，以胃气为本，胃气旺则五藏受荫，胃气伤则百病丛生，故凡病久不愈，诸药不效者，惟有益胃补肾两途，故用四君子随证加减，勿论寒热补泻，先培中土，使药气四达，则周身之机运流通，水谷之精微敷布，何患其药之不效哉？隐庵此论，经验之言也。姜萸温肝温胃温肺，参草术枣茯苓则补胃者也。

岁木不及而子复母仇，炎暑流行而反刑金，湿性之物反燥，柔脆草木焦槁，下根再生，花实齐化成熟，象见太白光减，荧惑光耀者，病寒热而背恶寒，脉洪大者，白虎汤主之。方见上。

疮疡痈胗痈痤，脉数者，凉膈散加漏芦金银花玄参。

栀子三钱，连翘四钱，薄荷三钱，黄芩三钱，大黄一钱，芒硝三分，菊花五钱，金银花五钱，漏芦四钱，玄参三钱。

象见荧惑倍明，太白减耀，白露早降，收杀气行，寒雨害物，虫食甘黄，心气晚治，上胜肺金，其谷不成，咳而鼽者，上方去芒硝。

岁火不及，寒乃大行，长政不用，物荣而下，凝惨而甚，则阳气不化，乃折荣美，上应辰星。民病胸中痛，胁支满，两胁痛，膺背肩胛间及两臂内痛，郁冒朦昧，心痛暴瘖，胸腹大，胁下与腰背相引而痛，甚则屈不能伸，髋髀如别，上应荧惑、辰星，其谷丹。复则埃郁，大雨且至，黑气乃辱，病鹜溏腹满，食饮不

下，寒中肠鸣，泄注腹痛，暴挛痿痹，足不任身，上应镇星、辰星，玄谷不成。

岁火不及，寒乃大行者，六癸岁。火运不及，寒水之气乘之而大行也。长政不用，万物之繁荣下迟而晚也。凝惨而甚者，谓寒凝阴惨特甚而阳衰，且阳无阴不生，阴无阳不育，阳生水中，水无火而不生阳。以故阳气不化生万物，万物乃折荣美而不蓄也。如此者，上应辰星之倍明也。民病胸中痛、胁支满、两胁痛，火弱水乘，水灭火，寒犯心。胸胁，心之宫城。膺背肩胛痛及两臂内痛，皆心脉之所循也。郁冒者，阳为阴郁，上冒而晕沉也。朦昧者，神朦昧而糊涂，俗谓朦朦腾腾也。心痛者，寒犯心包。暴瘖者，寒客会厌也。胸腹大，阳虚阴实也。胁下与腰背相引而痛，寒邪充斥，心肝肾之阳皆虚也。即《藏气法时》心虚则胸腹大，胁下与腰相引而痛也。甚则屈不能伸者，"阳气者，精则养神，柔则养筋"(阳气之精粹部分能养神，柔腻之部分能养筋也)，不能屈伸，阳气之不柔也。髋髀如别者，如别离不相连属，即俗谓腿像不在自己身上安着也。上应荧惑火星之光减，水之辰星倍明也。其谷丹，火色之谷皆不成熟也。

复者，子复母仇，土来克水也。埃郁者，地之笼罩，俗谓"暴腾扬场"也。大雨且至，湿土之盛也。如此则寒水之黑气乃被土克而挫辱矣。病鹜溏腹满，食饮不下，寒中肠鸣泄注，皆寒湿为之也。暴挛，湿伤筋也。痿痹，筋不用也。足不任地，湿伤肾，肾主骨也。上应土之镇星明润，水之辰星光减，是其候也。如此者，玄色之谷不成熟矣。其具体治法奈之何哉？

岁火不及，寒乃大行，长政不用，物荣而下，凝惨而甚，阳气不化，乃折荣美，辰星倍明，胸中痛、胁支满、两胁痛、膺背肩胛间及两臂内痛，脉弦紧或寸弱阴厥者，阴邪上乘也。宜桂枝人参合茯苓甘草附子汤。

桂枝四钱，人参三钱，苍术三钱，干姜三钱，甘草三钱，茯苓四钱，附子三钱，白芍二钱。

太阳病外证未除，而数下之，遂协热而利，利不止，心下痞硬，表里不解者，桂枝人参汤主之。

太阳病外证未除，误数下之，则虚极矣。太阳之气由胸出入，邪陷胸膈，胃火援引则成结胸。今乘数下之虚，虚则无火，不病结胸而病下利也。利不止，是外陷表邪之热，内协数下之虚，虚热而利者也。心下痞硬，是里虚而太气不转，胸膈虚结，为太阳内陷，逆其出入。此所谓有太阳不解之表，复有下后里虚之里也。人参补其中，中建则气转，气转则痞利愈，且人参大力斡旋中枢，助桂枝之解太阳也。不曰人参桂枝汤而曰桂枝人参汤，仍取桂枝之意也。此用之者，理中御阴冲，桂以辅之；附子温下元，茯苓佐之（桂抑冲，苓伐肾），桂草宣心阳，桂附益肾火，芍草和阴，附芍温血，芍平肝而肝主胁，苓伐肾且出附毒。甘草干姜温肺温胃，合附成四逆，尤能逐阴回阳也。

膺背肩胛间及两臂内痛，郁冒朦昧，心痛者，阳为阴郁，寒犯心包，脉迟或弦紧者，以茯苓桂枝甘草生姜大枣加参汤。不已，赤石脂丸。

茯苓半斤，炙甘草二两，大枣十五枚，桂枝四两，人参二两。

以甘澜水一斗，先煮茯苓减二升，内诸药，煮取三升，去滓，温服一升，日三服。

治发汗后，其人脐下悸者，欲作奔豚，尺迟忌汗，汗多者必损心肾，心肾伤则不煦蒸，不煦蒸则水蓄，水蓄则脐下悸，脐下悸则欲作奔豚矣。不用附是肾不太虚，主桂草乃心实惫也。故茯苓伐肾邪而利水，桂草宣心阳而煦水，草枣培土以制水，百劳轻扬而化水，方之所以神也。兹用之者，宣心阳，伐肾邪，降逆气，加参温补散寒之平剂也。

赤石脂丸方

蜀椒一两，附子半两（炮），干姜一两，赤石脂一两，乌头一分（炮），末之，蜜丸梧子大，先食服一丸，日三服。不知，稍加服。（按，乌头太少，宜用半两。）

心痛彻背，背痛彻心，阴寒凌盛，气血紊乱。破气行血则如捉窜马，如逐放豚，如理棼丝，反而大痛。只宜乌附椒姜大辛大热峻逐阴邪，最妙赤石脂一味堵塞其攻冲之路，如包围歼敌也。

暴喑不能言，脉紧者，寒气客于会厌也。《忧恚无言》取天突，甘草干姜汤主之，温散寒，辛散肺也。方见前。

胸腹大，胁下与腰背相引而痛，脉紧或迟者，阳虚阴实弥漫上下也，桂枝加桂合附子汤加吴茱萸细辛。

桂枝五钱，白芍三钱，生姜三钱，大枣四个，甘草二钱，白术二钱，附子三钱，人参三钱，茯苓四钱，吴茱萸二钱，细辛二钱。

桂枝加桂汤治发汗后，烧针令其汗，针处被寒，核起而赤者，必发奔豚。《生气通天》云：阳气者，因于寒，起居如惊，神气乃浮。《伤寒论》云：太阳伤寒者，加温针，必惊。兹兼而有之而发奔豚者，惊则气越，惊散心阳，又乘针处之被寒，肾气上乘。加桂上益心阳，下制肾阴，且制肝木之升，下气最急也。附子汤解见前。萸温肝肾引热下行，辛启阳气于至阴之下也。

屈不能伸，髋髀如别，脉浮紧者，桂枝乌头煎。方见前。

桂枝调营卫，乌头散寒祛风善走躯壳，且麻醉止痛者也。

象见土气笼罩，埃郁昏沉，湿气生，大雨至，民病鹜溏腹满，食饮不下，肠鸣泄注，腹痛，脉缓迟者，土复克水也，平胃加附子理中、异功主之。湿主大雨，大雨亦水也，更知夏火旺而水反泛滥，冬水胜而水反枯竭。一湿成大雨，二火蒸水沸，三土激水猛也。

陈皮三钱，苍术五钱，厚朴三钱，甘草二钱，附子三钱，干姜三钱，人参二钱，茯苓四钱。

平胃去湿，附子理中温中，异功温胃补气行气者也。平胃散苍术猛悍长于发汗除湿，厚朴色赤苦温能助少火生气。湿壅气滞，陈皮以济之。脾得补而健运，甘草以补之。名之平胃者，平胃敦阜之湿胜也。理中解见前。

暴挛痿痹，足不任地，脉缓迟者，湿浸筋脉，湿伤肾、骨也，麻黄加术附泽苓汤主之，白术附子汤亦主之。

麻黄加术附泽苓汤

麻黄三钱，桂枝三钱，杏仁三钱，甘草三钱，苍术三钱，附子二钱，茯苓一两，泽泻二钱。

湿家身烦疼，可与麻黄加术汤发其汗为宜。

湿家身烦疼，风湿也。此烦即汗滞腠理大青龙之重烦。麻黄雄散风寒，加术去湿，即大青龙速发之意。麻黄得术，发汗而不致多汗，去表湿邪，发越脾气也。未成热故不须清，未成寒故忌温燥，不在里故忌利。火盛大青龙加防己，湿盛则又宜芪、附、术、草矣。忌误火攻逼汗，误则致衄增黄。兹加附者寒湿盛，泽苓渗利其湿也。

白术附子汤，治寒中腹胀满，作涎作清涕，或多溺足下痛，不能任身履地，骨乏无力，喜睡，两丸多冷，时作阴阴而痛，或妄见鬼状，梦亡人，腰背胛肩腰脊痛。

白术、附子（炮，去皮脐）、苍术、陈皮、厚朴、姜制半夏（汤洗）、茯苓、猪苓（去皮）各半两，泽泻、肉桂各四钱。剉如麻豆大，每服半两，水三盏，姜三片，同煎至一盏，去滓，食前温服，量虚实加减多少。

李杲曰：寒中者，水反侮土之病，则当下伐水邪，中燥脾湿，故用二苓术泽苍陈朴夏，更用桂附壮阳胜寒，流通血脉，寒中之病自可愈。施于寒湿内盛而气不虚者宜矣，若中气已虚，内外寒湿又盛，水来侮土者，总不若理中汤加苓附苍术为愈也。然方之结构较汉远甚，固能愈病，注实欠明。苓泽实为祛湿之道路也。

岁土不及，风乃大行，化气不令，草木茂荣，飘扬而甚，秀而不实，上应岁星。民病飧泄霍乱，体重腹痛，筋骨繇复，肌肉瞤酸，善怒，藏气举事，蛰虫早附，咸病寒中，上应岁星、镇星，其谷黅。复则收政严峻，名木苍雕，胸胁暴痛，下引少腹，善太息，虫食甘黄，气客于脾，黅谷乃减，民食少失味，苍谷乃损，上应太白、岁星。上临厥阴，流水不冰，蛰虫来见，藏气不用，白乃不复，上应岁星，民乃康。

岁土不及，风乃大行者，谓诸己岁，土运气弱，克土之风木得以大行也。化气不令者，土曰备化，即土化之弱失令也。草木茂荣者，土弱木得而肆，木之生气独擅也。飘扬而甚者，风气之胜也。秀而不实者，只有木之生气，而无土之化气也。如此者，上应木星之倍明也。民病飧泄者，木克土，完谷不化也。霍乱者，土衰木祟挥霍缭乱也。体重者，脾主四肢。腹痛者，脾主腹，土衰木旺升降失节也（木乘脾则腹痛）。筋骨繇复者，肝主筋，骨繇不安于地也。肌肉瞤酸，木生风，肌肉瞤动而酸也。善怒，肝之志也。藏气举事者，土不及，水乃齐化而冬藏之气乃举而早寒也。故蛰虫早附而藏，人感其气则病寒中矣。上应木岁星太过，土之镇星明减。其谷黅色属土者，皆被克而不成实矣。

复则收政严峻者，土被木克，土之子金又来克木而复母仇也。金令大行，则秋收之政严肃峻烈，收政严峻，故名木感其气苍凋也。胸胁暴痛者，肝被金克也。下引少腹者，凉侵胞中也（肝主胞）。善太息，肝被抑，郁而自伸也。虫食甘黄者，因收气之严峻化寒，虫痿不出食叶而食甘黄之禾心、包中之甘粒也。气客于脾者，凉寒之金气客侵于脾土也。黅谷乃减者，黅黄之谷被木克而减收也。民食少者，脾虚寒失运也。失味者，脾主五味也。苍谷乃损者，苍色之谷属木，受金克而损也。如此者，上应太白之倍明也。

上临厥阴者，厥阴风木司天，己亥己巳岁也。又值土弱（不及）木祟，两木相济则风益甚，厥阴司天则少阳在泉，风加水上则涣不成冰。少阳相火在泉则更流水不冰，蛰虫来见矣。如此者，白乃不复，金气不复用者，因少阳相火在泉，火制金伏也。如此者，上应木之岁星如常，民乃康而不病矣。其具体治法奈之何哉？

岁土不及，风乃大行，化气不令，草木茂荣，飘扬而甚，秀而不实，上应岁星倍明，民病飧泄脉弦者，木克土也，四君加乌梅木瓜汤主之。

人参三钱，白术三钱，茯苓四钱，甘草三钱，乌梅肉二钱，木瓜二钱。

四君甘以补土，梅瓜酸以敛肝，大剂芍药甘草可悟言外。太阴病脉弱，其人续自下利，设当行大黄芍药者宜减，故此不用。如脉弦数而飧泄者，则必黄芩汤为主，芍药又在必需矣。

霍乱脉弦迟，理中木瓜茱萸汤主之。

白术三钱，干姜三钱，人参三钱，甘草三钱，木瓜四钱，吴茱萸三钱。

此寒霍百不一遇，须辨其舌苔二便，勿仅拘于脉象，详《金匮述义·阴阳毒》中。理中温补脾土，解见前，而木瓜、吴茱萸又当详其用者。

木瓜花红于春，实黄于夏，其气自温，全兼木火之化者。其味酸甘，其质津液，诚假木火之盛焰而行血液之柔滋，更藉酸甘之缓收而育其水火，斯行者不过，收者不急，不缓不急，事乃得平，诸证自瘳矣（古方皆开阖收散之法）。香能通，酸入肝，赤走血，温祛寒，理至明晰。湿痹着重者，筋失所养也。脚气冲心者，敛其逆气也。消渴者，敛其津液也。奔豚者，敛其肝邪也。霍乱转筋者，敛其正，敛其津，滋其津也。《生气通天论》曰：阳气者，精则养神，柔则养筋。彼以人身之阳气自用而言，此言木瓜秉木火阳也，得酸甘之敛缓静柔也。静柔养筋，理实可通。时珍谓理脾伐肝，而酸能补肝之正，亦即敛肝之逆，故经亦云以酸泻肝，而此泻实以补为攻，非同龙胆草之泄也。

吴茱萸辛能散，辛属金，粒小属金，色黑入肾，香能通，温祛寒，金能制木，故祛肝藏挟寒之风，下寒湿上逆之气，止寒湿之腹痛呕吐，治寒邪之咳逆上气。辛散寒湿，温行血液，除寒湿血痹，引热药下行。散风通窍，开腠发汗，香辛之力也。且其柔条绿树，暮春红花，木火通明之象也。八月始实，九月方熟，得金最具之征也。味辛能升，金苦能降，故能上至颠顶，下达肝肾，荡阴霾而伸阳气也。他如，痰冷逆气，饮食不消，痞满塞胸，咽膈不快者，寒拒于中也。腹中绞痛，疝气攻冲也。奔豚脚气者，寒凝于下也。寒霍，阴毒之客于中也。产后瘀血，得寒则凝也。又焉越辛温祛散，香通苦降之理哉。血虚有火者忌之。

脾弱之体重，克土之腹痛，风胜之筋骨繇并（《至真要》作繇并），肌肉瞤酸，藏气用事之病寒中者，土不及，水乃齐化，蛰虫早附而藏，皆当于上二方求之。

金复母仇，收气严峻，名木苍凋，胸胁暴痛，下引少腹，脉弦迟者，补肝散重加吴茱萸主之。

补肝散方见前。加吴茱萸五钱。

少腹痛甚，寒侵胞者，乌头煎，或附子汤加吴茱萸细辛。

乌头煎方见前。

附子汤方见前。

象见金星太白芒盛，木之岁星减明，民食少失味，附子理中加乌梅、吴茱萸、木瓜、山楂主之。

附子理中方见前。

焦楂深合治肝补用酸，助用焦苦之旨，附子理中益用甘味之药调之也。

惟厥阴司天则少阳在泉，金气逢少阳相火则不能复。

岁金不及，炎火乃行，生气乃用，长气专胜，庶物以茂，燥烁以行，上应荧惑星。民病肩背瞀重，鼽嚏，血便注下，收气乃后，上应太白星，其谷坚芒。复则寒雨暴至，乃零冰雹霜雪杀物，阴厥且格，阳反上行，头脑户痛，延及囟顶，发热，上应辰星，丹谷不成，民病口疮，甚则心痛。

岁金不及，而克金之火则肆行无忌，所以炎火乃行也。生气乃用者，金不及而木旺也。长气专胜者，金衰而火旺也。庶物以茂者，火令主茂也。燥烁以行者，火令之过也，上应火星荧惑之倍明也。民病肩背瞀重，鼽嚏，血便注下，呈诸火胜克金现象也。收气乃后者，金气不及而迟，心肺同病矣。上应太白金星光减，火星荧惑倍明也。其谷坚芒属金者，皆不成实矣。

其复也，金被火凌，金之子水报复母仇也，又变为水灭火之象矣。寒雨暴至，乃零冰雹，霜雪杀物，阴气反厥逆格阳，阳被格迫而反上行，故又发现头脑户痛，延及脑顶发热。上应荧惑火星减耀，水星辰星倍明。如此者，属火之丹谷不成实矣。民病口疮心痛者，寒格火，水犯心也。其治之者奈之何哉？

前金衰火虐，当大滋金水，必兼熄火，不可徒事苦寒。后者复水灭火，回阳必兼宣通，更宜归纳，不可徒持温燥。如头脑户痛，延及颠顶发热，口疮，明是阳气被阴迫窜扰，如用寒凉再抑其窜，是谓大误，则同阻逃难之民劫而杀之矣。法当先以白通通脉，继用肾气、桂甘龙牡等剂巩固，以回阳必防灼阴也。

其心痛，亦复水之灭火，心火抵抗之兆，要以前意而斟酌之。

白通汤

葱白四茎，干姜一两，附子一枚(生，破)，水煎去滓，分温再服。

此阴胜格阳于上也。爪甲青灰不红，阳虚也。面赤戴阳，阳为阴格也。葱白大通其阳而上升，姜附急胜其阴而后降。方本四逆，去草之缓，加葱之通。葱通上焦之阳下交于肾，附启下焦之阴上承于心，干姜温中土之阳以通上下，上下交水火济也。

岁金不及，炎火乃行，生气乃用，长气专胜，庶物以茂，燥烁以行，上应荧惑倍明，肩背瞀重，鼽嚏，血便注下，脉弦数者，秋之收气后移而晚，太白金星光减，坚芒之谷不成，犀角地黄汤主之，大黄黄连泻心加生地、玄参、地骨皮亦主之。

犀角地黄汤

犀角三钱(磨汁好)，生地黄一两，白芍五钱，牡丹皮三钱。

大黄黄连泻心汤方见前。

地骨皮，枸杞根皮也。枸杞，岁叶三发，花岁再开，生气最盛者也。根皮味苦性寒，气薄味厚，阴也。地阴也，骨里也，皮表也，故为去骨蒸肌热之要药也。退阴虚无汗之骨蒸，肺痨进展之发热，清血止血，泻肺肾胞中之火，疗痈疽出血之疮，煎汤洗净，嫩瓤贴之，次日结痂而愈矣。

玄参方茎有毛，叶尖锯齿，四四相值，秋花色白，花端有刺，刺端有钩，坚金之象也。根肥而润，生青白，干紫黑，万物终始(春冬)，水火既济之兆也。味苦为已向于阳，气寒为未离于阴，金生水，咸入肾，为补水制火之妙药。腹中寒热积聚，气化火、火结气之寒热积聚也。产乳余疾，血亏火灼之产乳余疾也。补肾中之阴气，益头目之聪明，脑为髓海，下源于肾，肾之精为瞳子也。产后阴衰，火无所制，凉折不可，峻补不纳，非此不可。而瘿瘤瘰疬，痈肿疮疡，皆火气结聚而成。生青入肝而金又制肝，金能生水而金又破坚。他如，暴中风热、温疟瘫毒、咽痛烦渴、惊躁骨蒸、传尸，何一非水亏而然耶？是知实火、阴火皆能治之，以金破、咸软、苦降、寒润，滋阴降火成其功用也。

水复则寒雨暴至，乃零冰雹，霜雪杀物，阴厥且格，阳反上行，头脑户痛，延及脑顶，发热，上应辰星倍明，丹谷不成，口疮、心痛，脉虚大或迟紧，通脉四逆加吴茱萸细辛汤主之。

通脉四逆汤方见前。

岁水不及，湿乃大行，长气反用，其化乃速，暑雨数至，上应镇星。民病腹满身重，濡泄，寒疡流水，腰股痛发，腘腨股膝不便，烦冤，足痿清厥，脚下痛，甚则跗肿，藏气不政，肾气不衡，上应辰星，其谷秬。上临太阴，则大寒数举，蛰虫早藏，地积坚冰，阳光不治，民病寒疾于下，甚则腹满浮肿，上应镇星，其主黅谷。复则大风暴发，草偃木零，生长不鲜，面色时变，筋骨并辟，肉瞤瘛，目视䀮䀮，物疏璺，肌肉胗发，气并鬲中，痛于心腹，黄气乃损，其谷不登，上应岁星。

岁水不及，六辛岁也。湿乃大行者，水运气弱，而克水之湿土得以肆行也。长气反用者，夏火主长，兹水运弱而不能制火，故夏之长气反用也。其化乃速者，土曰备化，土胜而化气速也。暑雨数至者，长气反用而暑作，土化湿胜而雨行，即《六元正纪》所谓太阴所至为化为云雨也。如此者，上应土之镇星增益光明也。民病腹满者，湿热气胜也。身重濡泄者，湿着则身重，湿盛则濡泄也。寒疡流水者，寒字下当有热字，另是一意，盖暴雨数至，长夏反用，火土并至，湿热蕴酿，其不能因寒生疡也明矣。明是寒热。寒热者，湿近于寒，热近于火，湿热蕴酿，湿困阳而寒，阳与争而热，即湿热证之发寒热也。疡流水者，当是溃疡流水，即湿热熏蒸发为浸淫流黄水而不作脓者也。腰股痛发，湿伤肾，肾脉循股而痛发也。腘腨股膝不便，湿伤经络也。烦冤者，湿郁火，湿热熏蒸也。足痿者，湿热弛，湿流下也。清厥者，湿热困阳不达四肢也。脚下痛，湿邪注下也。甚则跗肿，湿伤肾，肾阳虚不能行水也。藏气不政者，冬藏之气不行其政令如时密藏，土克水弱也。肾气不衡者，人感其气则水司之肾气亦为之不平衡矣。如此者，上应水之辰星光减，土之镇星倍明也。其谷秬者，秬，黑稷也，凡黑色之谷皆不成熟矣。

上临太阴者，谓太阴司天，诸辛岁也。太阴司天则太阳寒水在泉，下半年六元之寒水济主气之寒水，湿以济寒，故大寒数举，蛰虫早藏，地积坚冰而阳光不治也。民病寒疾于下，同气相求，邪伤肾也。甚则腹满身肿，肾阳衰而不健运也。上应土之镇星复明，荧惑失色也。其主黅谷者，黅黄之谷得土气而成熟也。

复者，谓水之子复母仇而来克土也。故大风暴发，风木之肆也。草偃木零，草茎为之偃，木叶为之零也。生长不鲜，风肆木伤也。面色时变者，面如蒙尘而变，亦风者善行数变也。筋骨并辟者，并同屏，摒弃也。辟同僻，偏倾也。谓筋骨或摒弃其力而不用，或偏倾其形而不中也。肉瞤瘛者，肉瞤动而瘛疭，皆风之象也。目视𥆨𥆨不明，风伤肝，肝风之动也。物稀疏，因风之摇也。璺肌，风刺肌肤之裂也。璺音问，《扬子法言》：器破未离也。俗谓裂璺。《洪范》注：灼龟为兆，其璺折，形状也。肉胗发，风伤肌郁而为胗也。气并膈中，风气并于膈中也。膈，横膈，与亶同意，古作鬲，又作䰛，下是锅的三足，中像锅腹铸纹，上口是锅口，一是锅盖，两旁⺀⺀是热气。痛于心腹者，风乘心则心痛，木乘脾则腹痛也。如此者，则土黄之气损，其谷不登，木克土也。上应土之镇星失明，木之岁星光倍也。其具体方法奈之何哉？

水不及，湿气大行，长气反用，暑雨数至，镇星倍明。民病腹满，身重濡泄，寒热，溃疡流水，湿热蕴酿，脉缓涩或数者，二妙平胃散加减之。

苍术五钱，黄柏五钱，厚朴三钱，陈皮三钱，茯苓一两，猪苓四钱，溃疡流水加泽兰、防己、蒲公英。

腰股痛发，胭腨股膝不便，烦冤，足痿清厥，脚下痛，跗肿，藏气不政，肾气不衡，土克水也，宜虎潜丸主之。

虎潜丸方见前。

王又原曰：肾为作强之官，有精血以为之强也，若肾虚精枯，而血必随之，精血交败，湿热风毒遂乘而袭焉，此不能步履腰酸筋缩之证作矣。且肾兼水火，火胜烁阴，湿热相搏，筋骨不用宜也。方用黄柏清阴中之火，燥骨间之湿，且苦能坚肾，为治痿药，故以为君。虎骨去风毒健筋骨为臣。因高源之水不下，母虚而子亦虚，肝藏之血不归，子病而母愈病，故用知母清肺原，归芍养肝血，使归于肾。龟禀天地之阴独厚，茹而不吐，使之坐镇北方。更以熟地黄、牛膝、锁阳、羊肉群队补水之品，使精血交补。若陈皮者，疏血行气，兹又有气化血行之妙。其为筋骨壮盛有力如虎也，必矣。道经云：虎向水中生，以斯为潜之义焉夫。

上临太阴司天，太阳寒水在泉，下半年又大寒数举，蛰虫早藏，地积坚冰，阳光不治，上应晨星倍明，民病寒积于下，甚则腹满浮肿，脉迟缓者，实脾饮主之。

实脾饮，治身重懒食，肢体浮肿，口中不渴，二便不实。

白术土炒（此用苍术）、茯苓、甘草炙、厚朴姜炒、大腹子、草果仁、木香、木瓜、附子、干姜，生姜、大枣煎服。气虚者加人参。

《医宗金鉴》曰：脾胃虚则土不能制水，水妄行肌表，故身重浮肿，用白术、甘草、生姜、大枣以实脾胃之虚也。脾胃寒中则中寒不能化水，水停肠胃，故懒食不渴，二便不实，姜附草果以温脾胃之寒也。更佐大腹皮、茯苓、厚朴、木香、木瓜者，以导水利气。盖气者水之母，土者水防也，气行则水行，土实则水治，故名曰实脾也。然此方导水利气之力有余，阴水寒胜而气不虚者，固所宜也。若气少声微，则必以理中汤加附子，数倍茯苓以君之，温补元气以行水为万当也。

复则大风暴发，草偃木零，生长不鲜，面色时变，筋骨并辟，肉瞤瘛，目视𥆨𥆨，脉弦数者，当归龙荟丸与补肝汤兼服，或大剂芍药甘草汤。

当归龙荟丸，治肝经实火，头晕目眩，耳聋耳鸣，惊悸搐弱，躁扰狂越，大便秘结，小便涩滞，或胸胁作痛，阴囊肿胀，凡属肝经实火，皆宜服之。

当归一两，黄连一两，黄芩一两，龙胆草一两，栀子一两，大黄五钱，芦荟五钱，青黛五钱，木香二钱五分，黄柏一两，麝香五钱(似多)另研，为末，炒神曲糊丸，每服二十丸，姜汤下。

肝本为生火之原，肝火盛则诸经之火相因而起矣。归荟龙胆草青黛直入本经，先平其甚者，而诸经之火可以渐平矣。黄芩泻肺火，黄连泻心火，黄柏泻肾火，大黄泻肠胃火，栀子泻三焦火，备举苦寒而直折之，使上中下三焦之火悉从大小便出。少加木香、麝香者，调气开窍灵通周至也。非实火不可轻投。

补肝汤、芍药甘草汤方俱见前。

气并膈中，痛于心腹，桂枝汤合芍药甘草汤。弦迟加吴茱萸、细辛，弦数加芩连。

桂枝汤合芍药甘草汤

桂枝三钱，生姜三钱，大枣五个，白芍五钱，甘草三钱。

风木肝气并于膈中，隔膜者(幕亦可，幕言藏府之幕。募字错)，藏府上下之连缀，故痛于心而复痛于腹也。痛则气血紊乱矣，桂枝汤调和营卫即以调和气血，救现实也。芍草平肝培土，图病本也。且芍平木，桂制木，姜辛克木，枣草培土。弦迟寒甚，辛萸驱寒振肺以制肝。弦数热甚，芩连泻心火，泻子以掣肝。桂下无杂木，芍花大而荣，是其证也。

皲肌，自制洗方，皲脚裂手良药。

皲肌洗方

麻黄一两，乌梅一两，白芷五钱，当归四钱，象皮三钱，合欢皮五钱，防风四钱，肉桂五钱，附子五钱，醋一斤，合煮，熏洗。

五运不及之化、政、胜、复

帝曰：善。愿闻其时也。岐伯曰：悉哉问也。木不及，春有鸣条律畅之化，则秋有雾露清凉之政；春有惨凄残贼之胜，则夏有炎暑燔烁之复。其眚东，其藏肝，其病内舍胠胁，外在关节。

上言五运太过之象病证、不及之象病证，此复言五运不及而不复者也。岁木不及上已明言，燥乃大行，生气失应，草木晚荣，肃杀而甚，刚木辟著，柔萎苍干等，即六丁岁同乎委和胜生岁也。木气衰则生气不政，土无克故化气乃扬，金易肆则凉雨时降，土无克则风云并兴，木不及则草木晚荣，从金化则苍干凋零，雾露凄怆矣。而此木不及之岁，春日反有风鸣条，如六律畅和敷和之春政，是木不为不及，而燥金未得肆行专胜可知也，故秋则有雾露清凉肃静之政化。按《六元正纪》云：丁卯丁酉胜复不至，盖即此也。

此帝问四时之胜复也。《至真要大论》曰：初气至三气天气主之，胜之常也。四气至终气地气主之，复之常也。五运主岁，所胜之气在上半年，所复之气在下半年。四时之胜复随所主之时以胜之，亦随所主之时以复之，与岁运不同。木曰春，夏曰火，土曰四维长夏。而金不曰秋而曰夏者，以火克金也。水不曰冬而曰四维者，土克水也。

如春有惨凄残贼之金胜，则夏必有炎暑燔燥之火复。其藏主肝，其病内舍胠胁，外在关节。胠胁关节，筋之所系，皆东方所属，故曰其眚东也，其方治奈之何哉？

春有惨淡凄凉、残苦贱害诸木不及象，胠胁痛或关节痛，脉紧或迟，是春日凉气胜伤肝也，宜当归四逆合补肝汤、吴茱萸汤。

当归、桂枝、芍药、大枣、甘草、细辛、木瓜、通草、吴茱萸、生姜、党参、川芎、生地黄、酸枣仁。

当归四逆治厥阴手足厥寒，脉细欲绝，与脉微欲绝通脉四逆不同，彼重回阳，此重养液也。且少阴之寒是至阴，厥阴之寒是晦朔也。故避姜附而以桂草宣心阳，芍草和阴血，归芍养血，桂辛温肾，归芍濡肝，细辛畅气机，枣草培中土。肝得温则寒去，肝得濡则质滋，气机通则厥愈，中土旺则心肾交矣。合为温通补顺之妙剂，厥阴厥证偏寒之主方也。既可解厥阴之表，尤能温厥阴之藏。内有久寒者，加吴茱萸、生姜，而避干姜、附子，法至严矣。

吴茱萸汤治阳明胃寒欲呕，少阴吐利厥逆狂烦狂躁欲死，肝虚寒之呕而胸满，干呕吐涎沫之头痛。

吴茱萸降浊阴之气为厥阴之专药，温中散寒又为三阴并用之药，佐参姜枣又为胃阳衰败之神方，用以培土植木，治肝虚寒者为尤宜也。合三汤调和营卫，温通气血，温肝补肝，培土植木，施于春寒胠胁痛、关节痛，诚妙方也。

如夏暑燔灼，则是火来克金报复，脉数者，金伤病肺。如病胠胁痛脉数者，大剂黄芩汤加川楝子、百合、黄连主之。

黄芩三两，炙甘草二两，芍药二两，大枣十二枚，川楝子二两，百合二两，黄连一两，知母二两，水煎分三服。

黄芩泻肺火，合芍泻肝火。泻肝，泻火之本。川楝子导心火下降，百合、知母利肺金之火气，黄连直泻心火者也。

火不及，夏有炳明光显之化，则冬有严肃霜寒之政；夏有惨凄凝冽之胜，则不时有埃昏大雨之复。其眚南，其藏心，其病内舍膺胁，外在经络。

此火不及，胜则复，不胜则不复也。火不及即六癸纪，伏明胜长岁也。火弱则长气不宣，水胜则藏气反布，金旺则收气自政，寒清数举，暑令乃薄，承化物失，生而不长，阳气屈伏矣。而夏有炳明光显之正化，是无水胜矣。而冬则有严肃霜寒之正政，是不复矣。如夏有惨凄凝冽之水胜，水灭火，故不时有埃昏大雨之土复。不时者，土主四维，即土寄四季之末也。其藏主心，其病内舍胸膺，心之宫城也。外在经络，心主脉也。其治之者奈之何哉？

如夏有凄凉惨淡，凝固冽栗之水胜，火不及之象，而胸膺痛，经络痛，脉迟紧，是寒邪犯心，水灭火也，宜茯苓桂枝生姜大枣人参汤主之。

桂枝九钱，茯苓一两，甘草六钱，生姜二两，大枣十二枚，人参一两半，分温三服，半日尽。

桂草宣心阳，茯苓伐肾邪，参枣补土充心，生姜散寒也。

不已者，茯苓四逆加桂汤。

附子一枚，干姜一两半，甘草二两，茯苓六两，人参一两，桂枝二两，分两次服。

四逆温肾定燥，参苓助心止烦，生附补肾兼散，参草补中助发，干姜温中散寒，茯苓伐肾通阳，且引附姜热邪出之小便。加桂上宣心阳，且降逆气也。要知夏令本热，骤发邪寒，亦宜温之。天气一更，则又仍热，必用东参(高丽参)奠之，否则目赤眵、耳脓聋、身起癍矣。

如长夏埃昏大雨，是火之子土复母仇而克水，则是湿主大雨，夏令火湿旺水反泛滥，冬令寒水胜而反水枯，理之常也。此病湿盛脾弱之敦阜，宜平胃散。即病膺胁胀满，亦湿气之胜，甚者实脾饮。方见前。

土不及，四维有埃云润泽之化，则春有鸣条鼓拆之政；四维发振拉飘腾之变，则秋有肃杀霖霪之复。其眚四维，其藏脾，其病内舍心腹，外在肌肉四肢。

土不及，即卑监减化之六己岁也。土衰则化政不令，木旺则生气独彰，水著则风寒并兴，草木荣美，秀而不实而成秕矣。

夫四维反有埃云润泽之常化，则木不胜矣。不胜则不复，则春有和风鸣条，暖气鼓拆之正政，是金不复矣。按土不及岁，春当振拉摧拔，子金复母仇，秋当肃杀霖淫。此反言之也。即春鸣条鼓拆之政，则四维之长夏有埃云润泽之常化也。

如四维发振拉飘腾之变，是木胜矣。则秋必有肃杀霖霪金水之复矣。其藏脾，其病内舍心腹者，脾络通心，脾主腹也。其眚见于四维，即土所属之病也。其治法奈之何哉？此四维不是空间之四维，不是辰戌丑未之四维，不是四季之末的四维，而是长夏，四季之中之四维也。

长夏发生振拉飘腾诸土不及木胜之象，心腹痛，脉弦者，木乘土，肝乘脾也。宜培土御木，初宜逍遥散。

当归三钱，茯苓三钱，甘草炙二钱，白术三钱，芍药四钱，柴胡二钱，煨姜三片，薄荷少许，煎服。

逍遥散治肝家血虚火旺，头痛目眩，烦赤口苦，倦怠烦渴，抑郁不乐，两胁作痛，寒热，小腹重坠，妇人经水不调，脉虚弦者。

经云：肝苦急，急食甘以缓之，盖肝性急善怒，气上行则顺，而升甚则病矣。上病则眩鸣，中病则胁痛，下病则腹痛疝秘，凡此皆肝胜之象也。然邪盛则正虚，土虚不能植木，血少不能濡肝，其病与肝胜同。故术草助土植木，柔肝缓肝也。归芍养血益荣，濡肝滋肝也。薄荷解热，甘草和中，柴胡为厥阴之报使，木郁达之，故曰逍遥也。虚加人参理中汤，寒加桂枝、吴茱萸。

如至秋反寒肃杀物，霖霪害稼，是土之子金来复母仇克木也。心腹痛，脉双弦或迟紧者，肝虚寒也，吴茱萸合当归四逆汤主之。

人参三钱，生姜四钱，大枣四个，桂枝三钱，芍药四钱，吴茱萸四钱，通草一钱，细辛一钱半，甘草三钱，当归三钱。

金不及，夏有光显郁蒸之令，则冬有严凝整肃之应；夏有炎烁燔燎之变，则秋有冰雹霜雪之复。其眚西，其藏肺，其病内舍膺胁肩背，外在皮毛。

金不及，即从革折收六乙之岁也。金气衰则秋乃后，木无克则生气乃扬，金不及则火来侮而长气化，火之令大宣，庶类以蕃也。兹虽岁金不及，而夏反有炳明光显郁蒸之正令，是火不胜矣。故冬则有严凝整肃正令之应，是水不复矣。

如夏有炎烁燔燎之变，是火胜克金矣。而金之子水必复母仇，乘秋凉而冰雹霜雪大作，此水之复也。其眚肺，内舍膺胁肩背，外在皮毛，肺所主也。眚在西，谓属西方金者皆病也。其治法奈之何哉？

夏过暑，有炎烁燔燎之变，火克金而病膺胁肩背，外在皮毛，肺所主也。脉洪数者，凉膈散加减，重者犀角地黄汤。

栀子三钱，连翘四钱，薄荷三钱，黄芩三钱，知母三钱，瓜蒌一两，桔梗三钱，金银花四钱，百合五钱，贝母三钱。

加知贝泻肺火，百合治心痛，桔梗开胸膈滞气，瓜蒌荡胸中垢腻也。

犀角地黄汤方见前。

如夏有炎烁燔燎，至秋冰雹霜雪，是水灭火，子复母仇，病胸胁膺背痛，脉迟弦紧者，形寒伤肺也。附子汤合干姜甘草汤主之。

附子六钱，茯苓六钱，人参六钱，白术八钱，芍药九钱，干姜三钱，甘草三钱，桂枝三钱，分两次服。

附子汤补阳育阴而大补元气者也。参附回元气培阴阳之本，术附补中土益火之源，芍附温血，附苓化气，术附逐水于皮肤，茯苓出附毒于小便，参苓术生气化气，参苓芍戢木敛阴。不用甘草避其缓。此合桂枝甘草干姜，上宣心阳，辛温肺寒，尤允当焉。

水不及，四维有湍润埃云之化，则不时有和风生发之应；四维发埃昏骤注

之变，则不时有飘荡振拉之复。其眚北，其藏肾，其病内舍腰脊骨髓，外在溪谷踹[1]膝。

水不及即涸流反阳六辛岁也。水衰则藏气不举，土肆则化气乃昌，火无克则气反布，蛰虫不藏而土旺，土润而湿盛，水涸而泉减，草木修茂火令旺，荣秀满盛土气备矣。

而此水不及之岁，四维反有急流湍水之润，埃昏云翳之正化，是水不弱、土不胜矣。无胜则无复，故四维不时有和风生发之正应矣。

如四维即长夏有埃云翳天骤雨暴注之变，是土胜矣。有胜则有复，故不时则发生飘荡振拉之木复矣。其眚北，谓凡属北方者皆病也。其藏肾，其病内舍腰脊骨髓，外在肉之大会谷、肉之小会溪，及踹膝，是皆属于北方肾者也。以上为无胜则无复，有胜则有复之定律，其治法奈之何哉？

四维长夏发生埃昏骤注，湿热蕴酿伤肾，而腰脊骨髓、溪谷踹膝不利，脉数且涩者，大补阴丸、虎潜丸皆主之。方见前。

如不时有飘荡振拉之木复，其藏肾，其病内舍腰脊骨髓者，风伤肾，子盗母虚。外在溪谷踹膝者，风伤之也。脉弦者，宜补血息风，血和风灭，本乙癸同源，加味补肝汤主之。

川芎二钱，当归三钱，白芍四钱，生地黄五钱，酸枣仁三钱，木瓜三钱，甘草四钱，桑寄生三钱，枸杞八钱，女贞一两。

以下数章均极重要，予不释者，恐人诮蹈虚空，抱住不放也。读者于原文再三玩味可也。

---

1 踹，《玉篇》足跟也。疑当做腨。腨，《说文》腓肠也，《正字通》俗云脚肚。

五常政大论篇第七十

黄帝问曰：太虚寥廓，五运回薄，按韵当作薄回，谐韵音红。衰盛不同，损益相从，愿闻平气，谓岁会，气平之岁也。何如而名？何如而纪也？岐伯对曰：昭乎哉问也！木曰敷和，火曰升明，土曰备化，金曰审平，水曰静顺。帝曰：其不及奈何？岐伯曰：木曰委和，火曰伏明，土曰卑监，金曰从革，水曰涸流。帝曰：太过何谓？岐伯曰：木曰发生，火曰赫曦，土曰敦阜，金曰坚成，水曰流衍。

帝曰：三气即平气、太过、不及之纪，愿闻其候。岐伯曰：悉乎哉问也！敷和之纪，木德周行，阳舒阴布，五化宣平，其气端，其性随，其用曲直，其化生荣，其类草木，其政发散，其候温和，其令风，其藏肝，肝其畏清，其主目，其谷麻，其果李，其实核，其应春，其虫毛，其畜犬，其色苍，其养筋，其病里急支满，其味酸，其音角，其物中坚，其数八。

升明之纪，正阳而治，德施周普，五化均衡，其气高，其性速，其用燔灼，其化蕃茂，其类火，其政明曜，其候炎暑，其令热，其藏心，心其畏寒，其主舌，其谷麦，其果杏，其实络，其应夏，其虫羽，其畜马，其色赤，其养血，其病瞤瘛，其味苦，其音徵，其物脉，其数七。

备化之纪，气协天休，德流四政，五化齐修，其气平，其性顺，其用高下，其化丰满，其类土，其政安静，其候溽蒸，其令湿，其藏脾，脾其畏风，其主口，其谷稷，其果枣，其实肉，其应长夏，其虫倮，其畜牛，其色黄，其养肉，其病否，其味甘，其音宫，其物肤，其数五。

审平之纪，收而不争，杀而无犯，五化宣明，其气洁，其性刚，其用散落，其化坚敛，其类金，其政劲肃，其候清切，其令燥，其藏肺，肺其畏热，其主鼻，其谷稻，其果桃，其实壳，其应秋，其虫介，其畜鸡，其色白，其养皮毛，其病咳，其味辛，其音商，其物外坚，其数九。

静顺之纪，藏而勿害，治而善下，五化咸整，其气明，其性下，其用沃衍，

其化凝坚，其类水，其政流演，其候凝肃，其令寒，其藏肾，肾其畏湿，其主二阴，其谷豆，其果栗，其实濡，其应冬，其虫鳞，其畜彘，其色黑，其养骨髓，其病厥，其味咸，其音羽，其物濡，其数六。

故生而勿杀，长而勿罚，化而勿制，收而勿害，藏而勿抑，是谓平气。

委和之纪，是谓胜生，生气不政，化气乃扬，长气自平，收令乃早，凉雨时降，风云并兴，草木晚荣，苍干凋落，物秀而实，肤肉内充，其气敛，其用聚，其动緛戾拘缓，其发惊骇，其藏肝，其果枣李新校正谓李当作桃**，其实核壳，其谷稷稻，其味酸辛，其色白苍，其畜犬鸡，其虫毛介，其主雾露凄沧，其声角商，其病摇动注恐，从金化也。少角与判商同，上角与正角同，上商与正商同。其病支废，痈肿疮疡，其甘虫，邪伤肝也。上宫与正宫同。萧飋肃杀则炎赫沸腾，眚于三，所谓复也，其主飞蠹蛆雉，乃为雷霆。**

伏明之纪，是为胜长，长气不宣，藏气反布，收气自政，化令乃衡，寒清数举，暑令乃薄，承化物生，生而不长，成实而稚，遇化已老，阳气屈伏，蛰虫早藏，其气郁，其用暴，其动彰伏变易，其发痛，其藏心，其果栗桃，其实络濡，其谷豆稻，其味苦咸，其色玄丹，其畜马彘，其虫羽鳞，其主冰雪霜寒，其声徵羽，其病昏惑悲忘，从水化也。少徵与少羽同，上商与正商同，邪伤心也。凝惨凓冽则暴雨霖霪，眚于九。其主骤注雷霆震惊，沉黅淫雨。黅，音阴，古阴字，云覆日也。

伏明火不及，六癸岁也。火不及则夏凉，夏凉故长气不宣，长气不宣是因火弱，火弱则水必乘而侮之。水乘侮火则藏气反布，夏行冬令矣。水不及则金无所制，金无制故曰收气自政也。火衰年水多侮之，而火之子土必复母仇，故又曰化令乃衡也。曰胜长者，水侮其长也。

寒清数举者，金肆之气凌火也（少凌长）。暑令乃薄者，火之弱也。承化物生者，言火弱，物春能生而夏不长。夏虽不长，而由火至土，即由夏至长夏化令衡，承化而又生长也。生而不长者，长气不宣也。成实者，因收气自政也。而稚者，长不大，火弱不宣也。遇化已老者，言物生不长，至长夏化气，虽又长而已老矣。老者，即俗谓“老艮”“老棒住”，不能长足也。阳气屈服，蛰虫早藏，水寒之胜，藏气反布也（上临癸卯、癸酉、癸巳、癸亥，蛰反不藏。另详）。其气郁，阳气为阴所郁也。其用暴，火用烈，时而一焰也。其动彰伏变易，言火性不常也。其发痛，寒主痛。其藏心，水灭火也。其果属水之栗，属金之桃，其实之火络濡水，其谷之水豆金稻，其味之心苦肾咸，其色之玄水丹火，其畜之火马水彘，其虫之羽火鳞水，皆火运不及，兼从水化也。其主冰雪霜寒，水之胜也。其声火徵水羽，其病昏惑悲忘，水侮火而火郁，郁极而焰，焰即昏惑。心伤则血少，血少则悲忘也。以上皆火不及而从水化之证也。

少徵与少羽同者，少是阴年，徵是火音，少徵即火少、火不及之代词，六癸年也。羽是水音，少羽即水少、水不及、涸流之代词，六辛年也。少徵与少羽同者，非火不及伏明年之气候与水不及涸流之年气候同，而是少徵火运弱半从水化，与水运弱半从火化之理相同也。

上商与正商同者。上谓司天，商是金音，即火运不及之年又值阳明燥金司天，癸卯、癸酉岁也。火本克金，火不及则金肆，金不受克，又同正商矣。正商即审平正政，气平之岁也。

此两句费解，先明正政、不及、太过三纪(见上原文)，再明甲己化土运，乙庚金运，丙辛水运，丁壬木运，戊癸火运。甲是阳土，己是阴土，阳土曰太宫，阴土曰少宫，太少以阴阳言。

歌曰：阴少乙丁己辛癸，阳太甲丙戊庚壬。予竭半日一晚始悟，头为之眩矣。

邪伤心者，火从金水之化，清寒之气伤心藏也。寒凝惨凄，风霈溧冽，水肆甚矣(当祛寒)。暴雨霖霪，则又主土之复也。眚于九，南方离位也。其主骤注、雷霆震惊者，土复力猛。沉黔，即天阴沉，黔，古阴字。淫雨，连绵之雨，湿土之盛也(此际又当主湿)。其治之者，奈之何哉？

寒清数举，冬行夏令，物生不长，成实而稚，阳气屈服，蛰虫早藏，水灭火，阳为阴郁而病昏而神恍，冒而头沉，见人善悲，事过即忘，脉迟厥紧者，心虚寒也。当宣其阳，抑其阴，桂枝去芍药加麻黄附子细辛汤。方见前。

桂附壮肾火，桂草宣心阳，细辛起阳气于至阴之下，桂为热药先聘通使，如此则内外得振矣。麻桂以表外，生姜以散肌。麻桂得附阳虚不汗者而可汗，附子佐麻桂阳虚禁汗者而汗不致过，甘草麻黄能散皮里之水，麻黄清透更破内积之坚，麻桂生姜以攻上，附子细辛以攻下，草枣补中焦以运其气，更使心肾会于中土，斯上下通，地天泰，大气一转，其气乃散矣。服后如虫行皮中，即阴阳和由内达皮肤之氤氲感觉也。

继以炙甘草汤补其虚，又名复脉汤。

甘草四两(炙)，生姜三两，桂枝二两，人参二两，生地黄一斤，阿胶二两，麦冬半斤，麻仁半斤，大枣三十枚。

右九味，以清酒七斤，水八升，先煮八味，取三升，去滓，内胶烊消尽，温服一升，日三服。

炙甘草君以甘草，复脉恢复其脉也。脉者有形无质而气血为其基本物质，故血弱则不濡，气虚则不运，此所以脉结代心动悸也。方中草枣姜桂人参补气宣阳，阿胶麻仁麦地滋阴养血，姜桂散之，清酒宣之。气化中和，方专燮理，此所谓太钧一气，自然运转也。施于心血不足之心病颇为相宜，然必脉无力，气不续之结代，若心有瘀碍，血不循轨而动悸，火滞而闭者，又非所宜。

寒凝惨凄，风霿溧冽，诸寒之气伤心，弦迟沉紧，心胸痛，寒毒乘虚由鼻入侵，大建中汤。方见前。

由脐阴中寒，胸胁逆满腹鸣切痛，附子粳米汤。方见前。

暴雨霖霪，暴注雷霆，沉阴淫雨，土之复，湿之胜也。眚离方病心，脉至缓力厥者，实脾饮。方见前。

卑监之纪，是谓减化，化气不令，生政独彰，长气整，当是藏气整。**雨乃愆，收气平，风寒并兴，草木荣美，秀而不实，成而粃也。其气散，其用静定，其动疡涌分溃，**当是荡涌分溃，风之象也。**痈肿，其发濡滞，其藏脾，其果李栗，其实濡核，其谷豆麻，其味酸甘，其色苍黄，其畜牛犬，其虫倮毛，其主飘怒振发，其声宫角，其病留满否塞，从木化也。少宫与少角同，上宫与正宫同，上角与正角同。其病飧泄，邪伤脾也。振拉飘扬则苍干散落，其眚四维。其主败折虎狼，**败折金灾，虎狼金兽。**清气乃用，生政乃辱。**

无心胁痛未释。

从革之纪，是为折收，收气乃后，生气乃扬，长化合德，火政乃宣，庶类以蕃，其气扬，其用躁切，其动铿禁瞀厥，禁当作噤，火炽疢，齘齿也。**其发咳喘，其藏肺，其果李杏，其实壳络，其谷麻麦，其味苦辛，其色白丹，其畜鸡羊，其虫介羽，其主明曜炎烁，其声商徵，其病嚏咳鼽衄，从火化也。少商与少徵同，上商与正商同，上角与正角同，邪伤肺也。炎光赫烈则冰雪霜雹，眚于七。其主鳞伏彘鼠，岁气早至，乃生大寒。**

无心胁痛未释。

涸流之纪，是为反阳，藏令不举，化气乃昌，长气宣布，蛰虫不藏，土润水

泉减，草木条茂，荣秀满盛，其气滞，其用渗泄，其动坚止，其发燥槁，其藏肾，其果枣杏，其实濡肉，其谷黍稷，其味甘咸，其色黅玄，其畜彘牛，其虫鳞倮，其主埃郁昏翳，其声羽宫，其病痿厥坚下，从土化也。少羽与少宫同，上宫与正宫同，其病癃閟，邪伤肾也。埃昏骤雨则振拉摧拔，眚于一。其主毛显狐貉，变化不藏。

故乘危而行，不速而至，暴虐无德，灾反及之，微者复微，甚者复甚，气之常也。

读此段，不独是治病要诀，而更是平治大法，医而昧此不可谓医，人而违此不可谓人。小人不知不畏，怠惰傲慢，如纣[1]之我生不有命在天，及武乙[2]辈，灾必逮乎身矣。

读上五常政委和、伏明、卑监、从革、涸流，对王冰、张隐庵、马玄台三翁注之不惬及证经文之有讹。

按木不及曰生气不政(木主生气，木不及则生气不能行其政令也)，火不及曰火气不宣，土不及曰化气不令，金不及曰收气乃后，水不及曰藏气不举，其理同也。金克木曰收气乃平，水克火曰藏气乃布，木克土曰生气独彰，火克金曰火政乃宣，土克水曰化令乃昌，其理亦同也。土无畏曰化气乃扬，金无畏曰收气自政，木无畏曰生气乃扬，火无畏曰长气宣布。惟土不及及卑监之水无畏不曰藏气如何，而曰长气整。按此土不及无与于夏，长气整是否为藏气整之讹乎？此可疑者一也。

火复母仇曰长气自平，土复母仇曰化气乃衡，金复母仇曰收气平，木复母仇未言生气而有草木条茂，意亦与木之生气同。而惟从革金不及及水复母仇，不言藏气如何，是否有阙？此可疑者二也。

且卑监之纪，金复母仇，既云秋气平矣，而又言秀而不实成秕也，实属矛盾。按秀长属夏火、属长夏、属化，粒实属秋金、属收气，收秋气平，秀而不实者，其以土弱秀而不实成秕乎？然土主湿化，若云秀稚而实似可，下文又明云成而秕也，又胡为来哉？予终不知其所以然。此可疑有讹者三也。

王冰注委和不曰火复而谓火无侮犯，故长气平；伏明不曰土复而谓其岁

---

1 纣，商代最后的王，也称作帝辛。

2 武乙曾有射天之举。

无犯，受气乃平；从革不曰水复，文中未言藏气，亦未注明，涸流不曰木复，文中未言生气而有草木茂条，王(冰)不谓为木之生气，而谓长化之气丰厚。

令人疑者，委和之木火不相犯，同伏明火土之不相犯，卑监之土金不相犯，则从革当云金水不相犯，涸流亦当云水木不相犯，故草木茂条也。而从革不言藏气，不注所因，涸流不言木复，强解草木条茂，先生似自己亦属未明矣。

而玄台翁于委和亦不曰土复，而曰木衰年生火不盛，故长气平也。于伏明则又曰水不犯土，故化气衡也。若从委和之律，则当曰火衰土不胜故化气衡，而木衰火不胜而平与水胜不犯土乃衡能相同乎？此当质问者一也。

从革经文未云藏气，似有所遗，当有寒令早至、藏气峻句。庶类以蕃下当有上文秀而不实成而秕也句方通。涸流不曰木复，经中未有生气如何之文，而有草木茂条一句，不解为木之生气，而解为从土之化，前后论理殊不伦类，此桐欲请问者二也。

隐庵翁于委和亦不曰火复，亦同马(玄台)云木衰生火不盛故长气平，伏明而言火衰生土弱化令平，卑监言土衰生金弱故收气平。从革经未言藏气如何，张亦未解。若循张例，亦必谓金衰生水弱而藏气平。涸流经文中未言生气如何，而草木条茂，张亦如马解作土之化气，而不言木之生气。盍不云水衰生木弱而藏气平也？张解较王马二翁似属五运一律，然母弱被侮胜者，其子必复母仇。因其能复母仇，是知子必不弱。此平衡于平时，其报复也，则以其母受侮之微甚，而行其报复之微甚。如母弱者子亦必弱，尚能复母仇乎？似可不言而明。此又疑请张翁者也。

三公学识渊博，且多得意门人，桐真不意其疏略至此。桐幼失学，既无名师，复鲜良友，只自磨砖作镜，杵捣玄霜，雪眉霜鬓，又作单人舞，唱独角戏，后之读者亦有效予之三揭三翁者欤？

连日开会，竭两日半一夜始毕此稿，头为之眩，血压160/90mmHg。(前未稿时140/80mmHg)一九七四年四月十九日誊补。

发生之纪，是谓启陈，土疏泄，苍气达，阳和布化，阴气乃随，生气淳化，万物以荣，其化生，其气美，其政散，其令条舒，其动掉眩巅疾，其德鸣靡启坼，其变振拉摧拔，其谷麻稻，其畜鸡犬，其果李桃，其色青黄白，其味酸甘辛，其象春，其经足厥阴少阳，其藏肝脾，其虫毛介，其物中坚外坚，其病怒。太角与上商同新校正：疑此句为衍文，**上徵则其气逆，其病吐利，不务其德则收气**

复，秋气劲切，甚则肃杀，清气大至，草木凋零，邪乃伤肝。

赫曦之纪，是谓蕃茂，阴气内化，阳气外荣，炎暑施化，物得以昌，其化长，其气高，其政动，其令鸣当作明**显，其动炎灼妄扰，其德暄暑郁蒸，其变炎烈沸腾，其谷麦豆，其畜羊彘，其果杏栗，其色赤白玄，其味苦辛咸，其象夏，其经手少阴太阳、手厥阴少阳，其藏心肺，其虫羽鳞，其物脉濡，其病笑疟，疮疡血流，狂妄目赤。上羽与正徵同。其收齐，其病痓，上徵而收气后也。暴烈其政，藏气乃复，时见凝惨，甚则雨水霜雹切寒，邪伤心也。**

曰赫曦，火太过，六戊岁也。火主长，故曰蕃茂。阴气内化，阳气外荣，炎暑施化，物得以昌，皆火太过之象也。其化长，火主夏也。其气高，火炎上也。其政动，火性暴也。其令明显，火发光也。其动炎灼妄扰，火之征也。其德暄暑郁蒸，火德之常也。其变炎烈沸腾，火之灾也。其谷火麦水豆，其畜火羊水彘，其果火杏水栗，其色赤白玄，皆火兼金水之化也。其经手少阴心、手阳明大肠、手厥阴心包、手少阳三焦，皆主丁火也。其藏心火肺金，其虫羽火水鳞，火脉水濡，皆火水齐化也。其病笑，心火实则笑也。其病疟，热舍于荣也(心主荣)。疮疡血流，血热之沸腾也。狂妄，心神失也。目赤，火炎上也。上羽与正徵同者，上见太阳寒水司天(羽，水音)，戊辰、戊戌二岁，火虽过而司天水气制之，火气得平，故其与升明之正政同，亦其秋收之气得齐也。其病痓者，言太阳寒水司天而病太阳寒水之痓也。上徵而收气后者，谓上临少阴君火，徵音司天，戊子、戊午上见少阴，戊寅、戊申上见少阳，火气过盛，火克金而秋收之气后晚也。暴烈其政，藏气乃复，火淫甚而克金，金之子水来复母仇也。时见凝惨则雨水霜雹，且寒邪伤心，水复之甚也。其治法奈之何哉？

炎暑施化，炎烈沸腾，炎灼妄扰，暄暑郁蒸，其病笑疟疮疡、血流、狂妄目赤、脉数者，黄连解毒汤合栀子金花汤，犀角地黄汤亦主之。

黄连解毒汤合栀子金花汤

黄芩、黄连、栀子、黄柏、大黄各三钱。

犀角地黄汤方见前。

前半年火令太过，秋冬季水复母仇，时见凝固惨淡，雨水冰雹，寒邪伤心，水来灭火，脉紧迟厥者，寒犯心包也。宜补阳散寒，阳旦汤主之。即桂枝汤增桂加附。

阳旦者，阳即太阳，旦是日出地上，取义于太阳一出，阴霾潜消也。桂枝增附加桂，下蒸肾火，上宣心阳，即朱雀之别名。桂枝调和营卫，专主中风，加附增桂，弱而不汗者可汗，弱而漏汗者能固，足与青龙、白虎、越婢、玄武并峙，名之朱雀不亦宜乎？

附解：阴气内化、阳气外荣

天地人物皆具阴阳，阳者卫外而为固也，阴者藏精而起亟也，阳在外阴之使也，阴在内阳之守也，阴平阳秘，阳生阴长，互为其根，互相维系，同其功用，同其存亡，此其常也。阳胜灼阴，阴胜戕阳，阴阳倾轧，此其变也。赫曦之季，君火司天，心秉离德，外阳内阴。离（☲）时当夏至，阳极阴生，人物感其气则阴气生化于内，阳气发荣于外，即阳生阴长之正常现象也。故炎暑施其化育而物以得昌，热主茂畅也。其化长，此化即阴气内化之化。夏火之令主长，而实夏火之令是阴主长也。其气高，即阳气外荣，火性炎上也。

敦阜之纪，是谓广化，厚德清静，顺长以盈，至阴内实，物化充成，烟埃朦郁，见于厚土，大雨时行，湿气乃用，燥政乃辟，其化圆，其气丰，其政静，其令周备，其动濡积并稸，其德柔润重淖，其变震惊飘骤崩溃，其谷稷麻，其畜牛犬，其果枣李，其色黅玄苍，其味甘咸酸，其象长夏，其经足太阴阳明，其藏脾肾，其虫倮毛，其物肌核，其病腹满，四肢不举，大风迅至，邪伤脾也。

坚成之纪，是谓收引，天气洁，地气明，阳气随，阴治化，燥行其政，物以司成，收气繁布，化洽不终，其化成，其气削，其政肃，其令锐切，其动暴折疡疰，其德雾露萧飂，其变肃杀凋零，其谷稻黍，其畜鸡马，其果桃杏，其色白青丹，其味辛酸苦，其象秋，其经手太阴阳明，其藏肺肝，其虫介羽，其物壳络，其病喘喝胸凭仰息。上徵与正商同。其生齐，其病咳。政暴变则名木不荣，柔脆焦首，长气斯救，大火流，炎烁且至，蔓将槁，邪伤肺也。

流衍之纪，是谓封藏，寒司物化，天地严凝，藏政以布，长令不扬，其化凛，其气坚，其政谧，其令流注，其动漂泄沃涌，其德凝惨寒雰，其变冰雪霜雹，其谷豆稷，其畜彘牛，其果栗枣，其色黑丹黅，其味咸苦甘，其象冬，其经足少阴太阳，其藏肾心，其虫鳞倮，其物濡满，其病胀，上羽而长气不化也。政过则化气大举，而埃昏气交，大雨时降，邪伤肾也。

故曰：不恒其德则所胜来复，政恒其理则所胜同化，此之谓也。

良医侔于良相，治病即同治国，政恒其理，万方向化，有不期然而然者。天不足西北一节不录，细读原文可也。

一九七四年九月十二日即七月廿七予心荡然，写毕外因之疲乏欤？继病多日始愈。一九七五年四月五日、四月廿日、八月廿二日、九月八日又阅，可将心病择出，写之，余可不必。一九八零年一月九日阅。一九八二年八天阅毕。

帝曰：天不足西北，左寒而右凉；地不满东南，右热而左温，其故何也？岐伯曰：阴阳之气，高下之理，太少之异也。东南方阳也，阳者其精降于下，故右热而左温。西北方阴也，阴者其精奉于上，故左寒而右凉。是以地有高下，气有温凉，高者气寒，下者气热，故适寒凉者胀，之温热者疮，下之则胀已，汗之则疮已，此腠理开闭之常，太少之异耳。

帝曰：其于寿夭何如？岐伯曰：阴精所奉其人寿，阳精所降其人夭。帝曰：善。其病也，治之奈何？岐伯曰：西北之气散而寒之，东南之气收而温之，所谓同病异治也。故曰气寒气凉，治以寒凉，行水渍之。气温气热，治以温热，强其内守。必同其气，可使平也，假者反之。

帝曰：善。一州之气，生化寿夭不同，其故何也？岐伯曰：高下之理，地势使然也。崇高则阴气治之，污下则阳气治之，阳胜者先天，阴胜者后天，此地理之常，生化之道也。帝曰：其有寿夭乎？岐伯曰：高者其气寿，下者其气夭，地之小大异也，小者小异，大者大异。故治病者，必明天道地理，阴阳更胜，气之先后，人之寿夭，生化之期，乃可以知人之形气矣。

一九七六年四月廿三日下午阅。感冒已三天。

帝曰：善。其岁有不病，而藏气不应不用者何也？岐伯曰：天气制之，气有所从也。

张志聪曰：此论天有五运，地有五方，而又有司天在泉之六气交相承制者也。岁有不病者，不因天之五运、地之五方而为病也。藏气者，五藏之气应合五运五行，不应不用者，不应五运之用也。此因司天之气制之，而人之藏气从之也。

按，司天在上，在泉在下，五运之气运化于中。此论五运主岁，有司天之气以制之，而反上从天化。下论司天在泉之气主生育虫类，而五运有相胜制以致不育不成。后论五运之气主生化蕃育，而少阳在泉则燥毒不生，阳明在泉则湿毒不生，太阴在泉则燥毒不生，[太阳在泉热毒不生，厥阴在泉清毒不生，少阴在泉寒毒不生，]（此段张隐庵未录），乃上（司天）中（五运）下（在泉）之交相贯通，五（运）六（气）之互为承制，理数之自然也。其金平之纪，其藏肺，其色白，其类金，皆五运五行之用也。上从者，因司天之气下临，畏其胜制而从之也。盖五运之气根于中而运于外，司天之气位于上而临于下。肺气上从，白起金用，皆上从司天之气而不为五运之所用。金用于上则草木眚于下，金从火化则变革而且耗，咳嚏、鼽衄、鼻窒皆肺病也，口疮、寒热、胕肿火热证也，此金之运气反从火化者也。此论运气上从天化，与天刑岁运少有分别。桐以张(隐庵)注颇畅，故录之。

帝曰：愿卒闻之。岐伯曰：少阳司天，火气下临，肺气上从，白起金用，草木眚，火见燔焫，革金且耗，大暑以行，咳嚏鼽衄鼻窒，曰曰字是口字**疡，寒热胕肿。风行于地，尘沙飞扬，心痛胃脘痛，厥逆鬲不通，其主暴速。**

少阳相火司天，寅申岁也，火气下临，肺金受克允矣。而又云肺气上从，白起金用何也？

少阳相火司天，相火下临，被克之金畏而受胁，上从司天之相火，起其本身之白色，施其金刚之作用，助火为灾，故草木眚而焦折成灾矣(要知白起金用之年多属寒风刺骨)。殆至夏令，火见燔炽烈，则胁从之革金(《尚书》：金从革)则为火耗，大暑以行矣。此大似千古叛降为敌前趋而终为敌所害者也。

其病咳嚏鼽衄，鼻窒口疮，寒热胕肿，皆肺被火克之征，法当泻火生水救金无疑矣。清燥救肺主之。

又云风行于地，尘沙飞扬何也？少阳相火司天则厥阴风木在泉，故下半年风木肆虐，尘沙飞扬，风火相煽，当是热风。人在气交之中，心痛、胃脘痛、厥逆、隔不通，暴速发生矣。(按火克金，金当抗敌受挫，其分也。金子水必复母仇，其正也。兹金为火胁，水不为复。水郁而冬必得伸，当是寒风。兹云热风者，厥阴在泉，清毒不生故也。)要知此心痛即人吸收太空风火之毒气而然，邪气流荡，中从其类。心胃痛即厥阴病气上撞心、心中痛热也。黄芩汤加川楝子当是至当之法矣。

厥逆者，风火闭塞之厥逆。膈不通，吐逆不下之隔塞不通。与因寒因虚之厥逆吐逆，若判天渊，法当四逆散斟酌加味，万勿糊涂从事，为吾道羞也。

少阳司天，火气下临，肺气上从，白起金用，草木眚，焦折成灾，至夏日火见燔焫，革金且耗，大暑以行，咳嚏鼽衄，鼻窒口疡，寒热胕肿，皆肺被火克也。脉数者，清燥救肺汤加味与之。

石膏五钱，桑叶一钱，胡麻仁二钱，阿胶二钱，杏仁三钱，麦冬三钱，枇杷叶三钱，甘草二钱，人参改沙参五钱，知母四钱，生地黄一两，天花粉五钱，马兜铃三钱，龙胆草三钱，水煎服。

少阳相火司天，厥阴风木在泉，下半年风木肆虐，尘沙飞扬，风火相煽，人感其气，暴发心痛、胃脘痛、脉弦数者，黄芩汤加川楝子百合主之。

黄芩三钱，白芍五钱，甘草三钱，川楝子四钱，百合一两，水煎服。

黄芩汤泻肝胆之火，川楝导心火下降。百合，《本经》治邪气腹胀心痛，甄权治心下急痛，《大明》云定胆益志清金，金之胜木也，此用尤得体焉。

川楝子子，届夏即生，核嫩裹津，充满于壳，遇暑不烂，是能布阴以使阳和也。至冬在树，阴消核敛，表里相悬，逢寒而不裂，是戢阴以让阳通也。苦能泄，寒去火，治温病之大热烦狂，即布阴以和阳也。湿热壅塞者则溺闭，湿热蕴酿者则虫生，湿热泛外者则疥疡。川楝布阴敛阴，和阳通阳，使水火各返其宅，湿热分清证自愈矣。后世治疝，治热痛，导心火下降，胥此义焉。

百合，叶四指，花六出，金水相生也。根白色，味淡甘，土金合德也。一蒂百瓣，如百脉之朝宗于肺，为清补肺金，疏通之要药也。主肺气不疏之邪气结聚，肺气不行之腹胀心痛。利大便，肺与大肠相表里，清肺即以润肠也。利小便，肺为水上之源，疏肺即以通溺也。益气，肺得补也。为百合证必用之药，清热止嗽，润肺宁心，食中之佳品也。

风木肆虐，尘沙飞扬，风火相煽，厥逆，脉数弦者，四逆散主之。

枳实、白芍、柴胡、甘草各等分，捣筛，白饮和方寸匕，日三服。咳者加五味子、干姜各五分，并主下利。悸者加桂枝五分，小便不利加茯苓五分，腹痛者加附子一枚，泄利加薤白。

四逆散，治阳为阴郁，气塞不通而四逆者也。枳实，八月结实，肃寒热之结。芍药正月出土，破凝冱之寒。柴胡仲冬白蒻，达阴中之阳。是三物者，阴气不行，阳气不达之神品也。有甘草以和之，斯阴阳顺接矣（厥者，阴阳气不相顺接也）。且芍草行血滞，血行则气动。枳实行气滞，气动则血行。柴胡达少阳，为发动之机（十一藏皆取决于胆，如火车之头）。枳实利七冲，为诸滞之钥。芍药甘草，和阴血也。枳实芍药，行散血滞也。咳加姜味，散肺敛肺也。并主下利，姜燥味敛也。心悸者，为气郁之激，加桂通心制肝降气也。溺涩为气闭之甚，加苓化气利水也。腹痛者寒甚，加附温下散寒也。薤白滑以去著，辛以开痹，温中散结，于此证之下重尤属的当。寥寥数味，光怪陆离，非苦读者不易识也。

风木肆虐，尘沙飞扬，风火相煽，厥逆，隔塞不通，可用四逆散重加竹茹主之。然《金匮》有干呕哕，手足厥者，橘皮汤主之，与此厥逆、心胃痛、隔塞不通、暴速而作者亦极相类，但此系风火，彼属温药耳。

橘皮一两三钱，生姜二两四钱，水煎分三服，温服。一次愈，止后服。

干呕哕，手足寒厥者，四逆理中辈温之。停食者，上则吐，下则利之。热结气滞于胸中，四逆散疏之。如系邪气闭滞于胸，同霍乱之手足逆冷，则以橘皮疏滞，生姜止呕，二味香通去秽，辛散振金，似亦可用。隔通厥愈，瓜蒌薤白当继其后也。

阳明司天，燥气下临，肝气上从，苍起木用而立，土乃眚，凄沧数至，木伐草萎，胁痛目赤，掉振鼓慄，筋痿不能久立。暴热至，土乃暑，阳气郁发，小便变，寒热如疟，甚则心痛。火行于稿，流水不冰，蛰虫乃见。

阳明司天，卯酉金岁也。燥气临于下土，肝木被克，肝木受病允矣。而木畏胁从，起木身之苍色，用木身之立能，为金前趋，转克中土而脾先受灾眚矣（此当温燥中土，平缓肝木）。似此，主动凄沧之金气数至，前趋之木风荡摇，大助金威，而合作属于暂时，克制属于本性，不转瞬而木伐叶萎矣。其证现胁痛目赤，肝木所主也。掉振鼓慄，风木之象也。筋痿不能久立，肝主筋，为凉风所伤也。法当温散其寒，火郁发之，当归四逆加吴茱萸生姜其要药也。而阳明燥金司天则少阴热气在泉，故下半年暴热至，土乃暑，阳气郁发，寒热如疟，甚则心痛矣。火行于槁者，谓此暴热之火行于草木枯槁之冬时也。流水不冻，蛰虫乃见，其何以治之乎？

金克木，木当弱而现肝病。木之子为火，子复母仇而转克金，肺金又病，其常也。兹前半年金胁木从，木畏金而转助克土，凉风害稼，火不为用矣。火不能复则郁，郁者，被压迫不能反抗也（即不能复）。郁极必发，压必反抗，故至下半年郁火乘少阴热气在泉，于是阳气郁发，甚而有厥逆之象焉。厥逆之发，如风雨莫当，冲力极大，如堤障洪水，障极而决，不可阻挡，不可以常火视之也。

厥即《金匮》之厥阳独行之厥也。厥字从屰，屰即是逆，从欠，欠是欠伸，会意气逆，逆极而暴伸，故名厥也。厥有发自人身藏府，有来自天地气化，有由体弱以召夭殃，有酿疫疠触而凌人，电压失常，摧迸电泡，入藏即死者也。车带将崩，放气即松，入府即生者也。煤气中毒，得汗与泻则生，尤实例也。

燥金司天，清凉大举，木畏胁从，助金为虐，脾土先伤。转而凄沧数至，木风动摇，草木萎落，胁痛目赤，振掉鼓栗，筋痿不能久立，脉涩或紧迟，肝筋为金风所伤也。当归四逆加吴茱萸、生姜温散其寒，火郁发之。

桂枝九钱，芍药九钱，生姜九钱，大枣二十五个，炙甘草八钱，当归九钱，细辛九钱，木通三钱，吴茱萸六钱。分三次服，一日量。

下半年被郁之火，乘少阴在泉而暴发，暴热大至，土温可耕，流水不冻，冬船可行，阳光反布，蛰虫乃见。病小便变，寒热如疟，甚则心痛，是温疫袭人内脏也。脉数口渴，白虎解毒主之。

石膏一两，生地黄一两，玄参八钱，知母六钱，瓜蒌四两，甘草三钱，金银花五钱。重者加犀角，轻者栀子金花汤（黄连、栀子、黄柏、黄芩、大黄）。

此亦立身经世之鉴也。金来侮木，木当受灾，如人之临大节也。子复母仇，木之子火必能克金也。如木畏胁从，助金肆虐，暂虽偷生，实属卖死。其生也耻，其死也辱，秦桧其鉴也。其子终亦不得复仇矣。

太阳司天，寒气下临，心气上从，而火且明，丹起，林亿谓火且明三字是火用二字。予按阳明肝气上从，苍起木用而立之律，当是丹起火用而明。明，火之功也。**金乃眚，寒清时举，胜则水冰，火气高明，心热烦，嗌干善渴，鼽嚏，喜悲数欠，热气妄行，寒乃复，霜不时降，善忘，甚则心痛。土乃润，水丰衍，寒客至，沉阴化，湿气变物，水饮内稸，中满不食，皮𤸷肉苛，筋脉不利，甚则胕肿，身后痈。**校正作身后难，予谓当是身胀壅。

太阳寒水司天，辰戌岁也。寒气下临，心火受克。火之子土报复母仇，其常也。兹火受水克，畏而降从，即文中心气上从，丹起火用而明也。明者火之用，即火降从水后，施其破坏作用也。举凡叛国降敌为敌前趋，暴虐人民，较敌尤甚，历代狗腿莫不皆然。只见降军撄锋，水之驱火，火之克金，而肺金遂病，即文中之金乃眚也。

终而水必灭火，司天寒水不时肆虐，寒清之气不时举发，寒气凌胜则水时成冰，火被水激则焰炎高明。心热烦，嗌干善渴，鼽嚏，善悲，数欠，皆热妄行克金之证也。

寒乃复者，按水克火而火病，火之子土必复母仇。兹火不抗而降从助水，则土不为火复仇矣。土不复则郁，郁土乘太阴在泉之湿土当令，湿近寒，再乘秋金寒气而复矣。故霜早不按时降，水害心火，不明而善忘，寒甚而心痛。湿以济水，土润水丰，寒气客至，沉阴湿化，湿气变化万物矣。水饮因湿内稸，中土困满不食，皮为之痹，肉为之苛（痹音顽，又音群，麻痹也。即皮痹而麻也。苛，病也，不可以附席，近席则苛也），筋脉阳气不柔不利，甚则胕肿（胕通肤），身后痈（是身胀壅，痈通壅），皆寒湿太甚，大筋软短，小筋弛长，阳气不柔，筋脉不便，肤肿身胀而壅塞不通也。其治法奈之何哉？（按太阴在泉，清毒不生。此言寒清者，盖上之郁土不复之变耳。）

水火互相激磨，寒热彼此起伏，说寒奇寒，说热奇热。其火被胁而克金病肺时，不可施以重寒，必用参以奠之，以防其寒之复也。

其寒复害火，善忘心痛，饮稸中满不食，皮痹肉苛，筋不利，腹肿身胀，则必温以燥湿，重太阴之在泉也。

水火起伏，心火炽，心热烦，嗌干善渴，缓弱不食者，虚也，竹叶黄芪汤。

当归、白芍、生地黄、甘草、人参、石膏、黄芩、黄芪、竹叶。

参芪甘草补气，芎归芍地补血，黄芩、石膏泻火，竹叶则泻心火、去烦热、利小便要药也。验案颇多，不录。

脉洪，热甚，大渴引饮，干烦热渴，人参白虎汤。

人参、石膏、甘草、知母、粳米。

鼽嚏，善悲，数欠，热气妄行，火而受寒也。浮数者，三黄石膏汤。

黄芩、黄连、黄柏、石膏、麻黄。

下半年寒湿袭人，霜早降，寒气复，水灭火，脉紧弦迟，善忘者，宜胜湿益阳汤主之。

桂枝四钱，白芍三钱，干姜三钱，炙甘草三钱，大枣二个，附子三钱，苍术五钱，厚朴三钱，陈皮三钱，茯苓八钱，人参三钱，水煎分温两服。

阳旦壮心肾之阳，平胃平敦阜之气（敦阜，湿土盛），桂枝、人参补上中焦，四君、异功补行中气，附子四逆直祛寒邪者也。桂草宣心阳，益寒凌之心。桂附温下焦，壮命门之火。苍术、茯苓重用去湿，桂附干姜大祛复寒，朴陈行气为祛湿胜寒摇旗，芍草和阴为益阳燥湿奠后，参桂草枣合补心阳，茯苓、甘草更解附子之毒也。

心痛，大建中汤、附子汤。方见前。

寒湿涣土，饮稸中满，脉缓迟者，实脾饮。方见前。

皮痹肉苛，筋脉不利，胕肿身胀，脉缓者，防己黄芪汤加红花。

防己一两，炙甘草半两，白术、黄芪一两，生姜二两，大枣十个，红花三钱。

喘加麻黄，胃不和加芍药，气上冲加桂枝，下有陈寒加细辛。服后如虫行皮中，从腰以下如冰。坐被上，又以一被绕腰下，温令微汗。

防己去湿利水，佐姜枣芪术去表风湿，草枣姜术振固表阳，术姜草枣奠定中州，且和营卫也。喘加麻黄利肺，胃不和加芍戢肝。气上冲加桂温肾，抑气且宣心阳。陈寒加细辛，起阳气于至阴之下。服后如虫行皮中，腰下如冰，湿下之征。坐被绕被令微汗，加红花通毛络，邪斯已矣。

（稿时感冒宿食头晕，强毕此篇。誊稿又疲极矣。一九七四年四月廿三日。）

厥阴司天，风气下临，脾气上从，而土且隆，黄起当作黄起土用而隆**水乃眚，土用革，体重，肌肉萎，食减口爽，风行太虚，云物摇动，目转耳鸣。火纵其暴，地乃暑，大热消烁，赤沃下，蛰虫数见，流水不冰，其发机速。**

厥阴风木司天，风气下临，脾土受克，金复母仇，其常也。兹土受木克，畏而降从，而黄起土用且隆。隆者，高也。言土降后施其破坏之力甚隆也。为敌前趋，风湿大作，肾水受灾，土克水而水眚矣。

终而敌必坑降，木必克土，兔死狗烹，土之用革，褫降之权矣。体重，肌肉萎，食减，口爽（爽，差也），皆湿土之自病其脾也。风行太虚，云物动摇，木之肆也。目转耳鸣，风淫于上也。要知厥阴中见少阳，从中气火化，此当热湿病脾，热风扰上也。

火纵其暴者，厥阴风木司天，则少阳相火在泉。少阳从本之火，火木相生，两火成炎，故火纵其暴，亦所谓少阳在泉，燥毒不生是也。地乃暑者，火纵其暴也。大热消烁，人感其气则赤沃下矣。流水不冻，蛰虫数见，火之盛也。其发机速，火性暴也。

赤沃，隐庵以《诗经》其叶沃若解之，殊为勉强（伊云沃若茂盛之叶变赤而下）。予意当是便血痢赤色沃下。沃者灌也。其治法奈之何哉？

风热湿三气伤肾，未言何病，多病骨痹痿，近日骨质增生、腰椎结核等类之，宜以虎潜丸、补阴丸。方见前。

土用革，体重，肌肉痿，食减，口爽，脾土自败也。七味白术散类。

七味白术散

人参、茯苓、白术、甘草、木香、藿香、葛根。

象见风行太虚，云雾动摇，目转耳鸣，弦数者，木之肆也。龙胆泻肝汤，黄芩汤加菊花生地亦妙。

龙胆泻肝汤

龙胆草、黄芩、栀子、泽泻、木通、车前子、当归、柴胡、甘草、生地黄。

龙胆草泻肝胆之火，以柴胡为肝使，以甘草缓肝急，佐以芩栀通泽车前大利前阴，使诸湿热有所从出也。然皆泻肝之品，若使病尽去，恐肝亦伤矣，故又加归地补血养肝。盖肝为藏血之藏，补血即以补肝也。

黄芩汤加味

黄芩三钱，芍药四钱，甘草三钱，菊花四钱，生地黄三钱，玄参三钱，决明子四钱。

按此厥阴风木司天，脾土受克，金复母仇，其常也。兹脾土胁降，则金子不复其仇矣。不复则郁，郁则乘机暴发。其发也，如上阳明司天，金降水从，火不复仇而火郁，郁火乘下半年少阴热气在泉而发者。兹金虽郁而下半年少阳在泉，少阳相火是金所畏，非金所乘。少阳在泉寒毒不生，故其郁金终不得乘机而出也。

下半年火纵其暴，大热销烁，流水不冻，其发机速，赤沃下即便血，脉数者，白头翁汤合大黄黄连泻心汤、黄芩、葛根芩连。

大黄四钱(麻沸汤渍)，黄连四钱，黄芩三钱，白头翁四钱，秦皮四钱，葛根三钱，阿胶三钱，白芍三钱，甘草三钱。

白头翁汤泻火、凉血、解毒、去湿、厚肠、止泻备于此矣，合葛根芩连治火泻热喘，合大黄黄连泻心治火热沸血，加阿胶、甘草护膜，加芍合黄芩汤。大黄麻沸汤泡，不可同煮也。

少阴司天，热气下临，肺气上从，白起金用，草木眚，喘呕疑是咳字**寒热，嚏鼽衄鼻窒，大暑流行，**著意，此发白起金用之时，与少阳司天，病发大暑流行之时有别。**甚则疮疡燔灼，金烁石流。地乃燥清，凄沧数至，胁痛善太息，肃杀行，草木变。**

少阴君火司天，热气下临，火克金病，水复母仇，其常也。兹火克金，金畏降从，故曰肺气上从也。白起金用者，少阴君火之主迫金刚肃之降而草木有眚矣。举凡白起金用之年，多化寒风刺骨。喘为形寒伤肺，寒束内热之喘。寒热是外寒内热之寒热。嚏、鼽衄、鼻窒皆外寒内热而不宜辛温发散，当里清外解者也。大暑流行，少阴君火主令之常也。火沸血肉而疮疡，津液枯槁而焦灼，金为之烁，石为之流，热之极矣。亦初气、二气、三气白起金用而反刚肃刺骨，少阴君火之主力蓄而未动，待夏令而肆发也。

地乃燥清者，少阴君火司天则阳明燥金在泉，降金乘之。金主清冷，故又凄沧数至。胁痛善太息，肃杀令行，草木为变，是燥金在泉之正令也，降金得以复燃也。

此少阴君火司天，肺气上从，白起金用，其子水本当不复母仇，不复则水郁，郁水乘下半年阳明在泉之机，再当秋金之肃令，故凄沧数至，肃杀行，草木变也。其具体治法奈之何哉？

少阴司天，热气下临，肺气上从，白起金用，金风刺骨，草木有眚。喘咳者，形寒伤肺。浮数者，外受寒束，内有火郁，越婢加半夏汤主之，防风通圣散亦可。

越婢加半夏汤

麻黄六两，石膏半斤，生姜三两，大枣十二个，甘草二两，半夏半升，水煎分三服。

越婢者，发越脾气也。草枣补脾，生姜发脾，石膏大枣清脾热，麻黄大通疏脾滞。姜枣外合麻黄益肌散邪，麻黄内合姜枣补脾散饮，麻黄、石膏肌热可除，甘草、麻黄水饮以蠲，加半夏敛肺正止呕降逆者也。

寒热者，有如感冒，发寒发热，肢体如别，是主火逼降金，肃寒疠气触人成灾也。脉浮数或反滞涩者，毒滞血凝也，最忌辛温，宜加味四逆散。

枳实三钱，芍药三钱，柴胡三钱，甘草二钱，葛根四钱，贯众三钱，薄荷三钱，玄参二钱，桃仁四钱，金银花四钱，白茅根一两。

嚏、鼽衄、鼻窒、浮数者，外寒束内热郁也，宜清解之。

薄荷四钱，连翘四钱，葛根四钱，白茅根一两，贯众四钱，漏芦三钱，玄参三钱，荆芥三钱，竹叶一钱半。

大暑流行，金烁石流，甚则疮疡，脉数者，犀角地黄汤加金银花主之。方见前。

犀角清心藏，地黄滋少阴，白芍清少阳以和阴，牡丹皮泻心火以凉血，金银花解毒者也。

下半年地气清，凄沧数至，肃杀行，草木变，胁痛，善太息，脉弦紧迟者，金克木也，当归四逆加吴茱萸生姜汤主之。方见前。

太阴司天，湿气下临，肾气上从，黑起水变，校正云：此少火乃眚三字。**埃冒云雨，胸中不利，阴痿气大衰而不起不用，当其时反腰脽痛，动转不便也，厥逆。**桐按：厥逆当在当其时下。反字是及字。也字似多。**地乃藏阴，大寒且至，蛰虫早附，心下**

否痛，地裂冰坚，少腹痛，时害于食，乘金则止水增，味乃咸，行水减也。减字不合，疑是淢。淢音域，水急流也。

太阴湿土司天，湿气下临，土克肾病，木复母仇，其常也。兹肾被土克，畏而降从，为湿前趋，施其降威，黑起水变者，言如降卒之狂妄肆横也。埃冒云雨者，如水湿之并力攻冲也。水湿并胜，阳虚则胸中不利，伤肾则阴痿气衰。不起不用，则湿伤肾阳之极矣。（按新校正不用作水用，似不必。）当其时（谓三气湿土加临、四气湿土当令也）厥逆及腰脽痛，动转不便，皆寒湿伤肾也。（上句是按新改文解之。）厥逆，寒湿困阳不达四肢也。腰脽痛动转不便，湿伤肾，阳气不柔也。

太阴司天则太阳寒水在泉，在泉主下半年，地乃藏阴者，谓地上乃寒水藏气、主气也。故大寒且至，蛰虫早附，地裂冰坚矣。心下否痛者，水灭火，火之争也。少腹痛，寒侵下，胞受寒也。时害于食，火不能生土也。乘金则止水增者，乘五主气阳明金令，即秋分至立冬。秋分节之时，金又生水，故止水增，谓井水池水增也。味乃咸，甘水化咸，水之胜也。行水减，减疑是淢字之讹，淢音域，水疾流也。

按太阴司天，湿气下临，肾气上从，黑起水变，木不复母仇则郁，郁木乘在泉之寒水，至冬藏令时大能助水为虐形成寒风也。其具体治法奈之何哉？

埃冒云雨，湿邪寒邪并伤肾藏，胸中不利者，寒湿上乘壅塞胸阳也。寸弱尺弦者，桂附人参汤合苓桂术甘汤。

桂枝四钱，人参三钱，白术三钱，甘草三钱，干姜三钱，茯苓八钱，附子二钱。

桂草宣心阳，胸阳得布。茯苓伐肾邪，阴霾可除。苓术渗脾湿，桂附助肾阳。姜桂散寒邪，苓草解附毒，理中温中，四君补气，尤在人参大力斡旋中枢，大气一转，邪气乃散也。

湿胜极者，实脾饮亦主之。方见前。

阴痿气衰，不起不用，寒湿伤肾，脉迟紧缓弱者，天雄散主之。

天雄三两，苍术八两，桂枝六两，龙骨三两，杵为散，酒服半钱匕，日三服，不知者稍增之。

天雄峻逐阴邪，苍术大燥湿厉，桂以安心，龙以纳肾也。

下半年寒水主气，大寒早至，蛰虫早附，地裂冰坚，心下否痛，水灭火，脉紧，寒实者，赤石脂丸。方见前。

虚寒者，大建中汤。方见前。

寒侵胞，少腹痛，桂枝乌头煎、附子汤皆可用。须知服药后邪正相争，痛反加剧，得吐寒邪乃伸，当预告患家勿惊也。

寒湿伤肾，腰脽痛，动转不便，脉缓迟涩者，加减术附汤主之。

苍术四钱，附子八钱，陈皮三钱，厚朴三钱，半夏三钱，茯苓八钱，泽泻三钱，肉桂三钱。

原有白术、猪苓。以有苍术即可。猪苓利阳水，兹系寒湿，故减之。骨碎补、毛狗、首乌皆可加入也。重者加炒二丑。

李杲制此方，施于寒中，水反侮土，湿邪自病者也。故当下伐水邪，中燥脾湿。用茯苓术泽陈皮朴夏，更用桂附壮阳胜寒，流通血脉，寒中之病自可愈也。

六元正纪大论篇第七十一

隐庵谓此论六气主司天于上，在泉于下，五运之气运化于中，间气、纪步为加临之六气以主时。五六相合以三十年为一纪，再纪为一周，故名六元正纪大论也。

黄帝问曰：六化六变，胜复淫治，甘苦辛咸酸淡先后，余知之矣。夫五运之化，或从天气原作五气**，或逆天气，或从天气而逆地气，或从地气而逆天气，或相得，或不相得，余未能明其事。欲通天之纪，从地之理，和其运，调其化，使上下合德，无相夺伦，天地升降不失其宜，五运宣行，勿乖其政，调之五味，**五味，原作正味。**从逆奈何？**

六化者，谓司天、在泉各有六气之化也。六变者，谓六气胜制之变也。胜复者，谓五运之气有胜而凌人则必有复而仇己也。淫者太过不及，治者所谓平岁也。甘苦辛咸酸淡，六气所生之物，或先成熟，或后成熟。风寒暑湿燥火，天然之六气，或先时至，或后时至。及六气所致之疾病，五味之宜食宜禁，或先或后，予知之矣。夫五运之化或从天气者，或从司天之气，谓司天克运而运气从之也。或从地气者，谓在泉之气克运而运气从之也。或从天气而逆地气者，谓上半年五运受司天之气克而从之，下半年在泉之气则不克，而得复行一年之运而逆之也。或从地气而逆天气者，与上之理同。或相得者，谓岁会天符也。不相得者，谓天刑不和也。予未能明。予欲通司天之纪纲，在泉之地理，和其本年之运，调其六气之化，使上下合德，无相夺其伦次，天地升降不失其所宜之常轨，五运宣行勿乖其政令。夫五运六气之乖舛致病者，天实为之。予欲以五味（五，原作正字）救以人事，调其逆从，奈何？

岐伯稽首再拜对曰：昭乎哉问也！此天地之纲纪，变化之渊源，非圣帝孰能穷其至理欤！臣虽不敏，请陈其道，令终不灭，久而不易。

帝曰：愿夫子推而次之，从其类序，分其部主，别其宗司，昭其气数，明其

正化，可得闻乎？岐伯曰：先立其年，以明其气运气，**金木水火土运行之数，寒暑燥湿风火临御之化，则天道可见，民气可调，阴阳卷舒，近而无惑，数之可数者，请遂言之。**

帝曰：太阳之政奈何？岐伯曰：辰戌之纪也。

辰戌属太阳寒水司天，故曰太阳之政也。

太阳司天　**太角**化运　**太阴**在泉　**壬辰　壬戌**壬为阳年，丁壬为木运，阳主太过曰太角　**其运风**木运，**其化鸣紊启拆**风政，**其变振拉摧拔**风变，**其病眩掉目瞑**风病。

此专论太角木运之化也。鸣紊者，风鸣而草紊，言草出地而紊乱也。启坼者，风吹而草木甲坼也，即《易·解卦》彖传：雷雨作而百果草木皆甲坼，此言风运之政也。振拉摧拔，风之变也。掉眩目瞑，风之病也。（此壬年之概论）

太角初正　春　**少徵**夏　**太宫**长夏　**少商**秋　**太羽**终　冬

此从为太角上起，为每年之常规也。

太阳司天　**太徵**化运　**太阴**在泉　**戊辰　戊戌　同正徵**戊癸为火运，戊为阳年，主太过，故曰太徵　**其运热**火运，**其化暄暑郁燠**火政，**其变炎烈沸腾**火变，**其病热郁。**

太徵戊火　**少宫**己土　**太商**庚金　**少羽**终　辛水　**少角**初　丁　初木

太阳司天　**太宫**土运　**太阴**在泉　**甲辰岁会**同天符，**甲戌岁会**同天符甲己土运，甲为阳土　**其运阴埃**土，**其化柔润重泽，其变振惊飘骤，其病湿下重。**

此同上，纯以运气而言也。

太宫甲　**少商**乙　**太羽**终　丙　**太角**初　壬　**少徵**癸

太阳司天　**太商**主运　**太阴**在泉　**庚辰　庚戌**庚，阳年。金运曰太商。**其运凉，其化雾露萧飋，其变肃杀凋零，其病燥，背瞀胸满。**

瞀，目垂，俗谓撩不起眼皮来。肺俞在背，胸肺之宫，《经脉篇》肺是动病甚则交两手而瞀。

太商庚　**少羽**终　辛　**少角**初　丁　**太徵**戊　**少宫**己

太阳司天　**太羽**水运　**太阴**在泉　**丙辰天符　丙戌天符　其运寒，其化凝惨凓冽，其变冰雪霜雹，其病大寒留于溪谷。**

太羽终　丙　**太角**初　壬　**少徵**癸　**太宫**甲　**少商**乙

凡此太阳司天之政，气化运行先天。天气肃，地气静，寒临太虚，阳气不令，水土合德，上应辰星镇星。其谷玄黅，其政肃，其令徐。寒政大举，泽无阳焰，则火发待时。少阳中治，时雨乃涯，止极雨散，还于太阴，云朝北极，湿化

乃布，泽流万物，寒敷于上，雷动于下，寒湿之气，持于气交。民病寒湿，发肌肉萎，足痿不收，濡泻，血溢。

太阳司天之政，辰戌岁也。气化运行先天，谓气化先天时而至，六阳年也（阳年见前）。天气肃，水主寒肃，寒水司天也。地气静，土主宁静，湿土在泉也。寒临太虚，故阳气不能行其政令，水土合德，湿近寒，上应司天之寒水，下应在泉之湿土，而水之辰星、土之镇星，谷感其气，而水之玄色、黅之土色皆成熟，所谓岁谷也。

其政肃者，司天寒水也。其令徐者，在泉湿土也。寒政大举，泽无阳焰，谓二三气少阴君火主气为寒气所抑也。待时而发者，抑阳难伸，当待三之气相火主气而发也。少阳主治者，少阳相火主三之气，而又寒水加临，是以阳当发而终不得发，三气已至夏令，炎暑而不得发，是阳郁之更甚也。阳抑极而不得与阴交，故时雨水乃涯，言于时当行之雨、大雨时行之雨而涯穷也。司天主上半年，至三气当止。四气则属在泉湿土主气矣，故曰止极而还于太阴也。太阴所至为云雨，云朝北极，湿化乃布者，在泉之气湿布上下也。泽流万物者，湿气之濡泽万物也。寒敷于上，谓寒气敷布于上。雷动于下，谓郁阳激动于下。寒湿之气淫持于气交者，上下交互也。民病寒湿，发肌肉萎，足痿不收，濡泻，皆寒湿为之。血溢则寒湿困阳，阳郁极而沸血也。

大暑至白露，云朝北极，湿化乃布，泽流万物，寒敷于上，雷动于下，寒湿之气持于气交，民病寒湿，发肌肉萎，足痿不收，脉缓涩者，寒湿伤脾之肌、伤肾之骨，术附金刚丸加方与之。

革薢三钱，木瓜二钱，牛膝三钱，杜仲三钱，肉苁蓉四钱，苍术五钱，附子三钱，黄芪一两，土茯苓三钱，骨碎补三钱，防己三钱，威灵仙三钱。

黄芪、苍术、附子益气壮阳，重去表湿。土茯苓、革薢、防己涤宣通燥，大去里湿。木瓜、牛膝、骨碎补、杜仲则壮筋骨者也。肌萎，湿伤脾，术芪补脾。足萎，湿伤肾，苁蓉附子补肾。威灵仙苦辛温泻，咸软香通，通行十二经络者也。

威灵仙能通行十二经络，宣通五藏六府，暖腰肾脚膝，破痃癖癥瘕，痰水宿脓，脚气风痹，推旧积滞，通大小便秘，皆金破木疏，火发水润，苦泄辛发，咸软香通之力也。服后多泻，猛力可想。谓损真气，信不诬矣。而或以为健剂，实不可从。病非风湿，体虚者忌之。忌茶面。详见《本草经述义》。

寒湿困阳，阳郁激血而溢，脉至数涩缓而力厥者，麻黄加术汤先解其外，再察脉数者，继清之。

桂枝二钱，麻黄三钱，杏仁三钱，甘草四钱，苍术五钱。加，防己四钱，白芍四钱。

初之气，地气迁，气乃大温，草乃早荣，民乃厉，温病乃作，身热头痛呕吐，肌腠疮疡。

二之气，大凉反至，民乃惨，草乃遇寒，火气遂抑，民病气郁中满，寒乃始。

三之气，天政布，寒气行，雨乃降，民病寒，反热中，痈疽，注下，心热瞀闷，不治者死。

四之气，风湿交争，风化为雨，乃长乃化乃成，民病大热少气，肌肉萎，足痿，注下赤白。

五之气，阳复化草，乃长乃化乃成，民乃舒。

终之气，地气正，湿令行，阴凝太虚，埃昏郊野，民乃惨凄，寒风以至，反者孕乃死。

故岁宜苦以燥之温之，必折其郁气，先资其化源，抑其运气，扶其不胜，无使暴过而生其疾，食岁谷以全其真，避虚邪以安其正。适气同异，多少制之。同寒湿者燥热化，异寒湿者燥湿化。故同者多之，异者少之，用寒远寒，用凉远凉，用温远温，用热远热，食宜同法。有假者反常，反是者病，所谓时也。

初之气者，厥阴风木主气，风动万物，自大寒至惊蛰之末六十日零八十七刻半也。地气迁者，谓上年在泉之终气迁入今年之初气也。上年是卯酉燥金司天，少阴君火在泉，终主气之寒水，客气又是少阴君火，阳气布，候反温，蛰虫来见，流水不冰。今年初之主气厥阴承上年的反常大温，客气又是少阳相火加临，故气乃大温，谓较去年之终气更温也。草乃早荣，民乃厉，温病乃作也。其身热头痛呕吐，肌腠疮疡者，皆感热气之厉也。

二之气，自春分至立夏之末六十日有奇也。为少阴君火主气，宜热化用事，暄淑乃行，而阳明燥金客气加临，主从客化则大凉反至。故民乃惨，草乃遇寒，少阴主气之火遂为大凉抑之矣。民病气郁中满，皆大凉所致，故下文曰寒乃始也。

三之气者，自小满至小暑末期六十日有奇也。主气是少阳相火，宜暑化用事，炎暑乃行矣。二气之抑阳当乘此主气来复，而客气是太阳寒水加临。天政布者，主从客化也。司天寒水又乘客气寒水而肆，故寒气流行也，是抑阳而更抑矣。雨乃降者，水气之胜也。民病寒，反热中者，民受外寒，阳内郁而热中也。寒郁中者，寒水气胜郁主气相火之阳，阳郁而痈疽，而注下，而心热瞀闷也。心中发热，撩不起眼皮。心中发闷，郁阳犯心，失其循环，气血不畅而闷也。宜速治之，否则死矣。

四之气者，大暑至白露之末六十日有奇也。主气是太阴湿土，宜湿化用事，云雨乃行矣。而客气是厥阴风木，故风湿交争，风化为雨，从时化也。乃长乃化乃成者，在气候夏秋之交，为长为化为成也。

民病大热者，风湿热三气，湿胜、郁热，热乘热令而大热也。少气者，热伤少气，湿壅气亦促少也。肌肉萎，湿热胜伤脾也。足痿，湿热伤肾，即大筋软短，小筋弛长也。为注下赤白，湿热之酝酿也。

五之气者，秋分至立冬之末六十日有奇也。主气是阳明燥金，宜燥化用事，清凉乃行矣。而客气是少阴君火加临。阳气复化者，燥金主气秋冬之交，阳气当敛，兹主从客气，而阳又复化，故草乃长乃化乃成，民乃舒也。按阳复化者，是二之气之抑阳，三气少阳主气当复，遇客气寒水未得复而更抑，似是至此五气逢少阴君火而复，故曰阳复化也。

终之气者，小雪至小寒之末六十日有奇也。主气是太阳寒水，宜寒化用事，严凝乃行矣。而客气是太阴湿土加临。地气正者，在泉之地气是太阴，加临又是太阴，故曰地气正也。湿令行者，值两太阴也。阴凝太虚者，寒水主气也。埃昏郊野者，湿土加临也。寒湿之气淫于气交，故民惨凄，寒风以至也。反者孕乃死者，反当作犯字看。犯者，犯寒湿之气而病者也。平人尚可，孕者多危也。所以然者，湿伤脾，湿尤伤肾，寒伤肾，更能伤心。胎育于土，胞系于肾，养胎者血，血生于心。凡孕妇心脾肾三经未有不弱者，弱而寒湿又重伤之，脾伤胎不固，肾伤胞不稳，心伤胎不濡。至哉坤元，万物资生，土主化育倮虫，人为倮虫之长，故孕而病此者多危也。

故岁宜苦以燥之温之者，言辰戌之纪，太阳寒水司天，太阴湿土在泉，寒湿太过，故宜苦味燥湿土，火性折寒水也。折其郁气者，折其致郁之寒湿也。如太徵之运，太阳司天（戊辰、戊戌），水克火运，火运郁矣，本在水也。太羽之运，太阴在泉（庚辰、庚戌），土克水运，水运郁矣，本在土也。苦燥湿土，火温折水，正所谓折其致郁之气也。

先资其化源者，资者，助也，化生之源母也。如太徵(火)之岁，太阳司天(戊辰、戊戌)，水克火运，当资火之化源，循虚则补母之法而补肝(木生火)。土克水运，当资水之化源而补肺(金生水)。二句(以燥之温之，必折其郁气，先滋其化源)言既用苦燥折其致郁之气(苦温)，而又先宜资助其被克致弱者之母气(即上言补肝补金法)。抑其运气者，抑其运气之太过使其平也。扶其不胜者，扶其运气之不及或被克之不胜亦使之平也。无使暴过而生其疾者，是不使本运暴过，不务其德而生疾也(如火过赫曦则金伤，当折火资金。火不及伏明则金肆水侮，当折抑金水，当助火温土)。食岁谷以全其真者，食岁成熟之谷，顺天时而存天真，太阴在泉，其谷黅秬是也。避虚邪以安其正者，避冲方之虚邪以安其正而不犯也。如太角木运(壬辰、壬戌)，春日东风吹面不寒，而西风金刚刺骨者，虚邪也。

隐庵谓虚邪者，反胜间气之邪也。间气纪步，动少阳间气，被时令胜之为虚邪也。如太阳司天，初气是少阳相火，而寒反胜之，是寒邪淫胜其初气矣。二之气是阳明燥金，而热反胜之，是热邪淫制其二气矣。四之气是厥阴风木，而清反胜之，是燥邪制胜其四气矣。五之气乃少阴君火，而寒反胜之，是寒邪制胜其五气矣。是谓四畏，必谨察之，故曰食间谷以辟虚邪，邪去则正自安矣。(按初气是大寒交，为时尚冷，少阳是初之客气。二之气是春分至立夏之末，为时已热，二之客气是燥金。四气是大暑至白露，为时当凉，四之客气是厥阴。五之气是秋分至立冬之末，为时当寒，而客气是少阴君火。而此客气不应者，是时淫胜客气也。不言三气者，司天之末也。不言终气者，在泉之末也。)是隐庵以初少阳、二燥金、四风木、五少阴之间气为时淫所胜为虚邪也。

适气异同者，适者合也，适合其气之同，或适合其气之异，或多制之，或少制之，下文即举例以明也。

同寒湿者燥热化者，谓太宫(土)太羽(水)岁同寒湿，宜治以燥热化也。同寒湿者，太宫太羽司主运，与司天在泉之寒湿相同也。太角太徵岁异寒湿，宜治以燥湿化也。异寒湿者，是太徵太角太商主运，是与司天在泉寒湿气异(太阳寒水司天，太阴湿土在泉)，又当少用燥湿之气以化之。用湿以滋燥热，用燥以制风木也(按金可同寒而不同湿，能化清燥，又可化热燥)。同者多之者，谓运与司天在泉同寒湿者气盛，药宜多也。异者少之者，谓主运不与寒湿气同者，气孤宜少用之也。又司天在泉及间气加临之六气，各有寒热温凉之宜而勿犯也。如太阳司天是当用热以温之，而初气为少阳相火，则又当远此少阳之火，而后可用热也。如少阴在泉当用寒以清之，而四之气值太阳寒水，又必远此太阳之寒水，而后可清也。温凉同意，饮食同法，所谓时与六位是也。有假反常者，谓邪气反胜，又当直用重用而不避也。反是者病也者，谓医反此道而治者，是加人以病也。如上云云已知之矣，其具体治法奈之何哉？

假如辰戌岁，初气大寒至惊蛰之末，气候大温，草木早荣，民乃厉，温病乃作者，因上年卯酉终气小雪至小寒之末，蛰虫来见，流水不冰，冬失闭藏，正所谓冬不藏精春必病温者也。此为精华冬洩，春日焦枯，是宜养阴为主，脉必细数，慎不可以大寒折之也。

又，今年初气承上年终气之热，而此初气又值少阳相火，人感温气，故时温乃作也。虚者仍宜清滋，实者方可直折也。治疗大法必本《伤寒》之辨证、《内经》热病之分藏，详《伤寒》及《热病》，兹不备述矣。

身热头痛，呕吐，脉细数沉者，时温之厉也。病轻体弱者，菊花四钱，金银花一两，玄参五钱，漏芦四钱，贯众三钱，白茅根一两，地骨皮三钱，桑白皮三钱。（义详《本经》注）或凉膈散加银菊等。

身热头痛，体实者，当防毒火灼髓发生近日脑炎。

肌腠疮疡，火毒腐血肉者，金银花一两，蒲公英一两，漏芦五钱，地丁一两，野菊花五钱，紫背天葵三钱。

二之气，大凉反至，民乃惨，草乃遇寒，火气遂抑，民病气郁中满，寒乃始者，因初气大温，阴受灼矣。而二气春分至立夏之末而大凉反至，以故前觉沸腾者而顿惨凄，草木早荣者而顿变团网（河北谓禾不茂盛曰“团团网网的”），前之火气顿为抑下，届夏之火亦为抑下。民病气郁中满者，外受寒内阳郁不外达而中满也。脉有厥力者，四逆散加葛根升麻主之。

枳实、芍药、柴胡、甘草、葛根、升麻。

枳实利七冲之门，柴胡疏肠胃之滞，芍以和阴，草以和中，升柴升清，加葛解表，枳芍行气和血者也。

如因初气阳泄太甚而虚，又受大凉而郁，中满者，大凉郁弱阳也。脉虚缓迟者，桂枝加人参汤主之。

桂枝三钱，芍药三钱，生姜四钱，大枣五个，甘草三钱，人参三钱。

桂枝调合营卫，人参斡旋中枢，参姜草枣温中散寒，参姜桂草补中宣阳，芍药尤能透寒外出也(详《本经》)。

三之气，小满至小暑之末，已届夏令之暑，天气由凉转寒而雨，民感反常寒气而病寒，反热中者，民受外寒，阳内郁而热中也。宜四逆散加葛根升麻汤。四逆散方见前。

痈疽者，寒外束，火郁内，郁气血滞而腐化也。脉浮涩者，神授卫生汤。四妙汤亦佳。

羌活一钱，防风一钱，白芷三钱，山甲珠一钱，沉香一钱，红花二钱，连翘二钱，石决明二钱，金银花三钱，皂角刺一钱，归尾三钱，甘草二钱，乳香二钱，天花粉二钱，大黄少许。服药后饮酒一杯以助药势。

羌活搜风发表胜湿，防风解表祛风胜湿，白芷发表祛风热、活血排脓，连翘散结消肿排脓、疮家圣药，甘草生肌止痛，天花粉大寒，口渴乃可用。

四妙汤

生黄芪五钱，当归一两，金银花一两，甘草二钱。

能移深居浅，转重为轻。气虚不能穿溃者加白芷、皂刺、山甲各二钱自溃，初起焮痛口渴加天花粉，重者金银花加至五六两，芪至两，归二两，草三钱。疮色不起，脓水清稀，加肉桂。乳疮加公英，有湿热者忌用，以有当归也。

心热瞀，心中发热，撩不起眼皮，心中发闷，郁阳犯心，脉数而促，缓而结，或脉不通者，速宜。

葛根四钱，苏叶四钱，丹参一两，郁金三钱，远志四钱，薄荷三钱，红花三钱，桔梗四钱，枳实三钱，川楝子四钱，延胡索(醋炙)三钱，水煎半日服尽。

紫苏薄荷葛根解外寒以伸郁阳，丹参郁金远志通心窍而逐心瘀，桔梗、枳实开胸膈滞气，红花延胡补破心窍瘀血，苏叶通气和血，葛根尤通脉络，川楝子导心火下降者也。

四之气，大暑至白露之末，长夏秋金交界，风湿交争，风化为雨，万物乃长乃化乃成，民病大热，湿郁阳也。脉至缓而力厥者，苍术三钱，泽兰三钱，浮萍三钱，防己三钱，藿香三钱，白芷三钱，升麻一钱，荷叶二钱。有热加柏、翘、胡黄连。

湿热足痿，虎潜丸。方见前。

一男 58 岁，久病肌肉萎缩，右臂萎细，痛麻牵及肩部，不能抬举。左臂较轻。已年余。脉弦。本弦则为减之理。当归五钱，白芍五钱，桂枝四钱，白芷三钱，生地黄四钱，鸡血藤四钱，黄芪四钱。三剂，沉轻，加秦艽三钱。三剂弦转缓，右臂愈，左轻之臂反形其重。改延胡索三钱，当归六钱，川芎四钱，桂枝四钱，白芷四钱，甘草三钱，生姜三钱，地龙四钱，秦艽四钱，鸡血藤五钱，羌活三钱。服药二十四剂，臂愈如常，萎缩增长1cm，继服正常。

注下赤白，脉数者，白头翁汤。方见前。

五之气，秋分至冬之末，阳气乃复者，是二气大凉反至，三气寒雨，四气湿雨，阳气一郁再郁，今乘少阴君火加临客气，郁阳遂伸而复化也。是二气中，草遇寒后团网不长，而今乃长乃化乃成。民二气中之惨凄状态亦舒展矣。

终之气，小雪至小寒之末，湿大行，埃昏郊野，寒水胜，阴凝太虚，寒湿之气淫于气交，民惨凄，寒风已至。犯此者，孕妇多危，以寒湿伤心脾肾三经也。

苍术六钱，茯苓一两，黄芪三钱，杜仲四钱，干姜二钱，桂枝二钱，石菖蒲三钱。

术燥湿，苓渗湿，加姜燥脾，桂枝、干姜胜寒，桂枝、杜仲温肾，桂枝、菖蒲补心，黄芪走表且补气虚也。

帝曰：善。阳明之政奈何？岐伯曰：卯酉之纪也。

阳明司天　**少角**本运　**少阴**在泉　**清热胜复同，同正商**司天（金）克运（木），清胜少角，热复清气，同正商者上见阳明。少商与正商同，言木不及也。**丁卯岁会　丁酉　其运风清热**不及之运兼胜复之气言之。风，运气也。清，胜气热复气也。

少角初正　春　**太徵**夏　**少宫**长夏　**太商**秋　**少羽**终　冬

阳明司天　**少徵**阴　**少阴**在泉　**寒雨胜复同，同正商**伏明，上商与正商同**癸卯同岁会　癸酉同岁会**　少徵阴运为火不及，下加少阴为岁会。**其运热**少徵**寒**寒水**雨**湿土。寒水胜少徵之火，火之子土复母仇也。

少徵春　**太宫**夏　**少商**长夏　**太羽**终　冬　**太角**初　秋

阳明司天　**少宫**土运　**少阴**在泉　**风凉胜复同。己卯　己酉**土运不及，风反胜之。清凉之金气来复。**其运雨风凉。**

少宫春　**太商**夏　**少羽**终　长夏　**少角**初　秋　**太徵**冬

阳明司天　**少商**阴运　**少阴**在泉　**热寒胜复同，同正商。乙卯天符　乙酉岁会　太一天符**热胜少商，寒水来复，从革同正商，运气与司天相合曰天符，金运临酉为岁会。金运上见阳明是为天符。岁会合天符名曰太一天符，又曰三合。**其运凉热寒。**

少商　太羽终　**太角**初　**少徵　太宫**

阳明司天　**少羽**阴运　**少阴**在泉　**雨风胜复同，同少宫，辛卯　辛酉　其运寒雨风。**

少羽终　少角初　**太徵　少宫　太商**

林亿云："按《五常政大论》云五运不及，除同正角正商正宫外，癸丑癸未当云少徵与少羽同。己卯己酉，少宫与少角同。乙丑乙未，少商与少徵同。辛卯辛酉辛巳辛亥，少羽与少宫同。合有十年。今此独论于此言少宫同者，盖以癸丑癸未为土，故不更同少羽。己卯己酉为金，故不更同少角。辛巳辛亥为太徵(错。太徵当是木)，不更同少宫。乙丑乙未下见太阳为水，故不更同少徵。又除此八年外，只有辛卯辛酉二年为少羽同少宫也。"

因太徵是错，故录之。辛卯辛酉是少羽运，雨风胜复，寒雨风，与己卯己酉是少宫运，风凉胜复，雨风凉，故曰相同也。

凡此阳明司天之政，气化运行后天，天气急，地气明，阳专其令，炎暑大行，物燥以坚，淳风乃治，风燥横运，流于气交，多阳少阴，云趋雨府，湿化乃敷，燥极而泽。其谷白丹，间谷命太者，其耗白甲品羽，金火合德，上应太白、荧惑。其政切，其令暴，蛰虫乃见，流水不冰。民病咳嗌塞，寒热发，暴振栗癃閟，清先而劲，毛虫乃死，热后而暴，介虫乃殃，其发躁，胜复之作，扰而大乱，清热之气，持于气交。

阳明燥金司天，少阴君火在泉，卯酉之岁也。本年皆少，主运不及，气化运行后天而迟者，即气候当至不至，俗谓之节气晚也。金主急，故天气急。火在下，故地气明。以金运之不及而火得专横，阳当其令而炎暑大行，火就燥，金主坚，故物燥以坚矣。淳风乃治者，初主气是厥阴风木不及之年，客气弱，从主化也(太过之年主从客)。风燥横运者，厥阴主气而风，阳明司天而燥。横运者，谓风燥之气横肆运行流于气交也。多阳少阴者，二气之主客是君相二火，三气之主客是阳明少阳，故曰多阳少阴也。云趋雨府者，二三气之多阳，蒸四气主气至湿土而成雨，将至未至，故曰云趋雨府也。湿气乃复者，谓湿气至此乃得敷布，而变多阳之气象矣。燥极而泽者，谓前者多阳属燥，今交土气而化泽也。

其谷白丹者，感司天之燥金而白，感在泉之君火而丹，所谓岁谷是也。间谷命太者，间谷感左右之间气而成熟也。如阳明在上则左太阳右少阳是间气。阳明司天主少(阴运)，两间气属太。间谷命太者，谓左右之属太者为间谷也。

间谷即左太阳之秬(黑黍)、少阳之红色者也。在泉为少阴，左厥阴右太阴，则苍黄色者也。此不及之年间谷命太者，太过之年间谷命少者可知矣。

其耗白甲品羽者，阳明司天之年金气不及，金主白主甲耗而不蓄也。品羽者，羽属火，少阴在泉火肆而伤也。金火合德，上应太白荧惑者，谓金不及而太白减曜，火肆虐而荧惑倍明也。

按，其耗白甲是读，品羽是句。阳明燥金司天，少阴君火在泉，在泉主下半年君火克金，故耗白色及甲类之运金者。品羽者，品者多也，众广也。《易经》品物流形。品羽者，羽类属火而品繁多殖也。(一九八二年一月七日悟。似优于前注，七十五岁犹长进，可喜也。)

其政切者，金司天而主切也。其令暴者，火在泉而主暴也。蛰虫见，流水不冰者，君火在泉，不务其德也。民病咳，嗌塞，火克金也。寒热发，暴振栗癃闭者，君火之肆也。清先而劲，毛虫乃死者，谓阳明司天，金克木(主毛)而毛虫死也。按，卯酉金皆不及，当不致若是。此言清先而切者，必在乙卯乙酉金运二岁，金运而助金不及也。热而后暴，介虫乃殃者，谓少阴在泉，火克金(主介)而介虫殃也。其发躁，火主躁也。胜复之作，扰而大乱者，谓金克木于前，而木子火复金仇于后。似此气扰而大乱无常，金清火热之气，相持于天下地上之人间矣。此总论阳明司天也。其治之者奈之何哉?

君火在泉，蛰虫乃见，流水不冰，介虫多殃，熖浮川泽，阴处反明，咳嗌塞者，火克金，肺熏嗌肿塞，甚者不能饮食，不能说话，急针少商、商阳挤出恶血，凉膈散加金银花、玄参。

栀子三钱，连翘三钱，薄荷二钱，黄芩三钱，大黄二钱，芒硝一钱，金银花五钱，玄参五钱，山豆根五钱，板蓝根五钱，水煎服。

著意：不食数日者，硝黄勿用。药后心慌，乃火降饥饿所为也。可预告服药前备些食物，藕粉、绿豆糕。乡间煮大量绿豆饭或杂面条(即绿豆面条)、熬绿豆面粥更好。然大头瘟用大黄撤火，多遗火于上而更复肿咽，慎亦佳。

脉细数体弱者，阴虚也。

沙参六钱，生地黄八钱，天冬四钱，麦冬四钱，玄参八钱，牡丹皮三钱，金银花三钱，马兜铃三钱，牛蒡子三钱。

有上气候象征而寒热者，脉细数，火淫肺金也。(当有皮肤痛，见《至真要大论》。)

沙参四钱，天花粉三钱，知母三钱，川贝三钱，牡蛎二钱，玄参三钱，桔梗三钱，马兜铃三钱，白茅根一两。

振栗脉数者，病机所谓禁鼓栗属于火者也。鼓者振动也，俗谓抖搜或曰觳觫(哆嗦)。朶动也，《易经·颐卦》：观我朶颐。何为觳觫振栗？火激血沸如炉水之翻滚也。

大黄三钱，黄连三钱，黄芩三钱，麻沸汤泡去渣，再煎生地黄一两，天冬三钱，牡丹皮三钱，地骨皮三钱，白芍五钱，贯众三钱。

癃闭者，点滴不通也。心脉特数，实者导赤泻心汤。

生地黄一钱，木通三钱，甘草梢二钱，黄连三钱，大黄三钱，竹叶一钱。

导赤者，导心火从小肠而出也。口糜舌疮，溺色黄赤，茎中作痛，热淋者，皆心移热小肠也。生地滋肾凉心，木通苦泻心、通去闭，甘草梢茎痛可除，大黄、黄连泻心，竹叶清肃利溺者也。

又有火克金疲，肺失清肃不能下降，小便不出者，如壶盖紧封，壶嘴不流，动其上盖则通，所谓病在下而求诸上者也。脉滞弱者，麻黄二钱，杏仁二钱，甘草二钱，石膏八钱。水煎一剂即通，通后养阴清肺以善其后。

麻黄发散泄肺，石膏寒肃泻火，杏仁苦降开通，甘草调和上下，斯肺火肃，肺气降，上窍开下窍通矣。有因寒而闭者，予以麻黄、杏仁、桔梗、葶苈子，效如桴鼓焉。

初之气，地气迁，阴始凝，气始肃，水乃冰，寒雨化。其病中热胀，面目浮肿，善眠，鼽衄，嚏，欠，呕，小便黄赤，甚则淋。

二之气，阳乃布，民乃舒，物乃生荣当是荧字**，厉大至，民善暴死。**

三之气，天政布，凉乃行，燥热交合，燥极而泽，民病寒热。

四之气，寒雨降，病暴仆，振栗，谵妄，少气，嗌干引饮，及为心痛、痈肿疮疡、疟寒之疾，骨痿，血便。

五之气，春令反行，草乃生荣，民气和。

终之气，阳气布，候反温，蛰虫来见，流水不冰，民乃康平，其病温。康平当做病猝，猝然而病也。

故食岁谷以安其气，食间谷以去其邪，岁宜以咸以苦以辛，汗之清之散之，安其运气，无使受邪，折其郁气，资其化源。以寒热轻重少多其制，同热者多天化，同清者多地化，用凉远凉，用热远热，用寒远寒，用温远温，食宜同法。有假者反之，此其道也。反是者，乱天地之经，扰阴阳之纪也。

初之气者，大寒至惊蛰之末也。地气迁者，上年在泉之地气迁入今年之初气也。阴始凝者，阴气至此而始凝也。上年寅申之终气，万物反生，阳气不藏。今卯酉之初主气是厥阴，客气是太阴，以大寒之寒令兼主客之风湿，又是金凉司天，此所谓阴始凝也。气始肃，水始冰者，因天阴凝而气亦始肃、水始冰也。亦厥阴所至为风生，终为肃气也。本年少运，客从主化(湿从风化)，故气肃水冰也。寒雨化者，凉湿成寒，湿土为雨化也。

其病中热胀者，外受寒而阳郁，阳内郁而胀而中热也。面目浮肿，湿浸脾，脾湿不运也。善眠(一作喜)，脾湿困阳不出，如黄疸之喜睡，饭后之喜卧，不同少阴之但欲寐也。鼽衄者，寒外束阳内郁也。嚏者，阳郁之奋发。欠者，阳郁之自伸也。呕者，外寒束内逆而呕(麻黄证)，火湿郁极而呕，风伤肝，肝所生病胸满而呕逆也。小便黄赤，甚则淋，不敢强解。因溺黄赤内火皆然，不为特征，风淋寒淋又非由溺黄赤造成，志此以俟君子焉。(当是外寒郁内阳，阳郁而溺黄赤。甚则淋，火郁之极成淋也。)

二之气，春分至立夏之末也。主气是少阴主君火，客气是少阳相火，又届夏令，故曰阳乃布，民乃舒也。荣厉大至者，荣当是荧字。荧，《康熙字典》引《水经注》：火山似火，火从地出，名曰荧台。厉，过也，言火毒厉气大至也。民善暴死者，二火(君相)临夏，火性暴，臣犯君也。或疑燥金司天，气当凉，火难为灾。讵知一金不胜二火，且值夏令，是三火成焱，金必胁从转为火用，金主刚肃，此所以为暴也。

三之气，小满至小暑之末也。天政布者，司天金气得行其政也。凉乃行者，金凉之气行于人间也。三之气主气是少阳相火，客气是燥金，又是燥金司天。按少年客金当从主火，而此客金乘司天之金反能凌火，故曰燥热交合，燥极而泽也。燥热交合是说燥金不被火屈，不受克胁，平施其能，当从未从也。火能蒸地升云，火施火力也。云过空冷成雨，空冷则金力也。此所谓燥极而泽也。如非两金相合则金受胁而为火用，万物焦折而不能泽矣。

民病寒热者，先受荧厉于先，继受清凉于后，且三气燥热相合，腠理发泄，袭以清凉，此寒热所由作也。

四之气，大暑至白露之末也。主气是太阴湿土，客气是太阳寒水，下半年又属君火主气，火寒湿三气交杂，故寒雨乃降也。客从主化，太阳寒水从太阴主气，湿土为雨化。长夏为湿令，在泉之火蒸湿升云，太阳寒水化云为雨，故曰寒雨降也。

病暴仆者，长夏湿热之令，大感寒雨之厉，又有在泉之火，湿热益甚，熏蒸触人而暴仆也。(宜芳香通气化浊)

振栗谵妄者，内外湿热逢寒雨，外束内郁，即诸暴鼓栗、如丧神守，皆属于火也(此郁火宜宣，兼去湿热)。少气，嗌干引饮，及为心痛、疮疡、疟寒之疾，骨痿、血便者，湿壅气促，热伤气少，湿不化津而嗌干，湿热灼津而引饮也(大去湿热)。心痛者，湿热犯心也。经谓邪在心则病心痛，时眩仆是也。疮疡，湿热浸淫也。疟寒，先寒后热也。骨痿，湿热伤肾也。血便，湿热蚀肠也。

五之气，秋分至立冬之末也。时当清寒矣，春令反行者，感在泉之火气与五运之火气也。草乃生荣者，证前感寒雨之不茂也。按此五气之主气是阳明燥金，客气是厥阴风木，少运客从主化，风从金当是凉风。而少阴在泉，寒毒不生或可，似不能秋冬之交转行春令，是必在癸卯癸酉之纪，其五运之火运与在泉之火运相济，金被火制，木反助火而然。民气平和而不病矣。

终之气，小雪至小寒之末也。时是冬寒，主气是太阳寒水，客气是少阴君火。少运客从主气，是火当从水。虽有少阴君火在泉，似不必大暖如春，草乃生荣，亦必同上之岁逢癸酉癸巳，五运之火济在泉之火合加临之火，三火成焱，虽主气之水、冬令之寒，火反灼水，故阳气布，候乃温，蛰虫来见，流水不冰，民乃病卒(康平)而病温也。

食岁谷以安其气者，食感在泉之丹谷、司天(少阴)之白谷以安补其天真之气也。食间谷以去其邪者，食感间气之谷以去间气之邪。间气如初气宜食白黅，二气宜食白丹，四气宜食丹玄，五气宜食丹苍也。

宜咸者，清君火之热淫于内治以咸寒也。辛以润阳明之燥，肺欲散急食辛以散之也。苦以泄内郁之火，汗宜解在外之寒，清以消内入之邪，散以解冬温之气。安其运气者，谓运气不及，故宜安之，无使邪胜也。折其郁气者，谓折司天在泉之郁气，以资五运之化源也。

以寒热轻重少多其制者，寒以清在地之火，热以制司天之凉，同者多之，异者少之，故以寒热之轻重而少多其制也(此制不是制伏，是药之大小制)。如少角少徵之运同少阴之热者，多以天化之清凉以制之。如少商少宫少羽之运同阳明之清者，多以地化之火热以制之。此即同热者多天化，同清者多地化也。

用凉远凉，用热远热者，此阳明燥金司天宜用温热矣，而如二之气乃君相二火，又当远此六十日而用温热矣。少阴在泉宜用寒凉矣，而四之主客为寒水湿土，又当远此六十日而后可用寒凉也。

有假者，谓四时之寒热温凉非司天在泉及间气之正气，又当反逆以治之。此调和天地阴阳之道也。反此者，乱天地之经，扰阴阳之纪也。

此节统论法是活法，不可板执。五行曰行，不停变化，当随机应变也。注采志聪，远寒远热即虚中求实，实中求虚，兵家虚虚实实之意。有中责无，无中责有，异中求同，同中求异，有则用，无则不用，不能一概都用，更不能一概都不用，不必斤斤于六十日也。此稍知矣，其具体方法奈之何哉?

初气大寒至惊蛰之末，承上年冬令终气，万物反生，阳气不藏。而此司天是金凉，主气是风木，客气是湿土，风、凉、湿三气备至，则从前反常之热至此而转入正常，阴气始凝，天气始肃，水乃冰，寒雨化矣。以大寒之至寒、惊蛰之余寒未尽，不曰雨雪冰而曰寒雨降，则知其仍热也。其水冰、气肃、阴始凝，是节令之常较前而言。此言寒雨降，正证其不寒也。按此寒雨降当在癸卯癸酉少徵火运之年，若在辛卯辛酉少羽水运、乙卯乙酉少商金运，则必雪不能雨，寒不能热矣。(上徵火星倍明即能如是，不必癸酉癸巳也。)

其病中热胀者，即外受寒束，内阳郁火，中热而胀。须知此胀为郁热兼湿，大忌木香香附。脉浮紧数厥者，宜外解寒湿，内清湿热，葛根芩连加方。

葛根四钱，浮萍三钱，薄荷三钱，菖蒲三钱，佩兰三钱，黄芩二钱，黄连二钱，川楝子四钱。

葛薄浮萍解表去湿，芩连蒲兰清内湿热，川楝子引心包之火下行，更除中大热也(甄权)。葛秉燥金，薄秉金味，合浮萍去表湿，合菖蒲、佩兰、芩、连去湿热，且香通化浊湿，辛散疏滞气，寥寥数味，结构精深。

有上象征气候而面目浮肿，脾受湿困不能运化也。喜睡，脉缓涩力厥者，湿盛也。

苍耳薄茵通汤主之。

苍耳子三钱，薄荷三钱，茵陈三钱，木通三钱，浮萍四钱，薏苡仁四钱，防己二钱，柴胡二钱。

浮萍、薄荷、苍耳子、茵陈、防己散表湿，茵陈、薏米、防己、木通祛里湿，柴胡疏肝振风、升清降浊胜湿，湿去而肿、睡愈矣。

嚏者，郁阳奋发。欠者，郁阳思伸。胸膈满非胃满。呕，火湿郁而困肝，郁极而思伸也。脉弦者四逆散合黄芩汤加茵陈主之。

枳实三钱，芍药三钱，柴胡三钱，甘草二钱，黄芩三钱，茵陈四钱。

四逆散通阳开郁，黄芩汤荡热清肝，肝生风以胜湿，清阳升而浊降。大力尤在柴胡、茵陈。熟读《本经》自识其妙也。

䵟者外寒束，衄者内郁之阳沸血也。脉数者，薄荷三钱，浮萍三钱，茵陈二钱，贯众三钱，紫草三钱，葛根三钱，黄芩二钱，黄连二钱。

薄萍葛茵辛散表湿，黄芩、黄连清内热，紫草、贯众凉血，合芩连茵萍亦治内湿也。

二之气，春分至立夏之末也。阳气布，荧厉大至，民善暴死，火毒荧厉中人暴死也。此由口鼻呼吸入藏，立室生机，升麻鳖甲诚祖方也。若犀角汁、紫雪、至宝均可备急，白虎、解毒、犀角地黄加入桃仁鳖甲红花类。急剧无药，可用石膏莪术金银花亦效。详参《金匮述义》阴阳毒注。

三气，小满至小暑节。天政布，凉乃行，燥极而泽，病寒热者，先受荧厉，继受清凉。浮数者，葛根芩连加方。

葛根三钱，黄芩二钱，黄连二钱，薄荷三钱，金银花四钱，甘草三钱，竹叶二钱。里清外解，方义可见。而竹叶之用则非人所皆知也，详见《本草经述义》。

四之气，小暑至白露节中，火寒湿三气交杂，寒雨时降，湿热之气熏蒸中人，暴仆不省，或脉闭滞。急用。

薄荷脑二分，滑石六钱，甘草二钱，共末，凉水灌下一钱即活。在无水时，人尿灌下更好。治一切闭证，虚脱者勿用。可预制备用。

振栗谵妄，内蓄湿热，外逢寒雨，内郁火而寒外束者，即诸暴鼓栗，如丧神守，皆属于火是也。但此郁火宜宣，兼去湿热。脉数者，葛根芩连加方。

葛根三钱，黄芩一钱，黄连三钱，黄柏三钱，菖蒲三钱，佩兰三钱，连翘四钱，香薷三钱，白扁豆二钱，竹叶二钱。

按外表内清似宜三黄石膏，此系内有湿热外有寒束，故以香薷、竹叶、葛根清燥解表而避麻黄。连柏翘兰以易石膏，菖蒲则香化浊、中空利湿，扁豆则胜湿热者也。

少气，嗌干引饮，湿壅气促，热伤气分，湿不化津而嗌干，湿热就燥而引饮也。脉数者宜大去湿热。

知母三钱，黄柏三钱，黄连三钱，石斛四钱，天冬三钱，党参四钱，五味子一钱，玄参二钱，麦冬二钱。

柏连知母去湿热，参冬五味补气伤，天冬、石斛、玄参则滋枯润燥而又去湿者也。

心痛，大暑至白露节中，主气是太阴湿土，客气是太阳寒水，下半年又是君火在泉，本年少运客气寒水，从主气湿土，水以济湿，湿土为雨化，寒雨降一也。在地之君火蒸主气之湿土升云，客气之寒水空冷，迫云化雨，寒雨降二也。以夏秋之交，热逢寒雨，湿热熏蒸犯心也。《灵枢·五邪》谓邪在心则犯心痛、时眩仆是也。宜大祛湿热之秽，脉数者，黄连三钱，黄柏三钱，菖蒲六钱，薄荷四钱，枸杞八钱，天冬四钱，川楝子三钱，延胡索二钱。

连柏苦寒大泻心中湿热，菖薄辛香重通心藏秽恶，枸杞、天冬滋心阴而去湿，川楝子、元胡导心火而调血也。

疮疡，湿热浸淫。

黄柏四钱，黄连三钱，秦皮四钱，防己三钱，浮萍四钱，金银花五钱。

骨痿，湿热伤肾，金刚丸加方。

知母三钱，龟甲四钱，萆薢三钱，木瓜二钱，牛膝三钱，杜仲三钱，肉苁蓉二钱，骨碎补五钱。或用虎潜丸。

血便，湿热蕴酿，肠络蚀损也。

甘草三钱，阿胶三钱，黄连三钱，黄芩三钱，葛根三钱，白头翁四钱，秦皮四钱，槐花四钱，蒲公英五钱。

以上准少阴在泉寒毒不生之常规，故不及寒湿为病。如逢太羽少商则又未必无寒湿当温者。

五气，春令反行，草乃生荣，民气和。

终气，阳气布，候反温，蛰虫来见，流水不冰，其病温。

详《热病》不录。

帝曰：善。少阳之政奈何？岐伯曰：寅申之纪也。

少阳司天　**太角**木运　**厥阴**在泉　**壬寅**同天符　**壬申**同天符　**其运风鼓**风火合势，故其运风鼓。少阴司天，太角运亦同，**其化鸣紊启坼，其变振拉摧拔，其病掉眩支胁惊骇。**

太角初正　**少徵**　**太宫**　**少商**　**太羽**终

少阳司天　**太徵**　**厥阴**在泉　**戊寅天符**　**戊申天符**　**其运暑，其化暄嚣郁燠，其变炎烈沸腾，其病上，热郁，血溢，血泄，心痛。**

太徵春、火　**少宫**夏、土　**太商**夏、金　**少羽终**　秋、水　**少角初**　冬、木

少阳相火司天，戊为阳火，火为徵音，故曰太徵。《五常政大论》曰：上徵而收气后者，谓上半年属火，火克金，金弱而秋节晚，当至而不至也。

厥阴者，厥阴风木在泉，主下半年之气也。其运暑者，戊主火运少阳司天，运与司天皆热也。其化暄嚣郁燠，其变炎烈沸腾，盛之极也。即《诗经·大雅·云汉》"蕴隆虫虫"，俗说"旱得地里冒热气"，老百姓说"天上下火"也。人感其气，血热妄行，故血溢口鼻，或血泄二便，或血犯心包心痛，犀角地黄汤信为不易之法矣。犀角直解心藏火毒，牡丹皮清血中伏火，生地凉血养心肾之阴，芍药和阴平肝胆之火，当重用也。犀角二钱（锉细末），生地黄二两，白芍一两，牡丹皮二钱。凡犀角用大瓜蒌一枚足十八两者，甘草三钱，水煎服半日尽。

少阳　太宫　厥阴　甲寅　甲申　其运阴雨，其化柔润重泽，其变震惊飘骤，其病体重胕肿痞饮。

太宫，少商，太羽终**，太角**初**，少徵**

少阳司天　**太商**金运　**厥阴**在泉　**庚寅　庚申　同正商　其运凉，其化雾露清切，其变肃杀凋零，其病肩背胸中。**

太商春　**少羽终**　夏　**少角初**　长夏　**太徵**秋　**少宫**冬

少阳　太羽　厥阴　丙寅　丙申　其运寒肃，其化凝惨凓冽，其变冰雪霜雹，其病寒浮肿。

太羽终　春　**太角初**　夏　**少徵**长夏　**太宫**秋　**少商**冬

凡此少阳司天之政，气化运行先天，天气正，地气扰，风乃暴举，木偃沙飞，炎火乃流，阴行阳化，雨乃时应，火木同德，上应荧惑、岁星。其谷丹苍，其政严，其令扰，故风热参布，云物沸腾，太阴横流，寒乃时至，凉雨并起。民病寒中，外发疮疡，内为泄满。故圣人遇之，和而不争。往复之作，民病寒热，疟泄，聋瞑，呕吐，上怫肿色变。

少阳相火司天，厥阴风木在泉，寅申岁也。本年皆太，主运太过。气化运行先天者，气化先天时而至也。天气正者，少阳之上火气治之，标本同气（标少阳，本相火），故曰天气正也。地气扰者，厥阴风木在泉，风扰动，风乃暴举也。

木偃沙飞者，风之行也。炎火乃流者，火之施也。阴行阳化者，厥阴从少阳之化也。从少阳之化者，厥阴之上，风气治之，中见少阳。厥阴不从标本(标是少阳，本是相火)，从乎中气，中是少阳，故曰从阳化也。雨乃时应者，因火木同德也。天气正，故时雨乃应而不愆也。火木同德者，相火司天，风木在泉，厥阴从中少阳之化，是所谓同德也。考六气中惟少阳厥阴司天在泉为上下同和，无相胜克，故曰木火同德也。其余之气皆有胜克，故皆曰合德而不曰同德也。上应荧惑(火)岁星(木)，言二星之倍明也。其谷丹苍者，从司天在泉(火木)之化也。其政严者，火之政也。其令扰者，风之化也。风热参布者，少阳火与厥阴风参合敷布于气交也。云物沸腾，太阴横流者，火蒸湿土，云物沸腾，少阳所至为火，终为蒸溽者也。寒乃时至，凉雨数起者，谓丙寅丙申之水运而寒凉，火蒸湿而雨凉也。甲寅甲申太宫土运抑或能之，而金运之庚申庚寅为火所克，太徵之戊申戊寅三火成炎，太角之壬申壬寅木从火化，似皆不能凉也。

民病寒热者，唯其炎火乃流，风热参布而逢寒雨发寒热也。腠理发泄，汗出浃背，骤逢凉风，以风湿治。忽淋寒雨而同汗出入水(俗谓被冷雨激住)之寒热也。外发疮疡，即诸痛痒疮皆属于火者也。内为泄满，即暴注下迫皆属于热，暴腹胀大皆属于热者也。此或在太徵火运戊寅戊申之纪，若太羽水运丙寅丙申，其化凝惨凛冽，其变冰霜雪雹，其病寒浮肿之年，则又宜内为泄满中寒矣。然厥阴在泉清毒不生应当活看，以脉决之也。

故圣人遇之和而不争者，言圣明之医遇此而治之，和其阴阳使其平而不争也。如治不如法，往复发作，则为寒热之疟，泄、聋、瞑、呕吐者，风热之气乘于内也。下怫肿色变，寒湿之气乘于外也。其具体治法奈之何哉？(按寒湿当下怫肿，不当上怫肿，古上字作二形，下作一形，易误也。怫郁肿于下部寒湿也，与上太羽水运寒浮肿对看。)

汗而受风，发寒热者，风湿发热也。脉浮数者，浮萍四钱，佩兰四钱，香薷三钱，白芷二钱，防己三钱，黄柏三钱。

此重祛表湿者也。

或发热于傍晚，汗出当风，夏月取冷，浓荫乘凉，或汗出入水皆能致此，麻黄杏仁薏苡甘草汤。

麻黄三钱，杏仁三钱，薏苡仁五钱，甘草三钱。

予治汗出入水，浮萍一两，苏叶三钱，杏仁二钱，泽兰五钱，防己三钱立愈，详医案。

火泄腹阵疼，饮冷，舌赤，口秽热，大便热臭，脉数者，葛根四钱，黄芩四钱，黄连四钱，白芍三钱，甘草二钱。

葛根芩连治火泻，加芍制肝之疏泄，且撤火之源也（木生火）。

芍草又名戊己汤，以安胃也。不止者加犀角汁立效。无力者（即贫者）加大黄四钱，沸水冲泡须臾，不要久泡，用大黄水煎药。

胀满属火者、虚者，麦冬一两，白茅根五钱，玄参三钱，天冬三钱，天花粉三钱，漏芦四钱，贯众四钱，知母三钱。

胀满属火，实者，本凉膈散或黄连解毒加大黄。

无药时曾用硫苦（芒硝）下咽即愈。热淫于内治以咸寒也。

寒湿泄，鸭溏清澈，腹痛雷鸣，脉迟，平胃理中异功汤。

苍术三钱，厚朴二钱，陈皮三钱，甘草二钱，干姜二钱，茯苓五钱，党参二钱。

寒湿胀，脉缓迟涩，实脾饮（方见前）。

风热内乘，寒热成疮疟，变化难愈，当临斟立方。

风热乘内作泄，脉数者，葛根芩连合白头翁汤。

葛根三钱，黄芩三钱，黄连三钱，秦皮三钱，白头翁三钱，黄柏二钱，白芍三钱。

葛根芩连治热泻，白头翁汤平肝风（热泻），黄芩汤治胆泻。胆寄相火，肝主疏泄，风火相煽，疏泄益力。肾主二阴，魄门不禁也。葛根辛清胃，合白头翁振金制肝者也。芩连泻心肺之火者也。芩芍泻肝胆之火者也。黄柏泻肾藏之火者也。苦坚肾、苦泻火、苦入胆、苦止泻，可谓洒水不漏之铁网阵，二竖被擒无疑矣。

风热内乘，上扰耳聋，脉浮弦数者，凉膈合黄芩汤加菊花。

栀子三钱，连翘三钱，薄荷三钱，黄芩三钱，大黄一钱半，芒硝五分，白芍四钱，菊花四钱。

调胃承气泻上中二焦之火，薄翘菊栀疏内外热召之风，黄芩汤泻少阳，以胆焦皆隶少阳，脉皆环耳也。

瞑，风热内扰，热胜欲衄也。脉弦数者用上方。

瞑，此不作合目解，目视不明也。《晋书·山涛传》：“臣耳目聋瞑不能自励。”即阳亢阴脱目盲之渐也。

呕吐，风热扰内，肝火之冲逆也。脉数者，黄芩合大黄甘草加赭石汤。

黄芩三钱，白芍四钱，甘草二钱，大黄二钱，代赭石四钱。

呕吐出胃，黄草以折之。肝火喜呕，芩芍以平之。赭石镇肝降逆者也。寥寥数味，于风热内扰之呕吐，无遁情矣。

初之气，地气迁，风胜乃摇，寒乃去，候乃大温，草木早荣，寒来不杀，温病乃起，其病气怫于上，血溢，目赤，咳逆，头痛，血崩，胁满，肤腠中疮。

二之气，火反郁，白埃四起，云趋雨府，风不胜湿，雨乃零，民乃康，其病热郁于上，咳逆，呕吐，疮发于中，胸嗌不利，头痛，身热，昏愦，脓疮。

三之气，天政布，炎暑至，少阳临上，雨乃涯。民病热中，聋瞑，血溢，脓疮，咳呕，鼽衄，渴，嚏，欠，喉痹，目赤，善暴死。

四之气，凉乃至，炎暑间化，白露降，民气和平，其病满，身重。

五之气，阳乃去，寒乃来，雨乃降，气门乃闭，刚木早凋，民避寒邪，君子周密。

终之气，地气正，风乃至，万物反生，霿雾以行。其病关闭不禁，心痛，阳气不藏而咳。

初之气者，大寒至惊蛰之末也。主气是厥阴风木，客气是少阴君火。地气迁者，由上年丑未在泉之地气而迁入今年寅申之初气也。风胜乃摇者，风气胜而摇荡，厥阴之性也。寒乃去者，上年终气寒大举、湿大化、霜乃积、阴乃凝、水坚冰之象皆去，而候大温草木早荣也。寒来不杀者，谓寒气虽时时而至，但不能杀害草木也(《左传》陨霜不杀草)。不杀者，本年属太，从客气君火之化，或值戊申戊寅太徵火运也。温病乃起者，民感大温之气而病温也。

其病气怫于上者，言风火之气怫郁于上则血溢吐衄，目赤暴发，火刑金而咳逆，热灼髓而头痛也。血崩者，火激血沸也。胁痛者，风火之气伤肝也(肝主胁，满者枯燥气也)。肤腠中疮者，肤皮腠肉感风火而生疮也(中字似俗，当是讹文)。

二之气，春分至立夏之末也。主气是少阴君火，客气是太阴湿土，本年属太运，主当从客，君火受湿命令，故阳气反郁也。白埃四起者，四郊之地上有气如白埃之起，湿土之化，俗谓“白茫茫的”也。云趋雨府者，君火蒸湿土升云而趋雨府也。雨府者，未雨将雨，俗谓“天阴得像水盆一样”也。风不胜湿，雨乃零者，湿气盛，春令之风不能胜制，故雨从火湿之化而零也。天地和而后雨泽降，雨零而民乃康矣。

其病热郁于上者，因阳反郁，火性炎上也。与初气气怫于上同意也。咳逆者，郁火刑金也。呕吐者，郁火上冲也，疮发于中者，郁火腐血肉也。中者，盖藏府之痈也。胸嗌不利者，郁火之熏蒸也。头痛、身热、昏愦、脓疮，要皆湿困热郁，火郁宣之，必兼祛湿也。

三之气，小满至小暑之末也。主气是少阳相火，客气又是少阳相火，更是少阳相火司天，故曰天政布也。炎暑至者，三火成焱也。少阳临上，雨乃涯者，言相火临上，三火生燥(主客皆少阳)而湿去，故曰雨乃涯而穷尽也。涯者，即《庄子·养生主》：吾生也有涯，而知也无涯也。民病热中者，火之灼也。聋、瞑、血溢、脓疮、咳逆者，相火之灼也。鼽衄、嚏、欠、喉痹者，火灼鼻壅也。目赤，火炎上而暴发也。善暴死者，火性刚暴，即刚与刚，阳气破散，阴气乃消亡也。是皆以犀角地黄为要药，而当重白芍平肝胆，知柏所必用，以少阳相火而胆寄之游行三焦也。猪胆汁当尽量加入也。

四之气，大暑至白露之末也。主气是太阴湿土，客气是阳明燥金。太运主当从客，是湿土从燥金化而凉乃至矣。炎暑间化者，土湿金凉而气凉，大暑、气暑而时暑，时凉时暑，故曰间化也。白露降，天气肃，民气和平矣。其病满身重者，感金凉土湿之气也。

五之气，秋分至立冬之末也。主气是阳明燥金，客气是太阳寒水，太运主当从客，主气燥金从客气寒水，故阳乃去寒乃来也。雨乃降者，金水相生也。气门乃闭者，民感寒而气门(气孔、玄府)自闭也。刚木早凋者，秋行藏令，木无避也。民避寒邪，君子周密者，人知防也。

终之气，小雪至小寒之末也。主气是太阳寒水，客气是厥阴风木，太运主从客，太阳寒水从厥阳风木，本年又是厥阴在泉，故曰地气正，风乃至也。万物反生者，厥阴从中气少阳相火之化也。霿雾以行者，主气之寒水、冬令之寒水得地气在泉之厥阴化火，客气之厥阴化火而蒸发也。其病关闭不禁者，如气门(毛孔)不闭之漏汗，二阴不禁之失便(肾主二阴)也。风热犯心之心痛，阳气不藏之咳逆，是皆在闭藏冬日行发生春令，如室花冬暖，精华早泄，至春多枯而少有能荣者也。

抑其运气，赞所不胜，必折其郁气，先取化源，暴过不生，苛疾不起。故

岁宜咸辛宜酸，渗之泄之，渍之发之，观气寒温以调其过，同风热者多寒化，异风热者少寒化，用热远热，用温远温，用寒远寒，用凉远凉，食宜同法，此其道也。有假者反之，反是者，病之阶也。

抑其运气者，抑制其运气之太过也。赞所不胜者，赞助其不胜之气也。如壬年是太角木运太过，木克土，主土不胜，当抑制太过之木，赞助其不胜之土矣。戊年是太徵，主火运太过，火克金，主金不胜，当抑制其太过之火，而赞助其不胜之金矣。此言五运之气木火太过而致土金之不胜也。折其郁气者，折其致郁之气也。郁气者，如庚寅庚申年，乙庚属天干是金运，寅申属地支为相火司天，司天之火克本年金运则金郁矣。甲寅甲申甲己化土是土运，寅申在泉是厥阴风木在泉，在泉之木克年运之土则土郁矣。

折其郁气者，折其致郁之气也（相火、风木）。先取化源者，先其时取其变化之原穴以泻之也（详《玄珠密语》，附后）。如此者，则暴过不生，苛疾不起矣。

岁宜辛宜咸宜酸者，咸制少司天之火，辛制厥阴在泉之木，酸补厥阴之正也。渗之泄之渍之发之者，渗而通溺，泄而通便，使少阳在内之热由二便而出也。渍形作汗，辛凉发表，使在表之风寒由汗而泄也。观气寒温以调其过者，观天气之是寒是温，调其过而使之平也。同风热者多寒化者，如太角太徵之年运气与司天在泉之风热相同者，则多用寒凉以清之。如太宫太商太羽之年运气与司天在泉之气异者，则少制其剂也。食药同法者，饮食与药皆准此法也。

用热远热，用温远温，用寒远寒，用凉远凉，言年运寒热之药当远此司天在泉勿犯也。食宜同法，此其治法之道也。有假者反之者，谓非司天在泉之正气，又当反逆以治之。医而反是法者，造病之阶也。其具体治法奈之何哉？

初气大寒至惊蛰而病温者，因上年终气寒大举、湿大化、霜积阴凝、水结坚冰，至此而忽大温，草木早荣，寒来不杀，是冬伤于寒春必病温之伏邪。气候大温，更益感触而生新邪也。详温病中，兹不备方。

风火之气怫郁于上，面黄赤、血溢、吐衄、脉弦数者，犀角地黄汤重白芍、生地黄主之，黄芩合泻心汤亦主之。

犀角地黄汤（方见前）。

黄芩合泻心汤

黄芩三钱，白芍八钱，甘草三钱，大黄二钱，黄连三钱，加猪胆汁更妙，人尿亦可，水煎服。

风火目赤暴发，弦数者，上方加菊花四钱煎服。

风火内乘，刑金咳逆，弦数者，黄芩白虎汤。

黄芩三钱，白芍四钱，甘草二钱，石膏五钱，知母三钱，粳米五钱，水煎服。

风火内乘灼髓，头痛，弦数者，补阴加法主之。

生地黄一两，知母三钱，龟甲三钱，龙胆草三钱，贯众四钱，黄柏三钱，玄参五钱，地骨皮四钱，猪胆一个（如无可加龙胆草三钱），菊花三钱，羚羊角一钱。

知母、黄柏泻相火，地骨皮、龙胆草泻骨热，胆寄相火，泻相火即泻肝胆，泻肝胆亦泻相火也。龟甲、生地、玄参滋肾阴而熄相火，菊花、羚羊、胆汁凉肝以息风邪。不用羚羊，加入青蒿、石膏亦可愈焉。

风火内乘，火沸血崩，脉数者，知柏芩连四物去芎。

知母三钱，黄柏三钱，黄芩三钱，黄连二钱，白芍五钱，地骨皮三钱，生地黄一两，当归一钱。血多脉促者，三才生脉汤。

风火内乘伤肝，胁痛，弦数，芩连四物加白头翁汤。

黄芩三钱，黄连三钱，川芎二钱，当归三钱，白芍四钱，白头翁五钱，生地黄四钱。

风火生疮，脉数者，漏芦四钱，贯众三钱，白头翁四钱，白芍四钱，黄芩三钱，甘草二钱，枳实三钱，金银花四钱，连翘四钱。

二之气，春分至立夏之末也。少阴君火主气，又承初气之大温，火湿大行，阳气反郁，象见白埃四起，云趋雨府，雨零，民康。

热郁于上，面赤黄者，湿锢阳郁上出头面也。咳逆者，郁火刑金也，脉涩而数者，黄连解毒加方。

黄芩四钱，黄连三钱，黄柏三钱，知母四钱，茵陈五钱，白茅根一两。

连柏茵陈去湿，知母、黄芩凉肺，茅根引热外行（灵翁[1]）治肺热喘急者也。

呕吐者，湿瘀火郁上冲，涩而数者，葛根芩连加方。

---

1 徐大椿字灵胎。

葛根三钱，黄芩三钱，黄连三钱，半夏四钱，竹茹四钱，茵陈五钱，黄柏三钱。

葛茵柏连去表里之湿，芩连黄柏除三焦之火(肺心肾)，半夏竹茹止呕之圣药也。

疮发于中，总以湿热治之。黄连解毒漏贯白翁汤。

黄芩三钱，黄连三钱，栀子三钱，黄柏三钱，漏芦五钱，白头翁五钱，贯众四钱，金银花一两，乳香三钱，没药三钱。

胸嗌不利(咳逆)，湿热熏蒸也，用上黄连解毒加方。

头痛身热，湿热熏蒸，涩数者，栀子茵陈柏皮汤。

栀子三钱，茵陈六钱，黄柏三钱，黄连三钱，连翘四钱，浮萍三钱。

脓疮，湿瘀热郁，数涩者，四逆散加法。

枳实三钱，芍药四钱，柴胡二钱，甘草二钱，漏芦四钱，贯众四钱，茵陈三钱。

三之气，小满至小暑之末也。主气是相火，客气是相火，司天是相火，已属三火成焱，再遇太徵火运司天，则焰炎万丈，铄石流金，亢旱不雨，蕴隆虫虫矣。

热中，火灼内藏也。白虎解毒黄芩胆汁汤。

石膏一两，甘草三钱，知母四钱，芍药六钱，黄芩三钱，黄连三钱，栀子三钱，知母三钱，龙胆草三钱，猪胆一个，黄柏三钱。

聋，瞑，用上方。

血溢，犀角地黄汤重用芍地加地骨皮，上方亦可。

脓疮用上方。

咳逆用上方。

鼽衄，渴，嚏，久喉痹，目赤暴死，皆用上方及犀角地黄汤。至宝、紫雪可备救急也。香蕉、绿豆糕、绿豆麦粥、金银花露可尽量服食，有西瓜、梨时大量食之。乡下可用大量石膏水、绿豆面粥。

四之气，大暑至白露之末也。凉气至，炎暑间化，白露降，其病满，身重，感金土凉湿之气也。平胃茯苓桂枝。

陈皮三钱，苍术四钱，厚朴三钱，甘草二钱，茯苓四钱，桂枝二钱，生姜三钱，大枣二个。

平胃散消满燥湿，苓桂术甘宣阳降气渗湿也。

五之气，秋分至立冬之末也。阳乃去，寒乃来，雨乃降，气门乃闭，刚木早凋，民避寒邪，秋行冬令(当病内寒，受伤寒)。

终之气，小雪至小寒之末也。承上奇寒而热风且至，万物反生，霿雾以行，冬行春令，病关门不禁。

小便不禁者，知尿而不能自禁也。热而虚者，阳泄太甚而肾虚，肾主二便也。细数者，坎离既济汤。

生地黄六钱，知母三钱，黄柏三钱，山茱萸五钱，五味子三钱。

大便不禁，大孔直出，多险难治，亦宜上方。

某年，小儿多患温疹，肛门张，可容鸡卵，认为肺遗热大肠，热则弛缓，肺脉下络大肠，括约肌之失灵也。黄连解毒加金银花、槐角而愈。

附：漏汗

自汗在太阳，风伤卫，桂枝证也。和营卫。桂心肾药也。

在阳明为热越，白虎汤。汗出多宜釜底抽薪，急下以承气汤。急下救肾阴也。

太阴发热汗出而渴，五苓散。不渴而只汗出不止，茯苓甘草汤。折膀胱下行，不使外散而固肾也。

尺迟误服麻黄，致漏汗表不解，桂枝加附子。解者芍药附子甘草汤。召回肾亡之阳也。

脉弱误服青龙者，汗出不解，真武汤。镇肾之寒水也。

酒风，汗出如浴，泽泻、白术各十分，鹿衔草五分，合三指撮为后饭。折膀胱之气而救汗亡之肾阳也。

以上俱详《伤寒述义》。更有汗多之尿崩证，宜大补，参附芪术熟地五味。

心痛，阳气不藏而咳，小雪至小寒承上秋行冬令之奇寒，忽又热风至，万物反生，冬行春令，是风热厉气扰人之阴而阴伤，阳发太甚而阳伤也。法当滋其心肾之阴，顾及心肾之阳。以素禀之阴虚阳虚，现脉之或细或微或数或迟而定，尤以五运之水火而定。厥阴在泉，阴毒不生，仍宜风热扰心灼伤肾阴为是。细数者，黄芩三钱(肺)，黄连三钱(心)，栀子三钱(心、肾)，黄柏三钱(肾)，阿胶三钱(肝、血)，白芍三钱(合芩泻肝胆)，连翘三钱(心包)，生地黄五钱(滋肾)，薄荷一钱(通火)，鸡子黄二个(补心肾之阴)，川楝子四钱。

咳亦可用，如阳肆伤而虚痛者，盖寡矣。（五月卅一上午，头痛。）

附：《玄珠密语》迎随补泻纪篇[1]

五行六气，各有所胜复。故木将行胜也，苍埃先见林木，木乃有声，镇星光芒，是其兆也。又，木将胜也，宫音失调，倮虫不滋，雨湿失令也。十二月先取其化源也，此谓迎而取之也。迎者，于未来而先取之也。故取者泻也，用针泻其源也。即木将欲胜者，即先泻。肝之源出于太冲，在足大指本节后三寸陷中，肝脉所过为源。先以左手按其源穴，得动息乃下针，针入三分，乃阳之位也，以得天气而住针，留三呼，即应木之生数而三也。乃四面以手弹之，令气之针下，即推而进至五分，留八呼，应其木之成数八也，是引天气而得地气也。针头似动，气相接也，乃急出其针，次以手扪之。此是预知木胜，泻木肝之源也，令不克其土也。其用药者，即用辛平之，罚木之胜；用甘全之，佐土之衰，无令食酸物，佐木之胜也。

火之将胜也，远视天涯，光辉赤气，山川草木，先乃焦枯，甲虫之体，遍生燥疥，商音之声，先乃失调。于三月迎而取之化源，火木旺之前，先取其心之源也。故心之源出于太陵，掌后两骨间陷者中，乃心之所过为源也。先以左手按其源穴，得动气乃下针，针入三分，乃阳之位也，以得天气乃住针，留二呼，乃火生数也。乃四面以手弹之，气至针下，即推而进针至于五分，留七呼，应火之成数也，是引天气而接地气也。针头似动，其气相接也。急出其针，可泻有余之气，此泻包络小心之源也，应相火之胜也。其君火之源者，故名曰少阴之源也。少阴之源出于兑骨，此是真心之源，在掌后兑骨之端陷者中，一名神门，一名中都。刺法同前法。其用药者，即用咸平之，罚火之胜也；用辛全之，补金之衰，勿食其苦物，佐火之胜也。

土之将胜也，山石先润，黄埃四起，溽暑乃作，云气乃扰，雾翳乃施，羽音先燥，是其候也。于五月迎而取其化源也。先取泻脾之源也。故脾之源出于太白，在足内侧校骨陷者中，是足太阴所过为源也。先以左手按其源穴，得动气乃下针，

1 所据为抄本《素问六气玄珠密语》，存两册十七卷，止于《六元还周纪》篇。25.5cm×16.5cm，单面九行，每行二十字。

针至三分，阳之位也，留五呼，应土之数也。以手弹之，气至针下，乃推而针至五分，留五呼，亦应土之数也，是谓引天气而接地气也。针头似动，急出其针，取泻其有余之气，令脾气不盛，勿伤肾也。其用药者，取酸平之，罚土之胜；用咸全之，补肾之衰，勿食其甘物，佐土之胜也。

金将胜也，西风数起，松篁发籁，土生卤白，地气先燥，山彰白气，肃杀乃作，木凋叶萎，角音乃亏，是其兆也。于六月迎而取其化源，即先泻肺之源也。故肺之源出于太渊，在掌后大筋一寸五分间陷者中，是手太阴所过为源。先以左手按其源穴，得动气乃下针，至三分，阳之位也，留四呼，应金之生数也。以手四面弹之，气至针下，推而进针至五分，留九呼，应金之成数也，是谓引天气接地气也。得气乃急出之，可泻肺气之有余也，令勿伤肝也。其用药者，即用苦平之，罚金之胜；用酸全之，补肝之衰，勿食其辛物，佐金之胜也。

水将胜也，天色沉阴，鸣鸟不语，太虚瞑黯，阳光不治，冷气先至，徵音不及，荧惑不见，是其兆也。于九月迎取其化源也，即先泻肾之源也。故肾之源出于太溪，在足内踝下起大骨下陷中。是足太阴所过为源也。先以左手按其源穴，得动气乃下针，针入三分，阳之位也，留一呼，应水之生数也。以手四面弹之，令气至针下，即推而进针至五分，留六呼，应水之成数也，是谓引天气而接地气也。得气即急出之，是泻肾气之有余，无令伤于心气也。其用药者，即用甘以平之，罚肾气之胜也；用苦全之，补心气之衰也，无令食咸，佐肾之胜也。

凡资其化源者何也，故资者补之，取者泻之。当泻其胜实，补其衰弱也。假令木气之胜，土当衰弱，故泻其肝源，补其脾源也。火气之胜，金当衰弱，故泻其心源，补其肺源也。土气之胜，肾当衰弱，故泻其脾源，补其肾源也。金气之胜，木当衰弱，故泻其肺源，补其肝源也。水气之胜，火当衰弱，故泻其肾源，补其心源也。

故资化源者，故先以左手按其源穴，得动气乃下针，便至五分，阴分地之气，留呼即从其五行之生数也。得地之动乃抽针至三分，阳分天之气，是谓引阴至阳，曰资补化源。留呼即次从五行之成数也。故以外至内而出曰泻也，以内至外而出曰补也。故以补为资，以取为泻也。即胜者取之，虚者资之也。

帝曰：善。太阴之政奈何？岐伯曰：丑未之纪也。

太阴司天　**少角**阴　木运　**太阳**在泉　**清热胜复同，同正宫**《五常政大论》委和之纪太宫与正宫同　**丁丑　丁未　其运风清热。**

少角初正　春　**太徵**夏　**少宫**长夏　**太商**秋　**少羽**终　冬

太阴　少徵　太阳　寒雨胜复同。癸丑　癸未　其运热寒雨。

少徵春　**太宫**夏　**少商**长夏　**太羽**终　秋　**太角**

太阴　少宫　太阳　风清胜复同，同正宫《五常政大论》卑监之纪上宫与正宫同 **己丑太一天符　己未太一天符　其运雨风清。**

少宫　太商　少羽终　**少角**初　**太徵**

太阴　少商　太阳　热寒胜复同。乙丑　乙未　其运凉热寒。

少商　太羽终　**太角**初　**少徵　太宫**

太阴　少羽　太阳　雨风胜复同，同正宫《五常政》涸流之纪上宫与正宫同。或以此二岁为同岁会为平水运，欲去同正宫三字，非也。**辛丑**同岁会　**辛未**同岁会　**其运寒雨风。**

少羽终　**少角**初　**太徵　少宫　太商**

凡此太阴司天之政，气化运行后天，阴专其政，阳气退辟，大风时起，天气下降，地气上腾，原野昏霿，白埃四起，云奔南极，寒雨数至，物成于差夏。民病寒湿，腹满身䐜愤，胕肿痞逆，寒厥拘急。湿寒合德，黄黑埃昏，流行气交，上应镇星、辰星。其政肃，其令寂，其谷黅玄。故阴凝于上，寒积于下，寒水胜火则为冰雹，阳光不治，杀气乃行。故有余宜高，不及宜下，有余宜晚，不及宜早，土之利，气之化也，民气亦从之，间谷命其太也。

太阴湿土司天，太阳寒水在泉，丑未之岁也。本年运气皆少，主运不及，故气化运行后天而迟也。气化运行后天而迟者，万物生长化成皆后天时而成，俗谓“节气晚”也。司天是湿(土)，在泉是寒(水)，寒湿相济，故阴专其政，阳气退辟也。大风时起者，本年少运，主土不及，木(风)反胜之也。天气下降者，司天之湿(土)气下降也。地气上腾者，在泉之寒(水)气上胜也。寒腾湿降，寒湿之气淫于气交而原野昏霿，白埃四起矣。昏霿者，原野霿晦也。《说文》：霿，莫候切，天气下，地气不应曰霿。白埃四起者，如尘埃嚣上，四起而白色也(俗谓白茫茫的)。于是则云奔南极，寒雨数至，物成于差夏矣。如此寒湿气盛，故万物必于差夏乃见成熟。差夏者，立秋后十日也。按，立秋时万物即见成熟，过十八日则寸草结子，此即俗谓“庄稼熟得晚”也。

民病寒湿者，民感此寒湿之气而病也。腹满，身䐜胀，胕肿，痞逆，即诸湿肿满皆属于脾也。寒厥拘急，即诸寒收引皆属于肾也。湿寒合德，黄黑昏埃，流行气交者，湿土之黄、寒水之黑，即天如埃嚣之昏，黄一阵黑一阵，流行于气交之中也。上应土之镇星、水之辰星倍明也。

其政肃者，寒水在下而严肃也。其令寂者，湿土司天而寂静也。其谷黅玄者，正气生成土黅水玄也。阴凝于上者，湿土司天太阴之气凝于上也。太阳在泉，寒水之气积于下也。寒水胜火则为冰雹者，所谓火郁之发，山川冰雪是也。如此则阳光不治，肃杀乃行矣。故有余宜高者，谓土有余敦阜之岁，大雨时行，湿气乃用，谷收高田。土不及卑监之岁，雨乃愆，化气不令，谷长洼地。敦阜之年顺长以盈，谷种宜晚。卑监之年化政不令，谷种宜早。即节气早宜晚，节气晚宜早，如“三月寒食(清明)花不开，二月寒食花开败”；如清明种高粱，二月节早宜晚种，三月节晚宜早种也。总言此识土之利，气之化也。民气亦从之者，如“节早宜晚脱棉，节晚可早脱棉”类也。

间谷命太者，本年是少运，以在泉之间气属太者，命为间谷也。太阳在泉，右阳明左厥阴，是白青色也。司天是太阴，左少阳右少阴，不主间谷也。其具体治法奈之何哉。

岁在丑未，太阴司天，气化运行后天，阴专其政，阳气退辟，大风时起，天气下降，地气上腾，原野昏霿，白埃四起，云奔南极，物成差夏，湿寒合德，黄黑埃昏，流于气交，上应镇星辰星倍明。阴凝上，寒积下，冰雹降，杀气行。

寒湿，腹满，身膹愤，胕肿，痞逆，脉缓涩有力而迟者，宜实脾饮；无力者，理中加附子苍术茯苓。方见前。

李杲治寒中，腹胀满，作涎作清涕，或多溺，足下痛，不能任身履地，骨乏无力，喜睡，两丸多冷，时作阴阴而痛，或妄见鬼状，梦亡人，腰背、胛眼、腰脊皆痛，制术附汤，即平胃二陈合方加桂附泽泻猪苓生姜，下伐肾邪，中燥脾湿，壮阳胜寒，流通血脉，亦相吻合也。

寒厥拘急，诸寒收引皆属于肾者，脉紧迟，宜壮阳胜湿，四逆加术桂茯苓汤。

附子三钱，干姜三钱，甘草三钱，肉桂三钱，茯苓八钱，苍术五钱。

四逆已寒厥，桂附壮命门，姜术燥湿土，茯苓伐肾邪，甘草和百药、解附毒，苓渗湿且使附毒出之小便也。

初之气，地气迁，寒乃去，春气正，风乃来，生布万物以荣生布疑有阙文，当是生气布**，民气条舒，风湿相薄，雨乃后。民病血溢，筋络拘强，关节不利，身重**

筋痿。

二之气，大火正，物承化，民乃和，其病温厉大行，远近咸若。湿蒸相薄，雨乃时降。

三之气，天政布，湿气降，地气腾，雨乃时降，寒乃随之。感于寒湿，则民病身重胕肿，胸腹满。

四之气，畏火临，溽蒸化，地气腾，天气否隔，寒风晓暮，蒸热相薄，草木凝烟，湿化不流，则白露阴布，以成秋令。民病腠理热，血暴溢，疟，心腹满热，胪胀，甚则胕肿。

五之气，惨令已行，寒露下，霜乃早降，草木黄落，寒气及体，君子周密，民病皮腠。

终之气，寒大举，湿大化，霜乃积，阴乃凝，水坚冰，阳光不治，感于寒则病人关节禁固，腰脽痛，寒湿推于气交而为疾也推不如堆字。

必折其郁气，而取化源，益其岁气，无使邪胜。食岁谷以全其真，食间谷以保其精。故岁宜以苦燥之温之，甚者发之泄之。不发不泄，则湿气外溢，肉溃皮拆而水血交流。必赞其阳火，令御甚寒，从气异同，少多其判也。同寒者以热化，同湿者以燥化，异者少之，同者多之，用凉远凉，用寒远寒，用温远温，用热远热，食宜同法。假者反之，此其道也。反是者病也。

初之气者，大寒至惊蛰之末也。地气迁者，由上年子午之终气迁入今岁之初气也。寒乃去者，上年终气寒气数举，今年初气主客皆是厥阴，故寒乃去，春气至，风乃来生布（生字下有气字则顺矣），万物以荣，民气条舒也。风湿相薄者，太阴湿土司天，厥阴风木主气，厥阴风木加临也。雨乃后者，湿主雨润，风为雨先，而主客皆风，二风胜一司天湿土，故虽风湿相薄而反雨乃后也。

民病血溢者，风能荡血，厥阴从中气少阳之化，湿能郁火，火郁必发，火性炎上，火激血沸，故上溢口鼻也（息风热、祛湿邪）。筋络拘强，关节不利，身重筋痿者，风热伤肝，肝主筋，筋络关节，关节不利则身重筋痿也。

二之气，春分至立夏之末也。大火正者，二之主气是君火，客气是相火，二火成炎，火土合德，故物承化，民乃和也。

其病温厉大行，远近咸若者，因司天湿土遇君相二火之蒸，湿蒸厉气，人触成灾也。而湿蒸致雨，湿厉得泄而温自止矣。

三之气，小满至小暑之末也。主气是少阳相火，客气是太阳湿土，又是湿土司天。如此二湿一火(但值夏日火令)司天，湿政下布(二土)，客气湿气下降，似湿胜矣。而主气是相火，夏令是君火，故地气上腾，火蒸湿成雨，时雨乃降，寒亦随之呈现也。

感于寒湿则民病身重，胕肿，胸腹满者，湿气充斥于上下也。要知此寒是湿近于寒，在此夏令不可直以大量温燥，须酌脉而定也。

四之气，大暑至白露之末也。畏火临者，谓在泉寒水临位而夏季火令畏之也。溽蒸化者，主气是太阴湿土，客气是少阳相火，火蒸湿也。溽湿蒸化而地气上腾，加之在泉寒水反能郁火，火不能发，湿不得泄，故天地否隔也。其否隔者，寒风晓暮也。谓晓暮早晚之时则寒风凛凛(寒水在泉)，其他时间则仍蒸热也(客气相火暑令)。蒸热相薄者，谓正时也。草木凝烟者，谓晓暮也。湿化不流(否隔)则白露阴布，以成秋令之肃矣。

民病腠理热者，寒湿热三气相荡薄也。血暴溢者，寒湿郁火，火极暴发而吐衄也(三黄石膏)。疟，心腹满热，胪胀，甚则腹肿者，酌湿寒热之多少而定，临时权宜可也。

五之气，秋分至立冬之末也。主客皆是阳明，阳明主清凉，再加在泉是寒水，时候又界秋冬，故惨令已行，寒露下，霜乃早降，草木黄落，寒气及体也。君子周密者，预防之也。民病皮腠者，寒邪外袭而病也。

终之气，小雪至小寒之末也。主客气皆是寒水，在泉亦是寒水，而又届严冬，故寒大举，湿大化，霜乃积，阴乃凝，水坚冰，阳光不治也。人感寒则关节禁固者，寒伤筋也(禁止固定，喻筋关节之难屈伸也)。腰脽痛者，寒伤骨也(肾主骨)。

以上六气为病，皆寒湿推于气交而为疾也(推字不如堆好)。

必折其郁气而取化源者，折其致郁之气而取其源穴也(详上《玄珠密语》)。益其岁气，无使邪盛者，资益其不及之岁气，不使克之之邪而胜之也。

食岁谷以全其真者，食司天在泉之色谷(黄黑)，以保全其天真也。天真者，真气受于天，与谷气并而充身者也。食间谷以保其精者，食间色之谷，以保育其精也。精者常先身生，发育之本，赖后天谷生精而保之也。故岁宜苦以燥之者，主太阴湿土之司天也。温之者，主太阳寒水之在泉也。甚者发之泄之者，发湿之郁，泄湿之渍也。不发不泄则湿气外溢，肉溃皮拆而血水交流矣。

必赞其阳火(赞，助也)，令御甚寒者(甚寒二字生，不如其字)，谓五气也。从气异同，少多其判者，从其气之何多何少，或异或同，而大小其制，分而治之也。同寒者以热化，同湿者以燥化者，谓少商少宫少羽岁同寒，少宫岁又同湿，寒过宜温，湿过宜燥也。异者少之，同者多之，用寒远寒，用温远温，用热远热，食宜同法，假者反之，此其道也。反是者病也。其具体治法奈之何哉？

初之气，风湿相薄，雨愆，民病血溢，弦数者，宜息风热，去湿邪，黄芩加味汤。

黄芩三钱，白芍四钱，甘草二钱，白头翁三钱，秦皮三钱，黄柏三钱，漏芦三钱，贯众四钱，玄参三钱，天冬三钱。

黄芩汤制胆火（胆寄相火），黄柏则直制相火且燥湿热矣。漏芦、白头翁秉金制肝息风，清肃化湿制热，合秦皮、白芍凉血息风。贯众玄参不独取其凉血滋阴，更取其润而渗湿也。

筋络拘强，关节不利，身重筋痿，风热伤肝也。弦数者前方加钩藤三钱，重者可加羚羊。

二之气，温厉大行，远近咸若，湿蒸相薄，涩而厥数者，宜泻火去湿解毒，新制连翘汤。

连翘八钱，金银花四钱，茵陈三钱，佩兰三钱，黄柏三钱，石斛二钱，菖蒲三钱，丹参三钱，贯众三钱。

连翘凉泻心火，肃胜湿邪。黄柏苦去湿热，寒泻相火。佩兰、菖蒲、茵陈芳香化浊以胜湿，金银花、玄参、贯众既去湿热而又解毒者也。按，黄连泻心去湿似极吻合，然敛涩太甚，一切温病加之，口立大渴，须切记也。盖温毒宜清散，故摒黄连而重连翘也。翘性详予《本草经述义》中。

三之气，身重胕肿，胸腹满，脉涩数者宜清燥，平胃二妙合方与之。

苍术四钱，厚朴三钱，陈皮三钱，甘草二钱，黄柏四钱，黄连三钱，白鲜皮三钱。

平胃、二妙治内外湿之总方，临证酌情增减可也。

脉缓迟者，实脾饮或李杲术附汤。

四之气，腠理热，血暴溢，浮萍茵陈三黄汤。

浮萍四钱，茵陈四钱，黄芩三钱，大黄三钱，黄连三钱。

意仿三黄石膏里清外解，此外解湿者也。

心腹满热，胪胀，甚则胕肿，宜酌寒热湿三者之多少，临时按证因处理，难预定也。

五之气，寒伤皮腠，初得宜温散，化热宜清解，成疹化疮宜兼活血解毒，古之风水，今之脓痂疹肾炎即其一也。仲师之言曰：风水脉浮，骨节疼痛。又曰：脉浮而洪，浮则为风，洪则为气，风气相薄，风强则为瘾疹，身体为痒，痒者为泄风，久为痂癞。初起身肿脉涩者，桂枝去芍药合麻黄附子细辛汤加莱菔子微汗即愈。化热者，越婢加术汤。脓痂者，黄连三钱，黄柏三钱，苦参三钱，蝉蜕一钱，蛇蜕一钱，石膏二钱，金银花二钱，蒲公英二钱，防己二钱，服后汗大出通身而愈。

桂枝去芍合麻黄附子细辛汤加方。

桂枝三钱，生姜三钱，大枣二个，甘草六钱，细辛一钱，麻黄二钱，附子一钱，莱菔子一两。

越婢加术汤方。

麻黄三钱，石膏一两，生姜三钱，甘草二钱，大枣四个，白术三钱。病理、方义详《金匮述义》及《赵仲琴诊籍四种·度金针医案》。

终之气，关节禁固，脉弱涩者，桂枝合附子、黄芪建中、补血、术附汤。

桂枝三钱，芍药四钱，生姜三钱，大枣四个，甘草三钱，附子三钱，党参三钱，白术三钱，茯苓四钱，黄芪一两，当归三钱。

桂枝汤调和营卫，附子汤愈骨痛身寒，芪归建中温补气血，芪归补血走表，术附胜湿壮阳。方具解外、走表、补气血、和营卫、壮肾阳、燥脾湿。草苓解附之毒，归芍荣筋之血，尤符“阳气者，精则养神，柔则养筋”之旨也。

腰脽痛，天雄散。方见前。

天雄白术桂枝外散风寒湿邪，内壮脾肾阳气。龙骨收敛免汗之漏，且纳摄肾阳收敛神明也。

湿寒甚者，宜发之泄之。不发泄者，肉坼而血水交流。

予廿龄应世时，村健男某肘下至腕浸淫溃烂，破流黄红血水，淋漓不绝，医多怪之。予以泽兰、连、柏、浮萍、防己、茯苓皮、苍术、苦参内服，外用石灰四两，大黄四钱，炒成红粉色，去大黄，撒湿烂处即愈。

帝曰：善，少阴之政奈何？岐伯曰：子午之纪也。

少阴君火　司天　**太角**壬为阳水为太角　**阳明**在泉燥金　**壬子　壬午　其运风鼓**鼓字疑愆，待考**，其化鸣紊启坼，其变振拉摧拔，其病支满。**

太角初正　**少徵**　**太宫**　**少商**　**太羽**终

少阴　**太徵**　**阳明**燥金　在泉　**戊子天符**　**戊午太一天符**　**其运炎暑**太徵岁，太阳司天曰热，少阳司天曰暑，少阴司天曰炎暑，兼司天之气而言运也。**其化暄曜郁燠，其变炎烈沸腾，其病上热血溢。**

太徵　**少宫**　**太商**　**少羽**终　**少角**初

少阴君火　司天　**太宫**阳土　**阳明**在泉　燥金　**甲子**　**甲午**　**其运阴雨，其化柔润时雨，**《五常政》作柔润重淖，此时雨二字疑误。**其变震惊飘骤，其病中满身重。**

太宫　**少商**　**太羽**终　**太角**初　**少徵**

少阴司天　**太商**阳运　**阳明**在泉　**庚子**同天符　**庚午**同天符　**同正商**坚成之纪上徵与正商同　**其运凉劲**运合在泉，**其化雾露萧飋，其变肃杀凋零，其病下清。**

太商　**少羽**终　**少角**初　**太徵**　**少宫**

少阴　**太羽**　**阳明**　**丙子岁会**丙子皆水　**丙午**　**其运寒，其化凝惨凓冽**《五常政》作凝惨寒雰，**其变冰雪霜雹，其病寒下。**

太羽终　春　**太角**初　夏　**少徵**长夏　**太宫**秋　**少商**冬

凡此少阴司天之政，气化运行先天，地气肃，天气明，寒交暑，热加燥，云驰雨府，湿化乃行，时雨乃降，金火合德，上应荧惑、太白。其政明，其令切，其谷丹白。水火寒热持于气交而为病始也，热病生于上，清病生于下，寒热凌犯而争于中。民病咳喘，血溢，血泄，鼽嚏，目赤眦疡，寒厥入胃，心痛，腰痛，腹大，嗌干肿上。

少阴君火司天，阳明燥金在泉，子午岁也。本年运气皆太，主运太过，故气化运行先天而早也。早者，即万物生成先时而至，俗谓之"节气早"也。地气肃者，阳明燥金在泉也。天气明者，少阴君火司天也。寒交暑者，今年初气之寒交承上年终气之暑也。因上年己亥终之客气是少阳，阳大化，蛰虫见，水不冰，草乃生，温厉行，有似暑令故曰暑。今年子午初气客气是太阳寒水，故曰寒也。热加燥者，君火在上（热），燥金在下（燥）也。云驰雨府，湿化乃行，时雨乃降者，盖遇太宫之甲子甲午、太商之庚子庚午、太羽之丙子丙午，否则火加燥又焉得湿气大行哉？（隐庵引少阳临上雨乃涯，不妥。）金火合德，上应荧惑（火）太白（金）二星之倍明也。

其政明者，君火在上也（火主明）。其令切者，燥金在下也（金主切）。其谷丹白者，火金之色也。水火寒热持于气交者，谓司天少阴火热，在泉燥金清凉

（《左传》闵二年，晋申生伐东山皋落氏，衣之尨[1]服，远其躬也；佩以金玦，弃其衷也。服以远之，时以閟之，尨凉冬杀，金寒玦离，胡可恃也。按金亦称寒），忽寒忽热，持争于气交之中。尤其当在三四气小暑大暑之间而为病之所始也。热病生于上者，君火司天主上半年也。清气生于下者，燥金在泉主下半年也。寒热凌犯而争于中者，即上之火、下之寒（金）交争于天地（中）之气交，六气中之二暑节也。不仅火性炎上而病上，金寒凝下而病下也。

民病咳喘，血溢，血泄，目赤眦疡，似属君火为灾。寒厥入胃，心痛，腰痛，腹大，嗌干肿上，似属燥金为病。而形寒之咳喘，寒凝之目赤，火犯心之痛，暴腹胀大之热皆所常见。故此段必以现场现实而决之于脉。其火犯心包心痛而数者，少阳重知柏以平相火。此属心火，不无少变也。少阴火犯，宜准前犀角地黄等方。

二暑节忽寒忽热，水火交争，洪数或沉数，血泄，血溢，咳喘，目赤眦疡，鼽嚏，心痛等证。

川楝子（心火），百合（肺），栀子（心），连翘（心），黄芩（心肺），薄荷（通心散郁），枳实（利七冲之门），白芍（和阴平肝），柴胡（疏滞），甘草，阿胶（养阴），卵黄（养心）。

寒厥入胃心痛，胃络通心也。脉迟者，当发下半年。

人参三钱，吴茱萸三钱，生姜三钱，甘草三钱，茯苓五钱，大枣五个，桂枝三钱。

吴茱萸汤温补以祛浊阴，兼茯苓桂枝生姜大枣抑冲降逆下伐肾邪者也。

初之气，地气迁，燥当是暑**将去，寒乃始，蛰复藏，水乃冰，霜复降，风乃至，阳气郁，民反周密，关节禁固，腰脽痛，炎暑将起，中外疮疡。**

二之气，阳气布，风乃行，春气以正，万物应荣，寒气时至，民乃和。其病淋，目瞑目赤，气郁于上而热。

三之气，天政布，大火行，庶类蕃鲜，寒气时至。民病气厥心痛，寒热更作，咳喘，目赤。

四之气，溽暑至，大雨时行，寒热互至。民病寒热，嗌干，黄瘅，鼽衄，饮发。

五之气，畏火临，暑反至，阳乃化，万物乃生乃长荣，民乃康，其病温。

---

1 尨，音芒，杂色。

终之气，燥令行，余火内格，肿于上，咳喘，甚则血溢，寒气数举则霿雾翳，病生皮腠，内舍于胁，下连少腹而作寒中，地将易也。

必抑其运气，资其岁胜，折其郁发，先取化源，无使暴过而生其病也。食岁谷以全真气，食间谷以辟虚邪，岁宜咸以软之而调其上，甚则以苦发之；以酸收之而安其下，甚者以苦泄之，适气同异而多少之，同天气者以寒清化，同地气者以温热化。用热远热，用凉远凉，用温远温，用寒远寒，食宜同法。有假则反，此其道也，反是者病作矣。

初之气，大寒至惊蛰之末也。地气迁者，由上年终气迁入今年之初气也。暑（暑者煮也，其热如煮也，冬热亦可称暑。原是燥字）将去者，上年己亥终之客气是少阳气化大暑，今年子午初客气是太阳，太阳属寒水故暑将去，寒乃始，蛰复藏，水乃冰，霜复降，风乃至而冽也（主气厥阴风木，客气寒水加之。）阳气郁者，寒外来而郁内阳也。民反周密者，民复周密而藏也。关节禁固者，禁止固定而难屈伸，寒风伤筋也。腰脽痛者，寒风伤肾也。炎暑将起，中外疮疡者，谓将至二气主气之君火时，则与司天君火相合，如再逢太徵之岁则炎暑起，热腐血肉，中外疮疡矣。

二之气，春分至立夏之末也。主气是君火，合司天君火，客气是厥阴风木，故阳气布，风乃行，春风以正，万物应荣矣。

寒气时至者，予疑寒是暑字，二火一风又焉能寒哉？如解少阴标，阴本热，此从标似通。如真从标化寒，则又焉能阳乃布、风乃行哉？其太商之庚子庚午、太羽之丙子丙午寒或时至，此则必须亲验也。予现在只可以暑气解之。民乃和，感二气之暖，释禁固解周密也。其病淋，目瞑目赤，皆风热为灾。气郁于上而热者，乃火性炎上而郁，非寒束之郁也（当息风热泻心火）。

三之气，小满至小暑之末也。主气是少阳相火，客气是少阴君火，合司天君火，三火成焱，故天政布，大火行，庶类蕃鲜，寒气时至也。此寒字同上疑是暑字之讹，如少阴真从标化寒则不得大火行矣。其亦如上之太商太羽而时寒欤？民病气厥心痛，寒热更作，咳喘，目赤，皆风热为灾，暑热成疟，火灼肺肾而咳喘目赤也。

四之气，大暑至白露之末也。主客二气皆是太阴湿土，而在泉阳明清凉燥金济之，再承三气之大火行，二湿加热，遇凉成雨，此溽暑至，大雨时行也。寒热互至者，湿近寒，阳明清凉，此寒至也。湿近暑，承三气之焱，夏令本热，此热至也。民病寒热者，湿热成疟也。嗌干者，湿不化津，热反灼津也。黄瘅者，湿瘀热郁也。衄衄者，热郁极而暴发也。饮发者，湿热内郁，困脾而不运也。

五之气，秋分至立冬之末也。主气是阳明燥金，与在泉燥金相合，本应凉爽矣。而客气是少阳相火，凉热相抵，而火且制金，故曰畏火临也。金畏之火临位，故虽一火而可胜秋令之三金(主、客、时)而暑反至，阳乃化，万物乃生乃长荣者，感此秋行夏令之长气(火就燥)而然也。清热之气合化，不似三气之焱，故民乃康。其病温者，暑气胜也。

终之气，小雪至小寒之末也。主气是太阳寒水，客气是阳明燥金，与在泉燥金相合，两金清凉再济寒水，又是冬令，则燥令大行，余火内格矣。燥令行是干冷，"冷得扎人"即所谓"砭人肌骨"者也。余火内格者，五之气暑至阳化，长气反盛之余火，感终气之金寒干冷，不得外泄而内格也。内格者，内阳被寒外束，格于内而不得达于外也。郁阳不出，火性炎上，则肿于上也。肺主皮毛，形寒伤肺则作咳喘也。甚则血溢者，寒外束，阳内郁，郁极暴发，火沸血则溢而吐衄也。寒气数举者，感寒水金凉之气也。霿雾成翳者，金水之余气也。病生皮腠者，阳明燥金主表，寒伤表也。内舍于胁者，非金伤肝，乃寒伤肺。胸胁，肺之宫城也。下连少腹，而作寒中者，燥金大肠与肺表里，肺脉下络大肠，大肠在下，肺寒以及之也。地气易者，言终气如此寒极，终之气将易而迁入下纪丑未之初气而又万物以荣矣。此剥极必复，物和极必反，胜复之道也。

必抑其运气者，抑其运气之太过也。言本纪运皆属太，宜抑之也。资其岁胜者，资助其所胜之气(火克金之类)，使不受克也。折其郁发者，折其致郁之发也。先取其化源者，先其时而取其化源之穴也(详《玄珠》)。如此者，无使暴过而生其病也。食岁谷以全真气，食间谷以避虚邪(虚邪从冲方来，食间谷保精。)，即《上古天真论》"虚邪贼风避之有时，精神内守病安从来"也。岁宜咸以软之，而调其上者，即心欲耎，急食咸以软之也(火淫于内，治以咸寒)。而调其上者，而调其司天少阴之太气也。甚则以苦发之者，苦寒泄火也。以酸收之而安其下者，金辛散而济之酸敛也。甚则以苦泄之者，阳明燥金成实，而以大黄类苦寒泻之也。下段与上几章同义，兹不赘述。其具体方法奈之何哉？

上年己亥终气，阳大化，蛰虫出见，流水不冰，草生，病温，冬行春令，至大寒初气始寒至，蛰藏水冰霜降风冽也。关节禁固者，前因冬不藏而虚，今又骤寒乘虚伤筋，阳不能柔也。缓迟者，附子桂枝建中补血术附汤。

桂枝三钱，芍药四钱，生姜三钱，大枣四个，甘草三钱，附子三钱，党参三钱，白术二钱，茯苓四钱，黄芪一两，当归三钱。

腰脽痛者，前者冬奇热而不藏精，骤逢寒，肾伤而痛也。外寒胜，内阳虚也。弦紧或迟者，天雄散。方见前。

至春分将至，而大寒忽去，而又大热，中外疮疡者，热腐血肉也。脉数者，清心藏之毒火，黄连解毒加方。

黄芩三钱，黄连四钱，栀子四钱，黄柏三钱，大黄三钱，金银花一两，甘草三钱，当归三钱，玄参五钱。

二之气，君火焱炎而淋者，心热，口舌生疮，小便黄赤，茎中作痛，热淋不利，心肾脉左寸洪数左尺不及者，导赤散。

生地黄一两，木通三钱，甘草梢三钱。

赤属心，导赤者，导心经之热从小肠而出，以心与小肠为表里也。口疮，溺赤，茎痛，热淋皆心移热小肠之证，故不用黄连直泻心，而用生地滋肾凉心，木通通尿利肠，甘草梢泻最下之热而利茎痛也。此水虚火不实者宜之，利水不伤阴，泻火不伤胃也。心经实热者，必加黄连、竹叶、大黄。予每加川楝子、苦参，效颇著焉。以川楝子能导心火下降，苦参善泻小肠之火也。详予《本草经述义》中。

目瞑目赤，气郁于上而热，风热为灾，脉数者，凉膈散加菊花决明子胆汁汤。

凉膈散方见前，加菊花三钱，决明子三钱，猪胆一个（如无，可用自己尿一碗）。

不用黄连者，以连苦涩收敛太甚，天行时厉不宜用，郁气不宣者尤当避之也。

三之气，三火成焱，气厥晕倒，或数或滞或无脉者，急以薄荷冰二分，滑石一两，甘草末一钱半，灌下钱许即省，再以育阴清凉剂与之，或人参白虎汤。

心痛，火犯心包也，栀子金花汤加知母、瓜蒌。

栀子四钱，黄芩三钱，黄连四钱，黄柏三钱，知母三钱，大黄三钱，瓜蒌二两。

大泻君相之火也。

寒热更作，此证白天覆被蒙头困睡，夜则发狂谵语袒衣，面黄舌赤，腹泻溺短赤，脉沉数。阳气固结于中，阴象发现于外，至夜阴来济阳而阳如火之得薪而旺，极似炉火将熄，激之水而反焰也。即以黄连解毒汤可愈。愈后腿疼腰酸，脉细数，肾阴之受灼也，以滋阴养液巩固之。

咳喘，火克金也。前方主之。愈后养阴清肺。

目赤，前方加决明子、菊花。

四之气，湿热蕴酿，溽暑至，大雨行，寒热互至，病寒热者，湿热成疟也。方泛难备。

嗌干者，连翘四钱，黄连二钱，黄柏二钱，茵陈二钱，贯众三钱，天冬三钱，玄参三钱，石膏四钱。

重在去湿热而又养阴，养阴而更能去湿也。

黄疸，湿热蒸发，头汗剂颈，小便不利，渴欲饮水，此为瘀热于里，身必发黄，茵陈蒿汤主之。

茵陈蒿一两半，栀子十四枚，大黄五钱，先煮茵陈，后入栀黄，分三次服。小便当利如皂角汁状，色正赤，一宿腹减，黄从小便去也。

湿见风干，暑逢秋消，茵陈苗早具厥阴之气，叶起白霜得金水之精。栀子花白芳烈秉金气之坚，六出似雪得水性之寒，皮黄走土，肉赤泻心。大黄直下胃及三焦之火。如是则湿热外驱，黄自已矣。

鼽衄者，郁火暴发，宜去湿热，大黄黄连泻心汤。

大黄三钱，黄连四钱，黄柏三钱，白茅根二两。

饮发，热湿困脾不运，薰肺不肃，滞肝不疏也，猪苓汤加味。

猪苓四钱，茯苓三钱，泽泻三钱，阿胶三钱，滑石六钱，黄柏三钱。

二苓泽滑利既蓄之水，而重点在滑石甘寒，阿胶滋阴也。此育阴行水法，加黄柏以去湿热。当参《本草经述义》猪苓条。

五之气，秋行夏令，以火就燥而病温者，泽黎汤（自制）。

生地黄八钱，玄参一两，知母四钱，天冬四钱，麦冬四钱，漏芦四钱，贯众四钱，连翘四钱，金银花八钱，板蓝根四钱，大青叶三钱，煎成当水饮。

终之气，天气干冷，余火内格，肿于上头部者，火性炎上，当用凉膈去硝黄而清散之，决不可用釜底抽薪之硝黄，亦忌黄连之涩敛。下之者遗热于上，多现危象。用连者必口渴神昏，详病案中。

栀子三钱，连翘四钱，薄荷四钱后入，黄芩三钱，板蓝根四钱，金银花一两，僵蚕三钱，蝉蜕三钱，竹叶一钱，葛根四钱，白茅根一两，煎后当水饮。

妙在葛薄翘银蝉蚕竹叶清凉解表，茅根引热外行，栀翘芩蓝金银花清热解毒也。

咳嗽甚则血溢，寒外束火内郁也。宜内清外解，越婢加半夏汤。方见前。

如寒气数举，病生皮䐜，内舍于胁下，连少腹而寒中者，是寒伤皮䐜以及肺，胁为肺宫，肺络大肠，大肠居于少腹而作寒中之利也。此大似伤寒太阳与阳明合病自下利之葛根证，是为伤寒外束肌表，由太阳内陷阳明之里，外束内侵则升降失令，上逆则呕，下攻则利，故以葛根汗之，寒外散则内得职，呕利斯止，与理中之呕逆不同也。按下利清谷者不可发汗，汗则脾阳虚而胀，当先温之，以里虚也。兹是寒内侵而利，必仍由汗解，使寒从外出。若失治，寒久不愈，则宜四逆加吴茱萸矣。

葛根汤：葛根一两二钱，麻黄一两，桂枝一两，芍药六钱，生姜一两，甘草六钱(炙)，分三次服，温覆取汗，得汗止后服。

久不愈寒中者，四逆加吴茱萸汤。

附子三钱，干姜三钱，甘草五钱，吴茱萸三钱，煎服。

帝曰：善。厥阴之政奈何？岐伯曰：巳亥之纪也。

厥阴司天　**少角**阴　木　**少阳**在泉　**清热胜复同，同正角**《五常政》上角与正角同　**丁巳天符　丁亥天符　其运风清热。**

少角初正　**太徵　少宫　太商　少羽**终

厥阴　少徵　少阳　寒雨胜复同。癸巳同岁会　**癸亥**同岁会　**其运热寒雨。**

少徵　太宫　少商　太羽终　**太角**初

厥阴　少宫　少阳　风清胜复同，同正角卑监之纪上角与正角同。**己巳　己亥　其运雨风清。**

少宫　太商　少羽终　**少角**初　**太徵**

厥阴　少商　少阳　热寒胜复同，同正角从革之纪上角其正角同。**乙巳　乙亥　其运凉热寒。**

少商　太羽终　**太角**初　**少徵　太宫**

厥阴　少羽　少阳　雨风胜复同。辛巳　辛亥　其运寒雨风。

少羽终　少角初　太徵　少宫　太商

凡此厥阴司天之政，气化运行后天，诸同正岁，气化运行同天，天气扰，地气正，风生高远，炎热从之，云趋雨府，湿化乃行，风火同德，上应岁星、荧惑。其政挠，其令速，其谷苍丹，间谷言太者。其耗文角品羽。风燥火热，胜复更作，蛰虫来见，流水不冰，热病行于下，风病行于上，风燥胜复形于中。

厥阴风木司天，少阳相火在泉，巳亥岁也。本年运气皆少，主运不及，当气化运行后天而迟也。惟此司天风木与在泉相火相合，故少阳司天者天气正，少阳在泉者地气正也。正者，即正岁也。正岁者，即下文非有余，非不足，气化运行正当其时者也。运行同天者，少阳在泉同司天厥阴风木之气也。天气扰者，风木之象也。地气正者，同天厥阴之化，故风生高远也。炎热从之者，厥阴不从标本，从中少阳相火之化也。云趋雨府，湿乃行者，按湿见风干，火以就燥，而湿无由生，雨无由化，必少宫之己巳、己亥，少羽之辛巳、辛亥，或少徵癸巳、癸亥之从标者也。风火同德者，惟此少阳司天在泉上下一致，故曰同。同者，异乎他年之合也。上应岁星之木，荧惑之火，光曜倍明也。其政挠者，从司天之风木也。其令速者，从在泉之相火也。其谷苍丹，木火之色也。间谷命太者，本年运皆属少，而间谷之属太者，命之也。谓左间阳明，右间太阴也。其耗文角品羽者，其耗散万物则有文角之木、品羽之火为灾也。风燥火热胜复更作者，司天之风胜湿而燥，在泉之火就燥化热，风与热互相胜复，更作往还也。故蛰虫来见，流水不冰也。热病行于下者，行于在泉下季也(相火)。风病行于上者，风行于司天上季也。风热燥火之气胜复往来，形现于气交之中矣。此未论及病。

文角、品羽。文，杂也。《易经》：物杂曰文。文角者，即诸有角者也。若獐鹿牛羊皆是。品，类也。《易经》：品物流形。品羽者，凡鸟类有羽者皆是。是角类、羽类皆成群害稼，故曰文曰品也。(录马玄台注)

按上阳明燥金司天，少阴君火在泉，其耗白甲品羽，解作阳明司天金不及，故白色金属之甲类弱耗不著，而属火之羽类品而繁殖。此厥阴风木司天，少阳相火在泉，本年皆少，亦主风运不及，援引上例，属青木之角类己亥耗而不蕃，而属火之羽类品而繁殖也。品者多也，众也。诸解不惬，百忙中悟而记之，殊自快意，尚望有人指正焉。一九八二年一月十二午前开会记。

初之气，寒始肃，杀气方至，民病寒于右之下。

二之气，寒不去，华雪水冰，杀气施化，霜乃降，名草上焦，寒雨数至，阳复化，民病热于中。

三之气，天政布，风乃时举，民病泣出，耳鸣掉眩。

四之气，溽暑湿热相薄，争于左之上，民病黄瘅而为胕肿。

五之气，燥湿更胜，沉阴乃布，寒气及体，风雨乃行。

终之气，畏火司令，阳乃大化，蛰虫出见，流水不冰，地气大发，草乃生，人乃舒，其病温厉。

必折其郁气，资其化源，赞其运气，无使邪胜。岁宜以辛调上，以咸调下，畏火之气，无妄犯之。用温远温，用热远热，用凉远凉，用寒远寒，食宜同法。有假反常，此之道也，反是者病。

初之气，大寒至惊蛰之末也。主气是厥阴风木，客气是阳明燥金。寒始肃，杀气方至者，今年巳亥承上年辰戌终气之凄惨寒风，至此大寒节益形其厉也。民病寒于右之下者，谓阳明金在右之下，大肠寒痛也。

二之气，春分至立夏之末也。主气是少阴君火，客气是太阳寒水，故寒不去，华雪水冰，杀气施化，霜乃降，名草上焦也。按厥阴属风，从中气相火之化，合少阴君火主气，当是热风。虽有客气寒水，似不至若是之厉，其少商之乙巳乙亥、少羽之辛巳辛亥欤？

阳复化者，即前君（主气）相（在泉。同天厥阴从中）二火为客气太阳寒水所掩，至此而阳又复化者，战胜客气而复之也。凡复必甚，故民病热于中也。

三之气，小满至小暑之末也。主气是少阳相火，客气是厥阴风木，合司天风木，故天政布，风乃时举也。民病泣出、耳鸣掉眩者，风行于上，诸风掉眩皆属于肝也。

四之气，大暑至白露之末也。主气是太阴湿土，客气是少阴君火，在泉是少阳相火，又在长夏，二火一湿，故溽暑湿热相薄也。争于左之上，火性炎上，火居左（木，阳），火灼肝，而民病黄瘅胕肿，即近日之急性肝炎也。

五之气，秋分至立冬之末也。主气是阳明燥金，客气是太阴湿土。以凉金湿土再合在泉相火，则燥湿更（平声。更迭而胜也）胜而蒸化，故沉阴乃布而湿化，寒气及体而金化，风雨乃行而火化，亦太阴所至终为雨，阳明所至为悽鸣也。少阳在泉地气正，正岁气化运行同天之风木而风也。

终之气，小雪至小寒之末也。主气是太阳寒水，客气是少阳相火，合在泉相火，虽曰水能制火，畏火司令，而一水不胜二火，故虽迈冬而阳反大化，蛰虫出见，流水不冰，地气大发，草乃生，大异五气之沉阴布，寒气及体，故曰民乃舒也。其病温厉者，冬行春令，少阳相火之太过也。

必折其郁气者，折其致郁之气而取其源穴也（详《玄珠》）。如少宫土运厥阴司天则土气被郁，少阳在泉则金气受郁者也。赞其所不胜，使邪胜者赞助其运气之不及，不使邪气胜之也。岁宜以辛调上者，辛制木，调司天之木也。以咸调下者，咸胜在泉之火也。畏火之气无妄犯之者，厥阴从中气少阳之化，是一岁之中皆属火令，故当畏火之令（见上）而无犯之也。用温远温，用热远热，用凉远凉，用寒远寒者，解同上意。食宜同法者，药食并宜此法也。有假者，有假其法而用之者，特以主气不足临气胜之，借其寒热温凉以资四正之气，故可以偶犯之耳。若非假借之法，则病从兹生矣。具体方法奈之何哉。

初气承上年辰戌终气之悽惨寒风，至此大寒而更厉。病寒于右之下，燥金大肠寒痛病。此系大寒外伤皮毛，寒伤肺而内陷。鼻吸寒邪入肺而下犯，肺脉下络大肠而病寒于右下，痛或泻也（右尺候大肠，盖以此）。脉弦紧迟，宜温肺温肠，切乎燥金则得之矣。

四逆加吴茱萸荜茇汤

附子，干姜，甘草，吴茱萸，荜茇。

四逆汤壮阳胜寒，温中止痛，举凡寒邪无不宜之。而此干姜甘草温肺。吴茱萸引热下行。干姜止寒泻腹痛，荜茇愈肠胃虚冷，皆辛从肺而温及肠也。

二气，春分至立夏末中，天犹奇寒，华雪水冰，杀气施化，霜降草焦，寒雨数至，阳气被掩抑极而复，病热中者，玉壶冰主之。

石膏一两，寒水石三钱，薄荷冰三分，芒硝五钱，共末每服五分，日三。白茅根汤送下，童便亦可。

三之气，小满至小暑节中，相火旺，风木从（中）热，风举，民病泣出，耳鸣，掉眩，脉弦数者，龙胆泻肝加方。方见前。

胁痛口苦，耳聋耳鸣，胆经之为病也。筋痿，阴湿热肿，阴痒，肝经之为病也。故用龙胆泻肝胆之火，以柴胡为肝使，以甘草缓肝急，佐以芩栀通泽车前辈，大利前阴，使诸湿热有所从出也。然皆泻肝之品，若使病尽去则肝亦伤，故又加当归生地补血以养肝。盖肝为藏血之藏，补血即以补肝也。寓战胜抚绥之义焉。

四气，大暑至白露节中，溽暑湿热相薄，争于左上，火性炎上，肝居左（肝气行左，不是在左），火灼肝而病急性肝炎黄疸胕肿也，黄疸，湿热熏蒸，脾膏外溢而黄，脾湿黄肿，西医认为胆管堵塞溢血而黄，肝疏力乏滞而作肿，理实不悖。总为胃中苦浊，脾土湿润，肝风不能胜湿，肝乏不能疏土，是湿热困肝，胆管因以不畅，湿热其本也。弦数者，新制舒肝解毒方。

龙胆草三钱，苦参三钱，黄柏三钱，甘草四钱，板蓝根三钱，山豆根三钱，秦皮三钱，白头翁三钱，白茅根一两，茵陈一两，猪胆一个搅药汁中，分两次服。

龙胆草、苦参、黄柏、秦皮、白芍苦燥湿，寒去火，苦味直熄心火者也。板蓝豆根解毒泻火，泽枯润燥。白头翁振风胜湿，清燥化湿。茅根利湿热，甘草和中土，茵陈直入厥阴，猪胆直泻胆火，对今日所谓急性肝炎极效也。

五气，未言病。

终气，小雪至小寒节中。阳火化，蛰虫出，水不冰，地气发，草乃生，顿改五气之沉阴布，寒气及体之象。其病温厉者，冬行春令，少阳相火之太过也。仍用新制舒肝解毒方救之。

此下分析有余不及、正岁胜复、灾眚、司天在泉、气交、五运六气之化，更用盛衰之常，犯热犯寒，远凉远热，天反时则可依时胜，其主则可犯等等，均极重要。张马注皆明备，参观原注可也。

一九七四年三月廿六日阅。一九七四年六月五日晚订。一九七五年二月十六日又阅，九月十五日又阅，目录。一九八二年一月十八日毕。

黄曰：善。五运之气，亦复岁乎？岐伯曰：郁极乃发，待时而作也。帝曰：请问其所谓也？岐伯曰：五常之气，太过不及，其发异也。帝曰：愿卒闻之。岐伯曰：太过者暴，不及者徐。暴者为病甚，徐者为病持。帝曰：太过不及其数何如。岐伯曰：太过者其数成，不及者其数生，土常以生也。

《气交变大论》之郁为子复母仇，此所谓复岁者，是所郁之本气也。本气因何而郁也？五运之化，受司天在泉之胜制，郁极乃发，以报复其气也。如丁卯丁酉岁少阳水运，而上临阳明则木气郁矣。戊辰戊戌岁太徵火运，而上临太阳寒水则火气郁矣。己巳己亥少宫土运，而上临厥阴则土气郁矣。辛丑辛未少羽水运，而上临太阴则水气郁矣。庚寅庚申太商金运，而相火司天则金气郁矣。乙巳乙亥少商金运，而相火在泉则金气郁矣。壬子壬午太角木运，而阳明在泉则木气郁矣。癸丑癸未少徵火运，而太阳在泉则火气郁矣。甲寅甲申太宫土运，而厥阴在泉则土气郁矣。乙卯乙酉少商金运，而君火在泉则金气郁矣。丙辰丙戌太羽水运，而太阴在泉则水气郁矣。凡此十二运中，有太有少，受司天在泉之郁而后复也。故曰太过之运暴，不及之运徐。暴者为病甚，徐者为病持也。待时而发者，土郁发于四之气，金郁发于五之气，水郁发二火前后，火郁发于四之气，惟木发无时也。

太过者其数成，不及者其数生，土常以生者何也？初生之气微，主运不及。已成之数尽，主太过。生数者，谓天一生水，地二生火，天三生木，地四生金，天五生土之五数也。成数者，即地六成之，天七成之，地八成之，天九成之，地十成之五数也。五行有气有质，天含五行之精气，地有五行之实质。其成也，天地之相合也，即天数五，地数五，详见于《大易》中。

帝曰：其发也何如？岐伯曰：土郁之发，岩谷震惊，雷殷气交，埃昏黄黑，化为白气，飘骤高深，击石飞空，洪水乃从，川流漫衍，田牧土驹，化气乃敷，善为时雨，始生始长，始化始成。故民病心腹胀，肠鸣而为数后，甚则心痛胁䐜，呕吐霍乱，饮发注下，胕肿身重。云奔雨府，霞拥朝阳，山泽埃昏，其乃发也，以其四气。云横天山，浮游生灭，怫之先兆。

土郁之发者，岁逢甲乙土运，己巳己亥甲寅甲申，时当四之气大暑至白露之末也。其发也，有天地山川之变化，草木虫兽之征兆，民病之灾眚。观其发而知其复也。（按：此六气之四气，非五运之四气。五运四气是处暑后七日至霜降末。）

岩谷震惊者，三之气火，四之气土，雷为火，气暴而奋发之象。火土相合，火为土湿所郁而奋发殷殷然，岩谷震惊于三四气之交也。埃昏黄黑化为白气者，白金之气，上舒金化也。言郊野如埃尘蔽明而色黄（土）黑（水），渐变为白气也。飘骤高深，惊石飞空者，飘风骤雨（《老子》：飘风不终朝，骤雨不终日），高山深谷或啸或崩，石如击而飞空中也。洪水乃从，川流漫衍，田牧土驹者，言洪水随雷雨飘风山崩而猛瀑，河川漫衍而泛滥。田牧土驹者，即高岸为谷，深谷为陵，田野之间所淤土阜如牧马之于原野也。化气乃敷，善为时雨者，是土受司天在泉之制已解。土主化，土终为雨，于是土始生始长始化始成也。

故民病心腹胀，肠鸣而为数后，甚则心痛胁䐜，呕吐霍乱，饮发注下，身重，皆湿土郁发之象也。

云奔雨府，霞拥朝阳，山泽之中如埃之昏，是土郁将发之时，四之气也。象见云浮天山之高远，浮游（蜉蝣）生灭于朝暮（蜉蝣感湿气而生），是土气拂郁之先兆，后乃因之而郁极耳。

要知此与《刺法》《本病》二篇欲升不升，欲降不降，郁极乃发，待时而作者亦异。彼以升降成郁，此以司天在泉克本岁运气为郁，学者所当细辨。其具体治法奈之何哉。

象见云横天山，蜉蝣生灭，为土气拂郁之先兆。于四之气，又见云奔雨府，霞拥朝阳，山泽埃昏，是土郁之将发也。及见严谷震惊，雷殷气交，埃昏黄黑，化为白气，飘骤高深，击石飞空，洪水乃从，田牧土驹，化气乃敷，善为时雨，始生始长，始化始成。病心腹胀，肠鸣而为数后，脉缓涩者，平胃散加茯苓干姜。

苍术三钱，厚朴三钱，陈皮三钱，甘草二钱，干姜三钱，茯苓八钱。

平胃去敦阜湿土之邪太过，干姜温肠胃，茯苓渗水湿，小便利，水不走肠而泻止矣。

甚则心痛胁䐜，脉弦迟缓涩者，十面埋伏汤主之。

茯苓八钱，桂枝三钱，苍术五钱，甘草三钱，厚朴三钱，陈皮三钱，附子二钱，党参三钱，白芍三钱，生姜一钱半，大枣二个。

此苓桂术甘，桂枝、甘草，甘草、芍药，四君，异功，平胃，附子，桂枝、人参，桂枝、附子，桂枝倍芍新加之综合战术也。寒湿之气上犯心包作痛者，桂枝甘草以宣心阳，苓桂术甘温化水湿，平胃散平其敦阜(湿土过曰阜)，附子汤祛其寒湿。更以理中培土以胜湿，异功补中以转气(太气一转，其气乃散)，桂加参大燠脾土，桂加附壮阳散寒，芍药甘草则和阴以奠温者也。十面埋伏，一当三路，精心策划，以少胜多，操万全之术者也。

最注意者，时值大暑病此寒湿者，万不得一。倘若误用，害不旋踵。寒湿退后，须防湿热、燥热余毒灼阴也。

呕吐霍乱，藿香半夏平胃正气散主之。饮发注下，胕肿身重，脉迟者，实脾五苓散。

按，霍乱有阴有阳，有暑有湿，有火有寒，更有毒疫，一或颠倒，灾危立见。此寒湿之霍乱也。若赫曦之霍乱，用此则左矣。详《金匮述义》阴阳毒注。

藿香半夏平胃正气散

苍术四钱，厚朴三钱，陈皮三钱，甘草三钱，藿香三钱，半夏三钱，茯苓四钱。

凡受山岚瘴气及远出水土不服吐泻者宜之。平胃散平湿消瘴，燥湿理脾。二陈汤渗湿利饮，消痰利气。藿香芳香开胃，加茯苓更能渗湿。此又平胃二陈加藿香也。

实脾饮见前。

五苓散

猪苓十八铢，茯苓十八铢，泽泻一两六铢，白术十八铢，桂枝半两。

此温肾行水法，藉治寒湿饮发，胕肿注下。用作汤剂，分量宜重也。头痛发热，猝吐利，欲饮水之寒霍，仲景用以发汗利水也。茯苓者，色白入肺，味甘入脾，淡渗膀胱。肺令降则水行，脾气运则水化，膀胱通则水输矣。猪苓功用皆同，淡渗过之，疏通膀胱，其力更大。泽泻一茎直上，通利脾胃，下输膀胱，性功亦同。白术培土制水，桂枝辛甘发散，上宣心阳，更助肾气，外通太阳之经，内温膀胱之府。生津之理不外三经，治水大法尤关三藏，加此则表解津生水利肿消。经云："三焦膀胱，腠理毫毛其应"，此方尽之矣。

金郁之发，天洁地明，风清气切，大凉乃举，草树浮烟，燥气以行，霿雾数起，杀气来至，草木苍干，金乃有声。故民病咳逆，心胁满引少腹，善暴痛，不可反侧，嗌干面尘色恶。山泽焦枯，土凝霜卤，怫乃发也，其气五。夜零白露，林莽声凄，怫之兆也。

金郁之发者，岁逢庚寅庚申相火司天太商金运，乙亥乙巳相火在泉少商金运，及乙卯乙酉金运而君火在泉，庚子庚午金运而君火司天，五气大暑至白露之末也。

天洁地明，风清气切者，天肃洁迥异夏云之多奇峰，地明净大殊夏水之大昏浊，风清凉迥异夏风之炎热，气肃切大殊夏气之熏蒸，金之令也。大寒乃举，草树浮烟者，草木因寒经日晒而生浮烟。燥气以行，霿雾数起者，湿火因革金气来而燥以行，霿雾数起，杀气来至矣。（霿，莫候切。《说文》：天气下地气不应曰霿，霿，晦也。）于是草木畏金而苍干，枝条届秋而响鸣，此秋象秋声也。金乃有声，谓万物感秋肃气之有肃声也。如秋雨潇潇不同夏雨之涛声，秋风凛凛大异春风之狂吼者也。

民病咳逆者，金肆自伤，形寒伤肺也。心胁满引少腹者，金复肝伤。胁，肝之部。胸，心之宫。少腹胞宫，肝之所属。肝脉贯心，胞系属心，金肆凌火，如水之逆流也（火克金，水就下）。善暴痛，不可反侧，嗌干面尘色恶者，金燥肃而暴痛，金克木而转难(肝主侧)，肝循嗌而嗌干(治此嗌干者注意)也。面尘色恶者，《平脉篇》曰：缓则阳气长，其色鲜，其颜光，其声商，毛发长。少阳之气动则厥逆而不升，故甚则面微有尘，体无膏泽也。即《灵枢·经脉》足少阳"是动则病口苦，善太息，心胁痛不能转侧，甚则面微有尘，体无膏泽"，足厥阴"是动则病腰痛……嗌干，面尘脱色"是也。

山泽焦枯者，山因燥而焦，泽因燥而枯也。土凝霜卤者，土因燥而凝白霜卤时，即怫郁之将发也。其气五者，谓时在八月秋分交金五气之间也。夜零白露，林莽声凄者，夜零白露为霜寒之渐也。林莽声凄而鸣，秋之声也。此金怫郁之先兆，乃随之而发，治之者奈之何哉。

象见山泽焦枯，土凝霜卤，是怫之兆也。天洁地明，风清气切，大凉乃举，草树浮烟，燥气以行，霿雾数起，杀气来至，怫之发也。形寒伤肺，咳逆，脉紧者，华盖汤。

麻黄三钱，杏仁三钱，苏子三钱，甘草二钱，橘红三钱，茯苓三钱，桑白皮三钱。或用定喘汤，即本方去茯苓加款冬、白果、半夏。此不用黄芩，加紫菀三钱。

心胁满引少腹，善暴痛不可转侧，嗌干面尘，脉弦紧者，补肝合吴茱萸汤。

川芎二钱，当归三钱，白芍三钱，生地黄四钱，木瓜三钱，酸枣仁三钱，甘草三钱，党参四钱，吴茱萸三钱，生姜五钱，大枣五个。

补肝散养血补肝，吴茱萸汤补气温肝，更辛热温肺也。

水郁之发，阳气乃辟同避**，阴气暴举，大寒乃至，川泽严凝，寒氛结为霜雪，甚则黄黑昏翳，流行气交，乃为霜杀，水乃见祥。故民病寒客心痛，腰脽痛，大关节不利，屈伸不便，善厥逆，痞坚腹满。阳光不治，空积沉阴，白埃昏暝，而乃发也，其气二火前后。太虚深玄，气犹麻散，微见而隐，色黑微黄，怫之先兆也。**

丙辛水运之岁，遇辛丑辛未上临太阴湿土司天，丙辰丙戌太阴湿土在泉，则水被克而郁矣。郁极而发，在二火前后，四月中下旬也。

按夏火当令，又逢君相二火主气，候当大热。而此言阳气乃辟，阴气暴举，大寒乃至者，水郁一发，如河堤洞决，势不可挡，故阳气避之也。似此时值四月，寒气暴举，大寒暴至，川泽之水严凝成冰，寒氛之气结为霜雪，正《诗》谓六月繁霜(周六月，夏四月)千载而不一遇者也。甚则黄黑昏翳者，水湿之气昏暗翳蔽太空(黄土湿，黑湿寒，水流湿之义)，流行于气交之中(即天下地上)。气交之时，二火君相之间也。君火二月中旬春分交，相火四月中旬交，二火前后，故曰在四月中下旬也。斯时也，陨霜害稼而杀，水长泛井而祥(兆也)，所谓夏行冬令，真千古未遇之凶，万代不遭之祸也。

故民病寒气客心而疼痛者，水灭火也。亦寒气大来，水之胜也。腰脽疼，大关节不利者，腰脽者肾之府，亦腰者身之大关节也。背屈肩随，肾将惫矣。此所谓屈伸不便，寒伤骨肾也。善厥逆，痞坚，腹满者，藏受寒邪而厥逆，府受寒邪而腹满痞坚也。阳光不治而晦塞，沉阴晦暗而积空，白埃地气为之昏暝。而乃发，其气发于二火前后，四月中下旬也。

怫郁之将发也，太虚深远而玄，气犹麻散而薄，微见而隐，色黑微黄，其治法奈之何哉。

象见太虚深玄，气犹麻散，微见而隐，色黑微黄，是怫之先兆。阳光不治，空积沉阴，白埃昏暝，是水郁将发也。其发也，阳气乃辟，阴气暴举，大寒乃至，川泽严凝，寒氛结为霜雪，甚则黄黑昏翳流行气交，乃为霜杀，水乃见祥。此夏日寒客心包，阳不柔筋等证。须知异常寒厉行于夏令，犹夏日之雹变奇寒也。寒变而穿棉衣允矣，而雹变不常，过则仍热，久着棉衣非所宜也。寒客成病用热药允矣，而寒邪一退，热遗五内，未有不耳聋脓、体发痱者也。用热药时必用高丽参奠之，方保无虞。如寒客心痛，乌头赤石脂丸似非所宜，以其纯热也。由口鼻袭入者，大建中汤。由外及内者，桂枝去芍加麻黄附子细辛汤。腰脽痛，寒伤肾，附子汤。关节不便，屈伸不利，阳气不柔不能养筋者，桂枝合参附汤。

象见太虚深玄，气犹麻散，微见而隐，色黑微黄，为水怫郁之先兆。在二火前后四月中旬，阳光不治，空积沉阴，白埃昏暝，是水郁之将发也。阳光乃避，阴气暴举，大寒乃至，川泽严凝，寒氛结为霜雪，黄黑昏翳，流行气交，乃为霜杀，水乃见祥，水郁之发也。

寒客心痛，由口鼻袭入者，寸关紧尺弦，心胸中大寒痛，呕不能饮食，腹中满，上冲皮起，出见有头足，上下痛而不可触近者，大建中汤主之。方见前。

毒寒乘中素虚由口鼻袭入，必用参姜。

若两寸脉弱，两尺脉弦，胸痹，心中痞留，气结在胸，胸满，胁下逆抢心者，两寸弱，知上焦心肺之阳虚。所以胸痹心痛者，以其尺脉弦，弦为寒，寒气上乘胸阳，阳弱难御，人参汤主之。

人参汤

人参三钱，干姜三钱，白术三钱，甘草三钱，加桂枝四钱。

人参汤补阳御阴，加桂上宣心阳，且抑冲气也。术能升气宜酌减，且此利久寒而不利暴病也。吴茱萸汤加川椒较捷。

吴茱萸一两，人参一两，生姜二两，大枣十二枚，川椒一两，分三服。

萸姜椒驱寒，参枣奠之也。

由外寒及内，脉初弦紧，继而涩迟，寒内陷，直犯心包者，宜内温外散，桂枝去芍加麻黄附子茯苓细辛人参汤。

桂枝一两，生姜一两，细辛六钱，甘草六钱，麻黄六钱，附子六钱，茯苓五钱，大枣十二枚，人参一两，分温三服，如虫行皮中即愈。

茯苓下伐阴邪，上固心气且出附毒。

腰脽痛，寒邪伤肾，脉弦紧，附子汤。方见前。

关节不利，属伸不便，阳不柔筋，弦紧迟者，桂枝加参附汤。

桂枝三钱，白芍四钱，生姜四钱，大枣五个，炙甘草三钱，人参三钱，炮附子三钱。

桂枝调和营卫，参附补气壮阳，阳气者精则养神，柔则养筋，筋得养则屈伸自如矣。

四肢厥逆，脉弦紧微细者，四逆人参汤。

附子三钱，干姜三钱，甘草二两，人参四钱，茯苓六钱，分三次服，一日量。

茯苓伐阴邪且出附毒于小便，附子补先天，人参补后天，人参更奠姜附之热也。

痞坚腹满，弦紧者，麻黄附子细辛加人参汤方。

麻黄三钱，附子三钱，细辛三钱，人参三钱，甘草三钱，分三服，一日量。

痞紧腹满者，阴寒成聚也。附子壮元阳，细辛散浊阴。麻黄非解表，而引附辛透入痞坚。参回元气，且奠姜附辛热，以善其后者也。

欲明太阳少阴两感之危证，请阅予《伤寒述义》，自了然矣。

木郁之发，太虚埃昏，云物以扰，大风乃至，屋发折木，木有变。故民病胃脘当心而痛，上支两胁，鬲咽不通，食饮不下，甚则耳鸣眩转，目不识人，善暴僵仆。太虚苍埃，天山一色，或气浊色黄，黑郁若横，云不起雨，而乃发也，其气无常。长川草偃，柔叶呈阴，松吟高山，虎啸岩岫，怫之先兆也。

木郁之发者，岁逢丁壬木运，如丁卯丁酉木运而上临阳明燥金司天，壬子壬午木运而阳明燥金在泉，金克木则木气郁矣。郁极而后乃发。其发也，太虚(天空)埃昏者，俗谓“天昏苍苍的”，如埃腾蔽天也(风象)。云物以扰者，俗谓“跑乏云”，扰动不停也。大风乃至者，木郁之暴发也。屋为风发去檐顶，木为风折断本枝。木有变者，凡属木者，莫不生变也。

故民病胃脘当心而痛者，木克土也。上支两胁者，胁，肝之部也。膈咽不通，饮食不下者，风主升，有升无降也。甚则耳鸣脑转，目不识人，善僵仆者，风升颠顶，风扰神明，肝风之厥也。木发无时，故不言发时也。

但见太虚苍埃，天山一色者，言太虚(天空)如苍埃之腾，地上山谷同苍天一色，或气浊色黄。黑郁若横者，言有时地气上升浊呈黄色，天气下交而黑郁若横。若横者，黑云横天如屏障然也。(郁，积也。张隐庵作黄黑郁若句，下横云不起雨句。予妄改。)只见云黑郁障而云不起作雨，乃为木郁将发时也。风木之气无常，故不能预定其时也。

其始也，见长川草偃者，即平川无风而草自偃，俗谓“歪歪着长”也。柔叶呈阴者，谓长林柔叶晴明而呈阴，即叶翻垂若经雨打风吹，乱七八糟者也。松吟高山者，松无风而自吟也。虎啸岩岫者，岩岫之虎无故而长啸也。此皆木撞金鸣，松虎皆秉金性，怫郁之先兆也。其具体治法奈之何哉。

象见太虚苍埃，天山一色，或气浊色黄，黑郁若横，云不起雨，长川草偃，柔叶呈阴，松吟高山，虎啸岩岫，是怫之兆。其发也，太虚埃昏，云物以扰，大风至，屋发折木。

胃脘当心而痛，上支两胁，膈咽不通，食饮不下，甚则耳鸣脑转，目不识人，善暴僵仆，多属风火郁极而复，复则难当。法宜清肝火，熄心焰，可用予创恐水证法。

犀角三钱，知母四钱，生地黄一两，龙胆草五钱，芦荟三钱，白芍五钱，大黄五钱，枳实四钱，玄参一两，猪胆一个，铁落四两，鲫鱼四两，捣烂入茶壶中，药汁冲服。予愈高血压脑充血亦用此方(减去鲫鱼)。

献县宿医曹培元先生[1]以予法治恐水证，以药不备而用：大黄四钱，枳实

---

1 曹公讳培元，字秉初，献县韩村乡曹辛庄人，献县第一届政协委员，系寿康外祖父，人皆尊称九爷。精杂证及妇科。

三钱，厚朴三钱，芦荟三钱，木通三钱，泽泻三钱，猪苓三钱，芒硝二钱，黄连一钱，黄柏二钱，知母二钱半，天花粉三钱，牡丹皮三钱，龙胆草三钱，白芍三钱，铁落一两，鲫鱼半斤，同上法服，病愈。东大汗村奉为至宝也。

上证脉弦数急劲，轻剂黄芩合黄连阿胶汤。

黄芩三钱，白芍四钱，大枣五个，甘草三钱，黄连三钱，阿胶三钱，鸡子黄二枚。

黄芩汤清肝火滋肝阴，黄连阿胶养肝阴熄心焰，川楝子、百合均可加入也。

上证脉细微欲绝，为木肆自伤，法当温补肝脾，辛散肺气，宜当归四逆合吴茱萸汤去木通易干姜。

当归三钱，桂枝三钱，白芍四钱，甘草三钱，细辛一钱，大枣五个，人参三钱，干姜三钱。

归芍补血养肝，吴茱萸散肝温肝，桂枝降逆制肝，干姜温肺制肝，参姜枣草培土制木，辛桂姜萸驱逐浊阴，桂草上宣心阳，辛萸下温肾火，施于木克土伤，土不植木而益肆者，无不宜也。

上证不数不急，不迟不微，但弦者宜乌梅丸。

火郁之发，太虚曛原作肿**翳，大明不彰，炎火行，大暑至，山泽燔燎，材木流津，广厦**当是原字**腾烟，土浮霜卤，止水乃减，蔓草焦黄，风行惑言，湿化乃后。故民病少气，疮疡痈肿，胁腹胸背、面首四肢䐜愤**当作坟。《左传》：祭之地，地坟。高也。**胪胀，疡痱呕逆，瘛疭骨痛，节乃有动，注下温疟，腹中暴痛，血溢流注，精液乃少，目赤心热，甚则瞀闷懊侬，善暴死。刻终大温，汗濡玄府，其乃发也，其气四。动复则静，阳极反阴，湿令乃化乃成。华发水凝，山川冰雪，焰阳午泽，怫之先兆也。**

有怫之应而后报也，皆观其极而乃发也。木发无时，水随火也。谨候其时，病可与期，失时反岁，五气不行，生化收藏，政无恒也。

火郁之发者，戊辰戊戌岁太徵火运上临太阳寒水司天，或癸丑癸未少徵火逢太阳寒水在泉。司天在泉之水克本年火运，火斯郁矣，郁极乃发。其发也，太虚曛翳（曛原作肿，当是曛字。曛是日入余光。《玉篇》：黄昏时。谢灵运诗有“夕曛岚气阴”句），大明不彰者（大明，日也。《易经》大明终始，六位时成。《礼记》大明生于东，月生于西），谓太虚天空有赤气翳遮，太阳光减不彰著也。炎火行，大暑至，山泽燔燎者，石烁水汤如火之炙也。材木流津者，犹人之汗也。广厦腾烟者，厦是原字，即《诗经》旱极太甚，蕴隆虫虫，俗谓“地旱得冒烟”也。土浮霜卤者，热蒸水泛，即地起白卤如霜也。止水乃减者，池井水减少。蔓草焦黄，旱之甚也。风行惑言者，如言之惑也。言惑者，谵语也。谵语者，火盛也。火盛烧得说胡话，天热耗得刮热风也。如此炎炎，火以就燥，而湿化之功乃后期乃至矣。

按，风行，如风行一时，意多数病人说胡话，较切。（一九八二年二月二日）

民病少气者，热伤气也。疮疡痈肿者，火毒血肉也。胁腹胸背面首四肢䐜坟，胪胀疡痱者，即热伤肿，暴腹胀大皆属于热，《本经》所谓枯燥之气也。胪，腹前曰胪，胪胀，腹膨胀也（《抱朴子》：淳于意能解胪以理脑。胪，头也，与此异。）。呕逆者，火气冲逆也。瘛疭者，火灼筋节也。骨痛者，热烁骨髓也。注下者，暴注下迫属于热也。温疟者，但热不寒也。腹中暴痛者，火灼生炎也。血溢流注者，毒火沸血也。精液乃少者，火灼津干也。目赤心热者，火毒烁血也。瞀闷懊憹者，火灼血凝，心失循环，心神明失，脑精明丧，君主失而立倾也。刻终大温者，古者制铜壶贮水，下承铜盆，置箭于壶，箭刻百刻，日夜百刻尽，壶水漏完，再添水满。漏完即刻终，刻终添水在早晨也。此刻终即早晨也。晨皆清爽，而此火郁之发，晨即大温。大温者，有“热得出不来气、热得睡不着觉”之义。汗濡玄府，所谓“热得㓗㓗冒油”也。此火发在四之气，大暑至白露之末也。

动极反静者，火主发扬而动，动极则静，静则生阴矣，是阳极反阴也。阴生则湿令乃行，湿令行而乃化乃成，证前之湿化乃后也。

华（同花）发水凝，山川冰雪者，谓春暖花开而水反凝，春风当雨而山川冰雪，此太阳寒水司天之甚而抑火运也。焰阳午泽者，谓虽若是寒变，而至中午阳旺之时，则太阳反焰而光泽也。冰雪属寒之胜，焰泽是阳之复也。如此朝暮寒，中午热，一寒一热，是怫之兆也。有怫之应而后报也，皆观其极而乃发也，皆字是统五运而言也。其治之者，奈之何哉。

象见春日华发水凝，山川冰雪，焰阳午泽，朝暮寒，中午热，是怫之象。其发也，太虚曛翳，大明不彰，炎火行，大暑至，山泽燔燎，材木流津，广原腾烟，土浮霜卤，止水减，蔓草焦黄，早晨亦热甚汗出。

大暑伤气，脉虚大，自汗而喘，白虎人参、清暑益气。

疮疡痈肿，脉数者，栀子金花加解毒品。

胁腹胸背面首四肢胪胀，枯燥之气，脉数者，麦冬，玄参，漏芦，贯众，天花粉，生地黄，白茅根，天冬。

呕逆，脉数，大黄甘草汤。

瘛疭，火灼筋节，弦数，羚羊角散。

骨痛，脉数，大补阴丸加胆汁。

注下，脉数，葛根芩连加犀角汁。

温疟，因热温成疟，非冬伤于寒藏骨髓白虎桂枝证也。洪数，白虎解毒汤。

腹中暴痛，火灼生炎，或腹痞坚，石膏为至当之药，加入金银花、玄参、阿胶、甘草、漏芦、贯众队中。

血溢流注，洪数，犀角地黄加金银花，贫者大黄黄连泻心加金银花。

目赤，心热，洪数，凉膈散。

心热瞀闷，懊侬，火犯心包，犀角地黄。大滋阴品不已者，可合桃仁红花丹参郁金。

按花发水凝，不言其病者，以此专言火郁之发也。

此下至篇末，均极重要。读经原文可也。

刺法论篇第七十二（原亡）

本病论篇第七十三（原亡）

均极重要，医必熟读。摘释。

帝曰：善。天地之气，内淫而病何如？岐伯曰：岁厥阴在泉，风淫所胜，则地气不明，平野昧昧上疑少字**，草乃早秀。民病洒洒振寒，善伸数欠，心痛支满，两胁里急，饮食不下，鬲咽不通，食则呕，腹胀善噫，得后与气则快然如衰，身体皆重。**

厥阴司天为风化，本乎天者亲上，则风行于天，天之气也。此厥阴在泉为酸化，本乎地者亲下，风起于地，地之气也。甲寅、丙寅、戊寅、庚寅、壬寅，甲申、丙申、戊申、庚申、壬申，皆主厥阴在泉也。厥阴为风木，故风淫所胜，以其在泉，故天虽无风，而冒地气障蔽不明（春日阳气上升，远观地上如流水然、茫然也）。平原暗昧，风之象也。木主春阳，故草乃早秀焉。（观此则知在泉不独司下半年矣。）

民感其气则病洒洒振寒者，木克土，即《经脉篇》胃病则洒洒振寒也（胃虚则洒洒振寒。阳盛而阴加之亦然，为火大怕冷。）善伸数欠者，肝主筋，筋拘急而伸，即打舒长，打欠伸，风喜动，木曲直也。心痛支满，两胁里急者，肝脉贯心，肝主胁，胃主胸膺，肝主胸胁，胃络通心，脾脉注心中，或肝挟肾火上济心焰，或肝挟肾阴上侮心火，皆土弱不能柔木也。于此可悟凡支满者属肝。支者，如木之支撑也。土不柔木则肝肆，糖尿病即土弱不能柔木而恣肝挥霍糖分也。饮食不下，膈咽不通，食则呕，木克土，风气上升而不下也。腹满善噫，得后与气则快然如衰者，木克土而腹满，上焦竭善噫以自救。得后与气则快然如衰，下焦竭而自疏也。竭，此不作尽字解。竭，负戴也。《礼》"五行之运，迭相竭也"[1]。如中土不和，上竭善噫者，上焦负戴中焦而使之和则噫，下

1 出《礼记·礼运》，原文作"五行之动，迭相竭也"。

焦负戴而使之和则利矣。身体皆重者，木胜乘脾，脾主肌肉四肢，谓脾病不能摇者也。

经云：诸气在泉，风淫于内，治于辛凉，佐以苦，以甘缓之，以辛散之。其后又云：风司于地，清反胜之，佐以苦甘，以辛平之。其具体治法奈之何哉？

象见地气不明，平野冥昧，草早秀，此地气内淫而病者也。木胜凌金，洒洒恶寒，与此木胜克土，是一是二。阳明在中属土，而在气属燥金，庚金大肠与胃同候也。黄，金之正色，土生之也。善伸数欠，水之性也。当制肝补脾，大剂芍药甘草汤。芍以平肝，草以补土。弦数者，合黄芩汤。

芍药一两，甘草一两，黄芩三钱，大枣十枚。

弦迟者，吴茱萸合苓桂甘草大枣汤。

吴茱萸三钱，人参三钱，生姜五钱，大枣十个，茯苓四钱，桂枝三钱，甘草三钱。

心痛支满，两胁里急，弦数者，肝挟肾火上犯心包也，黄芩合阿胶黄连汤加龙胆草、猪胆汁。

黄芩三钱，白芍四钱，甘草三钱，黄连三钱，阿胶三钱，龙胆草三钱，鸡子黄二个，猪胆一个临服调入。

弦迟者，肝挟肾阴上升也，吴茱萸加苓桂杏仁甘草。

吴茱萸三钱，人参三钱，生姜五钱，大枣四个，茯苓五钱，桂枝五钱，杏仁二钱，甘草三钱。

吴茱萸温肝，桂枝温肾且抑肝冲，茯苓下伐肾阴，杏仁取其苦降也。

饮食不下，膈咽不通，弦数者，食则呕，腹胀善噫。

代赭石一两，半夏四钱，白芍八钱，黄芩四钱，龙胆草四钱，猪胆一个，甘草五钱，大黄一钱半。

黄芩汤直平肝胆，芍草汤平肝养胃，军草直折其吐，夏赭抑冲降逆，龙胆草胆汁直泻肝胆，胆汁尤能补正也。

弦迟者，赭石一两，半夏四钱，吴茱萸三钱，人参三钱，生姜五钱，大枣五个，茯苓五钱，桂枝五钱，杏仁二钱，甘草三钱。

吴茱萸汤温肝胃，赭桂夏镇冲逆，苓桂姜枣抑冲和胃，苓杏甘草利气涤饮，桂草大宣心阳者也。《邪气藏府病形》：胆病者，善太息口苦，呕宿汁，心下澹澹，恐人将捕之，嗌中吩吩然，取阳凌泉。又，《四时气》：善呕，呕有苦，长太息，心中憺憺，恐人将捕之，邪在胆，逆在胃，胆液泄则口苦，胃气逆则呕苦，故曰呕胆，取三里以下胃气。逆则刺少阳血络以闭胆逆，调虚实以去其邪。近日肝昏迷多现此状，予用大剂芍药、甘草加阿胶，腹水加滑石、白茅根、西瓜皮，或加猪苓。又，《玉机真藏》肝痹胁痛出食。近日肝癌末期亦现此状，皆当参也。

岁少阴在泉，热淫所胜，则焰浮川泽，阴处反明。蛰虫不藏当在如此处。**民病腹中常鸣，气上冲胸，喘不能久立，寒热皮肤痛，目瞑齿痛䪼肿，恶寒发热如疟，少腹中痛，腹大，蛰虫不藏。**当移上。

少阴司天为热化，本乎天者亲上，热化于天也。少阴在泉为苦化，本乎地者亲下，故焰浮川泽，阴处反明也。焰浮川泽者，焰光浮于低下之处。阴处反明者，阳光明于谷壑之中也。凡乙卯、丁卯、己卯、辛卯、癸卯，乙酉、丁酉、己酉、辛酉、癸酉，皆少阴在泉也。民病腹中常鸣者，火气贲响也。气上冲胸者，火性炎上也。喘不能久立者，火克金，金主骨，骨将痿也。寒热皮肤痛者，金病则洒洒淅恶寒，肺主皮肤也。目瞑者，火盛畏光，火灼爍金故欲衄也。齿痛者，火灼肾阴，大肠脉循下齿也。䪼肿者，火克庚金大肠也。阳明居中，在五行属土，在六气属金，齿骨皆属金质而主肾水也。

恶寒发热如疟者，火灼阳明也。少腹中痛者，血室毒火也。腹大者，暴腹胀大属热也。蛰虫不藏，火邪胜也。突出此句，应是错简，当移在上。其治之者，奈之何哉？

焰浮川泽，阴处反明，蛰虫不藏，腹中常鸣，气上冲胸，喘不能久立，为邪在大肠。甚则腰不能直，腿不能伸，右髂骨窝作痛，近日阑尾炎实切似之。针宜巨虚上下廉、三里而泻，胃肠同候也。药则大黄牡丹皮汤足矣。

大黄三钱，芒硝三钱，牡丹皮四钱，桃仁四钱，冬瓜仁一两。

此大黄芒硝泻火之大旨，余则破血，予避其猛蚀，化而裁之，颇为稳便，详医案。

寒热皮肤痛，火刑肺金也，葛根芩连合白虎百合知母。

葛根四钱，黄芩三钱，黄连三钱，石膏三钱，知母四钱，甘草二钱，百合五钱。加地骨皮三钱，黄柏三钱。

葛根黄芩黄连汤清阳明肃肺金，白虎清阳明泻肺火，百合、知母金水相生，芩连知柏大解火毒，地骨、黄柏又以皮走皮者也。

目瞑齿痛，脉数实者。

大黄三钱，黄连三钱，黄芩三钱，芒硝三钱，甘草四钱。

恶寒发热如疟，宜临时应变。

少腹中痛，血室毒火。

生地黄一两，玄参八钱，地骨皮四钱，槐角三钱，白芍四钱，牡丹皮三钱，当归三钱，知母三钱，黄柏三钱，金银花四钱。

腹大，调胃承气汤。

岁太阴在泉，草乃早荣，新校正：四字疑衍，极是。隐庵不去。而土主化，早荣似无味。如在湿淫所胜之下，则早当是芊字。芊，茂也。**湿淫所胜，则埃昏岩谷，黄反见黑，至阴之交。民病饮积心痛，耳聋浑浑焞焞，嗌肿喉痹，阴病血见，少腹痛肿，不得小便，病冲头痛，目似脱，项似拔，腰似折，髀不可以回，**《经脉》作曲。**腘如结，腨如别。**《经脉》作裂。按，浑焞当作浑沌。

太阴在泉，甲辰、丙辰、庚辰、壬辰、戊辰，甲戌、丙戌、戊戌、庚戌、壬戌岁也。太阴在泉为甘化，本乎地者亲下，湿土主化，故草木芊荣也。湿自地起，故埃昏出于岩谷。土色本黄，因温润转成黑色。至阴之交者，即《五藏生成》阴中之至阴，脾也。盖三四气小暑大暑之交，太阴主气之时也。马（玄台）因王（冰）注，谓黑色见于北方，似爽[1]。

民病饮积心痛，脾湿盛而不化，饮停积而上凌于心也。耳聋浑浑焞焞者（古惇同忳，盖焞火是忄旁，屯同享而误也。）即浑沌（浑沌，不开通之貌），俗谓迷迷糊糊，殊感不聪，本属三焦经病。三焦起脖胦（募原脐轮），根肾系少阴，本属相火（胆寄相火）。兹土胜克水，水亏火旺，故涉及之，以少阳三焦支脉出耳后入耳中也（胆脉亦入耳中）。嗌肿喉痹者，相火炎上也。阴病血见，谓前后阴下血，相火炽于下也。少腹痛肿不得小便属肾病，而此见之者，即《至真要大论》湿气大来，土之胜也，寒水受邪，肾病生焉也。冲头痛，目似脱，项似拔，腰似折，髀不可以曲，腘如结，腨如裂，太阳经踝厥病也。冲头者，太阳脉循颠络脑也。目似脱者，太阳脉起目内眦也。项似拔者，别出下项也。腰似折者，挟腰贯臀也。髀不可以回，过髀枢循髀外也。腘如结腨如裂者，脉合腘中，贯腨出外踝之后也。兹太阴在泉而病之者，土克水，太阳本属寒水，肾之表也。

---

1 因，因循。爽，差失。

经云湿淫于内，治以苦热，佐以酸淡，以苦燥之，以淡渗之。又曰：湿司于地，热反胜之，治以苦冷，佐以咸甘，以苦平之。其具体治法奈之何哉？

饮积心痛，象见湿自地起，埃昏出于岩谷，土地因湿由黄变黑，小暑大暑之交而病者，脾湿不能运化，饮蔽心阳，脉弦迟缓沉，恶饮溺短，背或恶寒如掌大，头眩心痛者，苓桂术甘二陈平胃方。

苍术四钱，厚朴三钱，陈皮三钱，甘草二钱，茯苓五钱，桂枝五钱，半夏四钱，生姜四钱，水煎服。

平胃平湿土之淫，桂草宣心阳之振，二陈利气而涤饮，泽术利饮而愈眩，苓桂术甘温脾肾而行水，药只八味，方具四道，可谓无遁情矣。

耳聋浑浑然沌沌然糊涂，甚觉不聪，象同上，湿壅三焦，困肾困肝，法当祛湿，洪缓者。

苍术三钱，防己三钱，黄柏二钱，菖蒲四钱，白头翁四钱，升麻二钱，柴胡二钱，荷叶三钱，茯苓四钱。

胃赖木疏，湿可困肝，肝不疏利则脾益湿、胃益浊矣。肝藏魂，湿困则不聪。肾主耳，湿克则聋聩。苓术燥渗脾肾以图其本，防己通利三焦用畅水道，白翁柴荷振肝胜湿，菖蒲芳香化浊通窍，黄柏清胃湿热强肾阴精，苍柏既燥脾湿更去湿热，升柴升清而浊降，柴荷振肝而风生，荷叶尤能清肝胆而利湿也。此合二妙、清震，加以渗利者也。

嗌肿喉痹，象见上征，湿热伤肾熏喉，壮水之主以制阳光，脉数细涩者。

知母三钱，黄柏三钱，玄参四钱，天冬四钱，龟甲三钱，牡蛎四钱，石斛三钱，金线重楼三钱。

肾脉上循喉咙，土克阴伤，脉细数者，去湿热、生肾水为不易之法矣。牡龟知柏滋水去湿，天玄石斛去湿滋阴，重楼、牛蒡、射干利咽解毒者，皆可加入也（此妙在壮水胜湿）。

二便见血，象见上征者，脉数。

贯众四钱，莲房三钱，知母三钱，黄柏三钱，车前子三钱，槐角四钱。

贯众、莲房去湿止血，黄柏、知母清热胜湿，槐角大清阳明之热，车前大疏膀胱之湿也。

少腹肿痛不得小便，象见上征，湿邪伤肾，近日肾炎也。宜越婢加术汤，详见《赵仲琴诊籍四种·度金针医案·肾炎》。

冲头痛，目似脱，项似拔，腰似折，髀不可以曲，腘如结，腨如裂，针法较捷，脉浮无汗者。

麻黄三钱，桂枝三钱，杏仁三钱，甘草三钱，红花二钱，葛根三钱，牛膝三钱，川芎三钱，当归四钱，苍术四钱。

麻黄加术大散风湿，加芎达项，加葛达项，加膝达下，芎归红则和血通络者也。

岁少阳在泉，火淫所胜，则焰明郊野，寒热更至。民病注泄赤白，少腹痛，溺赤，甚则血便。少阴同候。

少阳在泉，火淫所胜，本乎地者亲下，故焰明于郊野也(下)。寒热更至者，少阳主枢，如人之寒热往来也。乙巳、丁巳、己巳、辛巳、癸巳，乙亥、丁亥、己亥、辛亥、癸亥，皆少阳在泉岁也。象见焰明郊野，寒热更至。

民病注泄者，暴注下迫属于热脉，弦数者黄芩汤。

白芍五钱，黄芩三钱，甘草三钱。

注泄赤白，脉细数者，白头翁汤。

少腹痛，溺赤，相火灼肾，血室毒火，子宫发炎也，用上少阴血室毒火方。甚则血便，相火灼大肠燥金也，则重其力而已之(右尺主大肠肾，右尺属相火，胆又寄相火)，或黄芩合大黄黄连泻心、白头翁汤，与少阴在泉君火同候。唯君与相，心与肾，胆与胞，有所轻重耳，未审当否。

彼重心肾，此重胆肾，少阳主枢是重点。少阳属胆，胆寄相火，游行三焦。少火生气，其常也，亢则为灾矣。有如少腹痛，溺赤，相火灼肾，子宫炎烂也，在少阳则直泻胆焰。甚则便血，胆炽相火，灼及阳明燥金也。黄芩汤清胆制相火之寄发，大黄黄连泻心制相火之焰联，白头翁清肝制肝治厥阴热利(详白头翁汤方解)，黄芩汤、大黄泻心皆善治热利，加入胆汁效尤捷焉。知柏玄参可悟于言外也。

岁阳明在泉，燥淫所胜，则霿雾清瞑。民病喜呕，呕有苦，善太息，心胁痛不能反侧，甚则嗌干面尘，身无膏泽，足外反热。霿雾清瞑作晴瞑，瞑通溟，幽暗也。谓霿雾晴天而幽暗亦可。《史记·龟策列传》：正昼无见，风雨晦瞑，云盖其上，五采青黄。

阳明司天为燥化，本乎天者亲上，主上半年。在泉为辛化，本乎地者亲下，主下半年。凡甲子、丙子、戊子、庚子、壬子，甲午、丙午、戊午、庚午、壬午，皆阳明在泉之岁也。

阳明为燥金，故金克木而燥胜风。燥淫于下，天气因燥不应，不应则生霿雾清暝矣。霿者晦也，霿雾者天气霿晦如霿也。清者晴也，暝者，视物不审也。《淮南子》：其视瞑瞑。简言即天气下交，地气因燥淫而不应，不应则生霿如雾而清冷，人视瞑然模糊不清也。

民病喜呕苦，善太息，心胁痛，不可转侧，甚则面有微尘，体无膏泽，足外反热，为足少阳病。嗌干面尘，足厥阴病。金淫于下，而阴木之肝，阳木之胆，皆受其克也。喜呕者，金克木之反应，少阳主升而喜呕也。呕者有苦，胆汁呕出则苦也。善太息，木被金克，太息以自舒也。心胁痛不能转侧，肝主胁，脉通心。胁，心之宫，肝主侧也。甚则嗌干面尘，体无膏泽者，木被克，疏散失职，津液不荣也。足外热，胆脉循下外踝，胆之部也。

治法，燥淫于内，治以苦温。苦，火味，入心胜肺抗辛，温以胜寒也。又佐以甘辛者，辛甘开散为阳也。以苦下之者，即以火折之也。又曰：燥司于地，热反胜之，治以平寒，佐以苦甘，以酸平之，以和为利。其具体方剂奈之何哉？

象见霿雾清暝，见肺脉厥，肝脉弱，病上证者，吴茱萸当归四逆补肝汤。

吴茱萸三钱（温肝泻肺），人参二钱，生姜三钱（辛泻肺疏肝），当归三钱（辛甘养肝），桂枝三钱（辛温散肺制肝），白芍四钱（濡肝），木通一钱（苦通），川芎二钱（辛温舒肝），酸枣仁四钱（补心肝），木瓜三钱（补肝）。

吴茱萸温肝，当归四逆和肝补肝养血荣筋者也。总为温祛清冷，温通肝藏，辛泻肺燥而养肝濡肝者也。

燥司于地，热反胜之，而病上证，脉弦数，治以辛寒，佐以苦甘，以酸平之，黄芩凉膈加减方。

黄芩三钱，白芍四钱，甘草三钱，大枣五个，栀子三钱，连翘三钱，薄荷三钱，夏枯草一两，川楝子三钱，乌梅二钱，瓜蒌一两。

黄芩汤清肝胆，凉膈泻胸热，甘枣甘以缓痛，枯草养肝退肝热，川楝子入心导火下降，瓜蒌泻胸火，栀翘苦入心泻火，薄荷辛散肺火且通心窍，乌梅敛肝且补肝虚者也。

岁太阳在泉，寒淫所胜，则凝肃惨栗，民病少腹控睾引腰脊，上冲心痛，血见，嗌痛颌肿。

太阳寒水在泉，乙丑、丁丑、己丑、辛丑、癸丑，乙未、丁未、己未、辛未、癸未岁也。本乎地者亲下，在泉为咸化。寒淫所胜，水胜火，寒胜热，故凝肃惨栗也。惨栗者，寒甚也。古诗“孟冬寒气至，北风何惨栗，愁多知夜长，仰视众星列”是矣。寒淫于下者，寒伤肾，同气相求则膀肾受之。小腹膀所居，睾丸肾所系(外肾曰睾)，肾主腰，督贯脊，督统诸阳，阳伤则督伤，故少腹控睾引腰脊冲心而痛也。冲心而痛者，即寒邪上犯心藏，寒水直灭心火也。即本论寒气大来，水之胜也，火热受邪，心病生焉。以及《气交变大论》岁水太过，寒气流行，邪害心火是矣。

按，《邪气藏府病形》小肠病者，腹痛，腰脊控睾而痛，时窘之后，当耳前热，为寒甚。若独肩上热甚，及小指次指之间热，若脉陷，此其候也。手太阳病也，取之巨虚下廉。又《四时气》小腹控睾，引腰脊，上冲心。邪在小肠者，连睾系，属于脊，贯肝肺，络心系。气盛则厥逆，上冲肠胃，熏肝，散于肓，结于脐，故取之肓原以散之，刺太阴以予之，取厥阴以下之，取巨虚下廉以去之，按其所过之经以调之。此水灭火，心实不受而小肠受之，尤切也。又《杂病》心痛引腰脊，欲呕，取足少阴。

血见，张(隐庵)谓心主血。太泛。盖寒伤表则阳郁乃衄之义。嗌痛颔肿乃小肠经病，小肠者，心之府也。寒邪凌心及府也。而此嗌痛，亦可谓寒伤痛，寒伤肾，肾脉上循喉咙也(少阴咽痛)。颔肿亦可谓寒伤形，形伤肿也。

经治大法，寒淫于内，治以甘热，佐以苦辛，以咸泻之，以辛润之，以苦坚之。又曰：寒司于地，热反胜之，治以咸冷，佐以甘辛，以苦平之。其具体方法奈之何哉。

象见凝肃惨栗，脉见紧迟双弦者，少腹控睾引腰脊上冲心痛，桂枝乌头煎。

桂枝一两，白芍一两，生姜一两，大枣十二个，甘草七钱(炙)，乌头一两，蜜煎减半，用桂枝汤解(音懈)乌头煎三分之一，不知稍加，知者如醉状，得吐为中病。

按大乌头煎允为对证，其次则当归生姜羊肉以缓治之。而又出此法者，当有寒疝而又兼太阳也。解表则益虚其阳，温寒则又助表热，灸刺诸药皆不能治，故用此里温外解法也。予每以桂枝加乌头煎服，至少五分，多则三四钱，藉治各种寒痛，应手取效。药前备蜜，如头眩有中毒现象，则饮蜜一二两即过。

或用赤石脂丸。方见前。

心痛彻背，背痛彻心，脉紧弦迟，寒实为之也。此际气血紊乱，用破气行气木香、香附等药必剧，惟宜乌附椒姜大辛大热峻逐阴邪，干姜之守，石脂之涩，堵塞攻冲之妙法也。暑月可加人参奠之。

寸弱尺弦者，桂枝人参汤。方见前。

衄血，脉浮数，外寒束，内阳郁而沸血者，里清外解，越婢汤。

麻黄三钱，甘草二钱，生姜三钱，石膏五钱，大枣六枚。

麻黄、生姜解外寒，石膏大寒清郁热，草枣则调中州和内外者也。

少阴便血，脉沉迟弱涩，少阴病二三日至四五日腹痛，小便不利，便脓血，桃花汤主之。

此少阴寒实之便血也。少阴病有少阴阳虚之虚寒下利，有阳证内实之便脓血，有少阴火旺热迫之下利，有少阴阴虚之便脓血也。热蚀肠膜，寒剥肠脂，血溢大肠，同为下血，而主寒主热大相径庭，当细辨也。《金匮》热利下重白头翁汤，阴证便血桃花汤。此必血如豚肝，脉必沉涩微迟，乃素寒湿又感少阴，邪入化寒，发为寒利也。胃素寒则失燥令，失燥令则水谷不分，因利而痢，杂下豚肝，乃寒邪之紫血也。

桃花汤

赤石脂一斤（半末半块），干姜一两，粳米一升，煮米令熟，去渣，调赤石脂末，日三服。此古制也。

石脂秉金燥，脂质似土，燥隶阳明而去湿，土入胃土而固涩，温散寒，赤入血，黏而能涩。干姜辛燥温肠胃之寒，粳米柔润完肠膜之损。总之为温补去湿，固脱养脂，与柏叶汤治吐血不止，其义一也。

咽痛，火郁甘桔汤。少阴病咽痛可与甘草，不差者与桔梗汤。

桔梗一两，甘草二钱，水煎服。

少阴虚郁之火，既不可滋以猪肤，更不可下以硝黄。生甘草，下火之圣药也。不差加桔梗开发其郁也。喉白为阴虚，宜滋阴。红肿为实热，宜泻火。小红点为虚火，宜补中，盖即甘草汤义也。

寒伤咽痛，脉紧，半夏散。

半夏三钱，桂枝三钱，甘草三钱，水煎亦可。

外感风寒，客于会厌，桂枝解肌，甘草缓痛，半夏散而且敛，利咽去涎者也。《千金》治喉痹卒不得语，浓煎桂汁服一升，桂末着舌下渐咽亦可。桂枝治喉痹，是二味为寒者之圣药也。

水灭火，心实不病而及小肠，嗌痛颔肿，并有不可以顾。以小肠脉循嗌，循颈上颊也。肩似拔而痛，以脉出肩解，绕肩胛也。臑似折而难举，以脉循于臑也（病气而及于形，形容气逆之所致也）。是主液所生病者，小肠受盛之官，化水谷之液。小肠所生病，有耳聋目黄，颊肿，颈项肘臂痛，皆经脉所循之部病也。其治法则曰：盛者泻之，虚者补之，热则疾之，寒则留之，陷下则灸之，不盛不虚，以经取之。盛者人迎大，再倍于寸口。虚者反小于寸口也。

实泻，即《终始》篇泻手太阳小肠，补手少阴心。虚补，补手太阳小肠，泻手少阴心也。此言针灸法也。而寒邪凌心，心实不受，移于小肠，寒伤火郁之嗌痛颔肿也。脉数者，四逆散加法主之。

枳实三钱，白芍四钱，柴胡三钱，甘草三钱，苦参三钱，白茅根一两，山豆根三钱，漏芦三钱，板蓝根三钱。

四逆散散内郁热（详《伤寒述义》），白茅根引热外行，苦参善泻小肠之火，漏芦通小肠而清热毒，板蓝根、山豆根清火毒而利咽喉者也。枳芍破气血，痈肿可消（详《金匮述义》妇人病）。柴胡疏肠滞，太阳可达。板蓝根、山豆根、苦参、漏芦清火解毒，嗌痛颔肿自消矣。

初病脉浮数，宜苦参汤。

苦参三钱，葛根四钱，金银花四钱，麻黄三钱，桂枝二钱，杏仁三钱，甘草三钱。

按，水灭火，寒犯心，心实不受转客小肠。不病府而病经，则小肠亦不虚可知矣。唯其不虚，足能抗邪。邪来之猛，必相鏖战。此小肠府之不伤而只蹂躏小肠之路线也。咽痛颔肿，肩拔腰折不可以顾所作也。其作之因，毒寒犯小肠之经，小肠实力抵而激战，气血紊乱而然也。既病经则不可以治内，究其外则手足太阳同气，而法太阳为的矣。但手太阳属君火，足太阳属寒水。足太阳发散而不清，手太阳则必清也。麻黄汤解太阳经气之寒，苦参泻小肠之火，寒热解则结散矣。葛根金银花解毒走络，毒解络通则肿痹止矣。且苦参解毒消肿，葛根肠胃同候，更愈项强，证而投之，其有不如桴鼓者乎？

帝曰：善。治之奈何？岐伯曰：诸气在泉，风淫于内，治以辛凉，佐以苦

甘，以甘缓之，以辛散之。热淫于内，治以咸寒，佐以甘苦，以酸收之，以苦发之。湿淫于内，治以苦热，佐以酸淡，以苦燥之，以淡泄之。火淫于内，治以咸冷，佐以苦辛，以酸收之，以苦发之。燥淫于内，治以苦温，佐以甘辛，以苦下之。寒淫于内，治以甘热，佐以苦辛，以咸泻之，以辛润之，以苦坚之。

帝曰：善。天气之变何如？岐伯曰：厥阴司天，风淫所胜，则太虚埃昏，云物以扰，寒生春气，流水不冰。蛰虫不出应在此。**民病胃脘当心而痛，上支两胁，鬲咽不通，饮食不下，舌本强，食则呕，冷泄腹胀，溏泄，瘕，水闭，蛰虫不去，**去当是出字，应在流水不冰之下。**病本于脾。冲阳绝，死不治。**

上言六气在泉司地化，主下半年淫胜为病。此又以六气司天，主上半年淫胜为病，而示治法也。

厥阴司天，乙巳、丁巳、己巳、辛巳、癸巳，乙亥、丁亥、己亥、辛亥、癸亥岁也。风淫所胜，故太虚之晴空埃昏而不明(阴沉昏茫茫的)，天上云物扰乱而无定，是皆风行于天之兆也。寒生春气者，春气当温，因天寒风而寒生。流水不冰者，春寒复冰，因风在上而涣散(风行水上则涣，流水可以不冻)。春日蛰虫当出，兹不出者，畏春寒风，恐其僵也(虫遇风则僵)。

民病胃脘当心而痛，上支两胁，膈咽不通，饮食不下，舌本强者，皆属脾病，水克之也。胃脘当心而痛，胃络通心也。肝脉贯心，肝主胁也。膈咽不通，饮食不下，木升不降也。或肝挟肾阳上济心焰，或肝挟肾阴上侮心阳，亦土弱而不能柔之也。惟土能柔木，脾能约肝，恣肝挥霍则尿糖。肝火直折不下者，非补土不可。俱详医案糖尿病及肝炎中[1]。食则呕，木喜疏泄，木克土，风气上升而不下也。舌本强者，脾系舌本也。其冷泻者，不徒以温，而必敛其肝。腹胀、溏泄、瘕、水闭亦然，皆木克脾土，不能健运也。故曰冲阳胃脉绝者不治，即足跗上动脉应手者也。其治法奈之何哉。

下文不云乎？司天之气，风淫所胜，平以辛凉，佐以苦甘，以甘缓之，以酸泻之。又曰：风化于天，清反胜之，治以酸温，佐以甘苦。

象见太虚埃昏，云物以扰，寒生春气，流水不冰，蛰虫不出，胃脘当心而痛，上支两胁，膈咽不通，饮食不下，舌本强，宜大剂芍药甘草汤为主。脉缓迟弱涩者，合当归四逆吴茱萸汤。

---

1 见《赵仲琴诊籍四种》之《医林敝帚》。

当归六钱，桂枝六钱，芍药一两，细辛三钱，大枣十个，甘草一两，通草一钱，干姜三钱，附子三钱，吴茱萸三钱，人参三钱，早中服二次。解详木不及，郁极而发条（温肝补脾之妙法）。

脉弦数，芍药甘草合黄芩汤加赭石大黄黄连。

白芍一两，甘草一两，黄芩三钱，大枣十个，大黄一钱半，黄连三钱。

芍药平肝，甘草培土，黄芩汤清肝胆之热，大黄甘草治食入即吐，赭石平肝下降。泻心汤，实则泻子也。

寒热两平，乌梅丸。方见前。

冷泄，腹胀，溏泄，瘕泻。《经脉》：足厥阴之脉，是主肝所生病者，呕逆飧泄。《风论》：久风入胃则为飧泄。《举痛论》：怒则气上，甚则呕血及飧泄（上极而下也）。《论疾诊尺》：春伤于风，夏生飧泄。《至真要大论》：厥阴之胜，注下赤白。凡此种种，皆系于肝也。

冷泻，脉微，肢凉，四逆吴茱萸木瓜汤。

附子三钱，干姜三钱，甘草三钱，木瓜三钱，吴茱萸三钱，党参五钱，大枣八个，乌梅三钱。

迟弱者，理中吴茱萸木瓜。

人参三钱，干姜三钱，白术三钱，甘草三钱，吴茱萸四钱，木瓜二钱。

瘕泻即痢疾，脉迟者寒也，用上四逆吴茱萸木瓜汤，或桃花汤加吴茱萸、木瓜。

瘕泻脉数，白头翁汤。方见前。

水闭即尿闭。《本经》芍药利小便，即指此证。脉缓迟者，可用当归四逆加吴茱萸生姜。方见前。

水闭不利者，肝不疏泄也。肝不疏泄者，肝寒而厥也。肝厥则平以芍药，抑以桂枝（木畏桂），温以吴茱萸。辛姜振金气以制肝，大枣、甘草培中土以御肝。细辛行水润燥（成无己语），木通通窍利水，归芍更能濡肝补肝。芍药一味，《本经》称其利小便，《别录》谓其去水气利膀胱，正谓此证也。不读经典者，不足语此也。

而此证如木克太甚，脾不健运者，则又当以芍药甘草合理中加吴茱萸矣。中气健则太气转，气能化则尿能出。肝疏得力，水不闭矣。学者贵反隅也。

少阴司天，热淫所胜，怫热至，火行其政。大雨且至应在此。**民病胸中烦热，**

嗌干，右胠满，皮肤痛，寒热咳喘，大雨且至，大雨且至应移上。**唾血血泄，鼽衄嚏呕，溺色变，甚则疮疡胕肿，肩背臂臑及缺盆中痛，心痛肺䐜，腹大满膨膨而喘咳，病本于肺。尺泽绝，死不治。**

少阴司天为热化，本乎天者亲上，故热淫所胜，照临下土也。凡甲子、丙子、戊子、庚子、壬子，甲午、丙午、戊午、庚午、壬午，皆少阴君火司天也。怫热至者，怫郁之热，俗谓闷热也，则火行其政，大雨且至矣。隐庵谓火热甚而大雨至，水寒极而运火炎，洵为见道。征证实验，亦相吻合。如夏令湿热行而水泛滥，冬令寒水旺而水枯竭。予幼曾按推某季三火成焱，误认亢旱，而是年反夏大雨，鳞见于陆，亦此之证也。郁蒸而雨，实理之常，而热晒地水生云，云遇空冷成雨，亦郁之证也。志聪专主少阴之火发于阴，方为怫热，予不取焉。当参《左传》宋卫陈郑皆火篇[1]。民感其气，火克金，肺即受病。胸中烦热，嗌干者，肺津被灼也。右胠满者肺气行于右也。皮肤痛者，肺主皮毛也。寒热者，肺病则洒洒恶寒也。唾血血泄，鼽衄嚏者，火迫血妄行，如夏令水泛。肺开窍于鼻，肺热鼻窍肿壅也。呕者，肺气不降，火逆之呕也。溺色变者，肺膀相通也。疮疡胕肿者，火灼血结也。肩背臂臑及缺盆痛心痛肺䐜，皆肺脉所循也。腹大满膨膨喘咳者，肺主气，脉络大肠，且暴腹胀大为热也。此皆火尅金而病本于肺，故曰尺泽绝者不治。尺泽，肺脉之合也。

经云：热淫所胜，平以咸寒，佐以苦甘，以酸收之。又曰：火行于天，寒反胜之，治以甘热，佐以苦辛。其具体方剂奈之何哉?

象见热淫所胜，怫热至，火行其政，大雨且至，胸中烦热，嗌干，脉洪数者，人参泻肺汤主之。

栀子三钱，连翘三钱，薄荷二钱，黄芩三钱，杏仁三钱，大黄三钱，芒硝三钱，沙参(原用人参，今改)三钱，甘草三钱，枳壳三钱，桔梗三钱，桑白皮三钱。

此泻肺实热之的方。服下躁动不安，立刻清醒，倏然若失。

右胠满，皮肤痛，寒热喘咳，细数者，补水济金汤(自撰)。

生地黄一两，玄参八钱，天冬六钱，麦冬六钱，地骨皮六钱，沙参一两，桑

1《左传》昭十七年夏五月，火始昏见。丙子，风，梓慎曰："是谓融风，火之始也；七日，其火作乎！"戊寅，风甚。壬午，大甚。宋、卫、陈、郑皆火。梓慎登大庭氏之库以望之，曰："宋、卫、陈、郑也。"数日皆来告火。

白皮三钱，知母三钱，马兜铃三钱（方义详后）。

《五邪》：邪在肺，则病皮肤痛，寒热，上气喘，汗出，咳动肩背，取之膺中外腧，云门中府以刺之。又取背三节旁之肺俞（魄户）及五节旁之心俞，先以手按其处，自觉快然乃刺之，又必取缺盆（天突），使邪气从上越之。

唾血血泄，溺色变，数实者犀角地黄或大黄黄连泻心加沙参、藕节。方俱见前。

疮疡胕肿，肩背臂臑及缺盆中痛，人参泻肺汤。

心痛肺䐜，凉膈散合鸡子黄。

栀子三钱，连翘三钱，薄荷三钱，黄芩三钱，大黄二钱，芒硝二钱，黄连六钱，阿胶二钱，川楝子三钱，百合一两，鸡子黄二枚冲服。不止加犀角。

腹大膨膨，喘咳，枯燥之气也，洪数者，人参泻肺易沙参。细数者，三才加马兜铃麦冬。

天冬六钱，麦冬一两，生地黄八钱，沙参一两，马兜铃三钱。

马兜铃服后多有呕者，盖即人之过敏也。而呕多痰涎，效力更捷。可预告患者，可无惊也。

太阴司天，湿淫所胜，则沉阴且布，雨变枯槁。胕肿骨痛阴痹，阴痹者按之不得，腰脊头项痛，时眩，大便难，阴气不用，饥不欲食，咳唾则有血，心如悬，病本于肾。太溪绝，死不治。

太阴司天，乙丑、丁丑、己丑、辛丑、癸丑，乙未、丁未、己未、辛未、癸未岁也。本乎天者亲上，故寒邪所胜也。沉阴密布者，天气昏沉而阴云密布也。太阴湿土司天，则太阳寒水在泉。湿行长夏三四气之交，再得太阳寒水济之，故有多雨寒湿之化，而禾苗因变而枯槁矣。《六元正纪》：太阴所至为埃溽，时化之常。太阴所至为雨府，司化之常。太阴所至为化为云雨，气化之常。太阴所至为湿生，终为注雨，德化之常。

人感寒湿之气胕肿者（胕通趺），寒湿浸淫注于下，土克肾水而小便不利也。骨痛者，肾主骨也。骨痛即是阴痹，寒湿伤肾，按之不得。不得即不适，言不可扪触也。腰脊背项皆痛者，肾病及府膀胱也，膀胱脉所循处皆病也。时眩，寒湿困肾，清阳不得上升也。大便难，肾主二阴，且即仲师便燥加术之湿化燥。濡泻，湿胜之变相也。

《四时气》云：邪在肾则病骨痛阴痹。阴痹者，按之腹胀，腰疼，大便难，肩背头项痛，时眩，取涌泉昆仑，视有血者尽取之。玄台[1]分为两段，疏忽矣。

寒湿皆阴，而此言阴气不用者，即《至真要大论》寒气大来，土之胜也，寒水受邪，肾病生焉。肾为阴，阴气不用，即肾气不用也。近日肾炎实切似之，寒湿外困，血管痉挛，肾小球失掉供给则肾伤（详见《赵仲琴诊籍四种·度金针医案》）。肾之阴上济脾阴，肾之阳上济胃阳，肾伤则弱，弱则失胃关之职矣（肾为胃关）。阴不济则胃生虚热，热则似饥，而热不能消谷，故又不欲食也。须知此是湿困肾之不济，而非火旺阴亏之不济也。

咳唾有血者，湿困阳郁也，郁极而火发也。心悬者，肾不济心而如悬无依也。太溪肾脉绝则不能治矣。经法：湿淫所胜，平以苦热，佐以酸辛，以苦燥之，以淡泄之。湿上甚而热，治以苦温，佐以甘辛，以汗为故而止（湿在上宜汗，在下宜利，在中宜渗燥）。又曰：湿化于天，热反胜之，治以苦寒，佐以苦酸。其具体方法奈之何哉。

治病必求其本，是皆以湿为治者也。象见湿淫所胜，沉阴密布，寒雨淋漓，禾稼因雨而变枯槁。胕肿者，脾湿下注于足，肾伤溺少也。脉迟者，脾肾寒湿，实脾饮主之。方见前。

有上湿证，而骨痛阴痹，按之不得，腰脊背项皆痛，时眩，大便难，并有腹胀。脉迟而涩者，湿阻血流通也。此证缠绵难愈，非一般风湿药能了，而且服多增剧，日久非破血强肾不可。初得可用加减小续命。

麻黄三钱，石膏三钱，杏仁三钱，人参二钱，当归三钱，桂枝三钱，干姜三钱，甘草三钱，川芎三钱，苍术四钱，防己四钱。

或防己黄芪合麻黄加术、术附、桂枝附子、甘草附子合剂。

麻黄三钱，桂枝三钱，杏仁三钱，甘草三钱，苍术四钱，防己三钱，黄芪三钱，附子二钱，生姜三钱，大枣六个。

麻黄加术发汗去表湿，防己黄芪治风湿汗出恶风（防己、黄芪、甘草、白术、生姜、大枣），术附、芪附壮阳去表湿。术附汤（术、附、姜、枣）治身痛烦不能转侧，浮虚而涩。桂枝附子汤（桂枝、附子、生姜、甘草、大枣）若大便坚，小便利，去桂加白术（即上术附）。甘草附子汤（炙甘草、炮附、白术、桂枝）治风湿骨节烦疼掣痛，不得屈伸，近之则痛剧，汗出短气，小便不利，恶风不欲去衣，或身微肿者。

---

1 马莳，字玄台。

麻黄解太阳，加术去湿，防己助其祛湿，外表风寒湿气可瘥矣。但土克肾虚，麻黄散心肾之阳，故必又以附桂监之，姜枣和之，黄芪固之，使汗不致大汗，散不致伤阳。最好加入毛姜一两、萆薢三钱，治肾治骨，中风血痛，尽善尽美者也（余详《金匮述义》及医案）。

咳唾则有血，阳为湿郁，阳郁火发，伤肺咳血也。脉数者，火郁宣之，新撰方。

防己（风湿热），泽兰（去湿止吐衄），石斛（养阴去湿），茵陈（风湿），苍耳子（风湿），薄荷（风热），木通（导湿热），天冬（强阴去湿），贯众（解热止血）。

湿胜者，则壅滞内外矣。苍耳、薄荷发散外湿，防己、木通通利内湿，茵陈、泽兰芳散香通而助内外之力者也。郁热必清，贯众解热而尤止血。阴虚必滋，天斛养阴而更去湿。此藉用林屋山人治黄法（苍耳、薄、茵、通）而化裁者也。

心如悬，因湿伤肾不济心阳者，脉数，新制方。

苍术四钱，黄柏三钱，栀子三钱，豆豉三钱，天冬三钱，山茱萸六钱，柏子仁三钱，枸杞一两，石菖蒲三钱。

苍柏去里外湿邪者也。栀子导心火下降，豆豉起肾气上升。山茱萸祛湿温补肝肾而肝主升。枸杞去湿，补益心肾而子主降。天冬祛湿益阴，柏仁补心祛湿，菖蒲芳香祛湿，且以定心。斯坎离相交，地天交泰而心悬止矣。

少阳司天，火淫所胜，则温气流行，金政不平。民病头痛，发热恶寒而疟，热上皮肤痛，色变黄赤，传而为水，身面胕肿，腹满仰息，泄注赤白，疮疡，咳唾血，烦心胸中热，甚则鼽衄，病本于肺。天府绝，死不治。

少阳司天，甲寅、丙寅、戊寅、庚寅、壬寅，甲申、丙申、戊申、庚申、壬申岁也。少阳司天为火化，本乎天者亲上，故火淫所胜，照临下土，温气流行也。金政不平者，火克金也。民病头痛者，火炎上也。发热恶寒者，金病则洒洒恶寒也。而疟者，暑邪舍潜于荣分也。热上皮肤痛者，火克金，肺主皮毛也。色变黄赤者，火生热，热生风也（黄赤风热）。传而为身面胕肿，腹满仰息者，火克金，肺金不肃降而水泛滥也。泄注赤白者，相火灼蚀也。疮疡者，火腐血肉也。咳唾血，火刑肺金也。烦心，胸中热，相火上炎而炽心包也。甚则鼽衄，火激血涌也。病本于肺，天府绝故不能治也。

经法：火淫所胜，平以酸冷，佐以苦甘，以酸收之，以苦发之，以酸复之。

热淫同。又曰：火化于天，寒反胜之，治以甘热，佐以苦辛。其具体方剂奈之何哉？

象见火淫所胜，温气流行，头痛发热，恶寒而疟，脉弦数者，栀子金花、葛根芩连、黄芩、凉膈、泻心合方。

黄芩三钱，白芍四钱，甘草二钱，栀子三钱，连翘三钱，薄荷三钱，知母三钱，黄柏三钱，大黄一钱，葛根五钱，黄连三钱。

黄芩汤（芩芍草）清肝胆，栀子金花（芩连栀柏大黄）解火毒，凉膈（栀薄翘芩军硝草）清上焦，知柏制相火，大黄釜底抽薪，葛芩连清燥金、解阳明内府外肌之寒热也。

热上皮肤痛，用上少阴司天补水济金汤加黄柏。

色变黄赤，风热，弦数者，黄芩葛根薄荷菊知方。

黄芩三钱，白芍三钱，甘草三钱，葛根五钱，黄连二钱，薄荷六钱，菊花三钱，知母三钱。

葛根芩连解阳明（燥金）内外之热，薄菊以助发，合黄芩汤以清胆，加知清金制相火也。

传而为水，身面胕肿，腹满仰息，火克金，肺失肃降而溢、热蓄也，育阴行水，脉弦数者。

葶苈六钱，防己三钱，椒目三钱，大黄一钱，滑石五钱，阿胶三钱，猪苓三钱，知母三钱，白茅根一两，西瓜皮五钱，泽泻三钱。

苈己椒黄降肺气，推蓄饮于前后。猪苓汤破阳结，育肾阴而行水。知母肃肺肾，清阳明下水消肿。茅根、西瓜皮则下阳水之最力者也（无西瓜皮，冬瓜皮可代）。

下注赤白，弦数，泻心、白头翁、葛根芩连阿胶合方。

大黄三钱，黄芩三钱，黄连三钱，阿胶三钱，白芍六钱，鸡子黄二个，秦皮四钱，白头翁六钱，黄柏三钱。大黄麻沸汤泡，鸡子黄后入汤中不入煎。

疮疡，栀子金花加知母、黄柏、漏芦、贯众、金银花。

唾血，脉数者。

黄芩三钱，白芍六钱，甘草三钱，大黄二钱，黄连三钱，知母三钱，黄柏三钱，沙参三钱，百合三钱。

烦心，胸热，脉数者，凉膈瓜蒌知母。

瓜蒌六两，知母三钱，栀子三钱，连翘三钱，薄荷三钱，黄芩三钱。

通篇要抓住相火发于肾，寄于胆。肺是金，胃肠皆隶于金，肠胃同候。胃居中属土之质，而属阳明燥金之气。若脾之属于阴土，而属太阴之湿化矣。

阳明司天，燥淫所胜，则木乃晚荣，草乃晚生，[名木敛生，菀于下，草焦上首，][1]筋骨内变。民病左胠胁痛，寒清于中，感而疟，大凉革候，咳，腹中鸣，注泄鹜溏，心胁暴痛，不可反侧，嗌干面尘，腰痛，丈夫㿗疝，妇人少腹痛，目眛眛音妹，眜音莫，皆作目不明解**眦疡，疮痤痈，蛰虫来见，病本于肝。太冲绝，死不治。**目眛眦疡至蛰虫来见疑错简。是火淫不关金木也。

阳明司天，乙卯、丁卯、己卯、辛卯、癸卯，乙酉、丁酉、己酉、辛酉、癸酉岁也。本乎天者亲上，燥淫所胜，金克木，凉胜暖，故大凉革候。大凉革候者，即天大凉，改革春暖之气候，木乃晚荣，草乃晚生也。名木，有名之大木也。大树根深叶茂，敛生者，敛其生气而叶反萧疏，俗谓干火撕拉、皱皱巴巴，叶敛不舒也。菀于下者，菀同苑，茂也。即本生歧枝，根长小树也。草焦上首者，谓草头草尖因上大凉而焦干也。

人感燥淫之气，金则克肝，肝主筋，骨质金，故筋骨内变也。内变者，谓不由外邪而筋骨不相依辅也。左胠胁痛者，肝气行于左也。寒清于中者，凉胜热也。感而疟者，感清寒而疟也（详《疟论》）。咳者，形寒伤肺也。腹鸣，寒侵于中也。注泄鹜溏，肠胃寒也。心胁暴痛，不可反侧者，肝主胁，肝脉贯心也。嗌干面尘，肝不疏津，肺不布液也（凉自伤肺）。腰痛，大凉伤肾也。丈夫㿗疝，肝环阴器也。妇人腹痛，凉侵胞宫也（肝隶胞），即《脉解篇》厥阴所至为㿗疝，妇人少腹肿者也。厥阴辰也，三月阳中之阴，邪在中，故㿗疝腹肿也。病本在肝，故肝脉太冲绝者不治也。按“目眛眦疡，疡痤痈，蛰虫来见”一段，似是错简。而阳明司天则少阴君火在泉，蛰虫来见，流水不冰，胁痛目赤，备载《五常政大论》，是总结一年的说法。一九八二年正月十二日。

经法：燥淫所胜，平以苦温，佐以酸辛，以苦下之。又曰：燥化于天，热反胜之，治以辛寒，佐以苦甘。其具体治法奈之何哉？

象见木晚荣，草晚生，筋骨肉内变，左胠胁痛，脉迟者，吴茱萸汤合补肝散，方见前。

---

1 王冰本此节在“注泄鹜溏”之下。

疟太泛，不释。

形寒饮冷伤肺，咳者，脉浮紧，小青龙汤。

麻黄三钱，芍药三钱，五味子二钱，干姜二钱，甘草三钱，半夏三钱，桂枝三钱，细辛三钱。烦躁者加石膏五钱。

小青龙治表不解，心下有水气，呕热喘咳，渴噎，或不渴，小便不利，及肺胀者也。桂枝发散心阳，同轻清透达之麻黄，使外来之邪得从汗解，玄府通而水不蓄矣。姜辛之散，半夏之涤，草姜燥土，芍药戢木。桂草宣心阳，水饮得下。姜桂同半夏，表邪可除（《本经》：半夏祛经络寒热之邪）。芍草滋阴益荣，寓桂枝之功。甘草麻黄能散皮里之水。至若辛姜散肺，芍味敛肺，半夏则能收能敛，斯水饮表里一荡无余，开阖敛散，备具其功，咳喘寒饮，形寒伤肺，有不已者乎。

肠鸣注泄，鹜溏，脉沉迟紧者，理中吴茱萸汤。

人参，干姜，白术，甘草，吴茱萸，大枣。

心胁暴痛，不可反侧，嗌干面尘，脉浮紧或迟弱，四逆补肝散回阳补肝。

附子二钱，干姜二钱，甘草三钱，川芎三钱，当归四钱，白芍四钱，生地黄四钱，酸枣仁三钱，木瓜二钱。吴茱萸汤合补肝更妙。

腰痛，寒伤肾。

肉桂三钱，附子三钱，巴戟天四钱，山茱萸三钱，菟丝子三钱，骨碎补三钱，肉苁蓉三钱。

男子㿗疝，女人少腹痛，重者桂枝乌头煎，轻者当归生姜羊肉合吴茱萸胶艾。

当归五钱，生姜一两，吴茱萸三钱，人参二钱，大枣四个，阿胶三钱，艾叶三钱，白芍三钱，川芎二钱，熟地四钱。

太阳司天，寒淫所胜，则寒气反至，水且冰，运火炎烈，雨暴乃雹此句原在时眩仆之下**，血变于中，发为痈疡。民病厥心痛，呕血血泄，鼽衄善悲，时眩仆，胸腹满，手热肘挛掖肿，心澹澹大动，胸胁胃脘不安，面赤目黄，善噫嗌干，甚则色炲，渴而欲饮，病本于心。神门绝，死不治。所谓动气，知其藏也。**

太阳司天，甲辰、丙辰、戊辰、庚辰、壬辰，甲戌、丙戌、戊戌、庚戌、壬戌岁也。本乎天者亲上，寒淫胜于上，则天气已暖而反寒，池冰已涣而反冰也。人感寒邪，血因寒凝，营伤体痛，谓之血变可矣。而此血变于中，发火毒之痈疡，火犯心之厥心痛，火沸之呕血，火克金之衄衄，善悲，时眩仆。

按《灵枢·五邪》云：邪在心则病善悲，时眩仆，视有余不足者而调其俞，俞者神门也，系心包代心受邪，故如是也。此盖人感寒邪，水灭火而阴郁阳，外有寒束，而卫阳不得外散，不外散则郁，郁极则化火，火灼血而痈疡，火犯心而心痛，呕血泄血，善悲，时眩仆之所作也。运火炎烈，谓夏季夏至小暑三四气之交也。故水胜而暴雨，气寒而化雹也。太阳寒水司天，则太阴湿土在泉，湿淫所胜，埃昏岩谷，土黄变黑，正在至阴之交，四之气时也。似此湿又济寒，寒湿之气侵人间，人感其气则胸腹胀。手心热者，寒湿郁卫阳，困于劳宫也。肘挛腋肿者，寒湿郁于筋脉也。心澹澹大动，寒湿之气侵犯心包也。以及胸胁胃脘不安，面赤目黄，善噫嗌干，皆寒湿郁内阳所致也。按《灵枢·经脉》手热，肘挛腋肿，甚则胁骨支满，心澹澹大动，面赤目黄，善噫，手心主病。兹寒气大来，正如《至真要大论》之寒气大来，水之胜也，火热受邪，心病生焉。《气交变大论》岁水太过，寒气流行，邪害心火，正此之确证矣。甚则色炲，水之色也。神门心脉，绝则生机息矣。所谓动气者，测经脉之动气则知其内藏也。

经法：寒淫所胜，平以辛热，佐以甘苦，以咸泻之。又曰：寒化于天，热反胜之，治以咸冷，佐以苦辛。具体方法奈之何哉？

象见寒气反至，水且冰，阳为阴郁，卫郁化火，痈疡者，浮紧浮数。火郁则宣之，宜四逆散加葛根升麻金银花。

枳实三钱，芍药三钱，柴胡三钱，甘草三钱，葛根四钱，升麻二钱，金银花五钱，大葱头三钱。热甚加芩连。

枳实利七冲之门，芎芍去血分之滞，柴胡通腠理，甘草和中宫，则里外之滞通矣。枳实芍草散主痈脓者。枳实炒黑破血，芎芍行血和血。柴胡轻清，汪昂谓散十二经疮痈，功同连翘。甘草解百毒，尤能愈疮。葛根、升麻大宣郁热，且更解毒者也。

因同上，厥心痛，郁火犯心，脉浮数或紧，宜四逆散加金铃子散。

枳实三钱，芍药三钱，甘草三钱，柴胡三钱，川楝子四钱，延胡索二钱，百合一两，丹参四钱，莲子心四钱。

四逆散解见前。金铃子导心火下降，丹参行血通心，百合理气清肺，莲心解心热也。

呕血泄血，凡伤于寒者，皆为病热。郁热化火而浮紧浮数者，三黄石膏汤。

黄芩三钱，黄连三钱，栀子三钱，黄柏三钱，麻黄三钱，淡豆豉三钱，石膏一两，大葱一根。泄血者加地榆、槐角。

按上郁火成疮，厥心痛皆不外此。

善悲，眩仆，浮紧浮数，为郁阳所致，与脉弱之虚者不同。悲者，郁火刑金。眩仆，火逼神明也。亦宜上方三黄石膏汤。

胸胁胃脘不安，面赤目黄，嗌干，肺肝不疏布津液者。

麻黄六钱，连翘六钱，赤小豆一两，生姜六钱，甘草六钱，杏仁一两，生梓白皮五钱（如无梓皮，以茵陈代之），大枣十二个，潦水煎服，半日尽。

麻黄越婢涤脾湿浊，生姜、杏仁开降肺气，合而用之则宣表透肌肉者也。又如赤小豆健脾利湿下水，翘茵清热祛湿宣通，枣草和内外，潦水不助湿，寥寥数味，妙用莫测也。

帝曰：善。治之奈何？岐伯曰：司天之气，风淫所胜，平以辛凉，佐以苦甘，以甘缓之，以酸泻之。热淫所胜，平以咸寒，佐以苦甘，以酸收之。湿淫所胜，平以苦热，佐以酸辛，以苦燥之，以淡泄之。湿上甚而热，治以苦温，佐以甘辛，以汗为故而止。火淫所胜，平以咸冷，佐以苦甘，以酸收之，以苦发之，以酸复之，热淫同。燥淫所胜，平以苦温，佐以酸辛，以苦下之。寒淫所胜，平以辛热，佐以甘苦，以咸泻之。

在泉司天邪反胜制之治疗大法

帝曰：善。邪气反胜，治之奈何？岐伯曰：风司于地，清反胜之，治以酸温，佐以苦甘，以辛平之。热司于地，寒反胜之，治以甘热，佐以苦辛，以咸平之。湿司于地，热反胜之，治以苦冷，佐以咸甘，以苦平之。火司于地，寒反胜之，治以甘热，佐以苦辛，以咸平之。燥司于地，热反胜之，治以平寒，佐以苦甘，以酸平之，以和为利。按平寒当是辛寒。且司天燥化于天，热反胜之，治以辛寒，佐以苦甘可证。而数千年来无人发觉，是有待于桐也。**寒司于地，热反胜之，治以咸冷，佐以甘辛，以苦平之。**

此言六气在泉，反为邪气所胜，而有治之之法也。帝疑六气在泉，不能淫胜他气，而反为邪气所胜制，必有其法治，而伯答之也。

寅申之岁，厥阴在泉，风司于地，不能胜土，反为金侮，而清凉胜之。故治以酸者补肝也，温者胜凉也。佐以苦者助用焦苦也，甘者益用甘味之药调之也。以辛平之者，邪去体虚，则以辛补养而平之也。辛本克肝，此云补之者，肝喜疏，肝弱多怠，辛以刺激，遂其条达，如病新愈之运动者，过则伤气矣。

卯酉之岁，少阴在泉，候常大温，金当受克矣。兹反水胜，恣金肆泄，而气候反清寒。故治以甘热者，使甘土直克寒水而温直胜寒邪也。佐以苦辛者，苦补在泉心热之不及，辛泻肺金之无制也。以咸平之者，甘温之药驱克寒水，病愈体弱，余热蕴藏（药温），又必以咸平之，所谓热淫于内治以咸寒，心欲软急食咸以软之也。夫风司于地，清反胜之，治以酸温者，是首补在泉之肝虚。此热司于地，寒反胜之，治以甘热者，是首创反胜之寒邪。彼肝喜条达，故用辛刺激即同补益。此本寒邪，甘温矫枉（矫者正之也，枉者不直也），过正则必用咸平。情各不同，法异其治，不可板执强同也。

辰戌之岁，太阴在泉，湿司于地，而热反胜之，候必湿热矣。治以苦冷者，苦胜湿，冷胜热也。佐以咸甘者，热淫于内，治以咸寒，明显易察。而甘能助湿，又何为用之乎？盖如黄柏之苦寒属于咸水（肾），苍术之燥温属于甘土，合为二妙以制湿热，即是咸甘，若直用甘则不通矣。以苦平之者，湿邪着身，虽愈难尽，故必以苦燥湿泄热而善其后也。

巳亥之岁，少阳在泉，火司于地，候不毒热，而寒反胜之，则同少阴之治以甘热，佐以苦辛，以咸平之。但少阳相火与少阴君火大旨相同，治当偏重耳。

子午之岁，阳明在泉，燥司于地，候常清凉，木常受灾，而在泉金气受制不及，木气得肆，热反胜之，候化热矣。治以辛寒者（原作平寒，误），辛以补金在泉之不及，寒以制热胜之邪气也。佐以苦甘者，苦以泄热，甘以缓水火之冲突也。以酸平之者，病经苦寒辛散，必用酸收以善其后也。所谓以甘缓之者，以在泉是下半年，于候则届清寒。岁气在泉是金，金弱无权亦属当值，热反加之，迫必偶寒。其必正时反热，早暮仍寒。水火冲突，互为寒热。且人感热邪极易受寒，而调和水火、隔绝水火者，则又莫若甘土矣。故曰以甘缓之者，缓水火之冲突也。

丑未之岁，寒水在泉，水常灭火，候常大寒矣。而火反胜之，候反大温。

治以咸冷者，咸补在泉水之不及，冷制邪气反胜之热。佐以甘辛者，同上缓水火之冲突，辛以补肺金之受克。以苦平之者，苦泄余热之邪也。按以和为制，当在此处，六气皆然，何为斤斤于燥金也。

帝曰：其司天邪胜何如？岐伯曰：风化于天，清反胜之，治以酸温，佐以甘苦亥巳岁。**热化于天，寒反胜之，治以甘温，佐以苦酸辛**子午。**湿化于天，热反胜之，治以苦寒，佐以苦酸**丑未。**火化于天，寒反胜之，治以甘热，佐以苦辛**寅申。**燥化于天，热反胜之，治以辛寒，佐以苦甘**卯酉。**寒化于天，热反胜之，治以咸冷，佐以苦辛**辰戌。

此言司天之气为邪气所胜，治之之法也。理同上。

六气相胜复

六气之胜

帝曰：六气相胜奈何？岐伯曰：厥阴之胜，耳鸣头眩，愦愦欲吐，胃鬲如寒，当是塞字。**大风数举，倮虫不滋，胠胁气并，化而为热，小便黄赤，胃脘当心而痛，上支两胁，肠鸣飧泄，少腹痛，注下赤白，甚则呕吐，鬲咽不通。**

六气胜复，张隐庵注当可从。其言曰：六气之胜复与五运不同。五运不及之岁有胜而子为复母仇，此六气之胜复无分太过不及，有胜则有复，无胜则无复，胜甚则复甚，胜微则复微。而所复之气即所郁之本气而复发，非子复母仇也。

此论三阴三阳主岁之气淫胜而为病者，宜以所胜之味平之也。

厥阴之胜，耳鸣头眩者，风淫于上也。愦愦欲吐者，愦愦者心乱也，心乱者风扰肝魂也。欲吐者，胃膈如塞(原作寒)，求舒而欲吐也。大风数举，木胜之肆也。倮虫不滋者，倮虫属土，木克之也。胠胁气并者，肝之部气并也。化而为热，小便黄赤者，木淫而生火也。风气胜则脾胃受伤，故风淫于上则胃脘当心而痛，上支两胁也。甚则呕吐，膈咽不通(即如肝痹吐食)。淫于下则肠鸣飧泄，木胜土衰，清气不升也。少腹痛，下利赤白，即厥阴下利也。经云：厥阴之胜，治以甘清，佐以苦辛，以酸泻之。其具体方法奈何。

象见大风数举，倮虫不滋，耳鸣头眩，愦愦欲吐，胠胁气并，胃膈如塞，脉弦急有力者，黄芩汤重芍药甘草。

黄芩三钱，芍药一两，甘草一两，大枣八枚。吐不止加赭石一两。

黄芩苦寒，草枣甘平，芍药酸苦，极为合法。

或黄芩四钱，白芍一两，龙胆草三钱，芦荟三钱，磁石一两，牡蛎四钱，决明子三钱。

上因，化而为热，小便黄赤，胃脘当心而痛，上支两胁，脉弦数者，上方加川楝子、百合。

黄芩四钱，白芍一两，甘草三钱，龙胆草三钱，芦荟三钱，磁石一两，牡蛎四钱，决明子三钱，川楝子四钱，百合一两。

肠鸣飧泄，少腹疼，脉弦者，芍药甘草汤（一名戊己汤）。

芍药三两，甘草三两。

注下赤白，脉弦数，白头翁汤。

白头翁四钱，黄连三钱，黄柏三钱，秦皮四钱。日久加葛根三钱，阿胶二钱，白芍四钱，黄芩三钱。重者加大黄三钱，麻沸汤泡，去渣后煎诸药。

呕吐膈咽不通，脉弦数，即上之膈如塞也，方同。

少阴之胜，心下热，下疑是上字。**善饥，脐下反动，气游三焦，炎暑至，木乃津，草乃萎，呕逆躁烦，腹满痛，溏泄，传为赤沃。**

少阴之胜者，少阴君火过胜，子午岁也。心下热，善饥者，同《金匮》心中风之善饥也。心下热，疑是心上热，凡言心即指心口。心上热，即胸中有热，膈间有热也。古下字作二形。上字作二形，形相近而易误也。唯其心上热，故热能消谷善饥，但此饥当饥不能食也。脐下反动者，心病当脐上动气，而此脐下反动者，两少阴同气，肾中相火因心炎而炽也。隐庵谓少阴之标阴发于下者。误。焉有热过而动阴者乎？气游三焦者，言此热气游行三焦上下也。三焦根于肾系，包括藏府，联缀上下者也。经云：膏之原出于鸠尾，肓之原出于脖胦，脖胦即命门、丹田、命蒂、脐轮、太极，如瓜蒂然，又曰募原。募当是幕，幕者帐募，帐幕即空腔嵌缀藏府者，幕原即幕之原头处，幕之源头即肾系是矣。气游三焦者，相火游行三焦，即火焰之燔宇宙也。炎暑至者，少阴之胜热化火也。木乃津者，木经日晒热蒸津液外溢也。草乃萎者，火灼旱极也。呕逆者，火之冲逆也。躁烦者，心烦肾躁，心肾之阴涸也。腹满痛者，即暴腹胀大属热之满痛，即热灼之痛，《本经》石膏所治之腹坚痛也。溏泄者，热结旁流，便垢秽气恶臭也。传为赤沃者，热极便血也。经法：少阴之胜，治以辛寒，佐以苦咸，以甘泻之。其具体方法奈之何哉？

象见炎暑，木津草萎，心上热善饥，脐下反动，热气游行三焦也。脉细数者，栀子金花加生地黄玄参地骨皮石膏知母汤。

栀子三钱，黄柏三钱，黄芩三钱，黄连三钱，知母三钱，石膏五钱，大黄二钱，生地黄四钱，玄参四钱，天冬五钱，麦冬五钱，地骨皮三钱。

大黄、黄连泻心火，栀子、金花解火毒，集中力量迎头痛击者也。石膏知母荡胃热，阳明二阳所归，泻土以存阴也。火灼水涸，地玄二冬滋肾胃之阴者也。火灼神昏，地骨皮清神中之火者也。此则韩信将兵，多多益善者也。

病深昏迷，扬手掷足，脉细欲涸，三才生脉饮。

天冬五钱，麦冬五钱，生地黄一两，五味子三钱，人参三钱，浓煎徐徐灌之，鼻上有汗则生矣。

呕逆，躁烦，腹满痛，脉沉数实者，栀子金花石膏泻心。

栀子三钱，黄柏三钱，黄连三钱，黄芩三钱，大黄二钱，石膏二两。

细涩欲绝如涸流欲断者，用上三才生脉，而甘蔗、天花粉、玄参、金银花、白茅根、梨汁、西瓜可当水恣饮也。

溏泄传为赤沃，泻火，栀子金花白头翁汤。

栀子三钱，黄芩三钱，黄连三钱，黄柏三钱，大黄三钱，白头翁四钱，秦皮四钱，白芍二钱，大黄麻沸汤泡去渣，后煎诸药。

太阴之胜，火气内郁，疮疡于中，流散于外，病在胠胁，甚则心痛，节句舛，详解中。**热格头痛，喉痹项强，独胜则湿气内郁，寒迫下焦，痛当顶互引眉间，**互当是彑，音记。**胃满，雨数至，燥化乃见，少腹满，腰脽重强，内不便，善注泄，足下温，头重，足胫胕肿，饮发于中，胕肿于上。**

此论太阴司天，湿气胜之为病也（丑未岁）。太阴之胜，火气内郁，疮疡于中，流散于外，病在胠胁，甚则心痛。马莳解谓疮疡自中流散于外，理属不畅。即以仲景浸淫疮从口流向四肢为据，亦属强解。此疮疡而非浸淫也。志聪则以阴湿之气淫于外，火气内郁而疮疡于中，湿热之气流散于外，则及于风木，而病在胠胁，甚则心痛云云。疮疡于中，如胃肠肝肺等痈，似可通过。而胠胁部亦可谓之外乎？即谓胃肺内痈，病胠胁心痛而流散于外，殊牵强也。盖古经传抄，难免颠倒。予妄拟当是：**火气内郁于中，疮疡流散于外**。所以然者，太阴司天，湿淫特甚。人感其气则困卫阳，卫阳困而不畅则内郁化火，此所谓火气内郁于中也。中之郁火蒸外受之湿则化湿热，湿热酝酿则腐血脓而为疮疡，此所谓流散疮疡于体外也。

病在胠胁者，湿困肝而木病，胠胁，肝之部也。甚则心痛，肝脉贯心，伤寒厥阴病气上撞心，心中疼热，是其证也。热格者，湿气胜，反迫格热于上，故头痛项强喉痹也。独胜者，谓体素弱，阳微不足化火，而湿气独胜者也。湿气内郁，水流湿，水就水，湿近寒，故曰寒迫下焦也。下极而上，故又痛当顶彑也。彑音记。《说文》：彖，豪猪形。彖上从彑，彑，头也。即头顶痛之代词。痛当顶彑者，即湿胜困肝，肝会督于颠也。引眉间，眉横属木也。胃满，湿淫浸胃，木不能疏也。

雨数至，燥化乃见者，谓必大雨数至，湿气得泄，而后秋令燥化乃见，指秋气晚也。按太阴之复，大雨时行，鳞见于陆，是其证矣。

少腹满，腰脽痛强者，按燥当胜湿，而反燥清济湿，太阴司天又是太阳寒水在泉，故寒湿侵下而少腹痛，腰脽痛强也（寒湿伤肾）。内不便者，《说文》：自冂外而入也。故内从冂、从入成内。冂音局，《说文》：邑外谓之郊，郊外谓之野，野外谓之林，林外谓之冂。古作冋，像国邑也。

善注泄，寒湿也。足下温，寒湿所无。而当足下清，寒湿侵下也。头重，寒湿壅上也（伤于湿头如帛裹）。足胫胕肿，言足胫趺（趺通胕）皆肿，湿甚脾阳不振也。饮发于中，湿困脾肾之阳不运也。胕肿于上者，胕又通肤也。（按湿盛则肿满，上肿宜汗，下肿宜利。）此寒湿肿于下为是。若外感风水之湿则头面肿。古上下二字形近易误也。

经法：湿淫所胜，治以咸热，佐以辛甘，以苦泻之。已知之矣。具体方剂奈之何哉？

火气内郁于中，疮疡流散于外，缓洪、滑数者，宜祛湿热为主，而必发泄。新撰方。

贯众（解毒去湿）三钱，苦参（燥湿除痛）三钱，茵陈（除湿宣散）一两，浮萍（发汗去湿）四钱，防己（散肿利湿）三钱，土茯苓（祛湿愈疮）四钱，金银花（解毒去湿）一两。热多加黄连、黄柏，湿多加泽兰。

湿淫所胜，内郁于中，浮萍、茵陈、金银花以宣之，防己、茵陈、土茯苓、苦参以清之，贯众去湿解毒，余皆清燥去湿，皆能解毒愈疮，方之所以神也。

胠胁痛，甚则心痛，因湿困肝所致者，脉弦滞或缓极，四逆散加川楝子苦参牡蛎。

柴胡(入肝发散升清)四钱，枳实(行血疏滞)三钱，白芍(平肝濡肝和阴)三钱，甘草二钱，川楝子(导心火下降、去湿)五钱，百合(疏肺)一两，苦参(导小肠火、去湿)三钱，香附(利气去湿、寒湿可用)四钱，牡蛎四钱。重者加连、柏。

湿困肝，肝失职不疏，病胠胁痛，心痛者，宜去浊湿，振发肝气也。四逆散疏通内郁之热而达于外者也，生百合疏通肺气之滞而达百脉者也(肺朝百脉)，柴蛎消胁积，柴枳解胸痹，柴芍振风以胜湿，柴胡升清阳以胜湿，苦参导小肠火下降去湿(心与小肠相表里)，川楝子导心藏火去湿下降。气滞凝则血凝，枳芍以行血。血凝必气滞，百合以通气。湿热甚可加连柏，寒湿多则必合平胃也。

湿困阳，热格，头痛喉痹，项强，脉论至是数，论象而缓者。

防己(散下焦血分湿热、散痈肿)，佩兰(辟秽祛湿)，浮萍(发汗利水)，白芷(通窍祛湿)，薄荷(解散风热)，葛根(解表宣阳)，升麻(散邪火)，白鲜皮(燥湿解毒)

湿困阳则必宣湿，热郁格则必散热，防己、佩兰、白芷、白鲜皮所以去湿也，浮萍薄芷葛麻所以散热也。薄芷清上，头痛能愈。葛升利咽，喉痹可痊。葛根尤项强之圣药也。

大雨数至后，燥化乃行，而燥不胜湿，反从清燥济湿，转为寒湿，寒湿痛留顶c，引眉间，脉缓涩者，吴茱萸汤合清震汤加味。

吴茱萸三钱，人参三钱，大枣五枚，生姜二钱，川芎二钱，白芷二钱，蔓荆子三钱，苍术四钱，荷叶二钱，升麻二钱。

湿寒困肝则必温肝，吴茱萸汤温肝者也(参萸姜枣)。痛当顶c则必清头，清震汤清眩者也(苍术、升麻、荷叶)。又况芎芷蔓荆升麻皆属上头去湿止痛之品，吴茱萸汤已肝寒之头痛，清震汤愈湿壅肝困之眩者乎？

胃满，湿困肝不疏，缓涩者，平胃散加柴胡青皮。平胃散平敦阜(湿胜曰敦阜，敦者高也，阜土也)，柴胡升清振肝，青皮入肝疏降也。或实脾饮。

小腹满，腰脽痛，内不便，寒湿浸淫筋络，寒湿且伤肾藏也，脉迟涩，宜术附加味汤。

苍术五钱，附子四钱，狗脊四钱，骨碎补四钱，五加皮四钱，杜仲四钱，牛膝三钱。

寒湿伤肾，腹满腰脽痛者，首去寒湿，术附其要药也。狗脊、骨碎补、五加、杜仲皆祛湿补肾强骨之品，牛膝达下通络也。日久者，可加红花、乳没。

注泻，足下清，头重，足胫胕肿，脉迟或弱涩者，附子理中加茯苓主之。

饮发于中，胕肿于上，脉弦迟者，实脾饮主之，或平胃二陈加味。

少阳之胜，热客于胃，烦心心痛，目赤欲呕，呕酸善饥，耳痛溺赤，善惊谵妄，暴热消烁，草萎水涸，介虫乃屈，少腹痛，下沃赤白。

少阳相火司天，寅申岁也。火淫所胜，火就燥，阳明为燥金，故热客于胃也。烦心心痛者，胃络通心，相火上犯心包也。目赤者，少阳合胆三焦，三焦脉络目锐眦也。欲呕者，火淫于中，胃热欲呕，亦少阳喜呕也。善饥者，胃热消谷，亦少阳胆汁化也。耳痛者，三焦脉入耳中也。溺赤者，火淫膀胱也。善惊者，火犯心，神不定也。谵妄者，火犯心，神不守舍也。天地有此火胜淫气，呈现暴热销烁气象，故草为之萎，水为之涸也。介虫属金，金受火克而屈伏也。人感其气，火灼胞而少腹痛。燥金大肠，火烁燥金而下利脓血也。经：少阳之胜，治以辛寒，佐以甘咸，以甘泻之。甚具体方剂奈之何哉。

象见暴热销烁，草萎水涸，介虫屈，热客于胃，烦心心痛，脉洪数沉数者，大黄黄连泻心合调胃承气黄芩汤。

芒硝三钱，大黄三钱，甘草四钱，黄芩三钱，黄连三钱，猪胆二枚（如无可用龙胆草芦荟），白芍四钱。

或犀角地黄改羚羊，并用更好，非一般人能用也。

犀角，生地黄，牡丹皮，白芍，羚羊角。

目赤欲呕，耳痛，溺赤，脉弦数者，用上第一方或当归芦荟丸。

当归龙荟丸治肝经实火。方见前。

汪昂曰：肝木为生火之本，肝火盛则诸经之火相因而起，为病不止一端矣。故以当归芦荟胆草青黛直入本经气血两途，先平其甚者，而诸经之火无不渐平矣。佐以黄芩泻肺火，黄连泻心火，黄柏泻肾火，大黄泻肠胃火，栀子泻三焦火，各举大苦大寒而直折之，使上中下三焦之火悉从大小二便利出。少加木香、麝香，取其调气开窍，灵通周至也。

少腹痛，下利赤白，脉数者，白头翁汤。

阳明之胜，清发于中，左胠胁痛，溏泻，内为嗌塞，外发㿗疝，大凉肃杀，华英改容，毛虫乃殃，胸中不便，嗌塞而咳。

阳明之胜，卯酉岁也。《左传》曰金寒，故清气发于中也。左胠胁痛，金克木，肝主左也。溏泄者，清凉之气侵胃也。内为嗌塞者，金肆自伤，气逆而塞也。外发癫疝，金凉伤肝，疝主于肝也。大凉肃杀，华英改容，金气恣肆也。毛虫乃殃，金克木也。胸中不便，嗌塞而咳，形寒伤肺，呼吸不畅而不便，肺气上逆，咳而嗌塞也。

经法：阳明之胜，治以酸温，佐以辛甘，以苦泄之。具体方法奈之何哉？

象见大凉肃杀，华英改容，毛虫乃殃，而觉清凉之气发生于中，俗谓“长凉气”。左胠胁痛，溏泻，金克左木也。脉迟紧者，温肝补肝，吴茱萸补肝汤主之。

吴茱萸，人参，生姜，大枣，川芎，当归，白芍，生地黄，酸枣仁，木瓜，甘草。

吴茱萸汤温肝，补肝汤补肝。吴茱萸大温肝胃，引热下行，辛温开肺。参姜草枣补气，四物补血，木瓜酸枣引而助之者也。

象同上，内为嗌塞，金肆自伤，凉气拒格，肺舒布缓，脉迟缓涩者，茯苓杏仁甘草加参姜萸苓主之。

萸姜温辛开肺，人参峻补协助开，茯苓杏仁甘草则苦降化气者也。

象同上，外发癫疝，凉伤肝，疝主肝，寒凉外袭，弦迟紧者，吴茱萸汤加荔枝核、小茴香、巴戟天、肉桂主之。

吴茱萸三钱，人参三钱，生姜五钱，大枣五个，荔枝核三钱，小茴香三钱，巴戟天四钱，肉桂三钱。不愈是外寒甚，则用桂枝乌头煎。

象同上，胸中不便，嗌塞而咳，金肆自伤，脉涩迟，用上茯苓杏仁甘草加参姜萸苓方。咳甚加五味子易干姜，外伤咳甚，浮者，小青龙汤。

太阳之胜，凝溧且至，非时水冰，羽乃后化，痔，疟，发寒厥，入胃则内生心痛，阴中乃疡，隐曲不利，互引阴股，筋肉拘苛，血脉凝泣，络满色变，或为血泄，皮肤否肿，腹满食减，热反上行，头项囟顶脑户中痛，目如脱，寒入下焦，传为濡泻。

太阳寒水司天，辰戌岁也。寒淫所胜，故凝固溧冽之寒气大来，非时而水又结冰也。羽乃后化者，羽虫属火，水灭火而化迟也。

痔者，《经脉》篇曰：太阳主筋病（阳气者，精则养神，柔则养筋），为痔瘘是也。亦即《百病始生》：积聚之生，因寒乃生。再饮食用力过度则络伤，阴络伤则血溢，流注肛门则为痔矣。疟者，邪中太阳，汗出不御，汗迫腠理，不愈而作疟也。发寒厥即《寒热篇》阳气衰于下则为寒厥也。入胃则内生心痛者，寒气入胃，胃络通心而心痛也。阴中生疡者，肾主阴，寒伤之也。“隐曲不利”即屈伸不利，如隐几而卧之隐。屈（曲）是不直，即屈而难伸之屈。《生气通天论》：阳气者，精则养神，柔则养筋。寒伤隐屈（曲）不利，亦膀胱主筋，髀不可以屈意也。互引阴股者，言因隐屈（曲）不利而互相牵引阴中股间也。其互引阴股者，寒伤肾也。足少阴之筋起于小指之下，并足太阴之筋，邪走内踝之下，结于踵，与足太阳合而上结于内辅之下，并太阴之筋而上循阴股，结于阴器也。（循脊内，挟膂上至项，结于枕骨，与足太阳之筋合。膂同吕，吕，脊椎之相形也）肌肉拘苛者，即肌肉拘不欲伸而苛扰。血脉得寒而凝泣不流，络脉因充满而色变，或内络伤而血泄，皮肤因寒否肿不仁。或腹寒生满，阳不运而食减也。如此寒胜于下而反迫热上行，故头项囟顶脑户痛，目如脱者，太阳之经标阳而本寒，故从本从标也。此头痛即《经脉》之冲头痛，邪气盛则泻，正气虚即补，热则疾去其针，寒则久留以温，与大寒犯脑，痛连齿颊者不同也（西医三叉神经痛，予愈颇多）。目如脱，即《经脉》太阳冲头痛，目如脱，项似拔，脊痛，腰似折，髀不可以曲，腘如结，腨如裂之踝厥也。入下焦，传为濡泻，谓寒入下焦，传变为濡泻也。

经法：太阳之胜，治以甘热，佐以辛酸，以咸泻之。其具体方剂奈之何哉？

寒淫所胜，凝溧且至，非时水冰，羽虫后化，寒伤阴络，血注肛门，滞久成痔者，洗方。

川乌一两，附子一两，川椒一两，干姜一两，麻黄二两，肉桂一两，乌梅一两，好醋一斤，加水煎熏洗。

寒中太阳，汗出不御而疟，体实脉紧数者，大青龙汤。

麻黄九钱，桂枝六钱，杏仁九钱，甘草六钱，生姜六钱，大枣十二个，石膏三两，水煎服三分之一。得汗止后服，不出更服。

大青龙证，多脉现促象，予每用麻黄九钱方解。

倭乱时，某季晚秋，患疟，寒时战溧，面尘如绝，时有窒息。旋发巨热，如炽如炙，身无寸缕。今日书之，犹毛悚焉。尔际，神难自持，自己方不自信，他人方更不敢服，缠绵月许，枯瘦如柴，泣而无泪，竟自竭而愈焉。（竭者负戴，详三焦竭部，即正气争胜而愈，俗谓“凭命拽”也。）

大青龙，仲师太阳中风脉浮紧，发热恶寒，身疼痛，不汗出而烦躁者，大青龙主之。若脉弱汗出，恶风者，不可服。服之则筋惕肉瞤也。又曰：伤寒脉浮缓，身不疼但重，乍有轻时，无少阴证者，大青龙发之。

此大青龙脉证，汗出而遇寒束者也。太阳脉浮紧，发热恶寒，身疼痛，何以知其为中风乎？盖此不汗出与无汗迥别。不汗出者，是汗欲出不得，而有欲出难出将出之气象焉。紧为实，仲师之脉也。郁而烦躁，汗迫腠理而不透出也。非尺迟脉弱有关少阴，不可发汗、不能作汗而烦躁者比，尤与汗出阴阳离决烦躁者异。故两擅麻桂之品，去芍之敛，重麻之雄，急于云施雨沛一汗而解。加石膏，以桂枝有烦乱之嫌，而有以制之也。至若伤寒脉浮缓，身痛乍有轻时，亦汗迫腠理之游迫，急于速发之义。石膏之寒，解郁热也。太阳中风用桂枝，伤寒用麻黄，此则合而加减用之。然太阳底面便是少阴，师特嘱：脉微弱不可与，再嘱：无少阴证方可与。恐汗散元阳，四肢厥逆，阳散失养，筋脉动摇，筋惕肉瞤也。

中风脉浮紧，浮为在表，紧为实，与杂证汗出入水，被水闭住毛孔之浮紧同。伤寒脉浮缓与汗出当风，风湿之浮缓同。此患者初因烦劳，阳气发张，营卫发泄，突受寒袭，汗迫腠理，出入不得，故烦躁乍重乍轻，或在腹中，或在四肢，是汗迫腠理之游迫也。要知桂枝是治太阳卫病有汗之发热，麻黄是治太阳营病之发热，大青龙是治劳极阳泄，外受寒束，汗欲出出不来之发热。谓中风伤卫，麻黄伤营，青龙治营卫两伤，麻桂青龙三法鼎峙，喻昌聪明，百虑一失矣。（息园翁谓此节是二千载第一发明。此予三十岁旧稿，距今近四十年矣。至六十岁又补之，桐真不知老之将至也。）

疟，上证日久者。

常山三钱，猫眼草三钱，射干四钱，玉竹二两，鳖甲四钱，土鳖虫三钱，天花粉四钱，甘草三钱。成方鳖甲煎丸最妙，详拙著《金匮述义》中。

象同上，发寒厥者，阳气衰于下，寒气起于五指之里，集于膝下，而上聚于膝上，故阴气盛则从五指至膝上寒也。不从外，皆从内也。脉沉迟微弱者，四逆汤。（方注详见《伤寒述义》）

寒气入胃，袭心而痛，脉弦紧者，桂枝人参四逆汤。

桂枝五钱，人参三钱（党参一两），白术三钱，干姜四钱，附子四钱，炙甘草四钱。

阴疡。不红肿者，可用上洗痔方洗之，内服阳和汤。

熟地一两，白芥子三钱，油桂[1]二钱，姜炭二钱，鹿角胶四钱，麻黄一钱。

王洪绪治一切阴证之主方(《外科证治全生集》)。如外寒凝内火者，可用麻黄三钱。

因寒，隐曲不利，互引阴股，筋肉拘苛，血凝色变，皮肤否肿，脉涩迟者，桂枝乌头煎。

乌头五枚，蜜四两，煎减半，去滓，以桂枝汤解之。初服三分之一，不知继服，其知者如醉状。

方解见上，合红花以通络逐瘀当更理想。

腹满时减，脉迟者，附子理中汤。(原文是食减。按腹满时减，寒气上从也。)

附子三钱，干姜三钱，甘草三钱，白术三钱，人参三钱。

血泻，脉迟，桃花汤。

赤石脂四两(一半全用，一半研末)，干姜五钱，粳米一两，水煎米熟，去滓，加入赤石脂末，日三服。

此便血同于少阴寒实之便血也。少阴病有阳虚虚寒之下利，有阳证内实之便血，有火旺热迫之下利，有少阴阴虚之便脓。热蚀肠膜，寒剥肠脂，血溢大肠，同名下血。此必血如豚肝，沉涩微迟，乃素有寒湿，又少阴邪入化寒为寒利也(此太阳之胜，深感大寒)。胃素寒湿则失燥令，失燥令则水谷不分，因利而痢者也。古无痢名，肠澼、赤沃、滞下，均痢名也。

赤石脂，石秉金燥，脂质似土，燥隶阳明而去湿，土入肠胃而固涩，温散寒，赤入血，黏而能涩。干姜辛燥，暖肠胃之寒。粳米柔润，完肠膜之损(阿胶、甘草为补肠膜损之要药)。总之，为温补去湿，固脱养脂，与柏叶汤治吐血一样神理也。

象见溧冽，非时水冰，羽虫后化，而热反上行者，阳微于下，寒邪拒中，迫阳上越，而头项囟顶脑户痛，目如脱，太阳经之冲头痛也，有若城陷为敌所据而已外窜者，麻黄附子细辛合白通茯苓四逆去参汤。

麻黄三钱，附子三钱，细辛三钱，干姜三钱，甘草四钱，葱白一根，茯苓

---

1 油桂即紫油桂，肉桂之上佳者。

五钱。

麻附细辛外解寒邪，内固元阳。白通四逆峻逐阴邪，通畅阳气。而寒袭外者，解太阳之经必以麻黄。寒拒内者，温少阴之里必以附子。细辛起阳气于至阴之下，茯苓伐肾邪制寒气之逆，且出附毒出于小便。干姜温散寒邪，葱白辛通阳气，甘草则和之者也。

象同上，寒入下焦，传为濡泻，脉沉迟微弱者，附子理中汤。方见前。

帝曰：治之奈何？岐伯曰：厥阴之胜，治以甘清，佐以苦辛，以酸泻之。少阴之胜，治以辛寒，佐以苦咸，以甘泻之，太阴之胜，治以咸热，佐以辛甘，以苦泻之。少阳之胜，治以辛寒，佐以甘咸，以甘泻之。阳明之胜，治以酸温，佐以辛甘，以苦泄之。太阳之胜，治以甘热，佐以辛酸，以咸泻之。

六气之复

帝曰：六气之复何如？岐伯曰：悉乎哉问也。厥阴之复，少腹坚满，里急暴痛，偃木飞沙，倮虫不荣，厥心痛，汗发，呕吐，饮食不入，入而复出，筋骨繇并，掉眩清厥，甚则入脾，食痹而吐。冲阳绝，死不治。

六气之胜复，与五运胜复不同。五运不及之岁，有胜气而所胜之子为必复母仇也。此六气之胜复，无分太过与不及，有胜则有复，无胜则无复，胜甚则复甚，胜微则复微。而所复之气，即是所郁之本气，复发反攻，非子复母仇也。故曰：厥阴之复与少阴之复，与《气交变》篇之论胜复不同也。

《六微旨大论》曰：寒暑燥湿风火，气有胜复，胜复之作，有德有化，有用有变。盖谓六气主岁，勿论司天在泉，如上下和平，无有胜复，此气之德化也。用者胜之始，变者化之机，此胜复而为民病也。隐庵畅论，豁人心胸。而此厥阴之复，即厥阴风木之气被胜制之金气压迫至极，郁极而反抗也。如彼山泉流可滥觞，障流堤决伤人必多矣。

夫木喜条达，风贵和畅，压而制之，发则必猛。故厥阴之复也，见风之狂，木为之偃，沙为之飞。倮虫属土，感木克而不荣。少腹坚满而暴痛，即仲景子脏开风寒侵入之附子汤证也。其厥心痛者，色苍面尘如死状，终日不敢太息，此风气厥犯心包，肝脉贯心也。汗发者，风木肆发疏泄也。呕吐者，风木上升冲逆也。《风论》：“心风之状，多汗恶风，焦绝，善怒吓，赤色，病甚则言不可快，诊在口，其色赤。”仲景：“心中风者，翕翕发热，不能起，食即呕吐。”可参也。饮食入而还出者，木淫而土败也。筋骨繇并，掉眩者，风伤筋而繇并，风扰颠而目眩也。清厥，谓手足清冷，风淫末疾(《左传》秦和语)，抽搐而厥也。甚则入脾者，由脾之经入脾之藏也。食痹而吐者，谓木克脾土，则成食痹，食则吐出也。如《玉机真藏论》风寒入内传肺曰肺痹，肺传肝曰肝痹。肝痹者，胁痛出食。《风论》“胃风之状，颈多汗恶风，食饮不下，鬲塞不通，腹善满，失衣则䐜胀，食寒则泄”皆可互参也。入藏者病重，主半生半死也。其生者，胃之真气未绝。其死者，脾之真气已尽。冲阳，验脾胃真气之所，故曰绝者不治也。

经法：厥阴之复，治以酸寒，佐以甘辛，以酸泻之，以甘缓之。具体方剂奈之何哉?

象见偃木飞沙，倮虫不荣，厥阴风木之复，风淫所胜。少腹坚满者，少腹子藏也，风寒侵入则少腹坚满，风寒侵蚀(痉挛)则里急暴痛。脉弦紧者，附子汤固其常法，即大饮姜糖水、葱白烙脐法亦愈。孕妇多得是证。男子交后，风寒侵入精孔，多有病此。病历至多，详医案及《金匮述义》妇人病“子藏如扇状”。

附子汤方见前。

厥阴之复，风水肆虐，风扰心者，脉弦数，黄芩防己地黄汤加百合龙胆草川楝子。

黄芩三钱，白芍五钱，甘草三钱，防己三钱，地黄二钱，防风一钱半，桂枝一钱半，川楝子四钱，百合八钱。

黄芩汤清肝胆，防己、地黄治风热窜心(详《金匮》)，川楝子引心火下降，百合则理肺气者也。

风寒犯心包，脉迟紧者，桂枝附子汤加紫石英主之。

桂枝一两六钱，白芍一两半，生姜五钱，大枣二十个，炙甘草一两，附子六钱，紫石英二钱，半日量，三次服尽。

桂枝汤辛甘发散，桂枝制肝温肾，芍药濡肝平肝，桂草宣心阳，生姜宣金气制肝。附子壮元阳，大散风寒。紫石英甘能补，温祛寒，重降气，紫入血，补心血之不足，祛子宫之风寒，咳逆吐逆，宫寒无子，皆温补散寒之功也。合当归四逆(加吴茱萸、当归、木通、细辛)，尤得当焉。

汗发呕吐，饮食不入，入而还出，脉滑数，风热者，黄芩合大黄甘草加竹茹半夏。

黄芩四钱，白芍四钱，甘草二钱，大黄一钱，竹茹四钱，半夏四钱。

黄芩汤清厥阴，军草直折治食入即吐，竹茹半夏则止呕降逆者也。不已加生代赭石末五钱调服。

筋骨繇并，掉眩清厥，脉迟紧者，风济寒，抽搐而厥也。当归四逆加防风、天麻、木瓜，重者加四逆汤。

当归四钱，木通二钱，细辛三钱，吴茱萸二钱，桂枝四钱，白芍四钱，生姜五钱，大枣六个，甘草四钱，天麻三钱，木瓜三钱。

当归四逆温通厥阴，木瓜平筋缓急，天麻祛风镇痉也。重合四逆汤，回清寒之厥也。

木瓜、天麻药性详见《本草经述义》。风药多燥，用时必兼养血之品。阴虚火旺者宜忌之也。

食痹而吐，成久病时，逍遥四君二陈加木瓜。

当归三钱，茯苓三钱，甘草三钱，白术三钱，芍药三钱，柴胡三钱，木瓜二钱，党参三钱，陈皮四钱，半夏三钱。

四君补土御木，逍遥理脾清肝，当归补肝之虚，木瓜敛肝之逆，柴术升清阳而不碍吐(吐去术，恶其升，而脾不运作吐者又必加术)，陈夏降浊而更止呕降逆以制之也。

少阴之复，燠热内作，烦躁鼽嚏，少腹绞痛，火见燔焫，嗌燥，分注时止，分当是忿字，忿注者，忿然大下，即哗然暴注也。**气动于左，上行于右，咳，皮肤痛，暴瘖，心痛，郁冒不知人，乃洒淅恶寒，振栗谵妄，寒已而热，渴而欲饮，少气骨痿，隔肠不便，**隔是鬲或膈。**外为浮肿，哕噫，赤气后化，流水不冰，热气大行，介虫不复，**复是便字，音片，上平。古作便，与復形近易误。便，肥也。**病疿胗疮疡，痈疽痤痔，甚则入肺，咳而鼻渊。天府绝，死不治。**

错字三。分是忿。介虫不复是不便。隔肠当是膈肠。

六气中少阴郁极之复，热淫肆虐，人感其气则燠热内作矣。烦躁鼽嚏者，火扰心烦，火灼肾燥也。鼽嚏者，火邪犯肺也。少腹绞痛者，火灼痛，即《本经》石膏治腹中坚痛者也(此句当大注意，肠胞热毒皆是)。火见燔焫者，证象见而如柴之燔烧，如艾之焫(通爇，灸也)。嗌燥，火灼津也。分注时止，分当作忿，即忿然暴注，泻竭时止，饮入又泻，暴注下迫属于热者也。气动于左者，肝气动于脐左，胆寄相火，上合心包也。上行于右者，火克金，肺气行于右也。咳，皮肤痛者，肺热则咳，肺主皮毛也。暴喑（瘖）心痛者，肺发声音，火灼肺而暴喑，窜心而暴痛也。郁冒不知人者，火性炎上而冒（头沉、朦腾），火犯心而失神明，火灼脑而失精明也。乃洒淅振栗谵妄者，即阳气固结于中，阴气发扬于外，阴在外则振栗，火结中则谵妄也。寒已而热，渴而欲饮者，即阳外散则寒止而反大热，热则大渴引饮，如白虎证之背恶寒大渴引饮也。少气骨痿者，热伤则少气，髓热则骨痿，亦火克肺金，肺热叶焦发为痿躄也（肺魄力失则筋骨废）。膈肠不便（作肠燥阻隔不大便则浅），火灼于中也。外为浮肿，大寒发于外也（此肿与寒伤湿盛大别）。哕噫者，火盛灼阴，肾阴绝不纳气之危候也。哕音慧，自脐上冲如銮铃哕然作响，即俗说打长格也。

赤气后化者，冬行夏令也。流水感冬暖而不冰，热气大行乎宇宙矣。如此则介虫不复。复是便字，片音，上平声。古便字作便，与复形近而误也。便者，肥大也。《后汉书·边韶传》"边孝先，腹便便，懒读书，但睡眠"可证。介虫属金，火克而不肥大也。

病疿胗疮疡，痈疽痤痔者，即诸痛痒疮皆属于火也。甚则入肺者，由肺之经，入肺之府。咳且鼻渊，火灼肺则咳，火灼脑而鼻渊。鼻渊者，脑漏渗浊涕不止也。

病干藏则半生半死。其生者，肺之真气未绝。其死者，肺之真气已尽。天府，验肺真气之所，绝则不治矣。

经法：少阴之复，治以咸寒，佐以苦辛，以甘泻之，以酸收之，辛苦发之，以咸软之。其具体方剂奈之何哉？

象见流水不冰，热气大行，介虫不便。少阴郁极之复，燠热内作，烦躁鼽嚏，心肝肾大热，少腹绞痛，脉数，舌燥白苔，气液虚空，或舌绛火炽炎炎者，白虎黄连阿胶犀角地黄主之。

石膏一两，甘草二钱，知母三钱，阿胶三钱，白芍三钱，黄芩三钱，黄连三钱，牡丹皮三钱，犀角一钱半，鸡子黄二个，童便。

白虎清肺胃，阿胶清心肾，犀角则解心肾毒火者也。地胶芍卵，又属大滋之品。酌证之虚实，藏之偏重，分为主次，万举而万当矣。

少阴之复，火热大作，嗌干忿注，热疫脉数者，宜葛根芩连合阿胶黄连白虎金银花桃仁。

葛根四钱，黄芩三钱，黄连三钱，甘草二钱，阿胶三钱，白芍三钱，石膏一两，知母四钱，金银花五钱，桃仁三钱，莪术四钱。

重者，厥逆无脉，眶陷抽搐，粪热秽，指青黑，升麻鳖甲合白虎解毒。

鳖甲一钱，升麻三钱，石膏二两，知母五钱，甘草三钱，金银花一两。

霍乱属于疫毒，其判断阴阳不可以常病论。医案颇多，详拙著《金匮述义》阴阳毒中。所当注意者，脉复后补液生津，始终不用炙甘草，始终勿离金银花，尤忌暴饮肉食，以藏府虚弱，犯则致变也。

气行于左，上行于右，咳，皮肤痛，脉数舌赤，肺大肠热也。白虎加味汤。

石膏一两，甘草三钱，知母四钱，金银花五钱，沙参四钱，马兜铃三钱，百合三钱，枇杷叶三钱，天冬二钱，黄芩二钱，生地黄一两，黄柏三钱，白芍三钱。

白虎汤直折胃肺之实火，知柏地冬滋肾阴以制阳光，黄芩汤清肝胆，兜沙百杷入肺止咳，金银花则解毒者也。直折则火熄，滋阴则火降，清肝胆以泻相火，且熄火丽木则明，清肺冀肺输精于皮毛也。

少阴之复，郁热暴发，炽炽炎炎，暴喑(瘖)心痛，脉数舌赤。用上白虎犀角地黄阿胶鸡子黄方。

洒洒恶寒，振栗语妄，寒已而热，渴而欲饮，热结于中，脉数或厥者，四逆散白虎加方。

柴胡三钱，白芍三钱，甘草三钱，枳实三钱，知母四钱，石膏一两，黄芩三钱，白茅根一两半，玄参四钱，葛根三钱，黄连三钱。

四逆散解阳郁，白虎汤清肺胃，黄芩汤清肝胆，葛芩连宣郁火清火毒，玄参泻无根浮游之火，茅根引热外行者也。

少气骨痿，膈肠不便，外为浮肿，宜大滋心肾之液，三才主脉加味合大补阴丸服之。

党参五钱，天冬五钱，生地黄五钱，麦冬五钱，五味子一钱半，牡蛎四钱，天花粉四钱，玉竹一两，磁石五钱，加大补阴丸一钱。

补生气液，理至明显。磁石坚筋骨之正气者也。大补阴丸制壮火救肺以强魄，滋肾以制骨髓之热也。

大补阴丸方见前。

疿胗疮疡，痈疽痤痔，脉数者，黄连解毒加金银花，或凉膈散，漏芦、贯众、板蓝根、槐角、公英、地丁皆可加入。

咳而鼻渊，脑胆热，脑渗浊涕不止，脉数者，白虎黄芩。

石膏一两，知母四钱，黄芩三钱，白芍三钱，马兜铃三钱，沙参四钱，百合四钱，龙胆草三钱，猪胆一个。或可加入羚羊角一钱。

白虎清肺胃，黄芩清肝胆，兜铃沙参百合止咳，胆汁龙胆草大力泻肝胆、制相火。加入连柏，藉泻心肾以分火势，亦属得体也。

太阴之复，湿变乃举，体重中满，食饮不化，阴气上厥，胸中不便，饮发于中，咳喘有声，大雨时行，鳞见于陆，头顶痛重，新校正顶作项。**而掉瘛尤甚，呕而密默，唾吐清液，甚则入肾，窍泻无度。太溪绝，死不治。**

太阴郁极之复，湿变乃举，人感其气则体重中满矣。饮食不化者，脾湿而不健运也。阴气上厥者，湿阴近寒，肾家寒湿厥而上行也。唯其上行，故离照之太空、胸部之清阳为厥上之阴霾弥漫充塞而胸中不便也。饮发于中者，脾受湿而失游溢也，肺受湿而失清肃也。游溢之精气，上输之津液，不能敷布荣身，化成涎沫之饮，冲肺而喘咳有声矣。

大雨时行者，太阴所至为湿生，终为注雨者也。鳞见于陆者，雨水多，低洼满，陆地见鱼也。

头项痛重者，即《生气通天论》因于湿首如裹也。新校正按上文太阴在泉，头痛项似拔，太阴司天头项痛，顶是项字，甚确。林亿不愧校书也。而掉瘛尤甚者，张(隐庵)解湿热不攘，大筋软短，小筋弛长，软短为拘，弛长为痿似泛。予意掉，挥动也，如掉头，掉臂，掉舌。瘛，掣也。掉动抽瘛，互相引戾，即诸痉项强皆属于湿意也。呕而密默者，脾湿浸润，不运而呕。阴湿主静，湿困卫阳而密默也。唾吐清液者，肾主唾，胃主吐，湿侵脾，湿伤肾，脾肾寒湿，水气上泛而吐清液也。甚则入肾者，谓湿伤肾，由肾之经入肾之府，由肾功能影响而进入器质变化也。湿以济阴，肾主二阴，故窍泻无度也。窍，原本皆作甚则入肾窍，错矣。窍者，孔洞也，盖大孔直出之洞泻也。考《金匮真言》长夏善病洞泻寒中，言长夏为湿令也。《生气通天论》春伤于风，邪气流连，乃为洞泻。言春日木伤不能生夏火而寒，又值湿令也。《邪气藏府病形》肾脉小甚则为洞泻，与此更合也。窍泻之名，他处未见。窍即是洞，似无疑问。

太溪候肾之所，脉绝则真元已竭，故不能治也。

经法：太阴之复，治以苦热，佐以酸辛，以苦泻之、燥之、泄之。其具体方剂奈之何哉。

太阴之复，湿变乃举，大雨时行，鳞见于陆。体重中满，食饮不化，阴气上厥，胸中不便，脉缓涩者，实脾饮平胃散合术附茯苓。二方见上。

饮发于中，咳喘有声，脉弦者，平胃二陈泻肺苓桂术甘。

苍术四钱，厚朴三钱，陈皮三钱，甘草三钱，半夏四钱，茯苓四钱，生姜三钱，大枣四个，葶苈（炒）二钱，桂枝三钱。

头项痛重，而掉瘛尤甚。诸痉强直皆属于湿，有似近日之乙型脑炎。按湿伤太阴，从阴而为痹。湿伤阳明，从燥而化火。湿热酝酿，热极生风而抽搐。但与赫曦之季热于生风无湿者不同。数者，葛根芩连三黄黄连解毒加方。

葛根四钱，黄芩三钱，黄连三钱，黄柏三钱，白芍四钱，苦参三钱，龙胆草四钱，贯众三钱，佩兰四钱，玄参三钱，天冬三钱，栀子三钱，牛黄安宫丸一粒

三黄苦参荡内热燥里湿，葛根佩苦解表湿肃阳明，黄芩汤龙胆草泻肝息风，贯众去湿热解毒，玄参去湿养液，葛根尤能通络脉愈项强者也。加服牛黄安宫，投之立效也。

呕而密默，湿伤太阴，湿困卫阳，缓涩者，平胃二陈。

苍术三钱，厚朴三钱，陈皮三钱，甘草二钱，茯苓四钱，半夏三钱，砂仁三钱，香附三钱。

唾吐清液，湿伤脾肾，肾上泛，缓弱或缓迟，苓桂术甘五苓主之。

茯苓四钱，肉桂三钱，白术二钱，甘草二钱，泽泻二钱，猪苓二钱。

《金匮》短气有微饮，当从小便去之。苓桂术甘汤宣心阳、壮肾火、渗脾湿，肾气丸则纯温肾行水矣。苓桂术甘、肾气丸早晚分服亦妙。

湿邪伤肾，由经入藏，窍泻无度，恶候也。缓涩无力，尺甚者，方书寒湿附子理中或加罂粟壳、乌梅、诃子、肉豆蔻，予意不如四神桃花赤石脂禹余粮合方加山药，重芡实、罂粟壳、茯苓。

补骨脂三钱，山茱萸四钱，五味子三钱，肉豆蔻三钱，赤石脂四钱，干姜三钱，禹余粮四钱，茯苓三钱，罂粟壳三钱，芡实一两，山药一两。

四神丸补肾止泻，桃花汤燥脾去湿，赤石脂固涩下焦者也。补骨脂、芡

实、山药补肾者也。芡实、茯苓、山药渗湿者也，山茱萸、五味子、肉豆蔻、赤石脂、禹余粮补肾摄下者也。干姜燥脾去湿，罂粟壳则专为涩止之品也。

桃花汤赤石脂石秉金燥，脂质似土，燥隶阳明而祛湿，土入胃土而固涩，温散寒，赤入血，黏而能清涩。干姜辛燥暖肠胃之寒，粳米柔润完肠膜之损。总之为温补去湿，固脱养脂，与柏叶汤治吐血不止一样神理也。

赤石脂禹余粮汤赤石脂秉燥金之敛气，禹余粮乃土气之精华，补润敛涩之剂也。

四神丸《金鉴》注：命门无火，不能为中宫腐熟之用，肾气不固，谁司闭藏二阴之主。故木气才萌，不疏泄而亦疏泄矣。虽是木邪干土，亦实肾之侮脾也。此际当脾肾双补，固涩平肝。故以补骨脂温肾，肉豆蔻补脾，五味子收涩，吴茱萸泻肝(温肝)，肾暖而气蒸，肝平而脾旺，关门闭而水谷腐矣。

少阳之复，大热将至，枯燥燔爇，介虫乃耗，惊瘛咳衄，心热烦躁，便数憎风，厥气上行，面如浮埃，目乃瞤瘛，火气内发，上为口糜，呕逆，血溢血泄，发而为疟，恶寒鼓栗，寒极反热，嗌络是格字**焦槁，渴引水浆，色变黄赤，少气脉萎，化而为水，传为胕肿，**此八字疑错简。**甚则入肺，咳而血泄。尺泽绝，死不治。**

相火少阳之复，抑极反攻，发于秋冬时也。故大热将至，枯燥燔爇，火克金，故属金之介虫耗散也。惊瘛咳衄者，火犯心则惊，火灼筋则瘛，火刑金则咳，火沸血则衄也。心热烦躁者，心热相火之合心包也。心阴虚则烦，肾阴竭则躁也。便数憎风者，便数即俗谓上火之“淋尿”(尿音虽，平声，淋尿，便数而涩短)，憎风即火炽内外之憎风也。厥气上行者，相火之气厥而上行也。面如浮埃者，即胆病之面有微尘，胆寄相火也。胆病面有微尘者，五色者气之华也，阳气长则其色鲜，兹相火过亢，焦灼津液，故面有微尘，体无膏泽而枯槁也。目乃瞤瘛者，手足少阳皆通于目，火极生风之象也。火气内发，上为口糜者，火之蒸灼也。呕逆者，火之冲逆也。血溢口鼻，血泄二阴者，火激之也。发而为疟，热舍荣内也。恶寒鼓栗，寒极反热，疟之作也。嗌格焦槁者，相火灼太阴肺金也。渴引水浆者，相火就阳明燥金也，亦厥阴木助火，灼津盗水之消渴也。色变黄赤者，火灼焦黄，火炎胚赤也。少气脉萎者，热伤则少气，气伤则脉萎也。萎者弱也。

化而为水，传为胕肿者。此句疑是错简。待考，不敢强解也。

尺泽肺脉绝，为肺气尽，故曰不治也。

经法：少阳之复，治以咸冷，佐以苦辛，以甘泻之，以咸软之，以酸收之，辛苦发之。发表不远热，无犯寒凉，少阴同法。具体治方奈之何哉。

象见大热至，枯燥燔爇，介虫乃耗，惊瘛者，燥涸生风也。咳衄者，火刑肺金，火激血沸也。脉弦数者，黄芩白虎加减与之。

知母三钱，黄柏三钱，生地黄一两，玄参八钱，龙胆草三钱，白芍四钱，甘草二钱，石膏一两，天冬四钱，黄芩三钱，加入猪胆汁更妙。

知母、黄柏直折相火，黄芩、龙胆草清泻少阳(胆寄相火)，白虎二阳所归，图火之本也。生地黄、天冬则生水制火，大滋阴液者也。

心热烦躁，相火犯心包，心阴虚则烦，肾阴涸则躁，脉弦数者，凉膈黄连解毒加白芍。

黄芩三钱，栀子四钱，连翘五钱，薄荷一钱半，黄芩三钱，黄连三钱，知母三钱，黄柏二钱，白芍四钱，生地黄一两，玄参五钱。

咳衄，脉数者，泻火壮水汤。

知母三钱，黄柏三钱，黄芩三钱，大黄一钱半，黄连三钱，石膏四钱，马兜铃三钱，生地黄五钱，玄参五钱，天冬四钱。

知柏泻相火，芩泻肺，连泻心，大黄釜底抽薪，地冬玄参润燥滋阴，芩知膏兜大泻肺火，黄连泻心止衄，白虎图火之本也。

便数憎风，脉数，知柏黄芩导赤。

知母四钱，黄柏三钱，黄芩四钱，白芍四钱，甘草三钱，生地黄一两，木通一钱，天冬四钱。

黄芩汤清肝息风，地冬养液，知柏泻龙雷之火，导赤利小便之数者也。

面如浮埃，体无膏泽，目瞤瘛，口糜呕逆，相火灼枯也。脉数者。

知母三钱，黄柏三钱，玄参五钱，生地黄五钱，天冬四钱，麦冬四钱，玉竹一两，天花粉三钱，黄芩三钱，白芍四钱，石膏三钱，甘草二钱，牡丹皮三钱，地骨皮二钱。

知母黄柏直折相火，玄地二冬玉竹天花粉大滋阴液，黄芩汤平肝息风，丹膏清神志之火，白虎清阳明，二阳所归，图火之本也。

血溢口鼻，下泻二阴，脉数者。

用上咳逆黄芩白虎方加大黄黄连泻心汤。

痉，恶寒鼓栗，按火治之，难备以方。

嗌格焦槁，渴引水浆，用上方。

少气脉萎，热伤气，脉细数者，知母三才生脉汤。

知母三钱，黄柏三钱，生地黄一两，天冬五钱，党参四钱，麦冬四钱，五味子二钱。

三才补润三焦，生脉保肺、补肺、清肺、敛肺，知柏直泻相火。阴虚涸竭者，此方最妙也。

传为胕肿，化而为水，原文疑有错简，存疑待考。（七月廿二日，天热欲呕，强竟此节。）

又，相火灼伤肾阴，阴虚不能行水而胕肿者（胕通肤）有之，当育阴行水。右尺左关内部（即是外候，详脉解）旺者，以茅根、西瓜皮、冬瓜皮、猪苓、阿胶、滑石、车前子、玄参、天冬，投之立效。但脉萎证致此，尚未见耳。

阳明之复，清气大举，森木苍干，毛虫乃厉，病生胠胁，气归于左，善太息，甚则心痛否满，腹胀而泄，呕苦，咳哕，烦心，病在鬲中，头痛，甚则入肝，惊骇筋挛。太冲绝，死不治。

阳明燥金之复，郁极而发，肆无忌惮也。《左传》云金寒，故清凉之气大举而至也。森木苍干者，金被克也。毛虫乃厉者，毛虫属木，《大戴礼》：毛虫三百六十，麟为之长也。

病生胠胁者，肝主胠胁，金克木也。气归于左者，肝气行于左也。善太息者，病及肝之府胆，胆病善太息也。甚则心痛，肝脉贯心也。此即清气大来，燥之胜也，风木受邪，肝病生焉者也。痞满，腹胀而泄者，燥金清凉自伤也（燥金属大肠，肠胃同候，此不指肺金）。呕苦，木（胆）受金刑也。呕咳烦心者，形寒伤肺，亦金自伤也。哕者，阳明燥金自伤，肠胃气上逆也。烦心者，上逆之所为也。病在膈中，不是横膈，不是膻中，而是胃脘，亦阳明清凉之自伤也。头痛之在额者，阳明主额，亦阳明自病也。在顶者，肝会督于颠，金克肝病也。甚则入肝者，由肝之经入肝之藏也。惊骇筋挛，入肝藏之证也。入藏者，半生半死。其生者，肝之元真未尽也。其死者，肝之元真已竭也。故又必验太冲之绝与不绝矣。

经法：阴明之复，治以辛温，佐以苦甘，以苦泄之，以苦下之，以酸补之。其具体治法奈之何哉？

象见清气大举，森木苍干，毛虫乃厉，病生胠胁，气归于左，善太息，甚则心痛，脉迟弱者，吴茱萸补肝汤。

党参五钱，吴茱萸四钱，生姜一钱，大枣五个，酸枣仁四钱，木瓜二钱，甘草三钱，川芎二钱，当归三钱，白芍三钱，生地黄三钱。

痞满，腹胀而泄，脉迟者，吴茱萸附子理中主之。

党参五钱，干姜三钱，吴茱萸三钱，附子三钱，白术三钱，甘草二钱，大枣四个。

吴茱萸汤温肝，附子理中温胃也。

呕苦，咳哕，烦心，病在膈中，脉迟者，上方去术加半夏汤。恐术升助吐，加夏止呕也。

头痛在额部，脉缓涩沉迟者，属阳明也，吴茱萸附子理中，重加葛根。

党参五钱，干姜三钱，大枣五个，吴茱萸三钱，附子三钱，白术三钱，甘草三钱，葛根四钱。

吴茱萸温肝散肺，附子理中温胃，加葛入阳明也。

头痛顶部者，肝也。脉弦者，吴茱萸汤或乌梅丸酌情加减。

甚入肝，惊骇筋挛，补肝合吴茱萸汤。

川芎三钱，当归三钱，白芍四钱，生地黄四钱，酸枣仁三钱，甘草三钱，木瓜二钱，党参四钱，吴茱萸三钱。

吴茱萸汤温肝，补肝散荣肝也。

太阳之复，厥气上行，水凝雨冰，羽虫乃死，心胃生寒，胸膈不利，心痛否满，头痛善悲，时眩仆，食减，腰脽反痛，屈伸不便，地裂冰坚，阳光不治，少腹控睾引腰脊，上冲心，唾出清水，及为哕噫，甚则入心，善忘善悲。神门绝，死不治。

太阳寒水之气，抑极而伸，抑极而厥气上行也。厥从屰欠。逆同屰，欠即伸，即厥而逆，逆极而欠伸大动也。水寒而凝，雨雹而冰，阴寒之气充斥上下也。羽虫乃死者，羽虫属火，寒水灭火也。心胃生寒者，心为阳而水灭火，胃属土而水凌土(逆克)，故曰心胃生寒也。

胸膈不利者，阴寒上冲，胸阳难御也。心痛痞满者，水灭火，阴寒成聚也。头痛者，寒邪犯脑也。善悲者，寒邪伤肺也(肺主悲)。眩仆者，寒邪伤肝也。食减者，寒邪伤脾也。腰脽反痛者，寒邪伤肾也。屈伸不便者，寒邪伤筋也。阳气者，精则养神，柔则养筋，太阳之复，阳为寒凌而不能柔筋也。地裂冰坚，阳光不治，寒水之肆横也。少腹控睾引腰脊上冲心者，少腹为元阳之处，子宫之所，寒袭精室（男曰精室，女即胞宫）则少腹痛，控肾之睾丸，引肾之腰脊，由冲犯胃（冲脉丽于阳明），由任冲心矣，冲脉任脉并起胞中（任脉上贯心藏）也。唾出清水者，肾主唾，寒水上泛也。及为哕噫者，肾不纳气，上冲而哕也。哕音慧，《诗》云：鸾声哕哕，即由脐上冲，喉中如銮铃之哕然作响，即打长嗝。水凌心而噫也（心为噫）。甚则入心，善忘善悲者，是寒进犯心藏，神失而善忘，血少而善悲，如《金匮》邪哭使人魂魄不安，血少故也。心肺在上焦，肺为相傅之官，心寒则肺寒，肺主悲也。神门候心，脉绝则精竭，治亦无功矣。

经法：太阳之复，治以咸热，佐以甘辛，以苦坚之。其具体方法奈之何哉？

太阳寒水之气被抑太甚，抑极而厥，厥而上行，象见水凝雨冰，羽虫自死，心胃生寒，胸膈不利，心痛痞满，脉尺弦紧，寸口迟微者，寒气凌胜，阳光欲熄也，乌头赤石脂丸。六脉沉微欲绝，参附桂草姜萸汤。

人参四钱，附子三钱，桂枝四钱，甘草三钱，干姜三钱，吴茱萸三钱。肉桂、桂枝酌用。

四逆驱寒邪，参附回元气，吴茱萸温肝肾，燠胃土，引热下行。桂抑肝升，尤温肾藏，为热药先聘通使。桂附益火之源，桂草宣心之阳也。

具上寒水肆复之象，头痛，大寒犯脑，脉紧弦，初得者，麻黄附子细辛合吴茱萸汤。

麻黄三钱，附子三钱，细辛三钱，人参二钱，吴茱萸三钱，生姜三钱，大枣四个，甘草三钱。

麻附细辛解外袭之寒邪，壮命门之真火，吴茱萸温补肝肾也。

久不愈，痛连齿颊，串如虫注，号痛欲死，西医谓三叉神经痛，百治不效者，脉弦数或迟涩者，治愈颇多，不及详载，见医案中。

善悲，寒邪伤肺也。脉迟者，甘草干姜汤。

食减者，寒伤胃也。迟弦者，附子理中汤。

眩仆者，寒邪伤肝也。吴茱萸汤。单发单用，并发合用，并一合一，并二合二，临时酌之可也。

腰脽痛，寒伤肾也。弦迟者，真武加味。

白术三钱，附子三钱，茯苓五钱，白芍三钱，生姜六钱，寄生四钱。

真武镇寒水，寄生散风补血脉也。

屈伸不利，寒伤筋也。桂附补肝汤。

川芎二钱，当归三钱，白芍四钱，甘草三钱，生地黄三钱，酸枣仁四钱，木瓜二钱，桂枝三钱，附子三钱。腰加杜仲三钱，腿加牛膝三钱。

补肝散补血荣筋，桂枝附子散寒壮阳也。

地裂冰坚，阳光不治，少腹控睾引腰脊，犯胃冲心，唾清水，哕噫者，子藏受寒，由冲任上冲，肾不纳气，脉细弱者，桂枝乌头煎。

寒直犯心，善悲善忘，脉细数欲绝者，附子去术加归桂干姜。

人参四钱，附子四钱，当归四钱，茯苓五钱，甘草三钱，干姜三钱，桂枝四钱。

参附回元阳，上益后天，下补先天者也。姜草参苓补温中土以御寒（土克水），茯苓甘草解附毒而伐肾，桂枝甘草宣心阳，加归温其血，附子姜桂驱寒邪。去术恶其升。重桂者，以其益火之原，更抑肝气之升也。

帝曰：善。治之奈何？岐伯曰：厥阴之复，治以酸寒，佐以甘辛，以酸泻之，以甘缓之。少阴之复，治以咸寒，佐以苦辛，以甘泻之，以酸收之，辛苦发之，以咸软之。太阴之复，治以苦热，佐以酸辛，以苦泻之、燥之、泄之。少阳之复，治以咸冷，佐以苦辛，以咸软之，以酸收之，辛苦发之，发不远热，无犯温凉，少阴同法。阳明之复，治以辛温，佐以苦甘，以苦泄之，以苦下之，以酸补之。太阳之复，治以咸热，佐以甘辛，以苦坚之。

治胜复大法

治诸胜复，寒者热之，热者寒之，温者清之，清者温之，散者收之，抑者散之，燥者润之，急者缓之，坚者软之，脆者坚之，衰者补之，强者泻之，各安其气，必清必静，则病气衰去，归其所宗，此治之大体也。

各注极明，不释。注意：各安其气，必清必静，治国治病大法。

帝曰：善。气之上下何谓也。岐伯曰：身半以上，其气三矣，天之分也，天气主之。身半以下，其气三矣，地之分也，地气主之。以名命气，以气命处，而言其病。半，所谓天枢也。故上胜而下俱病者，以地名之。下胜而上俱病者，以天名之。所谓胜至，报气屈伏而未发也。复至则不以天地异名，皆如复气

为法也。

此天人相应之道也。司天，身半以上，上半年也。其气三，厥阴风木、少阴君火、少阳相火也。天之分，天气主之也。在泉，身半以下，下半年也。其气三，太阴湿土、阳明燥金、太阳寒水也。地之分，地气主之也。以名命气，是以六气之名命所主之气，如厥阴曰风气。以气命处，是以六淫而命病处，如厥阴风行于上，上胜下病，谓如厥阴头痛。下病如木克土而太阴亦病，则以土属下半年地气名之谓土病也。下胜理同。所谓胜，报气屈伏，待时不发，复至则不以天地同上异名天地，则以复气之法为法也。《六元正纪》：上胜则天气降而下，下胜则地气迁而上是也。王冰、隐庵、玄台均可通参。

帝曰：胜复之动，时有常乎？气有必乎？岐伯曰：时有常位，而气无必也。帝曰：愿闻其道也。岐伯曰：初气终三气，天气主之，胜之常也。四气尽终气，地气主之，复之常也。有胜则复，无胜则否。

帝问胜复之动，时有常乎者，即问胜复的发动有一定的常时否也。气有必乎者，谓风寒暑湿燥火的变化，有必然一定的规律否也。曰胜复之动，时有常位者，谓胜发动有常规也，而六气的变动无必然一定规律也。

初气终三气，天气主之，胜之常也，谓大寒至小暑，是司天之气主之，是胜之常律也。四气尽终气，地气主之，是复之常律也。如有胜则有复，无胜则不复矣。

帝曰：善。复已而胜何如？岐伯曰：胜至则复，无常数也，衰乃止耳。复已而胜，不复则害，此伤生也。

帝问复已而胜何如者，即今年四五终气的复，则气又偏矣。明年初二三气不又作乎？何如了结制止乎？曰胜至则复，无常数也，谓有胜至，则必有报复。复已而又有胜，胜而又有复，循环不已，无常数也。无常数者，即无定期也。衰乃止耳者，必胜气渐微，复气渐衰，则胜复皆止矣。则复已而胜者何也？即复了又胜，天理之常也。不复则害者，谓如有胜而不复，则害更大，此重伤生机之气，升降息出入止矣。（如伤寒则必发热，不热者气竭也。肺热则必咳嗽，不咳者肺痿也。不抗战而迎降，民暂安而国亡矣。此其证也。）

帝曰：复而反病何也？岐伯曰：居非其位，不相得也。大复其胜则主胜之，故反病也。所谓火燥热也。帝曰：治之何如？岐伯曰：夫气之胜也，微者随之，甚者制之。气之复也，和者平之，暴者夺之。皆随胜气，安其屈伏，无问

其数，以平为期，此其道也。

帝问复而反病者，谓复者克其所克，理之常也。而反自病者，何也？岐伯曰居非其位者，谓复之客气不得居相生相济之位，而居主气克之之方，不相得也。即主气不容，天理难容，俗语“了不得”“不得了”也。揆其因，大复其胜故也。有胜必有复，天理之常。得其平，所谓以直报怨，案斯结矣。如复之过甚，则主气必克之胜之矣。所谓火燥热也者，言当于火燥热中求之也。王(冰)注谓唯火燥热三气乃尔，他气则否，大误。六气不皆有复甚乎？马(玄台)袭王注，未审。隐庵注如火气复而乘金，五位主气金胜之，金气复乘于火，二主气之君火胜之云云，似不足信，绘图详论之(见图4至图6)。

合上图六气居非位，全矣。

详司天在泉全图中。

按阳明司天，少阴在泉为水灭火，土居木位而克土，相火居君火位而益烈，主不克，金居相火位而火克金，水居土位而克水，木居金位而克木。是阳明司天年，唯相火不克也。

厥阴司天，少阳在泉，相火居水位，水灭相火，是六气皆全矣。然相火必

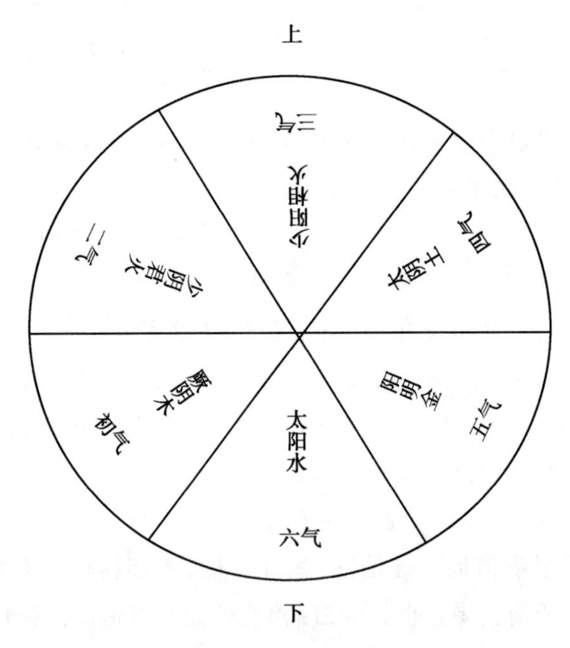

图4　主气历年不动图

居非其位 金
居非其位 水
居非其位 木
居非其位 火
居非其位 土
二火同气 不克
三气阳明
燥金
主气相火
火克金
四气太阳
寒水
主气是土
土克水
五气厥阴
木
主气金
金克木
终气少阴
君火
主气太阳水
水克火
初气太阴
湿土
主气是木
木克土
二气少阴
相火
主气相火

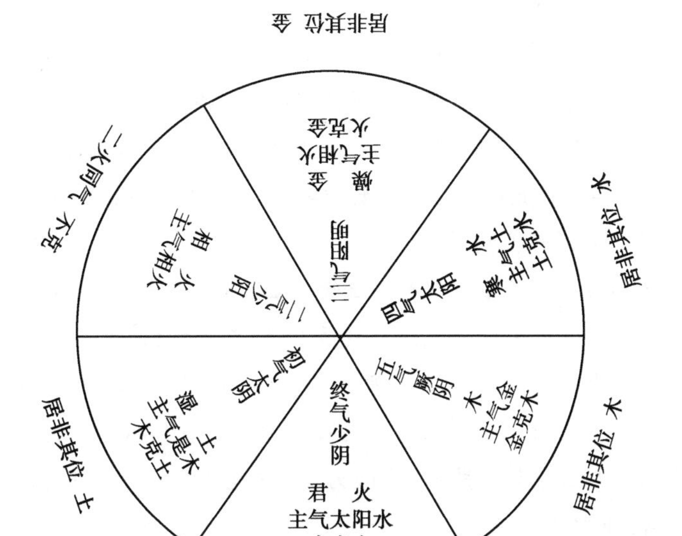

图5　客气加临，诸年流动，阳明司天在泉，唯火不克图

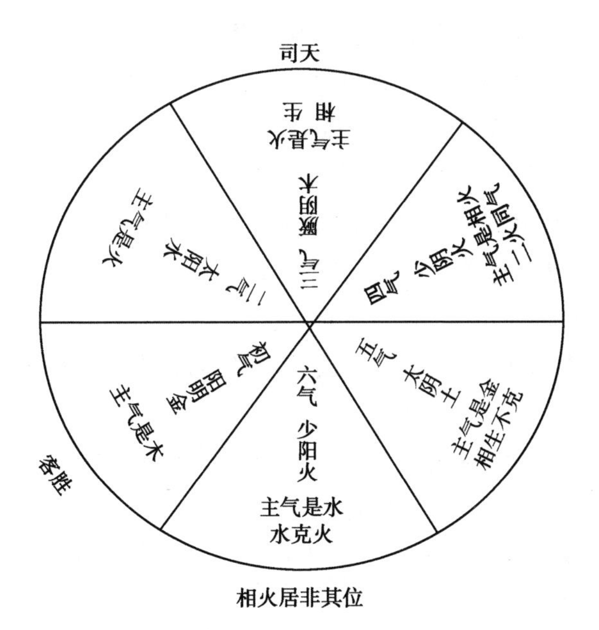

图6　厥阴司天在泉，客气加临，唯相火居非其位图

待厥阴司天乃应，此皆不得其位也。

予每思王太仆、马玄台、张隐庵诸先生学识百倍于予，且多得意高足，其各种条件亦百倍于予。而予庸陋，识其瑕疵，似不自信。其特留此隙以待予耶？然后生得识先生，先生难晓后生。倘真有知，当诩予为直友，为可教也。当今之士嗤予厚古，将先贤心血敝屣视之。予声嘶力竭，退而自述。后我生者，亦有伐予言者否耶？噫。

又曰：天食人以五气，地食人以五味，人以天地之气生，以四时之法成，人居天地之中而莫外者也。感天地之气和则人安，受天地之气戾则人病，亦理之易晓，事之必然者也。天地失和则气偏，偏必有胜，胜必有复，大胜则大复，小胜则小复，此又理之必然，似人力无可如何者也。然人固不能制止昼夜，消灭六淫，但人力胜天，有所措置，化险为夷，转危为安。此又三才之中人为贵，先哲所以贵人事趋吉避凶也。

夫大水溃堤，初因蚁穴，巨灾传染，多系蚊蝇，不治已病治未病，此即毛主席卫生路线，预防为主也。

夫胜复之祸，肇于胜方，揆之人事，亦莫不然。初而腹诽，本易解也。继而牙眦，亦易解也。又复踢打，尚易解也。能解不解，当解不解，终而梃刃，莫可制止，循环报复，无有止期，势必同归于尽而后已也。惜乎！不明理以服人，恩可解怨，陷于气化，囿于阴阳，怠于五行，昧于天理，任气数之流浪也。

夫胜为祸始，复贵其平，患斯弥矣。倘不明，效尤祸也。尤而效之，罪又甚焉。大复其胜，矫枉过正，则不言可知矣。

其不复者，遭胜之摧残，不能还击也。如此则害之大益甚，在病为生机之竭绝，在人为血债之世仇，在天为升降息出入止，天地毁灭。甚言其胜不宜肇祸，复不宜太甚也。

下文大复其胜则主气胜之，谓复气肆烈，转而自伤，逆乎天理，而主气之天理胜而制之也。

前文治胜复之法，安其屈伏，必清必静，以平为期是目的。微随甚制，和平暴夺是措施。大哉平乎，大哉平乎！

呜呼！通史学者可证兴衰，精阴阳者可卜衰时，明人事者知所趋避，一世、十世、百世而不惑者也。

一九七五年十月十五日河间叟记。一九八二年二月八日（正月十五）阅毕

四时客主之胜复

帝曰：善。客主之胜复奈何？岐伯曰：客主之气，胜而无复也。帝曰：其逆从何如？岐伯曰：主胜客逆，客胜主从，天之道也。

主气者，厥阴风木主春，初之气也。少阴君火，主夏二之气也。少阳相火主盛夏，三之气也。太阴湿土主长夏，四之气也。阳明燥金主秋，五之气也。太阳寒水主冬，终之气也。此是地以六为节，分六位主之，六气相生（木、火、火、土、金、水），四时之常令，千古不变，故曰主气也。

客气者，谓本年加临之气，随年运转，当值则值，不值则否。是主气有常而不变，客气运值而无定也。

何为客气？如子午岁少阴君火司天，则阳明燥金在泉，气由下而生上，故以在泉之下阳明起之。阳明为二阳，二阳生三阳，三阳为太阳寒水，则太阳寒水为客气，加临于主气初气厥阴风木之位。阳极生一阴，一阴是厥阴，故厥阴又为客气，加临于主气二气少阴君火之位。一阴生二阴，二阴是少阴，故少阴为客气，又加临主气三气少阳相火之位。二阴生三阴，三阴是太阴，故太阴为客气，而又加临主气四气太阴湿土之位。阴极则生阳，三阴生一阳，一阳是少阳相火，故少阳又为客气，而加临于主气五气阳明燥金之位。少阳生二阳，二阳为阳明，故又阳明为客气，加临于主气终气之太阳寒水之位。

勿论某季均以在泉起生如上，如卯酉阳明燥金司天，则是少阴君火在泉。气由下而上，少阴生二阴，二阴生三阴，三阴为太阴湿土，故太阴客气加临于主气初气之太阴部位。余可类推矣。

玄台谓此言客主之气有胜无复，不似司天在泉之有胜则有复也，亦不似五运之子复母仇也。但客气承天命而主气为之下，如主气不能奉天之命而反胜客气则为逆，只奉天命而客气胜主气则为从，此天之道也。隐庵谓客气者，天包乎地之外，从泉下而六气环转，天之道也。主气者，五方四时之定位，地之道也。坤顺承天，故主胜为逆，客胜为从。俱畅晓可读。然不如云：主气者，如地方官之不动，不能擅离职守也。客气者，如中央之特使，坐镇执行命令者也。地方官不执行中央政令，不听客气之指挥，必犯错误，此所谓逆也。客气指挥中央命令，主气积极听话执行，则百事可成，此所谓从。浅显易懂也。明乎此，则伤寒六经之次第可明矣。

附：寿康解

康来探亲，桑林老师在座。父举此问，予对曰：六经，人之气，藏府全体之钟灵也；六气，天之气，五行五天之毓秀也，天之气如人之气也。天人本体之气，莫不各自息息相通，天人交互之气，更属息息相通也。天气无形，非五行之木火火土金水，苍丹黅玄素之有形。人气无形，亦非肝包心肾脾肺、胆焦胃大膀小之有形也。天气人气，相同相通者也，和则养人，淫则为灾。以天无形之六淫，伤人无形之六经，故天灾不曰木火火土金水，而曰风热暑湿燥寒，人病不曰肝包肾心脾肺、胆焦胃大膀小，而曰太阳阳明少阳太阴少阴厥阴也。

天气之运值也，起于下，如一阴（厥阴）生二阴（少阴），二阴生三阴（太阴）。阴极生阳，故三阴又生一阳（少阳），一阳生二阳（明阳），二阳生三阳（太阳）。阳极又生阴，三阳又生一阴，如此循环，无有休止，人之气亦犹是也。

天之气由下而生，人之气由内而发。天之气化为六淫，六淫伤人必中人表，中人之表必始六经。六经首太阳而居表，故伤寒之首太阳终厥阴。正内气之始厥阴终太阳之倒数也。

师父莞然，命笔于此。然，父称鸿硕，儿素愚钝，久处乡隅，拮据鞅掌，漫言亲聆庭训，即自修亦不暇得，岁月无情，过即难留，康终作不舞之鹤乎？当奋鲲化鹏飞之力、火内栽莲之功，不敢负亲之望也。一九七四年七月写于省医科所。不肖男寿康。

帝曰：其生病何如？岐伯曰：厥阴司天，客胜则耳鸣掉眩，甚则咳。主胜则胸胁痛，舌难以言。

五运主年，忌太过不及而贵平。六气主气，客气主节，亦贵平而忌太过不及也。如五运木德平曰敷和，木德周行，阳舒阴布，五化宣平，其气端，其性随，其用曲直，其化生荣，其类草木，其政发散，其候温和，此常也。太过不及，斯为灾矣。主客之胜亦犹是也。

前云客胜从，而此又云客胜病，何也？

前解不云贵平乎？胜则不平矣，不平则病。客胜则从者，谓客胜之病则从顺而易已也。主胜则逆者，谓主胜之病则逆而难治也。盖主客气平即相生相济，如地方官对中央特使之尊荣，特使待地方官之敬爱，上下协力，功作完善，此其平也。如客胜上凌其下，下将不堪。主胜下凌其上，则目无中央矣。为祸则一，而祸之大小则异也。而司天主初二三气上半年，各注浑略言之，予则分而详言之，未知然否？以俟正焉。

如云巳亥岁厥阴司天，初气是厥阴风木，客气是阳明燥金，客气胜是阳明燥金侮厥阴主气之风木，木伤肝虚则耳鸣掉眩矣。耳鸣者，胆脉贯耳也。掉眩者，肝虚风生也。此大异木火太过之耳鸣掉眩也。甚则咳者，即金肆之自伤，形寒伤肺一也，亦金克木之咳二也。金寒乘春则肝受之，肝咳之状，咳则两胁下痛，甚则不可以转侧，转则两胠下痛，足厥阴脉上贯膈，布胁肋也。注意者，此不同木撞金、肝凌肺之鸣也。

主胜者，是厥阴风木胜，不听客气阳明之指挥而各自为政也。主气是由内之外，厥阴司天，厥阴主气，反凌阳明金之客气，是犹内戚居下位恃势而侮其上也。如此则肝气肆虐而病胸胁痛矣。胸胁者，肝之部也。甚则不能言者，肝凌金太甚，不能发声也。肝主筋，肝病舌抽，亦不能言，可并存也。

二之气，主气是少阴君火，客气是太阳寒水。水灭火，风吹(司天)浪起，寒水上乘，阴霾塞空，离阳不照，阻阳上升则头眩耳鸣矣。甚则咳，寒水冲肺也。

主胜火反凌水，风(司天)助火威而涸肾阴，焦燥涸竭，火烈自焚。胸胁痛者，心之宫城也。舌难以言者，心主舌，肾系舌也。

三之气，主气是少阳相火，客气是厥阴风木，又是厥阴风木司天。客气胜者，木火相煽，耳鸣掉眩，风行于上，木胜之极也。法当凉肝泻肝。甚则咳者，木胜凌金，木撞金鸣矣。

主胜是少阳相火不受厥阴风木指挥而擅自肆横，并妄逆司天之命令，少阳主胆，胆寄相火，相火游行三焦，胆相上合心包而胸胁痛。胆火炽则舌卷难言也。

经法：木位之主，其泻以酸。阳明之客，以酸补之，以辛泻之。其具体方法奈之何哉?

己亥岁，初气即大寒、立春、雨水、惊蛰。耳鸣掉眩客胜者，脉虚弦或弱迟。弦者木受金刑，客(阳明)胜主气(木)，肝虚生风，宜吴茱萸汤合补肝散。方见前。

方中吴茱萸汤温肝藏，补肝虚，阳和回转，血和风灭，掉眩自愈矣。

甚则咳者，客金阳明气胜，凉甚生寒，寒形伤肺，为金肆自伤，脉浮弦者，宜小青龙汤。方见前。

如客金胜而生寒，金寒乘春则肝受之，而《咳论》之所谓肝咳也。肝咳之状，咳则两胁下痛，甚则不能转侧，转两胠下满，脉弦弱或虚弦者，宜甘草干姜合补肝汤加五味。

川芎二钱，当归三钱，白芍四钱，生地黄四钱，酸枣仁三钱，木瓜二钱，甘草三钱，干姜三钱，五味子二钱。

主胜者，阳明金（客气）不能制主气之木（厥阴），反为木凌而胸胁痛者，肝气肆虐也。是弦急则泻肝龙胆泻肝汤，平剂则逍遥散。弦数者，从实则泻子（心），制则振克（肺）之法，左金丸最宜也。

龙胆泻肝汤

治胁痛，口苦，耳聋耳肿，筋痿，阴湿热痒，阴肿白浊，溲血。方见前。

龙胆草泻肝胆之火，柴胡为肝使，甘草缓肝急，苓栀通泽大利前阴，使诸湿热有所从出也。恐病尽肝伤，故用归地补之，寓有战后补绥之意也。

逍遥散

方见前。治肝风胜之胁痛，人多疑之。谓治肝补脾，治肝阳虚者，兹用治肝实，不亦惑乎？曰：此正可靠之法也。肝风肆狂，柴胡为使以通之，归芍以绥之，白芍尤能平之。术苓草则补土御木，缓其狂肆也。举知土能灭火、甘温除热矣，而不知补土制肝祟之神法也。（详医案）

左金丸

肝脏火实，左胁作痛。

黄连六两，吴茱萸一两，为丸。

此泻肝火正剂也。黄连泻心火，实则泻子法也。吴茱萸辛振肺气，藉以制肝，同气相求（湿、肝），引热下行。左金者，木从左而制从金也。

甚则不能言者，肝凌金太甚，不能发声一也，肝主筋，肝病舌抽亦不能言二也。肝太过则主语狂，人所习知也。肝风太过不能言，人不尽知也。《玉机真藏论》曰：肝脉来实而强为太过，令人善忘，忽忽眩冒而颠疾。即《晏子春秋》忽忽者可若何也。忽忽，即迷迷糊糊不省人事也，不省人事则不能言矣。与《气交变大论》岁木太过，忽忽善怒，眩冒颠疾同。似《生气通天论》阳气者，大怒则形气绝，而血菀于上，使人薄厥，即近代脑充血溢血，俱详予病案。救急必先以牛黄安宫，予制方甚妥也。

又，黑佛头张景朋先生曾救予于倭捕中，其母因怒项颈起瘰如枣大，声哑无音。予以木胜凌金方，投之即愈，载予初版《金匮经解》中。

二之气，主气是少阴君火，客气是太阳寒水，客胜是水灭火，风荡水（司天），寒水上乘，水阻阳则耳鸣目眩，尺弦寸弱者，真武汤合苓桂草术汤。

白术、附子、茯苓、白芍、生姜、桂枝、甘草。

方茯苓淡渗，降肺健脾，输膀而利水。生姜温肺利气，气利则水行。白术健脾，脾运则水消。桂附温肾，肾温则水化。芍药收拾肝气，不使挟水上乘也。此厥阴司天，芍尤得体也。桂草宣心阳而抑肝，生姜得桂附温肾而散水，茯苓得白术健土而制水，茯苓得附子伐阴而扶阳。他如苓术补土，芍附温血，扶阳补虚，散寒利水。名之玄武，镇北方寒水也。

甚则咳者，水凌心乘肺则咳，用上苓桂术甘合真武，亦可谓兼桂枝加附也。

主胜客是君火肆虐，耗灼肾水。胸胁痛者，胸胁心之宫城，火狂肆而自焚，水涸竭而不济。舌为心苗，肾脉系舌。此不能言，脉细数如涸流欲绝者，宜犀角地黄汤。

犀角三钱磨汁，生地黄二钱，牡丹皮三钱。或加栀子一两，连翘一两（代犀角）。

三之气，主气是少阳相火，客气是厥阴风木，又是风木司天，客胜是风胜火从。胸胁痛者风火相煽，耳鸣掉眩是风火犯上。脉弦急且数者，俱用黄芩汤加龙胆草、芦荟、牡蛎、磁石、猪胆汁方。

黄芩汤泻肝火，龙胆草、芦荟峻泻肝焰，牡蛎制肝，磁石镇肝，猪胆汁泻肝之实补肝之正者也。

甚则咳者，木胜凌金，相火（从）犯肺，脉弦数者，上方加马兜铃、沙参主之。

主胜是少阳相火胜不听客气厥阴风木指挥，并逆司天之厥阴，火燔木，胆合心包，胸胁痛，肝主胸胁，胁胸心宫，脉数急者，大补阴丸合瓜蒌、薤白、川楝子主之。

知母四钱，黄柏四钱，生地黄六钱，龟甲四钱，薤白三钱，川楝子三钱。

大补阴丸制相火，瓜蒌荡涤胸中垢腻，川楝子导心火下行者也。

舌难以言者，火燔木，胆合心包，舌卷筋缩，舌为心苗，相（火）胆上燔合并心包而炎炽也。脉数急且涸者，大补阴丸加栀翘主之，有力者加犀角最好。

知母四钱，黄柏四钱，生地黄一两，龟甲三钱，栀子一两，连翘一两。

一九七五年十月廿二，病数日，强毕此篇。

少阴司天，客胜则鼽嚏，颈项强，肩背瞀热，头痛少气，发热，耳聋目瞑，甚则胕肿，胕、肤、跗通用。**血溢、疮疡、咳喘。主胜则心热烦躁，甚则胁痛支满。**

少阴司天，子午岁也。初气大寒至惊蛰节也。客气是太阳寒水，主气是厥阴风木。客气胜是天太阳寒气胜，地厥阴风木从化也。虽少阴司天主热，而客气寒水制之，故候多寒风，伤皮毛则鼽嚏，肺主皮毛也。中营卫则项强，太阳脉所循也。肩背瞀热者（瞀音茂，乱也。又同贸。《礼记·檀弓》贸贸然来。此不作目视不明解。），肺主肩，俞在背，郁热所为也。头痛少气发热者，风寒外束也。耳聋者，邪干少阳也。目瞑者，热郁欲衄也。甚则胕肿者，刖足伤寒[1]或急性肾炎也。疮疡者，热郁腐血脓也。咳喘者，风寒束，毛孔闭，内阳不得外布，上从口鼻大出而咳喘，亦形寒之伤肺也。

主胜是地厥阴风木专横，客气太阳寒水从化也。其心热烦躁者，皆风胜扰之（君火司天），扰心而烦，灼肾而躁，即厥阴之心中痛热、烦躁，肝脉贯心，热气上撞也。胁痛支满者，风伤肝，肝主胁也。

二气春分至立夏节也。客气是天之厥阴风气，主气是地之少阴君火。客胜是天厥阴风胜，地火从化也。如此则气成风热矣（君火司天）。人感风热鼽嚏者，风热壅肺也。颈项强，风热之灼筋也（热痉类）。肩背瞀热者，风热扰肺也。头痛少气者，风胜上行颠顶也。发热耳聋目瞑，风热扰肝胆也。甚则肿者，风淫末疾也。血溢疮疡咳喘，风火之胜而又少阴司天，风火相煽而然也。

主胜是少阴君火恃上司天之势，不受风木指挥，而心热烦躁、胁痛支满者，是火犯心之心热烦躁、胁痛支满，属于于枯燥之气，而实又火之燔木矣。要知举凡言支满者，无有不因乎肝者也。

三之气，小满至小暑节也。客气是天少阴君火，主气是地少阳相火。客胜是天热气胜，地相火从化也。少阴司天又值夏令，其鼽嚏、颈项强、肩背瞀热、头痛少气、头热耳聋目瞑，纯属火淫为灾，如赫曦之季矣。鼽嚏者，火沸血室也。颈项强者，火热之痉也。肩背瞀热者，火灼肺金也。头痛者，热灼脑髓也。少气，热伤气也。头热耳鸣聋瞑，火沸腾炎上也。甚则胕肿，热伤肿也。

---

1 外感而兼郁热，邪留经络，无从而出，下注于足，两胫红肿大痛，气逆冲心，呼号不寐。见《洄溪医案》（徐大椿著）。

血溢疮疡、咳喘，君相之炽炎也。

主胜是地少阳相火胜，受天之热，气从化也。以臣犯君，心热烦躁，甚则支满胁痛，实为火犯心包之险证也。胁痛支满者，胆寄相火，胆炽之自焚也。

经法：太阳之客，以苦补之，以咸泻之，以苦坚之，以辛润之。木位之主，其泻以酸，其补以辛。厥阴之客，以辛补之，以酸泻之，以甘缓之。火位之主，其泻以甘，其补以咸。少阴之客，以咸补之，以甘泻之，以酸收之。火位之主，其泻以甘，其补以咸。其具体方剂奈之何哉？

初气大寒至惊蛰，太阳寒胜风从，人感鼻鼽而窒，痒而嚏，旁颈后项强硬不舒，无汗身痛，寒中太阳，脉浮紧者，麻黄汤主之。

麻黄、桂枝、杏仁各一两，甘草六钱，水煎麻黄去上沫，后入诸药，分三服。一服半点钟不汗继服，汗出则止，不汗继服。温覆取汗。

寒为阴邪，中太阳则营受之。方以轻清无微不至之麻黄，同辛甘发散之桂枝，大通营卫，峻逐阴邪，杏仁迅速开破以助之。桂甘宣心，阳心主汗也。麻杏开肺气，肺主皮毛也。使在经之邪荡而无余，不使深入也。

伤寒风，肩背膂热者，肺主肩，腧在背，郁热也。脉数者，麻杏甘石汤。

麻黄三钱，杏仁三钱，甘草三钱，石膏五钱。

石膏寒清肺热，甘草缓肺急，杏降麻开，调开阖即整呼吸，肺热之证皆平矣。

伤寒风，头痛，少气发热，正邪之争也。脉浮紧无汗或涩促，无少阴证者，大青龙主之。

麻黄六钱，桂枝二钱，甘草二钱，杏仁六钱，生姜三钱，大枣六个，石膏六钱，分两次服，汗出止后服。

中风脉浮紧，浮为在表，紧为邪实，与杂病汗出入水被凉水闭住毛孔之浮紧同也。伤寒脉浮缓与杂证汗出当风，风湿之浮缓同也。桂枝是治太阳卫病有汗之发热，麻黄治伤寒营病无汗之发热，大青龙治汗欲出出不来之发热。喻昌谓治风寒两伤，误矣。予经数人，麻黄用至九钱方解，半日三次服，脉皆促涩。

伤寒风，耳聋目瞑，寒风之伤少阳也。脉弦者，小柴胡。

党参三钱，生姜三钱，甘草二钱，大枣四个，黄芩三钱，半夏三钱，柴胡五钱，水煎减水一半，去渣再煎。

目瞑者，发热欲衄也，三黄石膏汤。

甚则跗肿，只足跗肿者，刖足伤寒也。

徐大椿治黄姓案云：外感兼郁热，乱投药石，继用补剂，邪流经络，注足两胫，红肿大痛，气逆冲心，呼号不寐。徐曰：此所谓刖足伤寒也。足将落矣。熏之、蒸之，以提毒散瘀（按，熏蒸则疼不可忍），又用丸散内消痰火并散其毒（丸是秘诀），并化其毒涎从大便出，而以辛凉之煎剂托其外透之邪，三日而安。大凡伤风寒留于经络，无从发泄，恒变痈肿，上为发颐，中为肺痈，下为肠痈便毒（附骨疽更是），外则斑疹疮疡，留于关节则为痿痹拘挛，注足胫则为刖足矣。

甚则胕肿，全身皮肤肿者，如近日急性肾炎，脉迟涩，皮厚色苍，肌肤粟起甲错，突围歼内汤。

桂枝三钱，生姜三钱，大枣二个，甘草六钱，麻黄二钱，附子一钱，细辛一钱，莱菔子一两，水煎温服取汗。

桂附壮肾火，桂草宣心阳，细辛启阳气于至阴之下，桂枝为热药先聘通使，如此则内阳得振矣。麻桂以解外，生姜以散肌。麻桂附子，阳虚不汗者而可汗，附子佐麻桂，阳虚忌汗者汗不致漏。甘草、麻黄，大散皮里之水。如是则身肿可除矣。草枣助中州，如军需给养也。莱菔利气水，摇旗擂鼓也。取义于仲师心下坚大如盘之桂枝去芍，方之精义详予《度金针医案》[1]肾炎中。

血溢，阳郁化火，脉拘紧，当宣其阳，不可拘血家忌汗之常例，麻黄加芩膏或三黄石膏汤。

麻黄、桂枝、杏仁、甘草、黄芩、石膏。

失汗致衄者，衄乃解，热随血去，脉不浮紧矣。兹浮紧不汗而衄，热衄不止，邪外束郁热甚也。麻黄解外，玄府通郁热解，加芩膏平麻桂之热，衄自止矣。

热郁久而腐脓血成疮疡者，三黄石膏加金银花、白芷。方见上。

咳喘，外伤寒风，内动寒饮，化热，脉弦数者，小青龙汤加石膏。方见前。

桂枝辛甘发散，同轻清透达之麻黄，使外来之邪从汗解，玄府通而水不蓄矣。姜夏之散，半夏之涤，草姜燥土，白芍戢肝。桂草宣心阳水饮得下，姜枣同半夏表邪可除。芍草滋阴寓桂枝之功，甘草麻黄散里外之水，至若姜辛散

---

1 见《赵仲琴诊籍四种》。

肺，半夏能敛能收，斯表里水饮各有所归，名小青龙，治理水泛之意也。

主胜是地厥阴风木肆动，天寒从之。心热烦躁，是厥阴之心中痛热也。脉弦数黄芩汤加枯草，迟者当归四逆，脉弦平者乌梅丸。（方见前）

黄芩汤

黄芩、白芍、甘草、夏枯草、大枣，甚加龙胆草、决明子、生地黄、栀子、连翘。

当归四逆汤

当归一两，桂枝一两，白芍一两，细辛九钱，大枣二十五个，炙甘草六钱，木通六钱，水煎三次服下，一日量。

桂草宣心阳，芍草和阴血，归芍养血，桂辛温肾，归芍濡肝，归桂温肝，通辛通顺气机，枣草培养中土。肝得温则寒去，肝得濡则质滋，气机通则厥愈，中土旺则心肾交矣。合为温通补顺之妙剂，厥阴偏寒之主方也。既解厥阴之表，尤温厥阴之藏，久寒加吴茱萸生姜，避干姜附子，法至严矣。

甚则腹痛支满，虚宜补肝汤，酌寒加吴茱萸，热加黄芩。实者青皮、香附，热加枯草、麦冬。

脉弦数，胁痛支满，下午胀甚，胃区出汗，呃逆溺黄。

麦冬四钱，白头翁三钱，丹参三钱，莱菔子四钱，麦芽三钱，枳实三钱，紫豆蔻三钱，半夏二钱，茯苓三钱，甘草三钱。

按肝硬化腹大支满，皆枯燥之气，肝不能疏，最为棘手。鳖甲、丹参为要药，木香、香附最忌也。

问曰：寒风、风寒有区别乎？曰：寒风，寒为主是伤寒；风寒，风为主是中风，是其别也。

二气，春分至立夏节，天厥阴风胜，地少阴火从，风火相煽，化为风热，鼽嚏，颈项强，风热伤皮毛及肺，浮数者，防风通圣散。

防风、川芎、当归、白芍、大黄、薄荷、麻黄、连翘、芒硝各半两，石膏、黄芩、桔梗各一两，滑石三两，甘草二两，荆芥、白术、栀子各一分，生姜三片引，每服三钱。

防风麻黄解表药也，风热在皮肤者由汗而泄。荆芥薄荷清上药也，风热在颠顶者，由鼻而泄。大黄芒硝通利药也，风热在肠胃者由后而泄。栀子滑石水道药也，风热在决渎者由溺而泄。风淫于膈，肺胃受邪，石膏、桔梗开肺胃也。连翘、黄芩祛诸经之游火。风之为患，肝木主之，归芍和肝血也。术草和胃健脾也。完素长于治火，此方尽之矣。白术似可不必耳。

风火相煽，颈项强，火灼筋挛，抽搐之渐也。黄芩汤加法。

黄芩三钱，白芍四钱，甘草三钱，大枣二个，葛根三钱，胆星三钱，天竺黄二钱，钩藤三钱。

黄芩凉肝胆，胆星清胆痰，竺黄清心火化痰，钩藤镇肝惊定风，葛根通络善疗项痹者也。

肩背瞀热，风热伤肺，脉浮数者，三黄石膏加方。

知母三钱，甘草三钱，石膏一两半，黄芩、黄连、黄柏、麻黄各七钱，淡豆豉二合，栀子三十个，每服一两，葱三根煎汤送服。

三黄泻三焦之火盛，佐栀子屈曲下行，使在里诸热从下而出。麻黄开营卫之热邪，佐葱豉直走皮毛，使在表之邪从外而散。麻豉得石膏三黄，大发表热而不动里热；三黄得石膏麻豉，清内热不碍外邪，擅表里俱热之长者也。加知母，寓意于白虎，清肺清胃，肺胃皆隶于金也。

头痛少气，发热，耳聋，目瞑，风热外袭，内伤心肝，弦数者，泻青丸去羌加黄连。

龙胆草三钱，栀子三钱，川芎二钱，当归四钱，酒大黄一钱，防风五分，白芍四钱，黄芩三钱，黄连三钱，竹叶引。

龙胆草直泻肝火，佐栀军（大黄一名川军）使火从二便而出，治火之标也。少用防风，散肝之风，是治火之本也。肝欲散，芎以散之。肝喜滋，归芍以滋之。是泻肝之火，养肝之正。加黄连直泻少阴君火，且涩大黄下泻，而合泻心、黄芩尤为合理。肝主春，为发生之始，十二经皆取决于胆，不可伤也。（黄芩汤头痛少气加薄荷，耳聋目瞑合凉膈泻心，较系统焉。）

甚则胕肿，疮疡，血溢，喘咳，弦实者，活命金丹。

栀子三钱，连翘四钱，薄荷三钱，黄芩三钱，甘草二钱，大黄二钱，芒硝一钱，板蓝根三钱，青黛二钱。

凉膈散泻火于上，大黄、芒硝泻火下行，草以缓之，板蓝根、青黛合泻肝热，加芍药、龙胆草尤得体焉。

主胜，地少阴君火擅明，风从热化者，心烦躁，少阴心火自恣也。细数者，阿胶鸡子黄主之，数实者大黄黄连泻心汤。

阿胶黄连鸡子黄汤

黄连四钱，黄芩三钱，白芍二钱，阿胶三钱，鸡子黄二枚，后入阿胶，去渣入卵黄。

阴虚则召热，热扰心则不眠。心主神，神不宁则烦躁。肝藏魂，魂不藏则不寐。肾藏液，热灼液则躁矣。芩连泻心火，卵黄补之。芍芩泻肝火，阿胶补之。木火相生，故泻火必兼泻肝。乙癸同源，故滋肝尤必补肾。上心下肾同隶少阴，芍药敛阴功兼补泻，而生地滋阴，芍草和阴不用之者，甘草之甘不达下焦，其上赤纹，能壮肾火不利阴虚尚可强解，而生地之不用，则非予所知，临床时每加入焉。

大黄黄连泻心汤，方见上。

甚则胁痛支满，火炎心肺受灼也。实数者，小陷胸合大黄黄连泻心汤。细数者，枯燥之气也，麦门冬汤人参易玄参。弦数者，火灼肝也，黄芩合大黄、黄连泻心。

大黄黄连小陷胸汤

大黄一钱，黄连三钱，半夏二钱，瓜蒌一两。

麦门冬去人参加玄参

半夏二钱，甘草三钱，粳米四钱，玄参五钱，大枣四个，麦冬一两半。

黄芩合泻心汤

大黄、黄连、黄芩、白芍、甘草、猪胆汁或龙胆草。

三之气，小满至小暑节，天少阴君火热胜，地少阳相火从化，二火成炎，火热大行而君火为主。鼽嚏者，二火壅肺也。左寸尤数大急者，凉膈加黄连、黄柏。

栀子三钱，连翘三钱，薄荷三钱，黄芩三钱，大黄二钱，芒硝一钱，黄连四钱，黄柏三钱。

此栀子金花合大黄黄连泻心、凉膈散也。凉膈泻心见上，栀子金花者，黄连解心火，黄芩解肺火，黄柏泻肾火，栀泻三焦火，使诸火毒从小便出。实者加大黄名栀子金花汤，使火毒从二便泻也。

注意：黄连苦涩，兼外邪忌用，大头瘟用之多大肿。大黄亦多遗火于上也。

颈项强，心相火之灼筋节也。数实用上凉膈加连柏，细数，加味增液汤。

生地黄一两，玄参八钱，天冬四钱，天花粉一两，葛根三钱，白芍四钱，甘草二钱。

葛根生津通络，愈项痹者也。

肩背瞀热，心相火之刑金也。数实者，大黄黄连加黄柏、知母、玄参、川贝。

头痛少气，火灼脑痛，热甚少气也。数实者，泻心合白虎犀角地黄。

犀角末二钱，白芍三钱，牡丹皮三钱，生地黄一两，大黄一钱半，黄芩三钱，黄连三钱，石膏四钱，知母三钱。

细数者，白虎去粳米加金银花、玄参、生地黄、二冬、天花粉。

发热，耳聋目瞑，心相火炎上也。实数者栀子金花汤，重者合犀角、地黄。

甚则胕肿，热肿也。心相火炽，真阴不育而水不行也。脉细数者猪苓汤加法。

猪苓三钱，茯苓三钱，泽泻三钱，阿胶三钱，滑石五钱，西瓜皮一两（鲜者半斤），白茅根一两，冬瓜皮一两，水煎，后入阿胶。

热则蚀津，蚀则伤阴，阴伤则渴，渴必引饮，以肾阴之虚而渴饮过量不化之水停，不生津而小便不利矣。二苓泽滑利既蓄之水，滑石甘寒，阿胶滋阴也。茯苓秉松刚气而生，渗寒水。猪苓受枫柔气而长，利阳水，形如猪屎，屎呼苓，故名也。

血溢，疮疡，脉数者，犀角地黄汤。

咳喘，目盲无视，汗出不止，痰如拽锯，坐不能卧，火炽亡阴（与亡阳大反）也。宜急下存阴，人参泻肺汤。

栀子三钱，连翘三钱，薄荷三钱，黄芩三钱，大黄三钱，芒硝三钱，枳实三钱，杏仁三钱，桔梗三钱，桑白皮三钱，人参二钱（打末冲服），煎服。

凉膈兼杏桑桔枳苦破降下，而妙在人参大力握枢以运，助破固脱也。

主胜，相火不听君火指挥，自恣专横，上犯心包。心热烦躁，脉尺数甚者，大补阴丸加方。

知母五钱，黄柏五钱，生地黄一两，龟甲四钱，龙胆草三钱，大黄一钱。

知柏直泻相火，胆寄相火，龙胆草泻其机。阴亏火旺，地龟治其本。大黄则彻上彻下，不独使由大便泻，且更疏利膀胱，膀肾表里，疏膀即以通肾，使肾火由小便泻也。

甚则胁痛支满，相火寄胆，属木主胁，炽炎作痛，支满则枯燥之气也。补阴丸合泻肝汤去木通、车前、甘草。

知母、黄柏、龟甲、生地黄、龙胆草、黄芩、栀子、泽泻、麦冬、当归、柴胡、白芍。

胁痛口苦，胆之为病也。胆寄相火，龙胆草泻肝胆，芩栀以辅之。柴胡为肝使，归芍以补之。知柏苦寒直折相火，地黄滋阴以安相火。而泽泻通利，尤能大制龙雷。麦冬解枯燥之气特效药也。

太阴司天，客胜则首面胕肿，胕通肤。**呼吸气喘。主胜则腹满，食已而瞀。**

太阴司天，丑未岁也。初气大寒至惊蛰节也。客气是厥阴，天之风也。主气亦是厥阴，地之木也。客胜是天之风胜而地气之木从之也。首面胕肿者，风伤上，子盗母虚而为风水或肾风也。《风论》：肾风之状，多汗恶风，面痝然浮肿。《热论》：有病肾风者，面胕痝然壅，害于言。《奇病论》：有病痝然如有水状，切其脉大紧。仲景：脉寸口沉滑，面目肿大有热，名曰风水，可证也。呼吸气短，风伤皮毛及肺，或木撞金鸣也。

主胜是地之木胜，不受天风指挥而专横也。胸腹满，肝侮肺脾也。食已而瞀者，木病善饥，肝主目，肝气上行，故食已而瞀，目视不明也。

二气，春分至立夏节也。客气少阴是天之热气，主气是地少阴之火。客胜是地之少阴君火从化也。首面胕肿者，热伤火炎，即时行大头瘟类也。咳喘短气者，君火刑金也。

主胜是地之君火专肆也。胸腹满是地火灼津烁津，枯燥之气也。

三气，小满至小暑节也。客气是太阴，天之湿也。主气是地之少阳相火。客胜是地之相火从湿化也。首面胕肿者，湿热蕴酿，雾伤于上也。呼吸短气，湿热之壅塞也。

主胜是少阳相火专横，不受天湿湿气指挥也。胸腹满，相火炽。湿化燥，枯燥之气充塞胸腹，如“旱既太甚，蕴隆虫虫”者。食已而瞀者，相火化食，胆寄相火，胆汁化，木疏土，少阳相火炎上，目视不明而瞀也。

经法：厥阴之客，以辛补之，以酸泻之，以甘缓之。木位之主，其泻以酸，其补以辛。少阴之客，以咸补之，以甘泻之，以酸（原作咸，误）收之。火位之主，其泻以甘，其补以咸。太阴之客，以甘补之，以苦泻之，以甘缓之。其具体方法奈之何哉？

太阴湿气司天，大寒至惊蛰节。厥阴客气胜，地厥阴木从之，首面肿，风水肾风初得者，脉浮洪(详《金匮》)，越婢加术汤主之。

麻黄六两，石膏八两，甘草二两，生姜三两，白术四两，先煮麻黄去上沫，纳诸药，煮取三升，分温三服。

汉制一两酌今十六两秤二钱半。

内伤肾风，此肾风者，以肝主风，肾主水，肾虚感怒，风荡水灾也。彼他处之风水，风滞水于表而无汗，兹有汗决不同外感之肾风风水也，亦不同《风论》冬壬癸中邪之肾风。伊系肾藏先虚而风中之，非中于表，由口鼻而中者也。此肾风因怒而生风，风而荡水也。岐伯曰：邪之所凑，其气必虚。阴虚而阳必凑之，不是肾虚外受风邪，乃肾虚行水稍差，宜用猪苓育阴行水之际，忽逢大怒，怒动肝火，肝风荡而疏泄不循常轨，泛滥为灾，上乘面目，下肿足跗，肾脉系舌，壅害于言，浸淫痝肿而致气少矣。阴虚时热者，肝激水病，病水反能制火，郁而争之，时必一焰，故时热也。其热也，从胸背至头者，肝挟肾火上逆，肝会督于颠，督贯脊而然。肝火炽动，肝肆疏泄，故汗出也。肾火炽，联及少阴心经，故掌热。肾中阴虚，口苦干渴，水不化津亦口苦干渴，肝火炽盛尤口苦干渴也。小便黄，腹中有热。目下肿，水蓄之征。腹中鸣，病在胃。肿难行，胃脉在足。月事不来，胞脉闭。烦不能食，水渍脾。不能正偃，胃不和。正偃则咳，水乘肺。此名肾风也。

治水大法不外肺脾肾，而此当主肝肾，育阴行水，滋阴息肝，须循乙癸同源，子盗母虚之义。猪苓汤合地骨皮饮，重加知、柏、龙胆草、白芍、滑石。滑石为石中润品，尤当重用也。

猪苓三钱，阿胶三钱，滑石五钱，泽泻一钱半，茯苓一钱半，川芎一钱半，当归三钱，白芍五钱，生地黄五钱，地骨皮三钱，牡丹皮三钱，知母三钱，黄柏三钱，龙胆草二钱。

猪苓汤育阴行水，地骨皮饮养血熄热，知柏助滋肾，龙胆草助制肝也。

主胜，地木专肆，胸腹满，脉弦者，调肝理脾逍遥散。方见前。

赵羽皇[1]曰：肝苦急，急食甘以缓之。盖肝性善怒，其气上行则顺，下行则郁，郁则火动而诸病生矣。发于上则头眩耳鸣目赤，发于中胸满胁痛吞酸，发于

---

1 赵羽皇，生平不详。罗美著《古今名医方论》载其方论，多有发明。

下少腹痛溲溺不利，发于外则寒热往来，凡此皆肝之病也。肝郁有二，土虚不能生木一也，血少不能养肝二也。肝为木气，赖土滋培，术苓助土生木也。赖水灌溉，归芍养血荣肝也，薄荷解热，甘草和中，柴胡为厥阴之报使，木郁则达之也。

二气，春分至立夏节，天之热气胜，首面肿，洪滑或数者，时行大头瘟也。普济消毒饮，时医视为至宝，谓为有效则可，板守此法亦属偾事，不久临证者不知也。

黄芩、黄连、薄荷、连翘、柴胡、升麻、牛蒡子、桔梗(舟诸凉药载之上行，似亦可用，但须少用)、僵蚕、陈皮、马勃、板蓝根、玄参。

按，天行传染谓无里邪，独客高颠，似非定论。盖内素蕴火而又感天热之毒，内外勾引，以成其疾。肿头者，火性炎上，实亦客气天之热气所必然，不同于地之火也。黄连泻心火，谁曰不宜？而在临床目睹，用必渴甚。连苦浊重，不利于上，更不利于疫也。升麻柴胡桔梗升清达上，引凉药清头，似为近之。升麻取其解毒宣发可用，柴胡桔梗殊可议也。且陈皮有何意义？若以香能去秽，则宜选清凉透通，陈皮之温不可议乎。更见服柴桔加重，而用大黄釜底抽薪者，看似近理，其实下则遗热于上，立致危候，决不可用。

更有证治已愈，而又感风寒，头复大肿，亦属危候，非再大解大清不可。俱详医案中。予定方轻浮上升，解毒去热，投之立效也。即凉膈合栀豉加葛贯菊银玄僵勃蓝。

栀子三钱，连翘四钱，薄荷三钱，黄芩三钱，马勃二钱，葛根三钱，玄参三钱，蓝根三钱，僵蚕二钱，淡豆豉二钱，菊花三钱，金银花三钱，贯众四钱。

主胜，地火专横，胸腹，满枯燥之气也。制君火，壮水滋阴，细数者，麦门冬合阿胶黄芩黄连汤(人参易玄参)。

麦冬一两，半夏三钱，玄参五钱，阿胶三钱，黄芩三钱，黄连三钱，白芍三钱，鸡子黄二个。

三气，小满至小暑，客气是太阴湿胜，地相火为从化也。首面肿，雾伤于上，湿胜则肿也。呼吸短气，湿壅之也。浮缓者，清燥去湿，浮萍葛根汤。

浮萍三钱，佩兰三钱，茵陈三钱，薄荷二钱，葛根二钱，白芷二钱，荆芥二钱，蔓荆子二钱，胡黄连三钱，金银花三钱，甘草三钱。

主胜相火专横，火灼化燥，胸腹满，食已而瞀，去胆相火为主。弦数者黄芩汤合补阴丸。

黄芩三钱，白芍五钱，甘草三钱，生地黄一两，知母二钱，黄柏三钱，龟甲三钱。

少阳司天，客胜则丹胗外发，及为丹熛疮疡，呕逆喉痹，头痛嗌肿，耳聋血溢，内为瘛疭。主胜则胸满咳仰息，甚而有血，手热。

少阳司天，寅申岁也。初气之客气是天之少阴热气，主气是地之厥阴风木。客胜者，是地之风木从天热气少阴之化也。本年又是少阳相火大暑之气司天，君相之火再加风木热化，则空中一派热风矣。丹胗外发及为丹熛疮疡者，身中风热感召外来风热，由鼻袭入，内毒而复外发也。呕逆喉痹者，风热之毒内扰也。头痛嗌肿耳聋血溢者，风火之邪犯上，火沸血，风荡血，溢而吐衄也。内为瘛疭者，内热极动火，风动肝也。

主胜则胸满咳仰息者，是厥阴地木主气专横，不受君火客气指挥，木之撞金、火之刑金也。甚而有血者，风之荡，抑或咳甚络伤也。手热者，不是手心热，而是全手热，即秦和所谓风淫末疾也。病手而不言足者，司天是少阳，客气是少阴，热气合并，风木统之，火性炎上也。

二之气，客气是天之太阴湿气，主气是地之少阴君火。客胜者，是太阴湿气权重，地之君火从化也。湿热蕴酿，充斥上下，人感其气则同上之丹胗外发，丹熛疮疡作矣。呕逆喉痹，湿热之犯内也。头痛嗌肿耳聋血溢者，皆湿热熏蒸于上也。内为瘛疭者，湿热伤乎太阳，即诸痉项强皆属于湿也。

主胜者，是少阴地火专横，不受天之湿气指挥也。胸满咳仰息者，是地君火刑金也。甚而有血者，火沸血，咳甚络伤也。手热者，此当是手心热，以劳宫穴属于心经。独言手者，火性炎上也。

三之气，客气是天之少阳暑气，主气是地之少阳相火，客胜是地火从天暑之化也。暑火之气弥漫宇宙，人感其毒，丹胗外发，丹熛疮疡者，即诸痛痒疮皆属于火也。咳逆喉痹者，火毒内扰也。头痛嗌肿耳聋血溢者，火毒炎上，火能沸血也。内为瘛疭者，即诸热瞀瘛皆属于火，火发风生也。

主胜是地相火专横，不受客气天暑指挥也。胸满咳仰息，甚而有血，地之相火刑金也。手热，此亦当手心热，所谓相火灼阴，五心烦热也。此独云手者，火性炎上也。

经法：少阴之客以咸补之，以甘泻之，以酸收性之。火位之主，其泻以甘，其补以咸。太阴之客以甘补之，以苦泻之，以甘缓之。火气之主，其泻以甘，其补以咸。少阳之客，以咸补之，以甘泻之，以咸软之。火气之主同上。其具体方剂奈之何哉？

初气客胜，天之热气胜，地风从化，风热成灾也。丹胗丹熛疮疡，脉数实者，去心火为主，息风次之，凉膈黄芩加法。

栀子四钱，连翘四钱，薄荷三钱，黄芩三钱，白芍四钱，甘草三钱，贯众三钱，漏芦三钱，玄参四钱，金银花八钱，牡丹皮三钱，地骨皮三钱。

凉膈轻散，清初起外来之毒最佳。黄芩汤清肝息风，漏贯银玄解毒消肿，丹骨清血分之热、神中之火者也。

咳逆喉痹者，风热之扰内也。脉数者，上方加牛蒡射干竹茹。头痛，风热扰上也。弦数寸甚者，用第一方加蔓荆子搜风凉血、已风热头痛也。

嗌肿，弦数者，用第一方加荷叶清肝、龙胆草泻肝。

血溢，弦数，此已动有形之血，犀角地黄、黄芩汤解心火息肝风也。无力者[1]可用白茅根四两，栀子一两，黄芩三钱，白芍五钱，甘草一钱。

内为瘛疭，脉数弦者，犀角地黄加钩藤龙胆草。无力者，黄芩汤加钩藤龙胆草翘栀。

黄芩四钱，白芍八钱，甘草一钱，钩藤三钱，龙胆草三钱，栀子一两，连翘八钱。

主胜初气，胸满仰息，弦数者，甚而有血，木撞金，火刑金也。清肝为主，熄火次之。黄芩汤加龙胆草知母沙参芦根。

黄芩三钱，白芍五钱，甘草五钱，知母三钱，龙胆草三钱，沙参四钱，鲜芦根四两。

黄芩汤清肝息风，龙胆草助之。知沙芦根则性凉泻肺火，金质平肝者也。二气客胜，湿气胜，地火从化，湿热大行也。丹胗外发，疮疡，至数而涩者，去湿为主，清热次之，浮萍汤。

浮萍三钱，佩兰三钱，茵陈三钱，连翘四钱，地骨皮三钱，胡连三钱，贯众三钱，漏芦三钱，苦参三钱，金银花四钱，蒲公英四钱，甘草三钱。

仍用轻清，恐味浓留滞疫气也。故黄连黄柏不用焉。

呕逆，湿热犯内，同中毒现象者，脉数而涩，芳香化浊破血。

---

1 指贫困者，无财力者。

连翘三钱，竹茹四钱，贯众三钱，佩兰三钱，葛根三钱，赤芍三钱，桃仁四钱，甘草二钱，郁金三钱，菖蒲三钱。

疫气袭入，立窒生机，毒滞血凝，故用郁金桃芍也。

喉痹，湿热犯上，脉数涩者，上方加山豆根、蓝根、射干、桔梗。

头痛，湿热熏蒸于上也。数涩者，呕逆方加蔓荆四钱。嗌肿用喉痹方。耳聋加荷叶龙胆草。

血溢，数涩，主去湿热。

贯众三钱，佩兰三钱，白茅根一两，牡丹皮三钱，连翘八钱，地骨皮三钱，玄参一两，大蓟三钱，胡黄连三钱，柏叶三钱，藕节三钱。

内为瘾疭，数涩者。

防己三钱，连翘四钱，黄柏三钱，黄连三钱，木通二钱，佩兰三钱，茵陈三钱，栀子二钱，大黄一钱半。

茵陈、栀子、大黄解三焦湿热，而此用连柏者，病深瘾疭，故防己、连翘、佩兰、木通清利湿热外，而更用防己、木通通行经络也。

主胜，少阴地火专横，不受天湿指挥，胸腹满，咳，仰息，湿热壅塞，熏蒸肺金也。脉洪数者，栀子连翘薄荷黄芩加方。

知母三钱，石膏三钱，杏仁三钱，沙参四钱，甘草二钱，鲜芦根三两，栀子三钱，连翘四钱，薄荷三钱，黄芩三钱。有血加白及二钱，阿胶三钱。

三气，客胜，天暑气胜，地火从化，丹疹外发，丹熛疮疡，先用轻清解毒。脉数者，栀子三钱，连翘四钱，薄荷三钱，黄芩三钱，漏芦三钱，金银花四钱，贯众四钱，蒲公英四钱，知母三钱即愈。不愈者病深，继用黄连三钱，黄芩三钱，栀子四钱，连翘四钱，知母四钱，黄柏四钱，生地黄五钱，龟甲四钱，金银花四钱，玄参四钱。

呕逆，火毒内犯，脉数者。凉膈犀角地黄加知柏金银花桃仁。

栀子三钱，连翘四钱，薄荷二钱，黄芩三钱，犀角一钱半，生地黄四钱，白芍二钱，牡丹皮三钱，知母三钱，黄柏三钱，桃仁四钱，郁金三钱。

喉痹，上一方加射干、板蓝根、山豆根。

头痛，细数，用第一方重加生地、知母保护脑髓。(加犀角更好)

耳聋血溢，脉数，大剂黄芩汤加胆汁龙胆草。

黄芩六钱，白芍一两，甘草三钱，龙胆草三钱，猪胆二枚，知母四钱，黄柏四钱，生地黄一两，玄参八钱。

嗌肿，用上喉痹方。

瘛疭，用前血溢方加牛黄安宫。

主胜，胸满仰息，地火专横。

黄芩三钱，白芍四钱，甘草二钱，知母五钱，黄柏五钱，生地黄一两，龟甲三钱，芦根二两，石膏八钱，杏仁三钱，马兜铃三钱，沙参三钱。

手心热，相火灼阴也。细数者。

知母三钱，黄柏三钱，龟甲三钱，生地黄一两，玄参四钱，龙胆草三钱，苦参三钱，胆汁一个（冲），猪脊髓一条（另吃），童便煎。

湿热者，湿为主热次之。热湿者，热为主湿次之。

少阳是客气，少阳是主气，客胜是天暑为主地火从之，主胜是地火为主天暑从之。暑热热暑亦当治分主次也。

阳明司天，清复内余，则咳衄嗌塞，心鬲中热，咳不止而白血出者死。止应是作字。古作为[illegible]形，止为㞢，作上半截似止。

古经残缺，传写延误者多矣。有如此篇，林亿校书云，此不言客主胜者，以金居火位，无客主胜之理，故不言也。若然司天被克则不言客主胜。下半年少阴在泉，火居水位，则亦无客主胜乎？此予之不解也。隐庵谓天为阳，地为阴。人居气交之中，府为阳，藏为阴，气为阳，血为阴，外为阳，内为阴，是以阳明燥金司天则乾刚在上，胜于内，与肺金相合，故不言主客者，天之道也。如此啰唆，予益不解。如太阴司天则湿柔在上，胜于内，与脾土相合，将亦谓无客主胜乎？予真如入五里雾中矣。

马莳则曰：阳明司天，金居火位，无客胜之理。而阳明为不及之岁，火来胜之。至在泉之时，金之子水为母复仇则水复，即金复矣，故曰金复云云，似可通过。而玄台在前文论客主之胜中云：客主之气有胜无复，不似司天在泉之有胜有复，不似五运之子复母仇。此又言复，不自大相矛盾乎？此更予之不解也。

予以清复内余，必有错简，阙疑可也。一九七五年十月下旬审阅至此，竭数日思而笔之。

考《至真要大论》曾云：阳明司天，燥淫所胜，木晚荣，草晚生，大凉革候，名木敛生，菀于下，草焦上首云云。此言清复内余者也，复者又也，是言清凉之气又内有余也。而此司天三气之中，客主之气不同，候当各异。初气客是太阴湿，主是厥阴风，季在大寒交，再乘燥淫之胜则化湿风清寒矣。主胜是风湿清寒，客胜是湿清寒风，其气也同，其病也同，故不言主客也。

二气客是少阳相火，主是少阴君火。二火气同，发病亦同，故亦不言主客也。三气客气是阳明燥金，主气是少阳相火客胜，清胜火，主胜火克金，正是燥淫于上，热反胜之也。金居火而克，是燥不得胜。主气火胜克金不胜司天，是谓两平，故又不言主客也。

又如下文太阳在泉，寒淫所胜，四主是太阴湿，客是少阳相火，而成湿热。主胜是湿热，客胜是热湿，二者难分，故不言主客也。五气主客皆是阳明，终气主客皆是寒水，更无主客之分矣。

文毕，请正通经者，诩曰：注超先贤，足扫千古之惑矣。予笑曰：此亦若夫人之言。我辈笑先贤，而又为后贤所笑矣。此盖古经残缺，将主胜客胜之文损蚀，后人(当是王冰夫子)以理推测而加清复内余之句，又后者遂猜疑曲解，歧中之歧，茫不可辨。予细审，妄拟其必有客胜主胜。客胜当在阳明司天下，主胜当在咳不作(解详上止字下)上。凭心撰述以俟后之贤者有以匡我也。

原文当是：**“阳明司天，客胜则咳衄，嗌塞，心鬲中热。主胜咳不作，**原是止字。**而白血出者死。”**

阳明司天，卯酉岁也。初气大寒至惊蛰，客气是天之太阴湿，主气是厥阴木，客胜是风从湿化也。阳明司天，燥淫所胜，主清。季是大寒，清寒济湿，再加之风则湿寒风作矣。咳者，湿寒风伤肺也。衄者，湿风寒外束，阳内郁而沸血也。嗌塞者，湿寒风中于外，客于会厌(有不发声者)也。心膈中热，湿寒风郁卫阳灼于胸膈也。主胜是风寒胜，咳不作(解见原文)，是风寒湿直伤肺藏，肺不抗则不咳也。唾白血者，未奉心化赤之津液因肺痿不能敷布而吐出也。客胜，治湿其主，治风寒其次。主胜，治风寒其主，治湿其次。

附案

痿者即同痿证，不举不用也。肺痿不用则只能出而不能入，呼不能吸，继续气短，肺失敷布则吐津液。津液即白血，同于乳汁，未经心阳煦照奉心化赤者也。乳水经火烤则红，是其确证也。

肺痿，予经有二。竭伤津液一也，风寒病肺二也。吐沫不咳则同，皆属绝证。

予廿龄时，本县东大汗村张洪绪病感冒咳嗽，愈后重感，而反不咳，飞车迎予，老医权友[1]在焉。患者自言必死，口吐白沫，相继气短加厉。予诊为风寒射肺，肺缩不张而然。用小续命重人参麻黄，服任其吐，吐而又服，冀汗开振举。拟少加蟾酥大开，权阻未用，至夜而亡。其实治亦无功，药不能下矣。尔时予是雏医，知识颇乏，而认出风寒肺痿，实属有悟。今揆前方，亦颇中肯。方书有用甘草干姜治肺冷吐沫者，藉用治此证。伊虽误认，亦颇近理，则仍不若予方之完善也。

二气，春分至立夏，客气是少阳相火，主气是少阴君火，二火成炎，火刑肺金则咳。火沸血涌则衄。嗌塞者，嗌中觉塞如堵。心膈中热者，心膈间有热也。

主胜是君倡相从，火极灼津，肺热叶焦，发为肺痿，反不作咳而唾涎沫，肺不布津而危矣。

三气，小满至小暑节也。客气是阳明金，主气是少阳相火。阳明司天，燥淫所胜，本主清凉，但金居火位，时在小暑，金既凌火，火复克金，当旦暮寒而日中热也。寒热时作，更益外感。咳者，外束内热也。衄者，郁热沸血也。嗌中塞是外感旦暮之寒，心膈热是内郁卫阳之热也。

主胜，主气少阳火胜，金居火位。咳不作，吐白血，当循二气之法矣。其具体治法奈何？

卯酉年，阳明司天，初气客是太阴湿土，主是厥阴风木。时当大寒（大寒至惊蛰），客胜是湿胜风从，再加寒令，则湿清济寒而化寒风。咳者，寒风伤肺。浮紧者小青龙汤，浮数加石膏。

衄者，寒风外束，卫阳内郁而沸血也。脉浮洪数，初起宜里清外解，三黄石膏汤。

石膏一两半，黄芩七钱，黄连七钱，黄柏七钱，麻黄七钱，淡豆豉二两，栀子三十个，每服一两，加葱三根，热服。照此分三次服，汗出止后服，不出续服。

表实无汗，热郁营卫者，以三黄泻三焦之盛火，佐栀子屈曲下行，使诸里热从下而出也。用麻黄开营卫之郁热，佐豉葱直走皮毛，使在表之邪从外而

---

1 权宗文，河间大史村人，邑名医。

散也。石膏倍用重任之者，石膏合麻豉三黄大发表热而不动里热，三黄石膏得麻豉大清内热而不碍表邪，此擅里外热之长，并行而不相悖者也。

嗌塞，外受风寒，恶寒风之侵扰。心膈中热，外束卫阳之生热。脉浮数者四逆散加升麻葛根生姜，不数用干姜。

枳实三钱，白芍三钱，甘草二钱，柴胡三钱，升麻三钱，葛根五钱，生姜二钱。

四逆散解见前。柴葛、升麻解外邪而宣内阳，枳实芍草和阴营而散内热也。

主胜是风胜湿从，大寒济之，仍是风寒直伤肺藏而不张，肺痿吐沫而不止，咳不作，吐白血危证也。小续命汤主之。

麻黄一两，石膏五钱，杏仁五钱，人参一两，川芎三钱，当归四钱，桂枝一两，干姜一两，甘草五钱，分三次。初服得汗即止，不汗出而吐继服，汗出为止。

此实邪，麻黄汤发汗通皮毛以舒肺也，甘草、干姜以开肺也，杏仁苦降泄肺，人参补肺也，芎归和血脉也，石膏清郁热也。药下必吐，藉越心阳冀一汗而振之也。

二气，春分至立夏节。客气相火，主气君火，二火刑金，直伤肺藏而咳。脉数实者，人参泻肺汤。方见前。

重加厚朴、芒硝。注意：人参斡旋中气，以药佐之，无所不宜。惟近日所用高丽参非同古参也。性燥热，急救回阳尚可，用以补阴则误矣。如水饮或阳亢者，必不可用。予于上证曾以此建功，但须参捣末生服，万不可煮用也。

衄，火沸血涌也。脉数者，大黄黄连泻心汤加知柏。

大黄三钱，黄连四钱，黄芩三钱，知母三钱，黄柏三钱。

泻心即泻君火，知柏泻相火，火熄而血不涌矣。犀角地黄亦属中肯，然不及上方之捷且便也。

嗌塞，心膈热，阳气固结于中，迫阴气于外也。犀角地黄合补阴丸加葛、白茅根。

犀角二钱，生地黄五钱，白芍四钱，牡丹皮三钱，龟甲三钱，知母三钱，黄柏三钱，葛根四钱，白茅根一两。

此当细察是否同上初气之外感，如非火气上逆咽喉作梗，万不可服，宜麦门冬汤。

主胜，咳不作，吐白血，细数无力，阴虚竭津，古人用麦门冬汤亦尽其人事而已。

麦冬一两，半夏三钱，人参三钱，甘草三钱，粳米四钱，大枣五个。

予拟三才生脉加天花粉、马兜铃，实胜前方。

天冬五钱，生地黄一两，人参好者三钱或用西洋参，麦冬一两，五味子三钱，天花粉一两，马兜铃五钱。

三气小满至小暑节也。客气是阳明燥金主凉，主气是少阳相火是热。客胜者，燥淫所胜，主清凉也。而时属火令，火本克金，故旦暮寒而中午热也。

咳者，外受旦暮之清寒而外束，卫阳受清凉之束而内郁，是当散外清内，脉浮数者，二陈加葛苏枳桔前胡。

陈皮三钱，半夏二钱，茯苓三钱，甘草二钱，葛根四钱，苏叶三钱。

衄，外寒侵卫阳，郁热沸血涌出。浮数者三黄石膏汤加入大黄一钱，麻沸汤泡须臾，去渣，以水煎诸药。

嗌塞者，伤旦暮之寒。心膈热，卫阳被束，乘时令之热也。浮数者内疏外解，四逆散加葛升茅玄主之。

柴胡三钱，枳实三钱，白芍四钱，甘草三钱，葛根五钱，升麻三钱，葛根五钱，玄参三钱。

主胜，少阳火直克肺金，咳不作，吐白血，此皆肾阴素虚以竭其母，古用麦门冬汤鼓肺养液，实不若予制三才生脉玄参沙参兜铃葛根切实也。

人参三钱，麦冬三钱，五味子二钱，生地黄一两，天冬三钱，玄参三钱，沙参四钱，马兜铃三钱，葛根三钱。

太阳司天，客胜则胸中不利，出清涕，感寒则咳。主胜则喉嗌中鸣。

太阳司天，辰戌岁也。初气大寒至惊蛰节也。客气是天之少阳暑气，主气是地之厥阴风木。客胜者，天之暑气胜地之风木从化也。厥阴从中少阳之化，木从火化也。本年太阳寒水司天，初气又在冬春之界，候当大寒，而客气少阳之暑气加之，候反大温者，冬不藏精，春令发生太过也。胸中不利者，是客暑之毒由鼻犯肺也。胸为肺宫，肺液主涕，故出清涕也。要知此清涕非感寒、中寒之清涕，乃肺受暑毒失清肃之出清涕也。感寒则咳者，谓此客气虽暑，而司天时令皆寒，如再感时令之寒，内虽有客气之暑，亦必形寒伤肺而咳矣。且内蕴反常之暑而外更益感寒，此感寒不可徒事宣发，而宜内清外解也。

主胜是地之风木胜，天之暑气从化也（木火相生）。喉嗌中鸣，非麻黄射干水鸡声之气激水鸣，而是风热伤肺，即《病能》中卧而喘息有音者肺络之逆者也。

二气，春分至立夏节也。客气是天之阳明燥气，主气是地之少阴君火。客胜是天之燥气胜，地之君火从化也。火就燥，燥热大行而肺被其刑矣。胸中不利，出清涕者，胸为肺宫，肺液为涕也。感寒则咳者，内受燥热之毒而复感春日时令之余寒，不可徒事宣发而宜内清润而外凉解也。

主胜是地之君火胜，天之燥气从化也。喉嗌中鸣，君火刑金，而又宜清君火为主也。

三气，小满至小暑节也。客气是天之太阳寒气，主气是地之少阳相火。客胜者，天之寒气胜，又是太阳司天，地之少阳相火、夏之时令炎暑皆无权而反寒也。形寒伤肺，则胸中不利而出清涕也。须知此属夏日邪寒，不可徒事辛温。有如雨雹，寒可着棉，浪用热温，雹过仍热，遗热成灾矣。宜以参萸之也。

主胜是地之相火胜，而天之太阳寒气从之也。太阳本寒而标阳，太阳从本从标，此从标阳之化而从相火之暑也。相火刑金则喉嗌中鸣，时值炎夏，宜大泻相火、大滋肾水矣。

治少阳之客以咸补之，以甘泻之，以咸软之。木位之主，其泻以酸，其补以辛。阳明之客，以酸补之，以辛泻之，以苦泄之。火位之主，其泻以甘，其补以咸。太阳之客，以苦补之，以咸泻之，以苦坚之，以辛润之。火位之主同上。其具体治法奈之何哉？

大寒至惊蛰节，如暑气大胜，在冬为不藏精，在春为发生太过，当寒反热，流行为灾。客暑毒气犯肺，胸中不利出清涕，脉数者宜泻相（相火）救金汤。

黄芩三钱，白芍四钱，甘草三钱，知母三钱，马兜铃三钱，芦根一两，菊花三钱，桑白皮三钱，金银花四钱。

黄芩汤清胆，胆寄相火，泻胆即泻相火也。知母凉肺，尤泻相火也。马兜铃桑菊金银花清肺，尤能散皮毛之热也。

感寒则咳者，内受客暑之毒，偶感时令之寒，浮数者不可专事温散，宜越婢加半夏汤。方见前。

主胜，地风木胜，天暑从化，木火相生，风火克肺，喉嗌中鸣，脉弦数者，息风救肺汤。

黄芩三钱，白芍四钱，甘草三钱，马兜铃三钱，杏仁三钱，杷叶三钱，葶苈二钱，半夏二钱，龙胆草三钱。

黄芩汤清胆息风，龙胆草助之。兜杏杷叶苦降肺逆，葶苈、半夏则直泻肺逆者也。

春分至立夏，火就燥，温热大行，肺金受克，胸中不利，清涕出，脉数者，凉膈散加菊花金银花天花粉石膏。

栀子八钱，连翘八钱，薄荷三钱，黄芩三钱，菊花三钱，金银花三钱，天花粉四钱，石膏四钱。

凉膈散清上焦之火，即清此从化地之少阴君火也。金银花膏粉合用解肺灼之毒，即伏此客胜之燥金也。肺火清则肺受益，肺毒解则胸中安，肺液之涕不止而自止矣。一九七六年四月廿七日补，殊自得也。尝记先大人云：双树村乔司城，巧匠也。为行别营裘御史建楼时，工人误短廊柱，众惶恐不知所为。司城夜雕卧狮二，矗柱其上，精绝如生，备受嘉奖。此补注实切似之。又，纪晓岚写扇，用黄河远上白云间，一片孤城万仞山，羌笛何须怨杨柳，春风不度玉门关，误落间字。乾隆怪之。曰臣写者词，非诗也。黄河远上，白云一片，孤城万仞山，羌笛何须怨，杨柳春风，不度玉门关。乾隆深嘉之。常怪才大多疏，豪放时粗，其不拘小节者然耶？

感寒则咳，内有燥热，外偶受寒，浮数者。

葛根四钱，升麻三钱，玄参三钱，天花粉四钱，薄荷三钱，芦根三钱，连翘三钱，百合四钱。

葛升翘薄清疏解外，余清热治咳者也。

主胜，地火升，天燥气从之，火刑肺而咳，喉嗌中鸣，脉数者，泻心救肺汤。

栀子八钱，连翘八钱，薄荷三钱，黄芩三钱，马兜铃三钱，石膏五钱，桑白皮三钱，菊花三钱，知母三钱，芦根一两，杏仁三钱。

泻心不用军连，恶其味厚敛新邪也。

三气，小满之小暑，太阳寒水胜，应热反寒，形寒伤肺，浮紧浮数者，宜麻杏甘石加参主之。

麻黄三钱，石膏六钱，杏仁三钱，甘草三钱，人参二钱（打末服）。

人参打末服则不助火壅肺。参以奠夏月麻黄之温也。

主胜，地相火胜，太阳标阳从化，相火刑金，喉嗌中鸣，黄芩补阴合剂加方。

黄芩四钱，白芍四钱，甘草二钱，知母四钱，黄柏二钱，龟甲三钱，玄参八钱，生地黄一两，沙参二钱，杏仁三钱，枇杷叶四钱，牛蒡四钱，马兜铃四钱。

厥阴在泉，客胜则大关节不利，内为痉强拘瘛，外为不便。主胜则筋骨䌛并，腰腹时痛。

厥阴在泉，寅申岁也。在泉主下半年四气五气终气者也。四气大暑至白露节也。客气是天之阳明燥气，主气是地之太阴湿土。客胜是天之阳明燥气胜，地之太阴湿土从化也(厥阴风木在泉，风又胜湿)。湿令本主柔润，燥气则主涸干。湿令燥反加临，则藏府筋络皆失柔润而燥干矣。大关节不利者，谓肘膝髀肩燥失筋养而不利也。内为痉强拘瘛者，谓内病藏府涸竭津液，涸太阳则病燥痉项强，涸厥阴则病筋燥拘瘛也。外为不便者，谓外病筋络关节干涸则动作不便也。此正清气大来，燥之胜也，风木受邪，肝病生焉。

主胜者，地之湿土胜，天之燥气无权也。湿胜则筋骨䌛并者，湿伤脾，脾主四肢，湿胜泎缓，故筋骨不收而䌛并也。《生气通天》曰：有伤于湿，大筋软短，小筋弛长，软短为拘，弛长为痿。痿拘之先则病䌛并也(金木清冷，从湿则化寒湿矣)。腰腹时痛者，湿伤肾而腰痛，湿伤脾而腹痛也。此正湿气大来，土之胜也，寒水受邪，肾病生焉也。

五气，秋分至立冬节也。客气是天之太阳寒气，主气是地阳明燥金。客胜者，是天之气胜，地燥金清肃从化也。以燥金之清加临天之寒气，则气候清冷矣。人感其气，大关节不利者，寒伤筋络也。内为痉强拘瘛者，寒伤肾，肾主骨髓，肾主气源，髓不荣骨，阳不柔筋，而痉强拘瘛作矣。亦即病机所谓诸寒收引皆属于肾也。外为不便者，即外受寒而为痹痛者也。此正寒气大来，水胜也，火热受邪，心病生焉也。

主胜是地之阳明燥金清胜，天之寒气反为胁从也。燥寒相加，筋骨䌛并者，燥伤筋(金克木，筋失润)，燥竭肾(肾主五液)，筋骨失其营养也。此正清气大来，金之胜也，风木受邪，肝病生焉也。腰腹时痛者，燥涸肾则腰痛，燥伤胃(阳明自伤)则腹痛也。

终之气，小雪至小寒节也。客气是天之太阳寒气，主气是地之太阳寒水。客胜者，天寒气胜，地寒水从也。如此则气候大寒矣。外受寒则大关节不利，即肘膝髀肩滞痛也。内为痉强拘瘛，藏府受邪，寒伤肝肾也。外为不便，即寒痹痛拘不便也。

主胜是地之寒水肆横，天之寒气被胁也。筋骨繇并者，寒伤骨髓，寒伤筋络，寒伤阳气，而不能柔润也。腰者肾之主，寒伤则痛。腹者脾所居，脾寒则腹痛也。其具体方剂奈之何哉?

寅申厥阴在泉，大暑至白露节，天燥气胜，湿土从化，肘膝肩髀不利，筋骨涸竭失润也。细涩者，润燥汤。

白芍一两，甘草一两，当归三钱，川芎二钱，生地黄四钱，酸枣仁三钱，木瓜二钱，天冬四钱，麦冬三钱，葛根四钱，天花粉四钱，玉竹一两。

《伤寒》芍草汤，芍草各四两(古秤)，液虚拘挛，服胫即伸，以二味大滋阴血也。今补肝散增液舒筋，又加二冬玄粉葛根玉竹，重滋液也。

内为痉强拘瘛，脉数涩者，倍葛根，以葛根通经络善疗项痹也。

脉紧迟者偏寒，宜辛润，三痹汤。

川芎二钱，当归三钱，白芍三钱，生地黄三钱，党参四钱，茯苓二钱，甘草二钱，黄芪四钱，桂枝二钱，牛膝三钱，秦艽三钱，续断二钱，杜仲三钱，细辛一钱半，独活二钱，防风二钱。

金寒土湿，金胜湿，或有寒湿。然燥涸主也，体素虚寒，又值涸筋，故以此补散也。予用治产后身痛，屡获奇效。但服后舌皆觉强，片剂即过，当预告病人也。

湿土胜，腰痛者，湿伤肾也。筋骨繇并者，脉缓涩，寒湿也。

骨碎补一两，金毛狗脊四钱，防己三钱，苍术四钱，萆薢三钱，杜仲二钱，木瓜二钱，牛膝三钱，桂枝三钱，甘草三钱，附子二钱，茯苓八钱。

脉细数偏湿热者，素壮有火则成湿热，体虚素寒则变寒湿，湿无常规也。

黄柏三钱，黄连三钱，防己三钱，木通二钱，佩兰三钱，秦皮三钱，禹余粮三钱，丝瓜络三钱。

腰痛，腰以下冷痛，如带五千钱状，身劳汗出，衣里冷湿，久久得之，名曰肾著，草姜苓术主之。

甘草六钱，白术六钱，干姜一两二钱，茯苓一两二钱，分三次服，腰温为度。

药皆燥土胜水，无温肾之品，盖带脉系于腰肾，绕季胁下一周如带，又属脾土故也。

腹痛，此亦特效，直燥中土也。

五气，秋分至立冬节，太阳寒水胜，清金胁从，气候大冷，大关节不利，脉浮紧者，小续命汤。（夏加石膏，冬加桂附）

内为痉强拘瘛，寒伤肾肝，迟紧弱者。

肉桂二钱，附子二钱，肉苁蓉三钱，巴戟三钱，补骨脂二钱，吴茱萸二钱，当归四钱，金毛狗脊四钱，骨碎补四钱，牛膝三钱。

补髓壮阳，吴茱萸当归温肝也。

主胜，阳明燥金胜，寒水从化，伤肝肾筋骨繇并，弦弱者，当归四逆加吴茱萸、生姜，养液温肝肾泻肺也。方见前。

腰痛，清伤肾，左尺弱六味地黄，右尺弱八味地黄。

腹痛，阳明自伤，寒者迟缓，附子理中。数热者，芍药、甘草、生地黄、天花粉、玉竹、麦冬。

终气，小雪至大寒，天之寒气胜，地之寒水从之，气候大寒，外受寒，大关节不利，脉紧，小续命去石膏加桂附。

内为痉强拘瘛，寒伤肾也。迟紧弱者，用上五气伤肾肝桂附方。

主胜，地寒水胜，天寒从化，冬伤肝肾，筋肾繇并，亦用桂附方。

腰痛，寒伤肾，桂附八味主之。

腹痛，寒伤脾，附子汤、附子理中皆主之，合方。

人参一钱，苍术三钱，附子三钱，茯苓三钱，白芍三钱，甘草二钱，干姜三钱。

少腹痛，子宫如扇状，紧迟，附子汤。寒由阴袭胞也。桂枝乌头煎，葱烙脐法并主之。详《金匮》妇人病。

少阴在泉，客胜则腰痛，尻股膝髀腨胻足病，瞀热以酸，胕肿不能久立，溲便变。主胜则厥气上行，心痛，发热，鬲中，众痹皆作，发于胠胁，魄汗不藏，四逆而起。当与阳明司天对照。

少阴在泉，卯酉岁也。在泉主下半年四气、五气、终气也。四气大暑至白露节也。客气是天之太阳寒气，主气是地之太阴湿土，客胜即太阳寒气胜，地之湿土从化也。如此则气候一派寒湿矣（少阴标阴热本，从本、从标）。寒湿伤于外者，腰膝尻髀腨胻足病，皆太阳自病，内伤则湿伤肾藏，治当有判也。瞀热以酸者，谓瞀然发热酸痛。瞀通贸，《礼》：贸贸然来。此不作目不明解也。胕肿不能久立者，寒湿侵于下，湿伤肾，肾主骨，骨痿不能久立也。溲便变者，寒湿伤肾，肾主二阴也。

主胜者，是地太阴湿土胜，天之寒气胁从也。厥气上行者，湿寒之气厥逆上行凌蔽心阳，心阳不宣而心作痛。心阳被抑则发热膈中矣。众痹皆作者，谓湿寒外伤内伤诸痹皆可以发作，非谓发无定处之众痹也。发于胠胁者，湿困肝，寒伤肝也。魄汗不藏者，肝困抑极而反肝疏太猛，魄汗不藏如肝水(见《金匮》)时时津液微生也。按湿证阳郁而汗，汗后必轻。但阳骤泄则阳伤，阳虚不达四肢，故四逆而起也。

五气者，秋分至立冬节也。客气是天之少阳暑气，主气是地之阳明燥金。客胜者，天之暑气胜，地之阳明燥金从化也。以少阴之君火在泉，而又逢少阳暑气加临，则阳明之燥必从火就燥而热矣。火燥之气行乎宇宙，人感其气而腰痛，尻股膝髀腨骱足病者，正火淫成灾，水泉涸，焦灼枯萎之病也。瞀热以酸，即上证之火征。胕肿是热伤则肿，不能久立是骨热之痿。溲便变，暴注下迫，涸竭便秘，热淋尿频、热结癃闭皆在其中矣。

主胜则厥气上行者，谓地之阳明燥金胜，天之暑气从化，又是少阴君火在泉，则火就燥矣。厥气上行者，火热之厥气上行也。心痛发热膈中者，邪火犯心包也。众痹皆作者，火灼津竭，筋骨脉肌皮五痹皆可作也。发于胠胁者，少阳相火实胆寄之，相火自焚也。魄汗不藏者，火极阴脱目盲之大汗，非亡阳之大汗也。四逆而起，正“刚与刚，阳气破散，阴气乃消亡”也。此当参拙著《伤寒述义》证象阳旦章，并《金匮述义》首篇在上焦者其吸促、在下焦者其吸远小注医案自明也。

终之气，小雪至小寒节也。客气是天之厥阴风气，主气是地之太阳寒水。客胜者，是天之风胜，地之寒水从化也。如此则风寒为灾矣。腰痛尻股髀腨骱足病，风寒外伤所致。寒伤肾，风伤肝，尤可得也。瞀热以酸者，风寒外束，阳郁不宣而瞀热也，内伤肝肾者尤能瞀热以酸也。如肾虚之发热，肝困之时焰也。胕肿不能久立者，风淫末疾，寒伤则肿，筋骨皆伤，不能久主也，而内伤肝肾尤能如是。肾虚不能行水则足胕肿，肝伤不能疏水，水阴下注也。溲便变，肾伤二便失调，肝伤疏泄无度也。

主胜是地之太阳寒水胜，而天气风气从化也。寒胜风从，又值严冬，少阴从本而寒大作矣。厥气上行者，大寒之气厥逆上行也。心痛者，水灭火，寒犯心也。发热膈中者，阳为寒束之郁热也。众痹皆作者，人感寒风，五痹皆可发作也。魄汗不藏者，阴胜亡阳之汗也。四逆而起者，元阳衰惫不达四肢矣。其具体方剂奈之何哉。

少阴在泉，大暑至白露节。客气是太阳寒水，主气是太阴湿土。客胜者，寒湿交加，腰痛，尻股膝髀腨胻足病，瞀热以酸，胕肿不能久立，溲便变，浮紧者，麻黄加术合防己黄芪、术附、小续命汤。方见前。

麻黄加术驱表寒湿，防己黄芪以佐之，术附壮阳散湿以助之，小续命则统治八风五痹者也。

上证病久，内伤肝肾，脉缓迟或紧，肝肾脉弱者，当归建中合术附芍药甘草。

桂枝，白芍，生姜，大枣，甘草，当归，黄芪，苍术，附子。

桂枝汤解太阳和营卫，加桂附益火消阴。黄芪建中走表补益，温和气血。术附壮脾肾阳以祛寒湿，芍草则和阴养肝也。

主胜，地之太阴湿土胜，天寒从之。天之寒气反济湿邪，湿寒阴霾直犯心包，心痛，发热膈中，脉缓涩者，麻黄加术合苓桂术甘、术附汤。

麻黄三钱，桂枝四钱，杏仁三钱，甘草三钱，苍术四钱，附子三钱，茯苓六钱。

麻黄加术发散寒湿，桂枝甘草上宣心阳，苓术渗湿燥湿且以安定心神，解附之毒。而术附壮脾肾之阳，更以胜湿，且制麻黄散元阳也。

众痹皆作，浮缓者，首宜防己黄芪汤。

防己，黄芪，桂枝，甘草，苍术。

久伤肝肾，发于胠胁，魄汗不藏，四逆而起，肝肾脉缓涩且弱者，术附四逆加方主之。

苍术，附子，干姜，甘草，苍耳子，羌活，茯苓，防己，桂枝。

苍术祛湿，附子壮阳，四逆回阳祛寒湿也，苍耳秉金制肝去湿也，羌活胜湿振肝生风也。茯苓之渗，防己之利，四逆则又回阳愈厥者也。汗不止而自止矣。

五气，秋分至立冬。客气是天之暑气大行，地之燥金从化。腰痛，尻股膝髀腨胻足病，瞀热以酸，胕肿，溲便变。焦灼枯萎，脉细数如涸流欲断者，增液汤主之。

葛根，天花粉，天冬，麦冬，生地黄，玄参，玉竹，木瓜，白芍，甘草，龙胆草，黄柏。

主为增液润燥，龙胆草、黄柏则制相火，葛根疗痹通络妙药也。

主胜是地之燥金胜，天暑从化也。火燥大行，厥气上犯心包，心痛，发热膈中，脉数细者。仍用上方加犀角地黄。无力者可加栀翘八钱。

众痹皆作，发于胠胁，魄汗不藏，四逆而起，亦用上方加丝瓜络三钱，地骨皮三钱。

终气，小雪至小寒。天风胜，地寒水从化。寒助风威，腰痛，尻股膝髀腨胻足病，瞀热以酸，胕肿不能久立，溲便变，脉浮紧，寒风外伤也。小续命加附桂主之。

上证久而内伤肝肾，缓迟者，金刚丸加方与之。

萆薢，木瓜，牛膝，杜仲，菟丝子，肉苁蓉，木瓜，白芍，寄生，酸枣仁，桂枝，附子。

主胜，地寒水胜，天风从化。寒气大作，直犯心包，心膈中热，脉迟或紧者。阳旦汤主之。甚不止者，桂枝乌头煎、赤石脂丸应手取效也。

阳旦汤

桂枝八钱，芍药四钱，生姜三钱，大枣六个，甘草三钱，附子三钱。

桂枝增桂加附，下蒸肾阳，上助心火，即朱雀汤别名。如太阳升于地下，上丽太空，阴霾全消，故曰阳旦。阳即太阳，旦即旭日始旦也。孙思邈之高明，犹以桂加黄芩[1]为阳旦汤。若然，其名义何居乎。桂枝调和荣卫专主中风，加附增桂，弱而不汗者可汗，弱而漏汗者能止，此足与青兢白虎、玄武、越婢并峙也。

桂枝乌头煎、赤石脂丸　俱见前

太阴在泉，客胜则足痿下重，便溲不时，湿客下焦，发而濡泻，及为肿，隐曲之疾。主胜则寒气逆满，食饮不下，甚则为疝。

太阴在泉，辰戌岁也。四气大暑至白露节也。客气是天厥阴风气。主气是地太阴湿土。客胜是天风气胜地湿土从化。但本年湿土在泉，一风不胜二

1《古今录验方》阳旦汤为桂枝汤加黄芩，见于王焘《外台秘要》卷二。此云孙思邈，可能属于误记。《备急千金要方》卷九阳旦汤即为桂枝汤。

湿，是风胜湿亦胜矣。足痿者，风伤下重。湿盛溲便不时者，风伤肝，疏泄无度，厥阴之胜，肠鸣飧泄是其证矣。湿客下焦则发为濡泻及为肿，理殊明显。而隐曲皆谓前阴或云房事，不知所本。予谓隐即隐伏，隐几而卧之隐。曲是不直，曲曲弯弯之曲，盖拘挛之变辞广辞也，以腰颈不称拘挛，故以隐曲称之。风伤筋可拘挛，湿伤筋更可拘挛也。《生气通天》曰：有伤于湿，大筋软短，小筋弛长，软短为拘，弛长为痿，是其证矣。

主胜，地湿土胜，天风从化，逢在泉之湿，候始大暑，则湿更盛矣。寒湿逆满者，湿盛则寒胀。饮食不下者，脾湿盛不纳不运，如水逆之五苓散证。脾湿之呕吐不食，平胃加干姜是矣。甚则为疝者，湿伤肾而寒疝，湿困肝而亦病疝也。《脉解》厥阴癞疝，《邪气藏府病形》：肝脉滑甚为癞疝，则更合矣。本论阳明之胜，清发于中，内伤为膈塞，外为癞疝则更合矣。阳明燥金胜则伤肝木，所谓阳明司天，燥淫所胜，丈夫癞疝，病本于肝也。

五气，秋分至立冬节也。客气是天之少阴热气，主气是地之阳明燥金。主胜者，是天之热气胜，地之燥金从化也。火就燥，则热燥大行矣。足痿下重者，热痿，筋骨涸竭，髓热失养，重而难移也。湿客下焦无与于此矣。而便溲不时，热淋、热泻则实有之。湿客下焦，谓太阴在泉，金主清凉，少阴是火，从本从标，寒湿亦或有之，必当时六淫，以脉准之。

主胜是地燥金胜，天热从化也。枯燥之气发为逆满，饮食不下，火热冲逆，食入即吐之大黄甘草证。热疝，《四时刺逆从》三阴脉滑、太阳少阳脉滑皆病疝证。饮食不下，甚则为疝，正上节阳明之胜，清发于中，内为膈塞，外为癞疝，尤吻合也。须知阳明金燥本清，就火可化燥热。少阴本热标阴，从标则可化寒。恶执一不化也。

终气，小雪至小寒节也。客气是天之太阴湿气，主气是地之太阳寒水。主胜是天之湿气胜，地之寒水从化，如此则湿寒大行矣。足痿下重者湿寒侵下也。溲便不时，寒湿侵于二阴也。湿客下焦，发而濡泄、肿、拘挛，皆寒湿为之也。

主胜是地寒水胜，天湿从化也。寒气逆满，寒湿之胜于下也。饮食不入，寒湿之格于中也。甚为疝，寒湿侵下也。湿寒、寒湿，无大区别，但别寒为主、湿为主耳。其具体方法奈之何哉？

太阴在泉，大暑至白露，风胜湿从。足痿下重脉缓涩者，萆薢防己汤。

萆薢三钱，防己三钱，土茯苓四钱，牛膝三钱，桑寄生三钱，苍术四钱，芦巴子三钱，骨碎补三钱，金毛狗脊三钱。

风伤肝，疏泄无度而飧泄，弦弱者，逍遥散加味主之。

茯苓四钱，甘草三钱，白术三钱，白芍二钱，柴胡二钱，酸枣仁四钱，缩砂仁三钱，五味子二钱，党参三钱，当归二钱。

弦劲者，芍药甘草合甘草干姜汤，平肝益土，振金制肝，温胃止泻，吴茱萸汤亦可加入。

湿客下焦，发为濡泻，脉迟缓者。

人参二钱，白术四钱，茯苓五钱，甘草三钱，干姜二钱，附子二钱，扁豆一钱，缩砂仁三钱，泽泻一钱半，荆芥穗三钱，白芍四钱。

病久隐曲不利，拘挛手足，隐曲腰背，风湿盛，脉缓弱者，用上萆薢防己汤。

主胜，湿土胜，天风从化。寒气逆满，食饮不下，缓迟者，平胃合附子理中二陈汤。

陈皮三钱，苍术四钱，厚朴三钱，甘草二钱，干姜三钱，党参二钱，茯苓四钱，半夏四钱，附子二钱，厚朴三钱。

寒湿困肝而疝，脉缓涩或弦者，当归四逆加吴茱萸。

桂枝三钱，白芍二钱，生姜五钱，甘草二钱，大枣五钱，木通三钱，当归二钱，细辛三钱，吴茱萸三钱，苍术五钱，附子二钱。

五气，秋分至立冬。客气少阴热气胜，燥金主气从之，火就燥，燥热大行，足痿下重，脉细数者，增液汤去龙胆草加黄连，此主君火也。

葛根三钱，天花粉四钱，天冬三钱，麦冬三钱，玄参四钱，生地黄三钱，玉竹一两，木瓜一钱，白芍四钱，甘草三钱，黄连三钱，黄柏三钱。

燥热大行，心火盛而溲数，或茎痛者，脉数，导赤散。（导赤散治心热口疮，小便黄赤，茎中作痛，热淋不利。）

生地黄一两，木通三钱，甘草梢三钱，川楝子四钱。

生地滋肾凉心，木通苦入小肠，草梢泻最下之热。心热实者须加黄连竹卷心，甚加大黄釜底抽薪。予谓加入川楝子一味可抵此方，以引心包相火下行，导小肠膀热之热，主大热烦狂，利水也。详《本草经述义》。

燥热大行，火热成泻，脉数实者，黄连解毒合葛根芩连汤。

黄连三钱，黄芩三钱，栀子三钱，黄柏三钱，葛根三钱。

理极明不释。口渴加二冬。

湿客下焦，如雨湿多金寒，少阴从标，可成濡泻，准脉缓迟，则以寒湿治之。

主胜，地阳明燥金胜，少阴天之热气从化，火就燥，逆满脉数，属枯燥之气者，新制麦冬汤。

麦冬一两，川楝子三钱，枇杷叶四钱（炙），白茅根一两，芦根四钱，玄参四钱，地骨皮三钱，天花粉四钱，杏仁一钱半。

甘寒润燥，苦降逆，寒泻火也。

主胜，地阳明燥金特甚，清气大来，少阴本热标寒，从标化寒，寒气逆满，脉迟者，橘枳生姜合人参去术汤。

枳头二钱，陈皮四钱，生姜四钱，人参三钱，桂枝四钱，甘草三钱，茯苓三钱。

桂草宣心阳抑肝升，参草补阳御阴，橘枳生姜温散破降。去术，恶其升也。加入茯苓下伐阴邪，则兼茯苓桂枝甘草，尤得体焉。

燥热大行，饮食不下，脉数者，大黄甘草汤。

大黄三钱，甘草一钱。

直折火气之冲逆也。

清气大来，阳明燥金胜，少阴从标化寒，寒气上逆，脉迟者，茯苓桂枝生姜大枣加二陈吴茱萸半夏汤。

茯苓三钱，桂枝三钱，生姜三钱，大枣四个，陈皮三钱，半夏四钱，吴茱萸三钱。

宣阳破阴，温中降逆。

火就燥，脉数，病疝，热纵而颓也，黄芩四逆加龙胆草木通川楝汤。

柴胡三钱，枳实三钱，白芍四钱，甘草三钱，黄芩三钱，木通一钱半，川楝子八钱。

四逆散疏郁火，黄芩汤清肝藏，加龙胆草重其力，木通川楝子大利热痛也。

清气大来，少阴从标化寒，疝病，脉迟者，桂枝乌头煎。

桂枝三钱，芍药三钱，生姜五钱，大枣五个，甘草四钱，乌头三钱，蜂蜜一两。

终气，小雪至小寒，天之太阴湿气胜，地之寒水从化，湿寒大行，足痿下重。湿寒伤脾肝肾，足痿下重，脉缓涩迟者，术附椒萸牛狗猴汤[1]。

苍术四钱，附子三钱，川椒三钱，吴茱萸三钱，牛膝二钱，骨碎补三钱，金毛狗脊三钱。

术附椒萸辛温去湿，牛膝猴狗强壮筋骨，总为温补肝肾兼以祛湿者也。

寒湿客下焦，发为濡泻，脉迟涩者，术附椒萸茯苓汤。

附子三钱，苍术五钱，吴茱萸三钱，川椒三钱，茯苓三钱。

寒湿，隐曲不利，用上足痿方加寄生、杜仲。

主胜，寒胜湿从，寒气逆满，食饮不下，术附椒萸二陈汤。

附子三钱，苍术四钱，川椒三钱，吴茱萸三钱，陈皮二钱，半夏三钱，茯苓四钱，生姜四钱，甘草二钱。

寒疝，桂枝乌头煎方。

少阳在泉，客胜则腰腹痛而反恶寒，甚则下白溺白。主胜则热反上行而客于心，心痛发热，格中而呕。少阴同候。

少阳在泉，巳亥岁也。四气，大暑至白露节也。客气是天之少阴热气。主气是地之太阴湿土。客胜天之热气胜，而地之湿从化，当湿热矣。而本年少阳相火在泉，一湿不胜二火，故不作湿热。火灼湿土，反能化燥矣。火燥之气大行宇宙，民感其气腰腹痛者，是火灼阴，燥涸阴之痛，同乎石膏之治腹坚痛者也。而反恶寒者，谓本是火灼土燥，不发热而反恶寒者，阳气固结于中，阴气发扬于外也，实若白虎之恶寒。甚则下白者，热极剥蚀肠膜油脂也。溺白者，热极乳糜白汁也。诊脉沉数，舌赤燥，大火之征，宜凉润矣。

主胜是地之太阴湿土胜，不受天之君火指挥而自为湿。是在泉之相火、天运之君火均不能制，是湿邪特胜矣。湿体本寒，而热反上行者，是湿困卫阳不能照常宣布，郁极化热，又乘在泉之相火、胁从之君火厥而上行，热客于心则心痛发热，热格于中则作呕，是又宜宣发郁阳清热祛湿矣。

五气，秋分至立冬节也。客气是天之太阴湿气，主气是地之阳明燥金。客胜是天之太阴湿气胜，地之阳明燥金从化，在泉相火不得胜之，燥金清寒则

---

1 猴指代骨碎补（因一名猴姜）。

成寒湿矣。民感寒湿而腹腰痛，反恶寒者，寒湿形于外也。甚则下白溺白、寒利寒淋、脉迟缓涩者，又当治寒湿为主矣。

主胜是地之主气阳明燥金胜，不受天湿指挥而自为政，清气大来也。民感其气，寒闭卫阳，郁极化热，故郁乘在泉少阳相火厥逆上行，热犯心，心痛发热，热格中，呕而不食，此又宜宣发卫阳为主也。

终气，小雪至小寒节也。客气是天之少阳相火，主气是地之太阳寒水。客胜是天少阳相火胜而水不用事，与四气少阳君火胜同。但彼主君火，此主相火，治当稍别也。

主胜则寒水恣肆，不受少阳指挥而奇寒。热反上行，是寒气大来，心病生焉。水灭火而心痛，发热格中而呕，是心阳抵抗也。又当温肾补心矣。其具体方剂奈之何哉？

少阳在泉，大暑至白露节，少火胜，太阴湿从，少阴在泉，一湿二火，湿反化燥。火土燥热太胜，腰腹痛而反恶寒，下白溺白，脉沉数者，热涸也，宜白虎芍药甘草汤加葛银玄茅。

白芍四钱，甘草三钱，石膏一两，知母四钱，葛根三钱，生地黄一两，金银花三钱，玄参五钱，白茅根二两。栀翘解少阴心火，可加也。

白虎清阳明，芍草和阴血，地知滋肺肾，银玄解热毒，葛根宣郁阳而生津，茅根滋津液引热外行也。

下白，剥蚀大肠膜脂，实多噤口，脉沉数，大黄黄连汤下之。不堪下，人参莲子汤。

人参三钱，黄连三钱，石莲子五钱，水煎。

溺白乳糜，脉数，坎离既济汤。

生地黄八钱，知母三钱，黄柏三钱，五味子二钱，山萸二钱。

主胜，湿胜不受客运在泉二火指挥，湿困卫阳，郁极上行，客心心痛，发热格中而呕，脉象缓而至则数，舌腻者，宣发郁阳，清热祛湿。

茵陈三钱，石菖蒲三钱，黄连三钱，泽兰四钱，防己四钱，川楝子三钱，秦皮三钱，白头翁三钱，贯众三钱，黄柏三钱，苍术四钱。

湿困卫阳，郁而化热，厥热犯心，心痛发热，格中而呕，则湿热之极矣。泽己峻而利之，连柏清而燥之，秦翁振风以胜之，菖蒲芳香以化之。苍术温燥，茵陈清凉，川楝导心火下降，贯众解心经火毒也。不已者，先服四逆散加味，继服上方则愈矣。

四逆加味散

柴胡三钱，白芍四钱，枳实三钱，甘草三钱，葛根四钱，白茅根一两。

五气，秋分至立冬节。客气太阴湿气胜，地燥金从化。以凉济湿，寒湿大行，腰腹痛，甚则下白溺白，脉迟涩者，苓桂术甘、术附、防己黄芪汤。

茯苓六钱，桂枝六钱，苍术一两，甘草二钱，附子六钱，防己三钱。

苓桂术甘宣阳渗湿，苍术附子温肾燥脾，防己黄芪治风湿脉浮身重汗出恶风者也。

下白，寒湿，迟涩。

赤石脂一两，干姜三钱，当归三钱，甘草二钱，阿胶三钱，吴茱萸二钱。

溺白，寒湿。

萆薢三钱，菖蒲二钱，益智仁三钱，土茯苓四钱，附子一钱半，防己三钱，苍术三钱。

主胜，阳明燥金主气胜，不受客气湿气指挥，不受在泉少阳相火所化，而湿反济寒，阴寒气腾，凉气大举，寒闭火，卫化热，厥逆上行，热犯心痛，格中而呕，当解表寒湿，宣通郁阳。脉数而三五不调者，越婢加术川楝子栀翘主之。

麻黄三钱，石膏五钱，生姜三钱，大枣六个，甘草三钱，苍术四钱，川楝子四钱，百合一两，栀子三钱，连翘三钱。

越婢解表宣阳，加术去湿，川楝导心火下降，栀翘凉心已卫郁之热者也。如湿化在泉相火则成湿热，又当别论。

终气，小雪至小寒节。少阳相火气胜，寒水无权，与上四气相同。惟彼客气是少阴君火，此属少阳相火；彼主气是湿土，此主气是寒水稍异。而此在泉又是少阳，大有流水不冰，蛰虫不藏之象。用四气腰腹痛而反寒，甚则下白溺白方。脉沉弦数，去栀翘加黄芩清胆，胆寄相火，加柏直泻相火也。下白，弦数，同。

大黄二钱，黄芩二钱，黄连三钱，黄柏四钱，白芍四钱，秦皮三钱，白头翁四钱。

溺白，弦数者，用加味坎离既济汤。见上。

主胜，寒水胜，不受客气在泉指挥，候发奇寒，寒气大来，心病生焉，而热郁上行，心痛发热，心阳抵抗而呕，脉迟紧者，桂枝乌头煎。

桂枝和营卫，乌头祛寒邪且更止痛，得吐寒气乃伸也。要知此热气上行心中发热，是水灭火，心阳抵抗之热，不同卫郁化火之热。赤石脂丸亦可主之。

阳明在泉，客胜则清气动下，少腹坚满而数便泻。主胜则腰重腹痛，少腹生寒，下为鹜溏，则寒厥于肠，上冲胸中，甚则喘，不能久立。

阳明在泉，子午岁也。四气，大暑至白露节也。客气是太阴湿气，主气是太阴湿土。客胜是之天湿气胜，地之湿土从化也。清气动于下者，阳明在泉，燥金清肃，气动于下也。上济天之湿气，地之湿土清以济湿而气湿寒矣。少腹坚满而数便泻者，湿寒犯于肠胃也。

主胜，地湿土胜，天湿气从化也。湿侵腰腹而重痛，湿胜则重也。少腹生寒，下为鹜溏，湿寒之泻也。寒厥于肠，上冲胸中而喘不能久立者，寒湿阴霾之气上犯胸肺也。即《四时气》气上冲胸，喘不能久立，邪在大肠，刺肓之原巨虚上廉三里者也。

五气，秋分至立冬节也。客气是之天少阳暑气，主气是地之阳明燥金。客胜是天暑胜，燥金从化也。火就燥，天气当燥热也。清气动下而暑燥不能制伏，少腹坚满而便数泻者，暑燥之气袭人而然也。

主胜，地阳明燥金胜，天暑从化，火就燥，燥暑大行，腰重腹痛，燥暑之涸竭也。少腹生寒者，热极之生寒也。下为鹜溏，火热之泻也。寒厥于肠者，此则实热而反觉寒也。上冲胸而喘不能久立，则是大肠热极而上冲胸犯肺，肺与大肠相表里，肺脉下络大肠也。

终气，小雪至小寒节也。客气是天阳明燥气，主气是地太阳寒水。客胜是天阳明燥气胜，太阳寒水从化也。清气动下者，在泉之清寒动于下也。天运阳明燥清之气合主气之太阳寒水，清气大来，又济寒水，是当气候清冷彻骨也。小腹坚满而数便者，寒泻也（当温肺肠）。腰重，寒伤肾；腹痛，寒侵脾也。少腹生寒，下为鹜溏，寒侵大肠之飧泄也。寒厥于大肠，冲胸而喘不能久立，寒由肠络上犯胸肺也。其具体方法奈之何哉？

阳明在泉，大暑至白露节。天湿气胜，地湿土从化，寒湿，小腹坚满而数便濡，湿寒犯肠胃，弦迟而涩者，术附椒萸苓泽干姜汤。

吴茱萸三钱，川椒三钱，苍术一两，附子二钱，茯苓五钱，泽泻三钱，干姜二钱。

主胜，地湿土胜，天湿从化。湿寒伤腰肾而重痛，脉缓涩者，甘姜苓术汤。

甘草二两，苍术二两，茯苓四两，干姜四两，分三服。

此寒湿之邪不在肾藏中而在肾之外府，其治不在温肾散寒而在燠土以渗胜湿。亦带脉绕腰一周，燥脾即以治带，治带即以治腰也。

少腹生寒，下为鹜溏，脉弦迟者，用第一方术附椒萸方。

寒厥於肠，上冲胸中，甚则喘不能久立，术附椒萸合苓桂生姜汤。

苍术三钱，附子三钱，川椒三钱，吴茱萸四钱，茯苓五钱，干姜三钱，桂枝四钱，大枣四个（重者加参），甘草三钱。

术助升可减，细辛可入，启阳气于至阴之下。

五气，秋分至立冬。天暑气胜，地燥金从化。火就燥，燥热大行。少腹坚满，数便者，肺移热大肠之泻也。黄连解毒加芍药，口渴加麦冬主之。

黄连三钱，黄芩三钱，栀子三钱，黄柏五钱，白芍四钱。

芩芍黄柏所以重少阳也。

主胜，阳明燥气胜，少阳相火从化也。暑燥大行，腰重腹痛，燥热之涸也。黄芩、芍药加生地黄、玄参、天冬、麦冬、天花粉。

葛根四钱，黄芩三钱，芍药四钱，甘草三钱，生地黄一两，天冬、麦冬各一两，玄参八钱，天花粉八钱。

少腹觉寒，下为鹜溏，暴注下迫也。上冲胸而喘不能久立，冲胸犯肺也。黄连解毒加味，口渴加二冬葛根。

黄芩三钱，黄连三钱，栀子三钱，黄柏三钱，葛根四钱，白芍四钱，天冬四钱，麦冬三钱，芦根一两。马兜铃可加。

终气，小雪至小寒。天阳明燥气胜，地寒水从化。小腹坚满便数，寒泻，弦迟者，术附椒萸合附子理中汤。

苍术五钱，附子三钱，川椒三钱，吴茱萸三钱，干姜三钱，甘草二钱，茯苓四钱。

主胜，地寒水胜，天燥气从化。腰重腹痛，弦迟者，术附椒萸苓桂术甘干姜汤。

苍术三钱，附子三钱，川椒三钱，吴茱萸三钱，茯苓五钱，桂枝四钱，干姜三钱，甘草二钱。

下为鹜溏，迟紧弦者，用术附椒萸合附子理中汤。

寒厥，大肠冲胸而喘，由肠犯肺，乌附椒姜苓桂姜枣汤。

川乌二钱，附子二钱，川椒二钱，干姜三钱，茯苓四钱，大枣四个，桂枝三钱。

太阳在泉，寒复内余，则腰尻痛，屈伸不利，股胫足膝中痛。

太阳在泉，寒复内余。林校书云：太阳在泉，水居水位，故不言主客之胜。马莳袭之。若果然也，少阴司天，火居火位，则亦当云无主客之胜矣。张隐庵注更不晓畅。予与阳明司天，清复内余章同一不解(详见前注)。如谓阳明司天病多清凉，太阳在泉病多寒冷，少阴司天多暑热，少阴在泉多冬暖，人所同知也。而唯有言无客主胜，有言有客主胜，则予不解矣。予家贫失学，尤未习数学，只有阙疑耳。医家治现实病、身上病，对症下药。数术知固佳，不知亦可。天道远，人道迩也。

太阳在泉，丑未岁也。四气大暑至白露节也。客气是天少阳暑气，主气是太阴湿土。客胜是天暑气胜，湿气从之，候当湿热。腰尻痛，屈伸不利，股胫足膝中痛，当按湿热治之。然《五常政大论》云：太阳在泉，热毒不生，谓非无热，乃无热甚之毒耳。

五气，秋分至立冬节也。客气是天阳明燥气，主气是阳明燥金。二金合在泉寒水，候当清冷彻骨，腰尻痛，屈伸不利，股胫足膝中痛，当按清寒治之也。

终气，小雪至小寒节也。客气是天太阳寒气，主气是太阳寒水，候当大寒，前证宜按寒治之也。

太阳在泉，寒淫所胜，其常也。而四气是大暑至白露，客气是少阳暑，主气是太阴湿。暑客气胜，令逢大暑，是夏至后阴气尚在萌动，在泉寒水尚未正值，客气少阳火胜，湿气当从而化热湿矣。腰尻痛，热灼阴，湿克水(伤肾)也。屈伸不利，股胫足膝中痛，热湿浸淫筋脉，大筋软短，小筋弛长也。脉至数而力则缓，或至数缓而力又厥者，宜清热祛湿也。

泽兰，防己，黄柏，土茯苓，萆薢，牛膝，玄参，天冬，枸杞，薏米，石斛。

泽兰、防己利湿，土茯苓渗湿，萆薢祛湿，皆性平寒而祛热湿者也。玄参、枸杞、天冬皆性平寒补肾祛湿者也。合之薏米、石斛甘淡微寒，主筋骨拘挛不可屈伸，黄柏除湿热补肾阴，加牛膝之除风湿痹痿，屈伸不利，用于此颇为得体也。

主胜，湿盛热从。原文无考。病上者加苍术、骨碎补可也。

五气，秋分至立冬节也。客气是阳明，主气是阳明，时正秋金，在泉寒水济之则清冷彻骨矣。腰尻痛，屈伸不利，股胫足膝中痛，清伤筋，寒伤肾也。脉紧或迟者，当归四逆加牛膝。

当归三两，桂枝三两，芍药三两，大枣二十五个，炙甘草二两，细辛三两，木通二两，生姜二两，牛膝三两，吴茱萸一两，水煎，温服分三次，一日量。

阳明是清凉而非阴寒，故避姜附也。桂草宣心阳以胜清，芍草和阴血，归芍养血液以荣筋。桂辛温肾，归桂温肝，即以濡筋骨也。木通细辛通顺气机，生姜、吴茱萸逐散凉气，牛膝强腰膝达下，桂枝汤调和荣卫，用治上证，颇切理焉。主胜文缺难补，病上者亦照此法。

终之气，客主皆寒水，太阳在泉，时在小雪小寒，寒之极矣。病腰尻痛，股胫膝足中痛，大寒伤肾藏筋骨也。散寒补肾，乌头桂枝煎主之。

桂枝一两，白芍一两，生姜一两，大枣十二个，甘草一两，川乌一两，水煎去渣，加蜜二两，调匀分三次服，日二夜一。

桂草宣心阳，桂乌益肾火，姜桂乌辛以散寒，草姜枣温以和中，白芍甘草和阴血，甘草蜂蜜解乌毒，桂枝汤调和营卫，藉治上证，颇中肯焉。

治　法

帝曰：善。治之奈何？岐伯曰：高者抑之，下者举之，有余折之，不足补之，佐以所利，和以所宜，必安其主客，适其寒温，同者逆之，异者从之。

佐以所利者，如肝欲散，急食辛以散之也。和以所宜，如厥阴色青之宜食甘也。同者逆之者，如太阳在泉，终气主客同是寒水，五气同是阳明，或皆二火，是宜逆而治之，直攻其寒，直攻其热也。异者从之，如寒水司天，三气天加临是相火，客胜则治寒，主胜则治火也，从之之道也。然不如同者逆之，是病气与司天在泉之气相同则治寒以热，治热以寒而逆治之。异者从之，是病气与岁气异者，从病所宜，不必泥于五运六气，然须明岁气季运而勿犯也。如暑月是热，加临是寒，病寒霍吃热药允矣。而不用参萸，病退后将耳聋目赤矣。如夏热雨雹天骤寒，衣棉不热，而雹止天晴仍是热季，棉衣不能再着矣。从者，从容之治，不激烈荡涤也。

帝曰：治寒以热，治热以寒，气相得者逆之，不相得者从之，余以知之矣。其于正味何如？

岐伯曰：木位之主，其泻以酸，其补以辛。初气厥阴。火位之主，其泻以甘，其补以咸。二气君火。土位之主，其泻以苦，其补以甘。四气太阴。金位之主，其泻以辛，其补以酸。五气阳明。水位之主，其泻以咸，其补以苦。六气太阳。厥阴之客，以辛补之，以酸泻之，以甘缓之。少阴之客，以咸补之，以甘泻之，以酸收之。太阴之客，以甘补之，以苦泻之，以甘缓之。少阳之客，以咸补之，以甘泻之，以咸软之。阳明之客，以酸补之，以辛泻之，以苦泄之。太阳之客，以苦补之，以咸泻之，以苦坚之，以辛润之。开发腠理，致津液通气也。

帝曰：善。愿闻阴阳之三也何谓？岐伯曰：气有多少，异用也。帝曰：阳明何谓也？岐伯曰：两阳合明也。帝曰：厥阴何也？岐伯曰：两阴交尽也。

帝曰：气有多少，病有盛衰，治有缓急，方有大小，愿闻其约奈何？岐伯曰：气有高下，病有远近，证有中外，治有轻重，适其至所为故也。大要曰：君一臣二，奇之制也；君二臣四，偶之制也；君二臣三，奇之制也；君二臣六，偶之制也。故曰：近者奇之，远者偶之，汗者不以奇，下者不以偶，补上治上制以缓，补下治下制以急，急则气味厚，缓则气味薄，适其至所，此之谓也。

病所远而中道气味之者，食而过之，无越其制度也。是故平气之道，近而奇偶，制小其服也。远而奇偶，制大其服也。大则数少，小则数多。多则九之，少则二之。奇之不去则偶之，是谓重方。偶之不去，则反佐以取之，所谓寒热温凉，反从其病也。

谓病所远所，治必由中道气味治之，中道气味必食而过之。故治远宜缓，不可过剂，过则伤胃气矣。

帝曰：善。病生于本，余知之矣。生于标者，治之奈何？岐伯曰：病反其本，得标之病，治反其本，得标之方。

六气之胜感邪生病

帝曰：善。六气之胜，何以候之？岐伯曰：乘其至也。清气大来，燥之胜也，风木受邪，肝病生焉。热气大来，火之胜也，金燥受邪，肺病生焉。寒气大来，水之胜也，火热受邪，心病生焉。湿气大来，土之胜也，寒水受邪，肾病生焉。风气大来，木之胜也，土湿受邪，脾病生焉。所谓感邪而生病也。乘年之虚则邪甚也，失时之和亦邪甚也，遇月之空亦邪甚也，重感于邪则病危矣。有胜之气，其来必复也。

帝曰：其脉至何如？岐伯曰：厥阴之至其脉弦，少阴之至其脉钩，太阴之至其脉沉，少阳之至大而浮，阳明之至短而涩，太阳之至大而长。至而和则平，至而甚则病，至而反者病，至而不至者病，未至而至者病，阴阳易者危。

六气标本

帝曰：六气标本，所从不同，奈何？岐伯曰：气有从本者，有从标本者，有不从标本者也。帝曰：愿卒闻之。岐伯曰：少阳太阴从本，少阴太阳从本从标，阳明厥阴不从标本，从乎中也。故从本者化生于本，从标本者有标本之化，从中者以中气为化也。

帝曰：脉从而病反者，其诊何如？岐伯曰：脉至而从，按之不鼓，诸阳皆然。帝曰：诸阴之反，其脉何如？岐伯曰：脉至而从，按之鼓甚而盛也。是故百病之起，有生于本者，有生于标者，有生于中气者。有取本而得者，有取标而得者，有取中气而得者，有取标本而得者，有逆取而得者，有从取而得者。逆，正顺也。若顺，逆也。故曰：知标与本，用之不殆，明知逆顺，正行无问。此之谓也。不知是者，不足以言诊，足以乱经。故大要曰：粗工嘻嘻，以为可知，言热未已，寒病复始，同气异形，迷诊乱经，此之谓也。夫标本之道，要而博，小而大，可以言一而知百病之害。言标与本，易而勿损，察本与标，气可令调，明知胜复，为万民式，天之道毕矣。

帝曰：胜复之变，早晏何如？岐伯曰：夫所胜者，胜至已病，病已愠愠，而复已萌也。夫所复者，胜尽而起，得位而甚。胜有微甚，复有少多，胜和而和，胜虚而虚，天之常也。

帝曰：胜复之作，动不当位，或后时而至，其故何也？岐伯曰：夫气之生，与其化衰盛异也。寒暑温凉盛衰之用，其在四维。故阳之动始于温盛于暑，阴之动始于清盛于寒，春夏秋冬，各差其分。故大要曰：彼春之暖，为夏之暑，彼秋之忿，为冬之怒。谨按四维，斥候皆归，其终可见，其始可知。此之谓也。

帝曰：差有数乎？岐伯曰：又凡三十度也。帝曰：其脉应皆何如？岐伯曰：差同正法，待时而去也。脉要曰：春不沉，夏不弦，冬不涩，秋不数，是谓四塞。沉甚曰病，弦甚曰病，涩甚曰病，数甚曰病，参见曰病，复见曰病，未去而去曰病，去而不去曰病，反者死。故曰：气之相守司也，如权衡之不得相失也。夫阴阳之气，清净则生化治，动则苛疾起，此之谓也。

帝曰：幽明何如？岐伯曰：两阴交尽故曰幽，两阳合明故曰明，幽明之配，寒暑之异也。帝曰：分至何如？岐伯曰：气至之谓至，气分之谓分。至则气同，分则气异，所谓天地之正纪也。

帝曰：夫子言春秋气始于前，冬夏气始于后，余已知之矣。然六气往复，主岁不常也，其补泻奈何？岐伯曰：上下所主，随其攸利，正其味，则其要也。左右同法。大要曰：少阳之主，先甘后咸；阳明之主，先辛后酸；太阳之主，先咸后苦；厥阴之主，先酸后辛；少阴之主，先甘后咸；太阴之主，先苦后甘。佐以所利，资以所生，是谓得气。

病　机

帝曰：善。夫百病之生也，皆生于风寒暑湿燥火，以之化之变也。经言盛者泻之，虚者补之，余锡以方士，而方士用之尚未能十全，余欲令要道必行，桴鼓相应，犹拔刺雪污，工巧神圣，可得闻乎？岐伯曰：审察病机，无失气宜，此之谓也。

帝曰：愿闻病机何如？岐伯曰：诸风掉眩，皆属于肝。诸寒收引，皆属于肾。诸气膹郁，皆属于肺。诸湿肿满，皆属于脾。诸热瞀瘛，皆属于火。诸痛痒疮，皆属于心。诸厥固泄，皆属于下。诸痿喘呕，皆属于上，诸禁鼓栗，如丧神守，皆属于火。诸痉项强，皆属于湿。诸逆冲上，皆属于火。诸胀腹大，皆属于热。诸躁狂越，皆属于火。诸暴强直，皆属于风。诸病有声，鼓之如鼓，皆属于热。诸病胕肿，疼酸惊骇，皆属于火。诸转反戾，水液浑浊，皆属于热。诸病水液，澄澈清冷，皆属于寒。诸呕吐酸，暴注下迫，皆属于热。故大要曰：谨守病机，各司其属，有者求之，无者求之，盛者责之，虚者责之，必先五胜，疏其血气，令其调达，而致和平。此之谓也。

按皆字比较板定，当作多字看。

帝曰：善。五味阴阳之用何如？岐伯曰：辛甘发散为阳，酸苦涌泄为阴，咸味涌泄为阴，淡味渗泄为阳。六者或收或散，或缓或急，或燥或润，或软或坚，以所利而行之，调其气使其平也。

帝曰：非调气而得者，治之奈何？有毒无毒，何先何后，愿闻其道。岐伯曰：有毒无毒，所治为主，适大小为制也。帝曰：请言其制。岐伯曰：君一臣二，制之小也；君一臣三佐五，制之中也；君一臣三佐九，制之大也。

治　则

寒者热之，热者寒之，微者逆之，甚者从之，坚者削之，客者除之，劳者温之，结者散之，留者攻之，燥者濡之，急者缓之，散者收之，损者温之，逸者行之，惊者平之，上之下之，摩之浴之，薄之劫之，开之发之，适事为故。

逆　从

帝曰：何谓逆从？岐伯曰：逆者正治，从者反治，从少从多，观其事也。帝曰：反治何谓？岐伯曰：热因寒用，寒因热用，塞因塞用，通因通用，必伏其所主，而先其所因，其始则同，其终则异，可使破积，可使溃坚，可使气和，可使必已。

帝曰：善。气调而得者何如？岐伯曰：逆之，从之，逆而从之，从而逆之，疏气令调，则其道也。

帝曰：善。病之中外何如？岐伯曰：从内之外者调其内，从外之内者治其外。从内之外而盛于外者，先调其内而后治其外。从外之内而盛于内者，先治其外而后调其内。中外不相及，则治主病。

寒　热

帝曰：善。火热复，恶寒发热，有如疟状，或一日发，或间数日发，其故何也？岐伯曰：胜复之气，会遇之时有多少也。阴气多而阳气少则其发日远，阳气多而阴气少则其发日近。此胜复相薄，盛衰之节，疟亦同法。

帝曰：论言治寒以热，治热以寒，而方士不能废绳墨而更其道也。有病热者寒之而热，有病寒者热之而寒，二者皆在，新病复起，奈何治？岐伯曰：诸寒之而热者取之阴，热之而寒者取之阳，所谓求其属也。

帝曰：善。服寒而反热，服热而反寒，其故何也？岐伯曰：治其王气，是以反也。帝曰：不治王而然者何也？岐伯曰：悉乎哉问也。不治，五味属也。夫五味入胃，各归所喜。故酸先入肝，苦先入心，甘先入脾，辛先入肺，咸先入肾。久而增气，物化之常也。气增而久，夭之由也。

帝曰：善。方制君臣，何谓也？岐伯曰：主病之谓君，佐君之谓臣，应臣之谓使，非上下三品之谓也。帝曰：三品何谓？岐伯曰：所以明善恶之殊贯也。

病之中外

帝曰：善。病之中外何如？岐伯曰：调气之方，必别阴阳，定其中外，各守其乡。内者内治，外者外治，微者调之，其次平之，盛者夺之，汗之下之，寒热温凉，衰之以属，随其攸利，谨道如法，万举万全，气血正平，长有天命。帝曰：善。

一九七四年九月三日晚装订。一九七五年十月廿九阅，十一月廿二又阅。一九八二年二月十八日上午阅毕。

著至教论篇第七十五

夫三阳当有者字**天为业，上下无常，合而病至，偏害阴阳。**

此论六气三阳为疫也。诸家解作足太阳或手足太阳，误矣。太阳称三阳，经有明文，而此则字同义异也。而此三阳，谓阳之至盛，如少阴君火、少阳相火、阳明燥金，不必指出太阳寒水。总之，即冬令太热，亦属三阳过胜也。

三阳之气，以天为业者，言随天地旋转变化，为其事业也。上下无常者，言阳或随春而出地上，或从秋而渐潜地下，而非常居一处也。合而病至者，言三阳之气合至人间则为病矣。所谓合者，如《六元正纪》卯酉年阳明司天二之气是少阴君火主气，而少阳相火加临，此即三阳合至也。民善暴死，即疫疠也。寅申岁，少阳司天，三之气少阳相火主气，少阳相火加临善暴死，亦所谓合而病至也。

偏害阴阳者，言天之三阳合至则阳偏盛矣。阳偏胜则灼害人身之阴，俗所谓"火见火，没处躲"，亦《阴阳别论》之"刚与刚，阳气破散，阴气乃消亡"也。

雷公曰：三阳莫当，请闻其解。帝曰：三阳独至者，是三阳并至，并至如风雨，上为巅疾，下为漏病。外无期，内无正，不中经纪，诊无上下，以书别。当作诊上下，无以书别。

三阳独至者，谓三阳之气偏胜而独至也。此至即《金匮》不当至而至，或至而太过也。帝恐雷公误解独字，遂又曰：所谓独至者，并至也。并，即上黄帝所云合而病至之合也。独与并，似极相反，此言阴不与俱，故言独也。三阳之气，不与阴俱，合并独胜而至，炽炽炎炎散布太空，其中人也疾如风雨，不及预防，即《金匮》所谓"客气邪风，中人多死"者也。厉气袭人，由鼻而入，传入心肺，立周全身。毒上冲也，则暴头痛，如今之脑骨痧、脑炎证。其下趋也，如今之疫血霍乱。此阳毒之厉，在身外不能如寒暑之定律，期其必至而预防，在身内更不能调摄正气而使苛毒不得侵犯，既不同伤寒之中经，亦不同如常疾之诊上诊下以判生死，尤不能以书载之常病常理而判其寒热。

此证如厥冷、脉绝、目陷、暴泻，宛似阴证，而确多属阳。脉代必死，而此能生。此皆诊上下，无以书别也。

帝曰：三阳者，至阳也，积并则为当是如字**惊，病起疾风，至如礔砺，九窍皆塞，阳气滂溢，干嗌喉塞。并于阴则上下无常，薄为肠澼。此谓三阳直心**当有也字**，坐不得起，卧者便**当是偏字**身全**当从《甲乙》作重**，三阳之病**当有阙文。**且以知天下，何以别阴阳，应四时，合之五行。**

三阳者，至阳也，言三阳合并而至之邪，即阳之至胜也。积并合至，其中人也，则如不知而骤闻骤见非常之惊，得病之速如疾风之骤起，霹雳之急加，掩耳不及。九窍突然闭塞，阳气飞腾滂溢，干嗌喉塞。如毒薄阴血，则暴然便血（不是痢疾）。所以然者，此三阳之邪直中心藏也。鼻吸厉气，由肺历心，心主五藏百脉之宗，毒滞血凝，故能尔尔。如患者坐不得起卧，偏身发重，即是毒薄于阴血，如《金匮》阴阳毒身痛如被杖者也。诸家解多误。一九五八年十二月廿三日十点写于和平医院宿舍。

修水库时，劳食不节，且睡湿地，有人突觉腹胀，语间不能走，解腰带，紧不可开，壮男蹈其腹乃开，急以大量硫苦[1]与之乃消。此即“暴腹胀大，皆属于热”“热淫于内，治以咸寒”也。

雷公曰：阳言不别，阴言不理，请起受解，以为至道。帝曰：子若受传，不知合至道以惑师教。语子至道之要，病伤五藏，筋骨以消，子言不明不别，是世主学尽矣。肾且绝，惋惋是惌字**日暮，从容**是客字**不出，人事不殷。**此下当有阙文。

此帝语以至道之要领也。病伤五藏筋骨因而消瘦，显而易见，非微茫难察也。然如肾病功能且将绝乏，何以知之？则必惋惋然郁积不乐，自早至暮，有客来省，亦不从客送出，人情之事淡薄模糊，不甚殷勤，以此察之，则知肾之功能绝乏矣。日出而作，日入而息，天人之常也。肾者五藏六府之本，十二经脉之根，根绝茎叶枯，故患者自晨至暮而只郁积不伸也。送往迎来，人情之常也，只以精神缺乏，怠于动作，勉强自持，故虽有客来省，而亦不从客迎送，人情之道，殊不殷勤，此似老者不以筋骨为礼，此则肾精绝乏已耳。

1 硫酸镁俗称硫苦，西药泻剂，与芒硝相似。

惋,《六书》骇恨也,《集韵》惊叹也,皆与此不合。盖是惌字误写耳。惌音郁,心郁积也。从容,自然、自适之代词,与惌惌相反。当是从客不出,省客来而送之理也。《大奇》有"脉至如省客"语,揆之下文"人事不殷"似合。《汉书·平当传》师古注"人事者,人情也",如此解之,殊自慰也。一九七二年八月九日抄

示从容论篇第七十六

黄帝燕坐，召雷公而问之曰：汝受术诵书者，若能览观杂学，及于比类，通合道理，为余言子所长。此六字疑衍。五藏六府，胆胃大小肠脾胞膀胱，脑髓涕唾，哭泣悲哀，水所从行，此皆人之所生，治之过失，子务明之，可以十全。即当是如字不能知，为世所怨。雷公曰：臣请诵《脉经》上下篇甚众多矣，别异比类，犹未能以用也十全，又安足以明之？

帝曰：子试别原作别试通五藏之过，六府之所不和，针石之败，毒药所宜，汤液滋味，具言其状，悉言以对，请问不知。有衍文。

雷公曰：肝虚肾虚脾虚，皆令人体重烦冤，当投毒药、刺灸、砭石、汤液，或已或不已，愿闻其解。帝曰：公何年之长，而问之少，子旧作余真问以自谬也。吾问子窈冥，子言上下篇以对，何也？夫脾虚浮似肺，肾小浮似脾，肝急沉散似肾，此皆工之所时乱也，然从容得之。若夫三藏，土木水参居，此童子之所知，问之何也？

雷公曰：于此有人，头痛，筋挛骨重，怯然少气，哕噫腹满，时惊，不嗜卧，此何藏之发也？脉浮而弦，切之石坚，不知其解，复问所以三藏者，以知其比类也。

帝曰：夫从容之谓也。夫年长则求之于府，年少则求之于经，年壮则求之于藏。今子所言皆失，八风菀热原作熟，五藏消烁，传邪相受。夫浮而弦者，是肾不足也。沉而石者，是肾气内着也。怯然少气者，是水道不行，形气消索也。咳嗽烦冤者，是肾气之逆也。一人之气，病在一藏也。若言三藏俱行，不在法也。

头痛者，肾虚脑空也。筋挛者水虚筋燥也。体重者，水不化也。哕逆腹满者，肾不纳气也，时惊不嗜卧者，肾绝生燥也。

雷公曰：于此有人，四肢解堕，喘咳血泄，而愚诊之，以为伤肺，切脉浮大

而紧，愚不敢治。粗工下砭石，病愈多出血，血止身轻，此何物也。

帝曰：子所能治，知亦众多，与此病失矣。譬以鸿飞，亦冲于天。夫圣人之治病，循法守度，援物比类，化之冥冥，循上及下，何必守经。今夫脉浮大虚紧**者，是脾气之外绝，去胃外归阳明也。夫二火不能胜三水，是以脉乱而无常也。四肢解惰，此脾精之不行也。喘咳者，是水气并阳明也。血泄者，脉急血无所行也。若夫以为伤肺者，由**通犹**失以狂也。不引比类，是知不明也。夫伤肺者，脾气不守，胃气不清，经气不为使，真藏坏决，经脉傍绝，五藏漏泄，不衄则呕，此二者不相类也。譬如天之无形，地之无理，白与黑相去远矣。是失，吾过矣，以子知之，故不告子。明引比类从容，是以名曰诊经，**原作轻，《太素》作经。**是谓至道也。**

乙巳[1]除夕，力毕此篇，宾客嘈杂，家庭忙碌，孩提喧哗，坚成此篇。颠倒割裂，补缺改字，咎实难辞，以便学习也。今老弱匆匆，不暇整理，愿期吾后者之详审也。一九七二年八月十日科研所。

黄帝燕然而坐，乃召雷公而问之曰：汝受阴阳术数，诵读经书者也。若览观杂学为经之辅，彼此类比通合道理，以极其妙，以施其用。子务宜明此妙诀，为十全之上工。如不能知此比类，则动则得咎，为世人所怨矣。

雷公曰：臣诵上下篇甚多而且熟矣。别异比类之道，犹未能用。若十全上工，又焉能明而当之也。

帝曰：子试分别病属五藏某藏之不适，属六府某府之不和，及此病用砭针不当而失败，或治此病非用毒药不可，或宜汤液滋味将息其温养，可具言其状之所宜，如有不知，则请问也。

雷公曰：肝脾肾三藏，或邪盛而致正虚，或正虚而自惫馁，皆令人体重烦冤，或投毒药去邪，或砭刺决壅，或用汤液补正，而或愈或不愈者，是不知从容比类以治欤？愿闻其解。

帝不然曰：公何年之长而问之少？子真因问以自现谬误也。吾问子窈冥不形于外，而工独知之道。子以《脉经》上下篇所载之分治而对，是所答非所问也。

夫脾脉居中而缓，虚浮不实则似肺浮涩，而实非肺。肾本沉滑而小，浮

---

1 乙巳，一九六五年。

不大浮则似脾中迟缓，而实非脾。肝本沉弦，而急沉则似肾石，而实非肾。此三者皆工之所时乱而不清，然可以用从容之道得之。若脾属土，肝属木，肾属水，三藏而三分居，治各不同，虽童亦知，子问何也？

雷公复问曰：所以别脾肝肾主病而分治之者，非所以知其比类之道也欤？

帝曰：非也。此论从容之道也。所谓从容者，援物比类，从容中道，周围万方，执中达权而不呆板也。如同一病也，年老则求之于府，传化消导之衰也。年少则求之于经，稚阳卫外不固也。年壮则求之于藏，恃质夺用之疲也。今子所问之言皆失也。

雷公仍昧从容之道，举例复问曰：于此有人头痛，筋挛体重，怯然少气，哕逆腹满，时惊，不嗜卧，咳嗽烦冤，此何藏之发也。脉浮取而弦，切按又石硬，病证错杂，脉象分歧，不知所解也。

帝曰：夫浮而弦，如水少不潜之鱼，是肾之不足也（《金匮》“浮者在后，其病在里”“弦则为减”可证）。沉而石，如涸流之将断，是肾气之虚着也。头痛者，肾虚脑空也。筋挛者，水虚筋燥也。体重难移者，水少不化气，无气以充也。怯然少气者，水枯不外润，形气消索也。肾不纳气则哕逆，肾气泛滥则腹满。时惊不安者，如灯油竭之不能济焰也。不得嗜卧者，是肾阴之竭而生躁也。咳嗽烦冤者，肾虚气逆，求援肺母，肺无力援而出声也。凡一人之病，气在一藏而影响他经者有之，病在此藏而现他藏之脉者有之，若言一病在三藏，而三藏俱病，如浮弦似肝病，沉石似肾病，哕噫是脾病，如此言之，非从容比类之法也。

雷公稍有领会，复问有人四肢懈堕，喘咳血泄，而愚诊之以为伤肺出血，血竭脉痿。察其症状而内精已极，脉浮大紧又外邪正炽，揆之《脉经》，脉证相反，委为危极而不敢治。乃有粗工，不审虚实，妄施砭石，出血甚多，血止身轻而愈。此何物故使然？而可以从容比类明之欤？

帝勉之曰：子所能治之病，予知亦众且多矣，而以此病为伤肺则失之耳。人之学也，由渐而著，自卑而高，譬以鸿雁之飞，初不甚速，而渐渐亦冲于天矣。子之进修，实类乎是也。

夫圣人之治病，固当循经之法，守经之理，而更能援此一物而推此类彼，大而化之道，通冥冥有形之外，循上及下，仰观俯察而无遗，又何必板守经条而不知变也。

今夫脉浮大紧者，即脾病实而盈数也(《平人气象》)。脾着胃土之精以灌四旁(《太阳阳明》《玉机真藏》)，脾气太过则四肢不举矣(《玉机》)。故曰是脾气之外绝去胃也。脾气外绝去胃者，即脾不为胃行其津液于各经而与外绝也。

但此脾气怠职之外绝，非脾之本身自馁、正气虚弱不行之外绝，而是外经阻遏不通，脾气内郁太过失和之外绝也。外经阻遏，脾郁难宣，郁极之气，同气相求，而归脾外部之阳明胃府(脾内胃外)，故曰外归阳明也。

脾胃表里，有如夫妇，协力分工，共襄圣举，而今二火阳明之平，不胜三水太阴之過，是谓脾多胃少，故脉乱其缓和之本，而现浮大紧之反常也。四肢懈堕者，脾精之不行也。而饮入于胃，游溢输脾，脾气散精，藏府并荫。今脾太过而不输，胃被侮而失职，如此则水气不化，并积阳明，而泛为喘咳矣。

血循脉络，周流不已，络脉阻遏，血不得行，血不外行，则内络怒张，急迫迸裂而血泄矣。

此证盖有外因而经络为阻，外绝不通而内郁失职，若非泄血则必谵狂，故砭射多血，络缓经通，郁得外达而幸愈也。若以此为肺病者，犹人狂妄而失常也。若真伤肺者，竭其母脾为不守，绝其源胃气不清(咳)，外而经气不行，内而真藏坏决，经脉或有旁绝(肺热叶焦发为痿躄)，五藏不时漏泄，不衄则呕，已属不治，此二者决不相类也。譬如天与地，黑与白，相去甚远矣。子是之失，是吾过也，以子能知从容，故未告子。明引证案，比类从容，是以名曰诊经也。是所谓至妙之道也。

予历两日夜，广征博引而成是篇。较之诸家，自尔不同，真合圣意与否，犹俟圣者之指正也。岁除下午二点，石宿舍。

疏五过论篇第七十七

帝曰：凡未未疑衍诊病者，必问尝贵后贱，虽不中邪，病从内生，名曰脱营；尝富后贫，名曰失精；五气留连，病所有并。医工诊之是注，不在藏府，不变躯形，诊之而疑，不知病名，身体日减，气虚无精，病深无气，洒洒然时惊。病深者，以其五字是注外耗于卫，内夺于荣。良工所失，不知病情。此亦治之一过也。

凡欲欲字多诊病者，必问饮食居处，暴乐暴苦，始乐后苦，皆伤精气，始乐后苦，皆伤精气二句是注。据《太素》。精气竭绝，形体毁沮。暴怒伤阴，暴喜伤阳，厥气上行，满脉去形。愚医治之，四字是注。不知补泻，不知病情，精华日脱，邪气乃并。此治之二过也。

善为脉者，必以比类奇恒从容知之，为工而不知道，此诊之不足贵。此治之三过也。

诊有三常，必问贵贱，封君败伤，及欲侯王。故贵脱势，虽不中邪，精神内伤，身必败亡。始富后贫，虽不伤邪，皮焦筋屈，痿躄为挛。痿躄为挛是注。医不能严，不能动神，外为柔弱，乱至失常，病不能移，则医事不行。此治之四过也。

凡诊者，必知终始，有知余绪，切脉问名，当合男女，离绝菀结，忧恐喜怒，五藏空虚，血气离守，工不能知，何术之语。尝富大伤，斩绝筋脉，身体复行，令泽不息。故伤败结，留薄归阳，脓积寒炅。炅音台，叶韵怡，日光也。后世炅，误也，炅，俱永切。粗工治之，亟刺阴阳，身体解散，四肢转筋，死有日期，医不能明，不问所发，惟言死日，亦为粗工。此治之五过也。

凡此五者，皆受术不通，人事不明也。故曰圣人之治病也，必知天地阴阳，四时经纪，五藏六府，雌雄表里，刺灸砭石，毒药所主，从容人事，以明经道疑是纪字，贵贱贫富，各异品理，问年少长，勇怯之理，审于分部，知病本始，八正九候，诊必副通符矣。

治病之道，气内为宝，循求其理，求之不得，四字疑衍。过在表里。守数据治，无失俞理，能行此术，终身不殆。不知俞理，五藏菀热原作熟，痈发六府。四字疑衍。诊病不审，是谓失常。谨守此治，与经相明。上经下经，揆度阴阳，奇恒五中，决以明堂，审于终始，可以横行。

征四失论篇第七十八（未释）

阴阳类论篇第七十九

孟春始至，黄帝燕坐，临观八极，正八风之气，而问雷公曰：阴阳之类，经脉之道，五中所主，何藏最贵？

经脉以五中之藏府为主也。

雷公对曰：春甲乙青，中主肝，治七十二日，是脉之主时，臣以其藏最贵。帝曰：却念上下经，阴阳从容，子所言贵，最其下也。

雷公致斋七日，旦复侍坐。帝曰：三阳为经，二阳为维，一阳为游部，此知五藏终始。

三阳者，足太阳膀胱也，从内眦始，上头分为四道，下项并经别分为六道，以行于背，为人身之大经。其气主表，总六经，统营卫，为一身之外藩，主开，如春阳出土也。《脉解》篇曰：正月太阳寅也，即开之意也。而太阳寒水，于时为冬，冬为闭藏之令，而亦云开者，以立冬之阳渐，冬至之阳生也，仍属开意，唯其气开，故为人身之经。

二阳，足阳明胃经也，从鼻下咽，分为四道，下缺盆，并正别脉六道，上下行腹，为人身之维系。其气主里，厚德载物，万物所归，主阖，如秋之敛阳也，故阳明燥金而属于秋。《脉解》阳明者午也，五月盛阳之阴也，唯其阳往之阴，亦敛阖意也。

一阳，足少阳也，起目外眦，络头分为四道，下缺盆，并正别脉为六道，上下为人之游行诸部者，游行于内外之间也。少阳于时为春，进则为夏，退则为冬，界乎水火之枢也。《脉解》篇，九月阳气尽，以秋界冬夏，进则为冬，退则为夏，亦枢意也。

而在人身也，太阳主开而卫外，阳明主阖而养内(土维四藏)，少阳为一岁之首，如火车之头，动则皆动，止则皆止，十一藏皆取决于胆也。胆合三焦，寄乎相火。三焦下起脖胦，上合心包，交通上下，枢转内外，为上下内外通使，故曰为游部也。此知五藏终始者，以此枢转、经纬、纲纪之理推之，则知五藏终始矣。

何以知五藏之终始？阳气之周于身，分布而不息者也。太阳根于寒水，起于地下阳气之外卫，赖少阳木气而疏布之，阳气出乎地上，赖木气以升之。升极而降，阳极而阴，故阳气之阖敛也。而阳明五月感盛阳之阴之时也，故曰阖。

三阴为表，原作三阳。张介宾谓当作三阴。**二阴为里，一阴至绝，作朔晦，却具合以正其理。**

张介宾谓三阴为表。上说完三阳，此说三阴，近是。而三阴，太阴也，为表，为阴之表也，主开。二阴，少阴也，主枢，枢在中而云主里者，阴至少阴如寒至十月，已可云属里矣。而一阴为厥阴，为阴之尽，为阴之至绝，如寒至十一月冬至，已至绝顶矣。所谓厥者尽也，阴尽则阳生，厥而逆则阳生焉。作晦朔者，晦是三十，朔是初一。三十是阴尽，初一是阳生，正如厥阴一样，却具合晦朔之理，用以正经焉。故治厥阴者，治阴以阳而虞灼阴，治阳以阴必虞戕阳。黄芩汤、当归四逆之平和，乌梅丸之寒热并用，职是故耳。

按，下文三阳为父，三阴为母，作三阴为表也可，一阴为阴阳晦朔之机，亦可通。

一九七二年十月卅日闻外出，草草读完。一九七二年十二月十日又读完。

方盛衰论篇第八十（未释）

解精微论篇第八十一（未释）

附篇 心脏病原因脉证治疗理论根据

赵 桐 著 赵寿康 整理

序

把式要踢打，苦练各式之进攻防御；算盘要拨拉，预演算法之各个难题；司机要转杆，熟悉拐弯之各式进退，此皆预练过硬功夫以待实用，医事又何独不然乎？

夫医司人命，动关生死，其于勤学苦练又当如之何哉？而一家之经验有限，百家之经验无穷；一时之经验有限，千古之经验无穷；一人之经验有限，中外之经验无穷，医者必多读古人之书，广学今人之学，熟其理论，综合舍取，运用化裁，在乎一心。要学采蜜之蜜蜂百花齐采，勿学守贞之贞妇从一而终。蚕贵食叶吐丝，不贵食叶吐叶，满腹理论而偾事者，是皆食叶吐叶者也。

理论者，古人之实验也。理论指导实践，则可验证经验，丰富经验，提高经验，从此又总结经验，提高理论，这才算是真正的学者。如学古为古所愚，不知扬粕取精；学洋为洋所惑，不知取长弃短，拘于一家，拘于一时，甚或不以理论指导实践，愚而自用，贱而自专，凶狠草率，盲目蛮干，未有不草菅人命者也。

予之所集即武术家假如之各式，算术家假如之各题，司机者假设之杆道，医者苦练硬功之园地，法古而不泥古，使古为今用者也。

然有疑者，五行学说人弃久矣，津津道之，尚谓扬粕乎？曰：有上下则有阴阳，有四方则有五行（五行，风寒暑湿燥火，六气之隶属，阴阳之分数，大小多少已耳）。信天有六气者便信地有五行，信地有五行者便信人有五脏。某岁五行运值，必生某病，不明全面者可以不准，可以不信，一般人（医生）可以不学。六气盛衰，风寒暑湿燥火的太过不及，能发各病，势所必然，不能不信也。然而毛主席说五行学说应加以批判者，批者如法官之批状，判者如先生之判仿，非一概抹煞也。

吁！继承发扬祖国医学文化，发掘祖国医药学伟大宝库，保卫祖国医道者，睹此或鉴苦心。其不知有天地阴阳五常者，作唯心之痛骂、复古之加罪而大笑之也亦宜。望通是道者有以匡我也。

一九七四年四月十五日夏历三月十八日九点半

写于河北省医学科学研究所

河间张村赵桐

又　序

仲师曰：人禀五常，因风气而生长，风气虽能生万物，亦能害万物，如水能浮舟，亦能覆舟。又曰：经络受邪入脏府，又曰：适中经络，未流传脏府即医治之。大合有病早期诊断，早期治疗者也。

试思星星之火可以燎原（《左传》“如火之燎于原，不可乡迩，其犹可扑灭”），荡荡大水初可滥觞（《尚书》“荡荡乎怀山襄陵”，《孔子家语》“其源可以滥觞”），肝硬化绝非初得即成，冠心病岂能始病就是？盖失于己之不自知，终误于医之误其治。初影响其功能变化，进而形成器质变化，其所由来渐矣。

患及祸至，而方振栗，病形已成，恣其所措，粗工凶凶，毒药伐其胃，如遭南国之刑（宋太祖宴南国贡王，王不敢饮，以其善酖人也）；刀斧剖其腹，殆膺比干之祸，焦头烂额亦云幸矣，而况亡者多而愈者寡乎？嗟嗟，是皆医术不明，有以至此，即近译外国新辞“人为的”者也。医者患者于心脏病之各种起因，可忽也哉？

兹集各因，使不病者知所趋避，已病者有所治疗，预为曲突徙薪，救其萌芽，治其未乱，庶不致渴而掘井，斗而铸兵，有晚乎之叹。是亦遵照预防为主之明命者也。

河间张村赵桐写于河北省医学科学研究所

目　录

南风病心

《金匮真言论》南风生于夏，病在心，俞在胸胁。

四时之客气邪风中人则病脏府，正风为病则病经俞。南风，夏之正风也，其病在胸胁。善病胸胁者，夏属火位南，其风热，热气通于心，同气相求，故病心经之胸胁也。

按《灵枢》心脉起于心中，出于心系，下膈，络小肠。其支者，从心系上挟咽，系目系。其直者，复从心系上肺，下出腋下，循臑内后廉，行手太阴心主之后，下肘内，循臂内后廉，抵掌后锐骨之端，入掌心，循小指之内，出其端。

心俞，足太阳经穴，在脊五椎旁开寸半，与前神堂相对。

此言胸者，背上部亦可称胸，下两旁均可称胁，以肺俞与魄户相对，心俞与神堂相对，肝俞与魂门相对，脾俞与意舍相对，肾俞与志室向对，前后一致也。

马莳谓心俞有二，一上与肺通而入肺大叶间，一由肺而下，曲折向后，并脊里与细络相通，连贯脊髓与肾通。虽非目睹，然有悟心，理固然也。

心热病

《刺热》心热病者，先不乐，数日乃热。热争则卒心痛，烦闷善呕，头痛面赤无汗。壬癸甚，丙丁大汗，气逆则壬癸死，刺手少阴太阳。

经曰：今夫热病者，皆伤寒之类也。则知热病始于外因之伤寒矣。伏邪冬伤于寒，新感骤伤厉气，都属外因。

此论心热病之心痛，不暇及他也。乐喜，心所主也，心热病则先呈不乐之状矣。数日乃热者，是邪先酝酿而后发作也。斯时也，先见颜赤之目标，当急刺之。汗出乃愈，即乘其未集而军之，所谓迎头痛击也。无如玩寇忽战，坐失机宜，如火燎原，不可扑灭，邪进争胜，则心脏受迫而心痛，心宫熏灼而烦闷，欲吐不吐而呕，炎上犯上面赤头痛，津枯液竭，火灼无汗。似此两军混战，拼命厮杀，一发千钧，胜败立判。故遇壬癸水日，心火所畏也，感时不利，邪胜病甚。遇丙丁火日，心所旺也，谓得天时，邪溃汗出则愈矣。刺手少阴、太阳。

肺 疟

《刺疟》肺疟者，令人心寒，寒热甚，热间善惊，如有所见者，刺手太阴、阳明。

疟者，风寒之气不常也。肺疟者，邪干肺也。肺者心之盖，肺受邪则涉之。心为肺之主，邪盛则乘其所不胜而心寒也。寒甚热者，心阳之反抗还击也。热间则惊，如有所见者，热间断是两争已息而心力大疲，心者神之舍也，神虚则惊，神乱则如有所见而幻视也。

刺手太阴肺列缺、手阳明大肠合谷。

方宜助心阳，散肺寒。脉迟或寸双弦或紧者，仲师干姜甘草合桂枝甘草四逆汤。

甘草一两(炙)，桂枝八钱，干姜六钱，人参三钱，附子二钱。

水煎分两次服，半日量。(宜凉服)

甘草、干姜祛肺寒，桂枝、甘草宣心阳，亦可愈矣。如太弱者加附成四逆，壮肾阳助心火，加参助补奠热，再加茯苓伐阴邪，出附毒，更为合法也。须凉服。脉数者万不可用。

附：予五六岁时，患疟。委顿床上，冷战已而热，热已，见许多人往来幢幢，心烦惊无奈，定睛审视则无。呼母曰：尽人(“到处都是人”之意)，和到旧馆庙一样(旧馆距予村里许，有庙会)。母在床擀面，问：在哪里？予指。母以面杖虚击数四。此如有所见之亲验也。要知古人经典理论皆系实验，宜勤习体验，而竟有以没见过而毁之者。吁，生而盲未见日，遗腹子未见父，亦将谓无乎？无意中念及先慈，予之不才，实愧我母，回想音容，不禁泫然矣。

心 咳

《咳论》心咳之状，咳则心痛，喉中介介如梗状，甚则咽肿喉痹。

《咳论》曰：“皮毛者，肺之合也。皮毛先受邪气，邪气以从其合也……乘夏则心受之。”亦外因之一也。心脉起心挟咽，故咳则心痛而喉中介介然，《邪气藏府病形》篇云心脉大甚为喉介是也。心为君主之官，不宜受邪。外邪伤营血，心主营，亦即伤心而已矣。日久心火刑金，麦门冬汤兼阿胶鸡子黄汤。血初受邪，宜红蓝花酒加生姜、桃仁、赤芍、橘络、丝瓜络、地龙愈之。

初起脉浮涩者，红蓝花酒。红花四钱，黄酒四两煎服。

日久脉沉细数者。麦冬一两，半夏三钱，甘草三钱，粳米四钱，沙参（人参）四钱，阿胶三钱，黄连三钱，黄芩三钱，鸡子黄二枚。

寒气客于背俞

《举痛论》寒气客于背俞之脉则脉泣，脉泣则血虚，血虚则痛。其俞注于心，故相引而痛，按之则热气至，热气至则痛止矣。

背俞，五脏六府之俞，太阳膀胱之经也。脏府之血气，皆注于俞（所注为俞。俞者，水上而注下，下复承而流之曰俞）。故寒客之则脉涩，涩则血虚痛矣。而心主血脉，脏府之俞皆注于心，故背引心而痛也。心为阳中之太阳，太阳为阳中之至大，按之则寒气散而阳气通，通则不痛，得炅则止矣。

脉如病蚕食叶，麻黄合红蓝花酒加丹参当归附子方。

麻黄二钱，桂枝三钱，杏仁二钱，甘草三钱，红花五钱，丹参三钱，当归五钱，附子二钱。

有汗，阳旦汤加红丹当归。

桂枝三钱，赤芍三钱，生姜三钱，大枣六个，甘草二钱，附子二钱，丹参三钱，红花四钱，当归四钱，黄酒二两。

心积伏梁

《腹中论》人有身体髀股胻皆肿，环脐而痛，是为何病。岐伯曰：病名伏梁，此风根也。其气溢于大肠而着于肓，肓之原，在脐下，故环脐而痛也。

《腹中论》病有少腹盛，上下左右皆有根，此为何病，可治不。岐伯曰：病名曰伏梁。帝曰：伏梁何因而得之。岐伯曰：裹大脓血，居肠胃之外，不可治，治之，每切按之致死。帝曰：何以然。岐伯曰：此下则因阴，必下脓血，上则迫胃脘，生鬲，挟胃脘内痈，《太素》侠胃作使胃。**此久病也，难治。居脐上为逆，居脐下为从，勿动亟夺，论在《刺法》中。**

《难经》心之积，名曰伏梁，起脐上，大如臂，上至心下，久不愈，令人病烦心，以秋庚辛日得之。何以言之？肾病传心，心当传肺，肺以秋适王，王者不受邪，心欲复还肾，肾不肯受，故留结为积。

合观上论，伏梁初起由受外风，抟聚成痰，或肝风内动，激水在山，风能荡水，肝邪挟肾，端虽两因，理实一致。夫主水藏津液者肾也，风抟上冲则心受之矣。心当传肺，肺如受邪，则必如劳风唾浊，大如弹丸，从口鼻出，不出则危之证。而患者适逢秋金旺令，又值庚辛旺日，是以肺不受邪，心复还肾，肾不肯受，斯水火交结而为积矣。或着于肓，或着于脐，或着于膈脘，或身体髀股胻皆肿，有若风水肾风，或上而烦心，或为溺涩，及下脓血，总为津液结聚而然也。

此详伏梁之因及治法顺逆也。文中不可治，不可切按而治也。切者急也。《礼记》“积渐近慎，不敢偪切”[1]，偪切，唐突也。

因阴必下脓血，谓伏梁之着下者，既其破，必因二阴而下脓血。治之得当，下脓血在内。上则迫胃脘，谓在上者迫挟胃脘，或胃脘生痈，亦必呕吐脓血。治之得当亦然。此久病也，谓渐渍而成，久字是大眼目。

风根之说，无所旁证。予廿一龄悬壶康宁屯镇，有山东锯匠云：其里某，腹大如瓮，百治不效。某老医曰：此风入章门。令剁大量猫眼草，大锅煮烂，捞去渣，将水浓煎至一大碗如粥状，加牛黄少许如豆大一块，徐徐饮下，泻下许多恶物而愈。酷似伏梁，药亦对证，唯风入章门不知所据。此非凡医，惜佚其名。“礼失而求诸野”，不其然乎？

邓家庄邓某，五十三岁，病年余，精神饮食尚属一般，唯病作时觉肾茎一动则全身如开机轮状震荡作响，不知所以，飘飘然如驾云者。其为幻觉，而身实未响未动也。用带捆茎于腿无效。查左胁下抵少腹尽处有如大玉米粗之硬柱，用射干、南星、麻黄、莪术合予制白凤丸治三月，下无数败物而愈，亦此类也。

于某，35岁，时发抽搐，哭泣不常，抽后遍身作痛，上腹部有硬块，痛跳甚猛，手按之，热气直趋下腿，如沃汤状。医针其块处，痛甚牵及满腹，食不下而上反，晕甚，颓丧，卧不欲起，并不欲言。此切按致死之证也。治三月愈。详

1 见《礼记·礼器疏》祭祀之事，必以积渐敬慎，不敢偪切也。又，礼须渐积，不敢切迫也。

医案中。

孟各庄某壮年，因扛口袋扭伤后，病胃痛不食，食即吐，皆疑噎膈。审为瘀久挟胃成痈也，破瘀血而愈。

心　风

《风论》心风之状，多汗恶风，焦绝，善怒吓，赤色，病甚则言不可快，诊在口，其色赤。

心主汗主荣，风伤心则多汗，因风伤而恶之也。焦绝者，非徒口干液竭，而心阴耗涸，心觉麻烦焦躁之甚也。善怒吓者，风火相煽而怒吓也（吓，怒而欲斗也。《庄子·秋水》鸱得腐鼠，鹓雏过之，仰而视之曰：吓。如狗之张牙怒目护食也）。赤，心色也。病甚则言不快者，舌为心苗，舌本强而难言，诊其色而色赤也。阿胶鸡子黄可为主剂。

《金匮要略》心中风者，翕翕发热，不能起，心中饥，食即呕吐。《备急千金要方》饥下有“而欲食”三字。

翕翕发热者，心为火脏，病则如鸟合羽之冷缩而发热，火风内郁之发热也。不能起者，火风扰心，血失循环，火盛之眩晕不能起也。心中饥，胃络通心，热而消谷也。食即呕吐者，火气之冲逆也。既曰中，则必中内外也，防己地黄汤当是的方。

防己一钱，甘草一钱，桂枝三钱，防风三钱，黄酒一大杯浸之，绞取汁，生地黄十二两蒸取汁，合服二次。

夫动则是气，气即是风，气之变化不可胜数，其伤人也，不可稽极。大则曰天有八风，天有五气，而地升之阳，气候之变，莫非风也，中其气即中其风矣。故曰风者百病之长也，《内经》论之甚详。而伤寒之中风、偏枯之中风与此中风固属有异，而此中风与《百病始生》虚邪之风、《金匮真言》五脏之风、《邪气藏府病形》五脏之风讵能同耶？盖古文简奥，又复残缺，实难详考。能知气即是风，见病治病斯则已耳。若限于风字，一概强同则板矣。予于此证曾未之经，不敢臆造也。养液清心，庶乎其不差矣。

《金匮要略》心中寒者，其人苦病心如啖蒜状，剧者心痛彻背，背痛彻心，譬如蛊注。其脉浮者，自吐乃愈。

心为火脏，中于寒，其病心如啖蒜者，乃寒郁火，心苦辛辣也。剧者心痛彻背，背痛彻心，是寒甚阳光欲熄而前后攻冲于心俞间也。譬如蛊注者，《左传》秦和解“皿虫为蛊”。皿，木墩也。虫，木为虫蠹，尽成孔窍而虫随便往来也。脉浮者，寒未坚结也。吐越心阳，寒气伸自愈。脉沉、迟、微、弱、紧、急者，赤石脂丸最妙也。

川乌三钱，附子三钱，川椒三钱，干姜三钱，赤石脂三钱，蜜丸，每服一丸，日三次，食前服。汤剂亦可。

桂枝乌头煎方：桂枝汤加蜜、乌头。服下多吐，吐即愈，非吐药也。

心　痹

《痹论》风寒湿三气杂至，合而为痹也……以夏遇此者为脉痹……脉痹不已，复感于邪，内舍于心……心痹者，脉不通，烦则心下鼓，暴上气而喘，嗌干善噫，厥气上则恐。

脉痹者，络色赤，进而为心痹也。脉不通者，心主血脉，非必如近日脉管炎闭塞之不通，亦非如无脉证虚者之不通，而是络脉障碍之不通也。其发也烦，心郁不舒也。心下鼓，暴上气而喘，嗌干善噫，厥气上则恐者，心道蹇涩，极力鼓动，故心下鼓，不通而强通，故暴上气而喘，喘甚嗌干也。善噫以舒郁，心主噫也。厥气上，心气厥逆于上。恐者，心无所依而恐也。

心痹大有似近日二尖瓣狭窄，予制方：丹参一两，郁金三钱，桃仁三钱，红花三钱，乳香三钱，远志三钱，菖蒲四钱，黄连三钱，川楝子三钱，桔梗三钱，水煎分两次服。

丹参、红花、桃仁、乳香大破心窍瘀血，远志、菖蒲通之，桔梗、川楝开之顺之，黄连图湿之本且破心窍瘀血，菖蒲通补心神更能芳香化浊(湿)，方之所以妙也。用处极多，详医案中。

心脏病相关

《本神》心怵惕思虑则伤神，神伤则恐惧自失。

问曰：怵惕，恐惧也，忧惧也，战战兢兢的恐惧意思。又有说悽然怆楚，出何典记乎？

曰：《尚书》云怵惕惟厉，《礼记》怵惕而奉之以礼。怵惕恐惧伤肾脏，久思久虑伤心脾，心火肾水媒介于脾脏，神乃焕然，心脾肾伤则伤神矣。

曰：心主神明，西不之信，并嗤中医不知脑司神明，然乎？

曰：中国最早医事记载之《素问·脉要精微论》不曰头者精明之府乎。既曰头矣而又曰心，此不能不令人怀疑者。试剖析之。

脑为最高司令，指挥全身，而非光杆司令也。脑为中枢神经而非单独中枢也。必赖全身供之，全军给之。设无下层之供给，则中枢不成中枢、司令不成司令矣。

电激发各机者也，机化各功能者也，电不可代机，机不可离电。如或停电或无电，任何之灯不能生光，任何之机不能化能，虽有良机是亦废物而已矣。《六微旨》曰：器者，生化之宇。《易》曰：神也者，妙万物而为言者也（器即脏器，生化即神，神不可见，妙见各物以成其神）。两精相搏者生神也，两线相交者生光也，脑之两线则督任是也。督脉总督诸阳，循脊贯脑。任脉任荷诸阴，穿胸上头。是督任者，心肾为之源也。如此则上得供给而指挥其下，下受指挥转供其上，上下一致，军民一心，地天交泰，水火既济，人即安和。此精明所由察，神明所从出也。曰心主神明者，以任贯心主而言也。

曰：督任同其功用，地位平等，何不言肾主神明，而独言心者何哉？

曰：《经脉》不云乎，人始生，先成精，精成而脑髓生。是脑源于肾，故脑称髓海焉。再赖心以济之，方称精明，方出神明。否则，孤阴不生，孤阳不长，一根电线未能放光者也。此所以称心而不称肾也。

不宁唯是。于文字更可证之。思古作[illegible]。上是囟门囟字，下是心字。⊠就是脑，ψ就是心，会意心合脑则能思矣。即此一字，即头主精明，心主神明之绘形绘神，足以代表文明古国之价值矣。考文字肇于伏羲，创自仓颉。其西人独知片面之脑者，不后之又后乎？

曰：子之所述，其人与骨皆已朽矣。所谓崇拜死人，弄老一套者乎。予笑曰：然。你信洋人，还信主席乎？曰：信，信，信。曰：心之官则思，见于《毛泽东选集》四卷。眉头一皱，计上心来，又谁述之乎。

曰：胎先头大，是先有脑矣。亦精成而脑髓生，脑指挥其下矣。而又言脑非心济不能生光，并引思字以证。若云心之官则思，则似脑从心，先从后，有是理乎？

曰：胎儿有思乎？且心主之膻中非七节旁之小心，肾间之命门非腰间之两肾，非精研黄老、博览丹经、《庄》、《列》者不明也。

曰：心脏已受命矣，而怵惕思伤神，流淫不止，其何以治之哉？曰：此属心虚，当遵病在下而求之上之法，四君加远志，予试已屡矣。

怵惕思虑伤神，流淫不止，俗谓便浊。左寸弱，脾脉不及者。

人参三钱，茯苓三钱，白术二钱，甘草三钱，远志四钱，水煎。一二剂即愈，方极简便，不须归脾也。

《小针》：愁忧恐惧则伤心。《百病始生》：忧思伤心。《口问》：悲哀愁忧则心动，心动则五脏皆摇。又，忧则心系急，急则气道约，约则不利，故太息以出之。形乐志苦，病生于脉。皆上意也。

夏三月此谓蕃秀，天地气交，万物华实……无厌于日，使志无怒，使华英成秀，使气得泄，若所爱在外，此夏气之应，养长之道也。逆之则伤心，秋为痎疟，奉生者少，冬至重病。（《四气调神论》）

夏三月，万物蕃秀，是以名之也。天地气交者，天地上下之气交互普遍也。因何而交互？天日北至，照射力强，地气因照而益升。如大雨时行，夏令水涨，皆上下交互之意也。阳施阴化，阳生阴长，万物感其交互之气而华而实矣。人于斯时调神也，当至夜乃卧，平晨即起。毋厌于日，毋厌夏日之长，合同于道，与夏俱长，此解可通也。又谓至夜方卧法天之长，清晨即起法阳之旺。无厌于日，勿于厌夏日之热，使身中热气得泄于外也。又谓勿厌足于日，免中暍也。是数解者，皆可通，终属勿厌日光使身中热气得泄为的。此身体之调神也。

更能使志顺长夏之令而喜，自不作肝祟之怒，如此则华英成秀矣。夫怒动木火，夏为火令，木以济火，木火相煽，于天则火发风生，如夏日起大热狂风则火干草落，必不能秀矣。故又曰：使气得泄者，使身中热气得泄于外，言不可潜藏也。若所爱在外者，夏主长、主喜、主爱，若者顺也，君顺其仁民爱物之心，向外扩充光大施行也（《尚书》：百姓咸若）。故曰：此夏气天人之应，养长之道也。《礼记·月令》：继长增高，劳农劝民，门闾勿闭，居高明，远眺望，升山林，处台榭，其与此同意乎？

逆之则伤心者，逆其志反爱为怒也。怒动木火以助火焰，如是则心火旺，心火旺则心之正神伤矣。邪火旺则刑金，金预受困，至秋当金令则当至而不至矣。火既伤则不生土，土既衰更不能生金。似此当至者不至，当生者不生，肺金之疲自不待言，金疲木祟，此疟之所由作也。逆天之时，厌恶日光，身中热气不得外泄，不泄则郁肌肤。肌肤，荣之舍也。心主荣，荣伤则心伤矣。心伤不生夏土，土衰不生秋金，金衰木祟，此又作疟之道也。

又，经之论疟曰：夏伤于暑，热气盛，藏于皮肤之中，令人汗孔疏，腠理开，因得秋气，汗出当风，及得之以浴。此亦夏逆成疟之一端也。

夫疟论错综，何伤于肝？以心主荣，肝藏血，肝胆表里，少阳主腠，任何之疟统涉腠理。仲师之鳖甲煎丸攻血，柴胡之主疟疾，尤其疟脉自弦一句，其此之铁证乎。似此痎疟之来由于心伤，供奉秋金收令者少也。而金疲且不生水。水，冬令也，肾脏也，至冬肾亏则重病作矣。所谓重病者，肾主骨，骨重则痿矣。《灵枢》肾脉微滑为骨痿，做坐不能起，目无所见，不其然乎。

问曰：《阴阳应象大论》在脏为心，在声为笑，在变动为忧，在志为喜，喜伤心，恐胜喜，有是理欤？

曰：喜则气缓，焉得伤心，此所谓暴喜也。如范进中举而狂，医者使其岳恫吓而愈，足征是实而非臆造矣。

予岳献县名医曹培元先生，晚号乐寿老人，久以予潦倒贫困为忧。予及子寿松膺政府拜访后，翁暴喜，遂迷，亦此证也。

又于喜苍[1]言，其同事某，将结婚而狂，每天手敲铜盆高歌，此亦暴喜伤心者也。此皆心机费尽，心血耗惫，暴喜乘之而狂。如心不衰，虽暴喜亦不能狂也。

《口问》："脉气辈至也，少阴气至则啮舌。"何也？

曰：街道车人往来多而不乱，各行其道者，有指挥以维持也，人心亦然。所谓辈至者，辈者众也。即不循序一一而至，许多心事涌而辈至也。如吃饭时心偶别思，心不在焉，则口腔机关紊乱失序，时啮唇腮舌部。兹少阴气至，少阴心脉也，心主舌，故啮之也。

问曰：《经脉别论》有所惊恐，喘出于肺，淫气伤心。惊而夺精，汗出于心，何也？

---

1 于喜仓为作者在医科院同事，较早进入医科院工作的成员之一。

曰：惊，不知而骤闻骤见也。恐，预知难免而骇怕也。惊则气散，恐则气下，肺主气，中气不足，肺为之喘，故喘出于肺也。气散肺伤，心失相傅而无所依，故淫气伤心矣。尝记倭乱华时，村吴某病而惊遁，倭以刀吓之，委地而绝。召予诊之，脉如乱丝，汗出作喘，半日而亡。此喘非大补升元气不可也。宜当归三钱，人参三钱，白术四钱，黄芪一两，甘草三钱，柴胡二钱，升麻三钱，附子三钱，酸枣仁四钱。

惊而夺精，惊散肺气，夺心精明，心主汗，故汗出于心也。壮者气行则愈者，弱者着而为病。桂甘龙牡合当归补血即愈矣。

桂枝三钱，甘草三钱，龙骨三钱，牡蛎三钱，当归三钱，黄芪一两。寒加附芍，热加栀豉。

《举痛论》惊则心无所倚，神无所归，虑无所定，故气乱矣。

曰：惊则气散，魂魄飞扬，心无所依而跳动，神无所归而意迷，虑无所定而心慌，俗谓吓蒙了，吓得不知方向，此所谓气乱也。（参见小儿蝇落头上即气绝、扪其发或身亦绝病案中）

《调经论》神有余则笑不休，神不足则悲。《本神》有心气虚则悲，实则笑不休，胥此意也。

心与五脏的关系

问曰：《灵兰秘典》心者君主之官，神明出焉，何也？

曰：在七节之旁者，小心也（《太素》作志心，赵献可辈因之）。手心主包络，包络者，心之脉也。而心口窝气海，胃脘之阳，心上之地则实为真心，即膻中也。膻，古即亶。《韩诗外传》：舜甑盆无膻。亶如今之蒸笼隔，用以蒸饭。亶是会合水火上蒸之气上蒸者也。即《刺禁论》：鬲肓之上中有父母是也。

君主之官，即君主之司。此与《邪客》“心者，五藏六府之大主也，精神之所舍”，《荀子·解蔽篇》“心者，形之君也，而神明之主也”，《淮南子》“心者，五藏之王也，所以制使四肢，流行血气”意同。神者，两精相搏之谓神也。有若仁类，仁中有芽心，芽心有灵气，灵气即神也。苟无灵气，芽心虽具亦成焦芽败种矣。明也者，即妙万物而为言之神（《易》：神也者，妙万物而为言者也），充其性量，犹夫明明德于天下之明，亦即神施之谓明也。要知不是心生神，而是神依心，若无心则神无所寄。故心藏神者、心舍神者，谓心者神之宇也。

《六节藏象》心者生之本，神之变也。谓心者中也，中者本也，万物皆以心为本，而心藏之神变化莫测也。又可谓心化赤为血，以奉生身，故曰生之本。而离火光明得水济之，神乃自生，故曰神之变也。《淮南子·精神训》"神者心之宝"是矣。[著意，万物以心为本，指血肉者，而植物不与焉。植物重在皮，皮尽则枯，朽心不死，亦气立与神机之证也。树枝向天，人枝（肢）下垂，此其异也。]

问曰：《刺禁论》肝生于左[1]，肺藏于右，心部于表，肾治于里，脾为之使，胃为之市。鬲肓之上，中有父母。七节之傍，中有小心《太素》作志心。赵献可从之。**殆古人不明解剖乎。**

曰：是何言也，此非言解剖，乃论气化也。肝木旺于春，故曰肝气主乎左也。肺金旺于秋，故曰肺藏于右也。心阳主外，故曰心部于表也。肾阴主内，故曰肾治于里也。脾行胃液，故曰脾为之使也。胃土载物，故曰胃为之市也。鬲（鬲），锅属也。一像锅盖，○是锅口，冂像锅下三足，× 是锅腹铸纹，两旁之⺀是热气。鬲，古鬲、膈通用。肓原起脖胦，脖胦是脐下也，是募原气海丹田两肾之间。肓在下，鬲在上，分主一身如将相然。而此鬲肓之上则实为父母也。曰中田、中气海、玄关窍、心上地、灵山塔，皆谓此也。七节之旁有小心，谓其地非正心主，乃循环血液之心也。

曰：近日剥心割胆，去肾割脾，削肺穿肝，《刺禁》不荒唐乎。

曰：予亲见刺面而盲（和院），刺舌下成喑（卢某），刺章门立死（三建），抽髓（脑炎）多后遗，并有刺腹部立死（张某）。以上皆非禁穴，盖伤其神或中其溜脉耳。行千里不遇盗，不可谓绝对无盗。一生不遇车祸，又焉可谓世无车祸也哉？彼只明器质，不明神气者，又何足与言哉。

肾为心主者，心所畏也（水克火）。土为其子者，心所生也（火生土）。肝为其母者，水生火也。

问曰：《本神篇》所以任物者谓之心，心有所忆谓之意。又曰心气虚则悲，实则笑不休。《大惑》篇肠胃实心肺虚善忘。何也？

---

1 寿康按：肝生于左，肺藏于右。若云肝主于左，肺藏于右，则少许多疑问。考秦汉时简书，生作 𤯓，主作 𤯓，两者相近。《阴阳应象》"观权衡规矩，而知病所主"。主，甲乙作生可证。云肝主于左，肺藏于右，词义就顺通了。

曰：七情皆系于心，《本神》言之至详。心虚则火弱，火弱金旺，肺主悲也。心实则火盛，心之志笑也。

心营肺卫分布循环则神生而聪矣。兹肠胃实能大饮食，心肺虚而不能行营卫，所谓上气不足，下气有余，营卫久留于下，久之不以时上营，故善忘也。

问曰：二阳之病发心脾，有不得隐曲，女子不月，其传为风消，其传为息贲。何也？

曰：此言阳明之病由心脾造成也。二阳者，阳明也。发心脾者，言阳明之病由心脾发生影响也。因何引起有？不得而隐曲也。不得，俗谓不得劲、不痛快。隐是隐而不发，曲是曲而不伸，即心气抑郁之代辞也。喜怒哀乐皆发于心，思想忧虑更能伤脾，心主血，脾统血，脾弱不泌津无生血之资，心弱不煦照无化赤之力，且气滞则血凝，胞系通心，如此则女子不月矣。不月者，血少经愆不按月而下也。无血则阴亏，阴亏则火旺，败血更蚀新血，血瘀更生郁火，如此则销烁肌肉如风消物矣。再传为相火刑金，绝水生源，肾虚不纳成为喘急息贲，末如之何矣。

问曰：一阳发病，少气善咳善泄，其传为心掣，其传为隔。何也？

曰：一阳，少阳胆也。少阳主初生之气，胆病则气少矣。少阳胆合三焦，三焦起肾上合心包，胆寄相火，相火游行，相火刑金而咳矣(知、柏、生地、玄、牡、芍、贝、冬、龟、地骨皮)。胆肝疏泄，火旺极而暴泄矣(黄芩汤合白头翁汤)。其传为心掣，相火上犯，即《伤寒论·辨厥阴病脉证并治》心中疼热是矣。其传为隔者，胆寄之相火上冲而不纳，如厥阴之饥而不食矣。木胜克土，脾脉微急之隔中(《邪气藏府病形》)，胃风食不下之膈塞不通，《上膈》篇之食饮入而还出，皆谓此也。

问曰：《气厥论》肝移寒于心，狂，膈中者，何也？

曰：按，狂为阳盛，寒证发狂予未之见。隔中，《邪气藏府病形》曰：食入而还出，后沃沫，理实有之，吴茱萸汤合四逆即愈。(长子寿松在黑龙江治狂，颇搏虚誉。伊言彼处狂人太多，岂此类耶？)

问曰：心移寒于肺，肺消。肺消者饮一溲二，死不治。何也？

曰：肺失魄力，上不化津，下不约束也。然君主之官能自发心火妄动，诸邪窜心，心包受之。若肝寒移心已属险候，心移寒于肺，又焉治之乎。

若心移热于肺，传为膈消，清燥救肺合黄连解毒是或一道也。

盖邪气中人，真气抵抗则不安，如民之遭乎兵劫也。内虚则陷，陷则国危，如伤寒之入府也。若缓邪湿着黏滞于身，既不速而内陷，又不立危生机，盘踞乡隅，民久同化，此痿痹之不即愈而亦不即死也。

又如客气邪风入自鼻口，未袭边防，直犯内脏。脏真受邪，铤而厥走，此疫霍、阴阳毒之暴死也。

又有一脏违和，真气受困，蚕食蔓延，以及他脏，则此节之气厥也。

问曰：《咳论》心咳之状，咳则心痛，喉中介介如梗状，甚则咽肿喉痹，何也？

曰：心脉起心挟咽，故咳则心痛，喉中介介如梗也。《经脉》心脉大甚为喉介是也。心为君主之官不宜受邪。外邪扰营血，心主营，亦即伤心而已矣。日久心火刑金，麦门冬合阿胶黄连汤。血初受邪，宜红蓝花酒加生姜橘络丝瓜愈之。

问曰：《厥论》少阴之厥，则口干溺赤，腹满心痛。何也？

曰：首明此为六经经气之厥。足少阴肾贯脊属肾络膀，故气厥逆而溺赤，循喉咙系舌本而口渴，络心注胸而心痛腹满。此因热而厥，或因厥而热也。肾藏阴液，肾热则溺赤口干，液干枯竭则生枯燥之气，犯心则心痛，气逆则腹满矣。

脉细数，左尺弱者，肾阴不足，宜补水润燥。

麦冬一两，天冬一两，生地黄一两，玄参一两，知母三钱，黄柏三钱，龟甲六钱，川楝子一两，牡蛎五钱，分三次半日服尽。

脉数实，右尺厥而愊愊力强者，相火旺也。主泻相火。

知母一两，黄柏一两，龟甲一两，生地黄一两，玄参六钱，天冬六钱，麦冬一两，泽泻五钱，牡蛎一两，猪胆一个，龙胆草四钱。分三次半日量。

地玄天冬生水制火，龟牡滋肾更纳肾气（俗传鱼池必畜龟鳖），知柏伏龙雷，麦冬解枯燥。川楝利热气，泽泻泻肾火，龙胆草泻肝火，猪胆凉胆，以胆寄相火，泻相火之枢也。此补内制外理脏调经法也。

问曰：少阳之厥，则暴聋颊肿而热，胁痛，胻不可以运。何也？

曰：胆脉下耳后，支从耳后入耳中，厥则暴聋。下于大迎，合于手少阳，下加颊车，下颈，故颊肿。下腋循胸，过季胁，下合髀厌，故胁痛。脉直下抵绝骨之端，下出外髁之前，故胻不可以运。胆号中精而寄相火，游行三焦，实胆之枢，故气逆则和气而变狂风，阳和而郁焦灼，故暴聋颊肿而热，胁痛胻不可以运也。法循乙癸同源，脉弦数者。黄芩一两，白芍二两，龙胆草四钱，猪胆三个，铁落四两，蓝根一两，青黛一两，芦荟六钱，牡蛎一两，玄参一两，分三次服。无铁落加磁石，无猪胆汁加胆星。

问曰：太阴厥逆，胻急挛，心痛引腹，治主病者。何也？

曰：此又脏气厥而及于经者也。手足三阴三阳之气，五脏六府之所生也。故经脉之气逆于外能影响脏府，脏府之气逆于内更能涉及经脉也。

有如此足太阴脾脏厥逆于内，脾为中土灌溉四旁，气厥故胻为挛急。食气入胃，浊气归心，脾气逆不能转输精气，是以心虚而痛引于腹，脉循胻骨而急挛也。从胃别上注心而心痛，脾胃居腹而引腹也。按每证俱有寒热虚实四类，如体实因病致虚，体虚因实致痛，当细分也。治主病者，即治脾所生病之互辞也。《灵枢·经脉》曰：脾所生病者，舌本痛，体不能动摇，食不下，烦心，心下急痛，溏瘕泻，水闭，黄疸，不能卧，强立，股膝内肿厥，足大指不用，意正相同，宜参之也。

足太阴脾因寒厥逆，胻急挛，心痛引腹，脉阳涩阴弦者，虚寒也。桂枝人参汤主之。

桂枝六钱，干姜三钱，人参三钱，白术三钱，甘草三钱。

理中之理中气，人所习知矣。而桂草宣心阳，人参补元气，姜温脾寒，术燥脾温，大力尤在桂枝之降逆温肾也。

脉弦迟大或紧，寒盛而致脾气厥逆者，四逆加荜茇良姜汤主之。

附子三钱，干姜三钱，甘草三钱，荜茇三钱，良姜五钱。

四逆汤回阳气逐阴邪者也。附姜益命门，温脾土，草缓胃气，二姜荜茇大力辛散香通，主于温脾也。

脉实大洪数，胻急挛，心痛引腹，脾热而厥也。葛根白虎汤。

葛根三钱，石膏二两，甘草六钱，知母六钱，粳米一两，水煎服。不应，加小承气。脉细数者，人参白虎，不应，加瓜蒌。

问曰：手心主少阴厥逆，心痛引喉，身热，死不可治，何也？

曰：手心主者，手厥阴包络之气也。手少阴，心脏之气也。包络为君主之相火，二火并逆，不可救矣。心主之脉，起胸中，出属心包。手少阴支别从心系上挟咽喉，故心痛引喉，身热，内焚之兆也。于不可治中用犀角地黄合栀子金花，是或一道也。

犀角三钱，生地黄一两，牡丹皮二钱，黄芩三钱，黄连三钱，栀子三钱，黄柏三钱，大黄三钱，白芍四钱，水煎服。

问曰：心脉搏滑急为心疝，何也？

曰：心疝有形在少腹，其气上搏于心，故心脉搏而滑急。滑为阳有余，急主痛也。宜金铃子散合凉膈主之。

川楝子一两，延胡索三钱，栀子三钱，连翘三钱，薄荷四钱，黄芩三钱。

问曰：《奇病论》病痝然如有水状，切其脉大紧，身无痛者，形不瘦，不能食，食少。岐伯曰：病生在肾，名为肾风。肾风而不能食，善惊，惊已心气痿者死。何也？

曰：此明言病生于肾，则不同仲景《金匮》肾水肾虚之不能行水与汗出伤风之风水，亦非《水热穴论》之"勇而劳甚则肾汗出，肾汗出逢于风，内不得入于脏府，外不得越于皮肤，客于玄府，行于皮里，传为胕肿，本之于肾，名曰风水"之风水。此实与《评热病论》风水相同也，文曰"面胕痝然，壅害于言，可刺不。岐伯曰：虚不当刺，不当刺而刺，后五日其气必至。帝曰：其至何如。岐伯曰：至必少气时热，时热从胸背上至头，汗出，手热，口干苦渴，小便黄，目下肿，腹中鸣，身重难以行，月事不来，烦而不能食，不能正偃，正偃则咳，病名曰风水"。又，《风论》以冬壬癸中于邪曰肾风，其状"多汗恶风，面痝然浮肿，脊痛不能正立，其色炲，隐曲不利，诊在肌上，其色黑"。与此名同形同。讵知伊系肾脏先虚而虚邪之风中之。所谓中，非中于表，乃由口鼻直袭内脏而然也。此肾风是因怒而生风，风而荡水者也。

大哉，岐伯之释曰：邪之所凑，其气必虚。阴虚而阳必凑之，不是肾虚外凑风邪，乃肾主水，肾行水，于此肾阴正虚，有碍行水，宜猪苓育阴行水之际而忽逢大怒，怒动肝火，肝风荡而疏泄，于是水不循轨而泛滥，上乘面目，下肿足胕。不独肾脉系舌，壅害于言，水病浸淫亦多壅害。不独肾为生气之原病而气少，湿淫痝肿率多气少。阴虚时热，肝火妄动尤能时热，且肝火激水而病，病水反能制火，然病水之末不能灭火之本，郁而争之，时必一焰，故时热也。

其时热也，从胸背上至颠，明是肝挟肾火上逆，肝会督于颠，肾贯脊而然。肝风动荡，肝主疏泄，故汗出。肾火炽盛，联及心脏，故掌热。肾中阴虚口苦干渴，水不化津亦口干渴，肝火炽盛尤口干渴也。小便黄，总为腹中有热。至目下肿为水蓄之征。腹中鸣，病本在胃。肿难行，胃脉在足。月事不来，胞脉闭。烦不能食，水渍脾。不能正偃，胃不和。正偃则咳甚，水乘肺也。

兹病痝然如有水状，切脉大紧，则言似风水矣。而身不烦痛，则知紧非受寒，亦非紧为邪实，而是《脉经》浮紧为弦之形容也。弦为肝脉，即前所言逢怒之征。不能食，食少，即上言之水渍脾也。善惊者，水乘心，与《评热病论》之诸有水者，不得卧，卧则惊正同。至心气痿，是水困心阳，痿而不振，真水竭，灾水胜，心阳竭，无能为力矣。宜乘不痿而图之，育阴行水，滋阴息肝。（此为热蓄上乘，如水之激而在山也。）

猪苓三钱，滑石六钱，阿胶三钱，白茅根一两，西瓜皮一两，白芍四钱，生地黄五钱，地骨皮三钱，知母三钱，黄柏一钱半。

问曰：《刺热》心热病者，先不乐，数日乃热，热争则卒心痛，烦闷，善呕，头痛，面赤，无汗，壬癸甚，丙丁大汗，气逆则壬癸死，刺手少阴太阳。何也？

曰：温热真旨，详予《内经》注、《伤寒》注。此特论心热病者也。乐，心所主也。心热病则先呈不乐之形状矣。数日乃热，是邪先蕴酿而后发作也。斯时见颜赤目标，当急刺之，汗出即愈，即乘其未集而击之也。无如玩寇忽盗，坐失机宜，如火燎原不可扑灭。邪进争胜则心脏受迫而猝然心痛，心宫熏灼而发闷欲吐，不吐而呕。炎上犯上，面赤头痛，津枯液竭，火灼汗竭。似此两军混战，拼命厮杀，一发千钧，胜败立判。故遇壬癸水日，心所恶也。感时不利，邪胜病甚。遇丙丁日，心所宜也，邪溃汗出当胜。当胜不胜者，当汗不汗也，再见逆证逆脉而遇不胜之壬癸日，大势去矣。当刺手少阴太阳，方宜黄连凉膈以泻心焰，白虎解毒以滋肺胃。

方一：连翘三钱，薄荷三钱，黄芩三钱，黄连三钱，菖蒲三钱，石膏五钱，知母四钱，金银花三钱，菊花三钱，葛根六钱，甘草二钱。

方二：犀角三钱，知母三钱，石膏五钱，甘草二钱，生地黄一两，牡丹皮二钱，白芍三钱，葛根三钱，菊花三钱，薄荷三钱。

问曰：《脉解篇》少阳所谓心胁痛者，言少阳盛也，盛者心之所表也，九月阳气尽而阴气盛，故心胁痛也。何哉？

曰：此言少阳经脉病也。九月心胁痛，而多主少阳盛也。少阳，阳气之小者也。心，火也，火阳之盛也，小而盛，是心火之表现也。有若九月天之阳尽而阴气始盛，胆心之火燔炽，不藏则火盛而心胁痛矣。心胁何以痛？以胆经脉下缺盆、循胁里、下气街也。九月何以为太阳之尽？以九月建戌，戌从戊。戊土也，内含一，一阳也。谓九月一阳将尽，阳下入土也。何以为阳气将尽？霜降天阳之尽也。《毛诗》传“火死于戌”也。

总言，秋令金旺，水气当伏，霜降阴生，阳气当藏。今少阳木旺盛极化火，不合九月阳气尽阴气盛之常轨，木火凌金而心胁痛也。宜熄少阳胆火。

黄芩三钱，白芍四钱，甘草二钱，龙胆草三钱，青黛一钱，川楝子四钱，瓜蒌一两，百合五钱，桔梗三钱，猪胆一个。

问曰：《缪刺论》邪客于足少阴之络，令人卒心痛，暴胀，胸胁支满无积者，刺然谷之前出血，如食顷而已。不已左取右，右取左。病新发者取五日已。何也？

曰：少阴之络大钟穴，当踝后，绕跟，别走太阳。其别并经上走心包，下贯腰脊，故邪客如是也。

问曰：《缪刺论》邪客于手少阳之络，令人喉痹舌卷，口干心烦，臂外廉痛，手不及头，刺手中指次指爪甲上，去端如韭叶各一痏，壮者立已，老者有顷已。左取右，右取左，新病数日已。何也？

曰：少手阳络外关穴，外绕臂，注胸合手心主。故病如是也。

问曰：《缪刺论》邪客于足太阳之络，令人拘挛背急，引胁而痛，刺之。从项始数脊椎挟脊，疾按之，应手如痛，刺之旁，三痏立已。何也？

曰：足太阳之经，从髆内左右别下，贯胂，合腘中，故络病令人拘挛背急，引胁而痛也。数脊椎者，谓从大椎数之，至二椎两旁各同身寸五分内，循脊两旁按之有痛应手，则邪客之处也，随痛应手深浅即而刺之。邪客在脊骨两旁，故言刺之旁也，王冰之言如是。志聪以此为邪客于络而入于经者，即当取之经，筋挛背急，引胁而痛，为足太阳经证，盖十五大络乃十二经脉之别，交相贯通，邪客于络而络病者，则缪刺之，邪客络而转入经者，即随经脉之痛处取之也。

问曰：《经脉》手心主之别名曰内关，去腕二寸，出于两筋之间，循经以上，系于心包络。心系实则心痛，虚则头强，取之两筋间。何也？

曰：心主之别络与经相干于内关之间，去腕上二寸，别经脉而出于两筋之内，循经并行，上系于心包络，心系实则心痛，心系与包络之相通也。虚则头强，取之两筋间也。

问曰：《藏气法时》心病者胸中痛，胁支满，胁下痛，膺背肩甲间痛，两臂内痛。虚则胸腹大，胁下与腰相引而痛，取其经少阴太阳舌下血者。《甲乙》无舌下二字。**其变病，刺郄中血者。何也？**

曰：手少阴心经脉，其直者从心系上肺，下出腋下。手厥阴心包脉，支者从胸出胁下腋三寸，上抵腋下，下循臑内，行太阴少阴之间，入肘中，下循臂，行两筋之间。手太阳小肠脉，自臂臑上绕肩胛，交肩上。故胸中必痛，胁支必满，胁下亦痛，膺背肩胛间两臂内皆痛，是邪有余证也。虚则胸腹之中膨大，胁下与腰相引痛者，手厥阴脉从胸中出属心包络，下膈历络三焦，其支者从胸出胁也；手少阴之脉从心系下膈络小肠，故胸胁腰皆痛也。当取手少阴之穴灵道，在掌后一寸五分，针三分，灸三壮；手太阳穴阳谷，在手外侧锐骨下陷中，针三分，留三呼，灸三壮，以心与小肠相为表里也。舌下出血者，手少阴之脉从心系上挟咽喉、舌下，即廉泉穴。马莳之言如是，然不如心主舌之了捷也。

心脏病因与经脉的关系

《灵枢·经脉》是动、所生，以及盛则泻之，虚则补之，热则疾之，寒则留之，陷下则灸之，不盛不虚以经取之。脏盛者寸口大三倍于人迎，虚者反小于人迎。府盛者大再倍于寸口，虚者反小于寸口之体会。

脏府有形而生无质之六经，六经无质而根有形之脏府（详予《经脉辩》[1]），故六淫无质（风寒暑湿燥火），病始无质之六经；脏府有形，病发无质之七情（喜怒忧思悲恐惊）。七情无质，由体而呈其形，征其形可知某脏之病。六淫无质，由身而现其兆，观其兆则明某经之灾。灾无质之六经者，内传有形之脏府，病有形之脏府者，外现无质之六经，是阴阳内外，雌雄表里，六气七情，五脏六府，互相出入，迭为表现者也。

自外无质之六经而召者，名曰是动。是动者，本经之行动也。自有形脏府而发者，名曰所生。所生者，本脏府之所生也。或泻六经以通脏府（如厥证之

---

1 见《伤寒述义》附篇。

针十二井),或补内脏以助六经(如太阳小建中、炙甘草汤类),病之变幻,法之权宜,相机而动,运用在心。板守阵图,死读兵书,未有不偾事者也。

《难经·二十二》以是动为气,所生为血,约以内外之义。玄台驳之,则似凿泥。志聪谓是动因于外,所生因于内,则晓畅可诵也。

邪气盛者则泻之者,如《终始》脉口三盛病在足太阴,泻足太阴脾补足阳明胃;或如《杂病篇》肾心痛之泻膀胱之京骨、昆仑也;如《终始》人迎三盛病在足阳明之补足太阴脾泻足阳明胃;或如《五邪》脾胃之俱有余俱不足,有寒有热皆调于三里也。虚则补之者,如《口问》阴气盛之振寒补诸阳,或如液竭之补天柱也。热则疾去其针,如《热病》之五十九刺。寒则久留,如《金匮》之针引阳气。陷下则灸,如少阴之灸关元也。不盛不虚以经取之者,谓只经气之逆者,则直取其经,如胃胀之取三里者。

盛虚之辨则决于脉也。脏邪盛者,寸口大三倍于人迎也。寸口,腕上高骨之肺脉也(寸口关上尺中左右同称,不指一边一部)。肺为五脏之华盖,职高相傅而朝百脉。肺脉大者,证脏邪之盛也。反小于人迎者,证脏气之虚也。

府邪盛者,人迎大再倍于寸口也。人迎,颈部之胃脉也。胃为六府之大源(《五藏别论》),号太仓,资生万物。胃脉大者,证府邪之盛也。反小于寸口者,证府气之虚也。叔和谓关前一分,左人迎,右气口,内伤气口紧盛,外感人迎盛,不独无所稽考,试之且多不验。此针法之要,首明乎此,则下之凡关针灸者,势如破竹矣。学者宜熟读而细玩也。

问曰:《灵枢·经脉》脾足太阴之脉,是主脾所生病者,舌本痛,体不能动摇,食不下,烦心,心下急痛,溏瘕泻,水闭,黄疸,不能卧,强立膝股内肿厥,足大指不用。为此诸病,盛则泻之,虚则补之,热则疾之,寒则留之,陷下则灸之,不盛不虚以经取之。盛者寸口大三倍于人迎,虚者反小于人迎也。

曰:此专辑心痛,故经文从略,只论经脉之系于心者。夫脾支脉从胃别上膈注心,故脾所生病,则心烦,心下急痛也。其下各证,不宜蝉联。兹记之者,以便互证为脾所生病也。大旨论脾所生病,能得若些病证,而不是脾所生病必具这些症状也。后皆仿此。

针法:公孙、内关、足三里。

灵龟八法曰:内关相应公孙穴,主心胸之病,《五邪》一切脾胃调之三里是矣。此深合《灵枢·终始》足太阴脾补足阳明胃之法。又,《刺节真邪论》阳气大逆，上满于胸中，愤䐜肩息，大气逆上，喘喝坐伏，病恶埃烟，取之天容。

脉阳涩阴弦者，虚寒也，人参汤主之。（方见前）

理中之理中气，人所习知矣。而桂草宣心阳，人参补元气，姜温脾寒，术燥脾温，大力尤在桂枝之降逆、术之升清也。

脉紧弦迟者，寒盛也。四逆加荜茇良姜汤主之。

附子二钱，干姜三钱，甘草三钱，荜茇三钱，良姜五钱。

四逆汤回阳者也，附姜峻逐阴邪，甘草缓和胃气，二姜荜茇大力辛散香通，主于温脾也。

如脉洪实数，烦心，心下急痛者，热也，白虎汤。虚者加参。

石膏二两，甘草六钱，知母六钱，粳米一两，煮粳米，汤成去滓，再煎诸药。虚者加人参。

石膏大凉胃府，知母以佐之，粳甘以缓之，名之白虎西方金神者，以金风一至，炎暑自消，清长夏之炎热，阳明之燥热也。

脉无大变，而只心烦，心下急痛者，脾气之滞也。偏寒气者，橘枳生姜汤加莱菔子主之。

陈皮一两，枳实三钱，生姜一两，莱菔子一两，丹参四钱，檀香三钱，砂仁三钱。

不寒者，茯苓杏仁甘草加丹参方。

茯苓一两，杏仁五十个，甘草三钱，丹参四钱，水煎分两服。

茯苓、杏仁入肺化气，开胸行气。其有偏寒者，则必用橘皮辛温疏通，生姜辛温散寒，加枳实以破之也。腹满用朴，胸满用枳，仲景之心法也。

问曰：《经脉》心手少阴之脉，起于心中，出属心系，下膈，络小肠。其支者，从心系上挟咽，系目系。其支者，复从心系却上肺，下出腋下，循臑内后廉，行手太阴、心主之后，下肘内，循臂内后廉，抵掌后锐骨之端，入掌内后廉，循小指之内，出其端。是动则病嗌干，心痛，渴而欲饮，是为臂厥。是主心所生病者，目黄，胁痛，臑臂内后廉痛厥，掌中热痛。为此诸病，盛则泻之，虚则补之，热则疾之，寒则留之，不盛不虚以经取之。盛者寸口大三倍于人迎，虚者反小于人迎。何也。

曰：手少阴脉是动者，即首论本经之行动也。嗌干者，心支脉从心系上挟咽，火灼津干而咽干，咽干而渴饮也。心痛者，邪由臂内心脉厥逆行心而痛，故曰臂厥也。

臂厥证，竭思半日，纸费半张，意此证定多邪火，绝无虚寒，当循《藏气法时论》“心欲软，急食咸以软之”，火淫于内，治以咸寒，实则泻子大法，调胃承气加丹参、地龙足矣。悔前思之蒙茸，多歧之碍正，将原稿效庄生之大斫枝叶，露本存真，殊得意也。

午睡中，忽忆《邪气藏府病形》曰：邪中人也，方乘虚时，及新用力。若饮食汗出腠理开而中于邪，中于面则下阳明，中于项则下太阳，中于颊下少阳，其中膺背两胁亦中其经。又曰：中于阴从胻臂始。夫臂与胻，其阴皮薄，其肉淖泽，故俱受于风，独伤其阴云云。

此病属是动。是动者，是邪中激经之冲动也。又明曰臂厥，是手少阴心脉由臂内感受外邪，厥而行动经脉，又焉得无虚寒也哉。

是知，不独学与年增，而是学与时增，援笔记之，不觉莞然。再过一时，不知又觉出多少之不足。噫。

《终始》泻手少阴心。少冲（手小指外侧，针一分）、灵道（从少海下行，掌后寸五，针三分，灸三壮）。

补手太阳小肠。天容。

《灵枢·五邪》邪在心则病心痛，喜悲时眩，视有余不足而调其俞也。掌后锐骨之端。神门、曲泽（肘内侧横纹头动脉，针三分，灸三壮，留七呼。心包穴）。

取曲泽者，心包代心受邪也。灵道主治心疼痛、惊，瘛疭，暴喑不出声。曲泽主治心痛惊，烦渴，手胀痛。

寒伤臂阴少阴经脉者，寸口再倍于人迎也。然初得时，寒气循经厥逆，多嗌痛心痛，不必渴饮，可悟于言外也。宜散心脉之寒由表外出，经气自平矣。

麻黄六钱，桂枝六钱，附子六钱，炙甘草五钱，先煮麻黄去上沫，后煎诸药，分二服。先服一半，隔一点钟，不减再服。温覆取汗。

麻黄解外表，附子逐寒邪，桂枝补心助附之热，甘草和中解附之毒。更能桂草宣心阳御寒之冲，桂附监麻防汗之过。按，茯苓定心神，伐阴邪，解附毒，亦宜加入。是峻而不烈，威而不猛者也。

二三日寒已化热，热灼而咽干，渴饮而心痛，兼烦躁不得寐，脉细数者，宜黄连阿胶鸡子黄汤主之。日久虚涸，变生诸证者亦主之。

黄连一两二钱，黄芩三钱，白芍一两，阿胶一两，鸡子黄二枚，水煎去渣，纳胶化尽，稍冷纳卵黄搅匀，分三服，一日量。

芩连泻心火，鸡子黄补之，芩芍泻肝火，驴皮胶补之。水火相生，故泻心必泻肝；乙癸同源，滋肝即同补肾。上心下肾同属少阴，芍药敛阴，方兼补泻，而生地滋阴凉心凉血，亦不用之者，则非予所知矣，然临床时每皆加入，效如桴鼓，历试不爽。志此阙疑，以俟君子焉。（一九七三年七月五日）

又曰：大热伤乎营分，或热久郁于血中，心主荣，心主血，皆能病此。变证百出，病殊难诊。兹抄旧日病历以证焉。献县坡城傅连池，五十八岁，予族出嗣姑母之后者也。山里送粮，天奇寒，腹痛下泻，身寒发热。经省医院（献县）治两月，吃下虫药，日形困殆。予适返京，遂医焉。枯瘦如柴，面目黧黑，昼夜发烧，无有定时，甚其则竟日竟夜不眠不食，起立叫唤。烧作之初，在右肩胛骨处觉热气一缕直通腋下，旋入心中，胸遂堵塞，扎扎懊懊如炽如焚，头部如嵌铁箍，遍身如包瓷瓦，脉迟涩。

按初受寒邪，杂药乱投，邪由孙络以及其经，实中于皮肉薄之臂手少阴之心脉也。主荣者心也，肩胛骨与神堂相对，五椎旁二寸，太阳经之心俞穴也。热由心俞而达于脏也。心失循环而动悸，火灼则血凝，凝则必滞塞。血虚生内热，滞则病灯笼（心烧俗称灯笼病）。火灼津而津愈竭，火就燥而火益炽。各处血络如亢旱涸流，其有不头如嵌身如捆者乎。大便燥，津液之少也。脉不洪数而迟滞，即血少而滞不流通之征矣。以何首乌二钱，穿山甲二钱，郁金一钱半，红花二钱，柴胡一钱半，远志二钱，莲房一钱半，牛膝一钱，丹参四钱。预告胸胁微痛。服下肢体甚舒，安睡竟夜。下午又作，加地、归、牡丹皮、龟甲、山甲、桃仁、大黄麻沸汤泡。服后一夜半天很好，下午稍作，但大轻。又，郁金、天花粉、牛膝、牡丹皮、穿山甲、玄参、生地黄、大黄麻沸汤泡二剂。左半身经快如常，右仍有烧时。改生地黄、牡丹皮、鳖甲、玄参、地骨皮、知母、天花粉、柏子仁、白芍。三日未作，四日稍觉，转瞬即过。又加芎、归、紫草、红花、麦冬，头清爽矣，自幸更生。唯臂上时有一块作痛，血虚未充而滞也。实亦邪初中臂，即此之臂厥。病重时只觉心俞热，而愈后反觉臂不舒也。

问曰：肾足少阴之脉，其支者从肺出，络心，注胸中。是主肾所生病者，口热舌干，咽肿上气，嗌干及痛，烦心心痛。何也。

曰：肾所生病者，肾脏所生之病也。肾主五液，自入为唾。唾少则口热矣。肾脉系舌，津少则舌干矣。肾循喉咙，津液少则咽肿疼矣。肾为生气之原，肾虚不纳则上气。心受肾阴之济，不济则心烦。心痛者，肾不与心合也。然病原一种，因有多歧，有邪盛而凌心者，有正虚而召邪者，有寒之凌者，有热之涸者，有不虚不实只是本经气逆者，有完全陷下而自惫者，治当详分矣。经曰：为此诸病，盛则泻之，虚则补之，热则疾之，寒则留之，陷下则灸之，不盛不虚以经取之。灸则强食生肉，缓带被发，大杖重履而步。盛者寸口大再倍于人迎，虚者寸口反小于人迎也。此言针法也。

廉泉血变而止。《刺节真邪》咳上气穷诎，胸痛，取廉泉。任脉，刺通肾脏之逆气。

天容(见上足太阴脉)，内关，神门。

寸口大再倍于人迎者，是脏病而累经也。如脉大而迟，尺中弦紧或俱细微弱迟，肾阴阴寒之气上乘也。肾脉支者从肺络心注胸，故心阳被凌而心烦痛也。夫阴盛于下者，阳时浮于上。阳困不与阴偶者，则津无以生。其口热舌干，咽干肿痛，上气，皆阳被肾迫而越之假象，甚而面赤戴阳，口呼冷饮，峻逐阴邪，峻通阳气，病自瘳矣。白通加桂汤。

干姜三钱，附子四钱，葱白四根，桂枝一两。

葱白辛温大通其阳气而上升，佐之姜附急胜阴邪而下降。方本四逆峻逐阴邪，去草之缓，加葱之通。葱通上焦之阳下交于肾，附启下焦之阳上承于心，干姜温中土之阳以交上下，加桂壮心肾之阳降肾之逆，如此则水火济，坎离交，君民臣协力歼敌，而心烦痛即时可愈矣。或谓咽痛无寒，此属强解。请观仲师“脉阴阳俱紧，反汗出者，亡阳也……法当咽痛”“少阴病，咽中痛，半夏散及汤主之”，可以证矣。然阳被迫越，投热则吐，冷服则下。药下痛甚者，邪正相争。得吐者，寒气乃伸，病则立愈。医者必预告病家，以免惊慌也。案，某季秋，晨，某妇送夫远行，归即心胸大痛，气冲上下，不能忍受。予意肾虚风寒袭于下部，故少腹如扇，攻疼如触也。以大剂附子汤主之。药下腹大痛，滚床呼唤。幸预告病家，强事镇静。句钟许，得吐，寒气伸而安矣。

若寸口大再倍于人迎而洪数者，冒天毒焰，袭引脏火，五内飞腾，亢害肾阴也。肾主五液，火灼津干故口热舌咽肿嗌干及痛也。火刑肺金则喘而上气，火燔心脏则心烦而痛也。宜白虎加地玄犀角。

生地黄一两，玄参一两，石膏一两，知母一两，甘草三钱，犀角末一钱，柏仁四钱。如无犀角，以栀翘各五钱代之。水煎服。或大黄黄连泻心汤（方见前）。

地玄滋肾阴而熄毒火，白虎泻胃热大滋胃阴。阳明诸阳所归也，白虎泻胃以撤火源。肺金肾水之源也，知母滋金即补肾水。心脏火之所主，火之所犯，火灾之区，犀角泻心靖地方之乱，柏仁养心而事安抚黎庶者也。

寸口反小于人迎者，证脏之虚以召邪也。脉细数者，阴涸不济心阳也。心主火，失济则炽炎。肾主液，循脉而病现。此口热、舌干、咽痛肿、心烦痛之所作也。新制当仁汤[1]主之。

生地黄一两，玄参一两，天冬五钱，麦冬三钱，天花粉三钱，女贞子五钱，柏子仁三钱，莲子心二钱，连翘二钱，枸杞五钱。

地玄杞贞大滋涸阴，二冬天花粉大生津液，柏仁、莲心、连翘则清心益肾者也。

若脉弱尺部尤甚者，真火之不足也。得上证者，无阳以化也，肾气丸主之。（方见前）

方名肾气者，大补肾中之气也。地黄、山药大壮肾中真水，肉桂、附子大益肾中真阳，水得火蒸而肾气化，火得水济而肾气生矣。山茱萸敛肝肾，戢补火不得妄升。牡丹皮清心肝，安补火不使上炎。泽泻行水，疏补水而不停。茯苓化气，敷生气而不滞。泽泻制地泥，茯苓出附毒，丹皮解桂热，萸敛丹疏，相济相需，相制相使，补泻开阖，面面俱通，诚非后人所能几及。或谓崔氏者，乃后人崔知悌用之而灵，因以呼之，非先仲景也。

若陷下者，本脏之自惫而影响也。仍宜肾气丸主之。桂附当酌情随时加减。而强食生肉，颇致人疑。强平声，生通牲，即猛吃肉食也。予有实历。肉食者，利其补也。缓带者，通督任也（任督并起胞中，肾主胞）。被发者，舒脑髓也（发为肾华，且生脑部，脑为髓海）。大杖履，取其重迟，使息至肾达下，如丹经言息以踵者也。

案：侯女，34岁，年余前人工流产后，白昼正常，夜即大饥腹鸣，腰痛剧烈莫名。不得已，起进饮食，痛即少解。晚间如大餍肥甘，痛即少安。历中西无数，不能确诊。脉缓弱，经少。此刮宫伤肾，胞属肾，肾系胞，肾虚惫求脾供给

---

1 当仁者，当仁不让之意。

而供不应求也。夫肾，阴脏也。夜，阴时也。阴旺于阴，当至不至，有以致之也。大饥腹鸣，渴求不得。肾主腰，肾馁而腰痛也。有若失乳之儿大啼狂扰。主以八珍加枸杞、阿胶、玉竹，三剂而愈。

尝记幼时，兄病腰痛，里老教烙油饼大量恣食，并吞葡萄五个而愈。予窃笑之。讵知有真理存焉者。礼失而求诸野，信然也。兹证强食生肉，故又及之。此阴阳并亏而阴亏特甚，阴阳同出，阴亏而又累肾阳者也。唯阴太亏不能济阳，故能食。若阳亦太虚，则必不能食矣。方用四物补血，四君补气。胶入肝而肝藏血，胶滋肾而肾为阴主。杞入心而心生血，杞补肾而肾为气源。补阴精，育阳气，故尽其妙也。方加玉竹，颇为得体。苓渗去之，而术燥用之者，以能升且破腰脐老血，在润药中更能起蕃秀作用。此深合“阴阳俱不足者，可将以甘药”之旨，故效如桴鼓也。

心主手厥阴之脉，起于胸中，出属心包络，下膈，历络三焦。其支者循胸中，由胁下腋三寸，上抵腋下，循臑内行太阴少阴之间，入肘中，下臂行两筋之间，入掌中，循中指出其端。其支者，别掌中，循小指次指出其端。是动则病心中热，臂肘挛急，腋肿，甚则胸胁支满，心中澹澹大动，面赤目黄，喜笑不休。是主脉所生病者，烦心心痛，掌中热。为此诸病，盛则泻之，虚则补之，热则疾之，寒则留之，陷下则灸之，不盛不虚以经取之。盛者寸口大一倍于人迎，虚者反小于人迎。何也？

曰：是动者，经病也。心中热者，心主血，血用为营，邪中营则病心，包络代心受邪者也。臂肘挛急腋肿者，心包支脉所循，邪激血而臂肘挛，邪郁荣而腋肿也。甚则胸胁支满，心中澹澹大动者，是邪由外入内，由经累脏也。面赤者，心之色也。目黄者，血之郁也。喜笑者，心之声也。是当解外，肃静其内也。

是主脉所生病者，心主脉，脉病即心病也。心包脉起胸中，出属心包，代心受邪，故病则烦心心痛。脉入掌中劳宫穴，故掌中热也。宜照心脏各方。但彼心痛为经病累脏，此属脏病现经，互相影响，可互通也。

是动心中热，脉洪涩，邪激血，臂肘挛急，邪郁荣而腋肿者，邪病手厥阴而荣病者，宜解外宁内，凉膈散合黄芩汤、枳实药散、芍药甘草汤加法主之。

栀子三钱，连翘四钱，薄荷三钱，黄芩三钱，甘草二钱，赤芍三钱，枳实三钱，葛根四钱，贯众三钱，金银花四钱，牡丹皮三钱，生地黄五钱。

凉膈散清心，黄芩汤清肝(心包络之主，肝厥阴之脏)，葛翘银薄解外，枳实去大风，枳芍破瘀血(排脓汤去桔梗)，芍草和阴血，生地、丹皮、贯众凉血肃内者也。

心胸澹澹大动，目黄，笑不休，血郁甚，火激甚，脉洪涩如闸口之水翻滚起浪也。上方加丹参一两，郁金三钱，桃仁三钱，犀角一钱，又参犀角地黄矣。加桔梗足成排脓汤。

细数阴虚者，三才生脉栀子豉加牡蛎柏仁汤。

天冬五钱，生地黄五钱，人参三钱，麦冬五钱，五味子二钱，栀子三钱，豆豉三钱，牡蛎四钱，柏仁三钱。

三才生脉补气生津，栀子导心火下降，豆豉起肾气上升，地天参麦柏仁养心血，牡蛎五味敛心神，两剂当愈。不止者，稍实也。可与阿胶芩连鸡子黄汤。

若脉微弱者，桂甘龙牡合桂枝加龙骨牡蛎阳旦汤。

桂枝四钱，芍药四钱，生姜三钱，大枣六个，甘草四钱，龙骨三钱，牡蛎三钱，附子一钱半。

细数为阴虚宜补阴，微弱为阳虚宜益阳。阳虚而心中热者，阳当至而不至也。臂肘挛者，阳气虚不能柔筋也。两腋肿者，阳气虚不为血帅也。胸胁支满者，阳气虚而不布也。澹澹大动者，心阳虚而难运，难运而强运也。面赤者，戴阳也。目黄者，血郁也。

桂甘龙牡上补心阳下敛肾阴，桂加龙牡交通心肾，阳旦汤大益心肾之阳也。而桂草宣心阳，龙牡敛心神，芍草和阴血，附桂下益肾火上补心阳，姜草大枣补中土，交通心肾，燮理阴阳者也。

是主脉所生病，寸口大一倍于人迎，迟大弦紧者，寒实也。或由鼻历肺凌心，或因寒凝血碍脏，阳郁而心反烦痛，掌中反热者，三物白散主之。

桔梗三钱，巴豆(去油)一钱，川贝三钱，合散，每服一分，在上则吐，在下则泻。

巴豆斩关夺门，贝母散郁开结，桔梗开滞且载药上浮搜胸也。

寒凝血痛，赤石脂丸、大建中汤、桂枝乌头煎并主之，而桂枝乌头煎最宜。以桂枝加附为阳旦，阳旦实系朱雀。乌头，附之母也。桂枝血药，附壮心阳，乌散外寒，且止诸痛。仲师治灸刺诸药不能已之疝痛，可以悟矣。

若脉小于人迎，细数虚涸者，黄连阿胶汤主之。脉微弱或结代者，复脉汤加附增桂。而实涩结代，胸闷极，心痛，为瘀而使然，宜大破逐，不在此例矣。

炙甘草一两二钱，生姜一两，桂枝二两，人参七钱，生地黄四两半，阿胶七钱，麦冬二两半，火麻仁一两，大枣三十枚，附子一两，清酒半斤，水合煎药，去渣，纳胶化开，温服三分之一，一日服尽。

炙甘草君以甘草，复脉汤恢复其脉也。脉者有形无质，而气血为其基本焉，故血弱则不濡，气虚则不运，此所以脉结代也。结者缓而中止，代者不能自还也。方中草姜枣桂人参补气宣阳，阿胶麻仁麦地滋阴养血。姜桂散之，清酒宣之，气化中和，方专燮理。此所谓大钧一气，自然运转者也。

胆足少阳之脉，起于目锐眦，上抵头角，下耳后，循颈，行手少阳之前，至肩上，却交出手少阳之后，入缺盆。其支者，从耳后入耳中，出走耳前，至目锐眦后。其支者，别锐眦，下大迎，合手少阳，抵于颇，下加颊车，下颈合缺盆，以下胸中，贯膈，络肝属胆，循胁里，出气街，绕毛际，横入髀厌中。其直者，从缺盆，下腋，循胸，过季胁，下合髀厌中以下循髀阳，出膝外廉，下外辅骨之前，直下抵绝骨之端，下出外踝之前，循足跗上，入小指次之间。其支者，别跗上，入大指之间，循大指歧骨出其端，还贯爪甲，出三毛。是动则病口苦，善太息，心胁痛不能转侧。甚则面有微尘，体无膏泽，足外反热，是为阳厥者。何也？

曰：胆主少阳，生于地下之肾脏。胆寄相火，游始心外之心包。肾火者，心之臣相，心包者君之使卫，皆可谓之相火也。

府号中精，职称中正，凡十一脏皆取决于胆者，犹火车头之于车厢也。然过亢则陵[1]君，不及则失职，事虽有异，其罪维均。故是动口苦者，胆气之溢也。太息者，胆气之郁也。胆脉下胸贯膈属胆循胁，故动又心胁痛不能转侧也。

木旺者青而润明，木败者枯而晦暗，故病甚则面如尘，体无膏泽，即所谓“渥然丹者为槁木”[2]者也。足外热者，胆脉抵绝骨下外踝也。此为阳厥者，胆属少阳为阳之始生，胆主升阳为阳之枢持也。

---

1 陵与凌通用。

2 出欧阳修《秋声赋》。

虚则补之，实则泻之，盛者人迎大一倍于寸口。

三里，阳陵泉，内关。

方用黄芩四逆加牡蛎。

《灵枢·邪气藏府病形》胆病者，善太息，口苦呕宿汁，心下澹澹，恐人将捕之。喉中吤吤然，数唾。在足少阳之本末，亦视其脉之陷下者灸之。其寒热者取阳陵泉。

《四时气》善呕有苦，常太息，心中澹澹然，如人将捕之，邪在胆，逆在胃。胆液泄则口苦，胃气逆则呕苦，故名曰胆瘅，取三里以下。胃气逆，刺少阳血络以闭胆逆，却调其虚实以去其邪。

若人迎大一倍于寸口，弦紧迟大者，寒胜也。少阳为外寒所郁则口苦太息，心胁痛不可转侧，宜当归四逆加吴茱萸汤。

当归一两，桂枝一两，白芍一两，细辛一两，大枣二十枚，炙甘草八钱，生姜一两，木通六钱，吴茱萸一两，水煎分三次服。

胆少阳，厥阴肝之表也。故寒中少阳经，体弱而不化热者，小柴去芩加桂枝、牡蛎可愈。

重者由表涉里，必病厥阴矣，当归四逆加吴茱萸、生姜，外解厥阴之经，内温厥阴之脏者也(详上)。吴茱萸汤加桂枝亦主之。

人参一两，生姜二两，大枣十二枚，吴茱萸一两，桂枝三两，水煎分三次服。

人参姜枣补中土培木之正，吴茱萸、桂枝温肝脏制木之寒，熟读经典者自能鉴也。

若脉数，口苦太息，心胁痛不能转侧，面尘蒙，体无膏泽，足外反热，是为阳厥者，黄芩合柴胡牡蛎。

黄芩一两，白芍一两半，甘草一两，柴胡一两半，牡蛎一两半，枳实一两，分温三服，一日量。

黄芩汤清胆火，四逆散解郁热，芩芍清少阳，芍草和少阳，柴胡入少阳解少阳，枳实秉金利胸胁，牡蛎秉金软胁坚。此其略也，若润泽之，请读仲师各注可也。

人迎反小于寸口者，虚也。脉弱或虚者，补肝散或乌梅丸。

补肝散

川芎三钱，白芍四钱，当归三钱，生地黄三钱，酸枣仁四钱（炒），甘草三钱，木瓜三钱。

乌梅丸（方见前）

胆附于肝，和肝即以和胆也，乌梅大酸者伏其所主也。病起于寒，椒姜辛温者先其所因也。附辛之热制其肾阴，连柏之寒制其心热，尤在当归滋其耗散，参米培其土，中土平而水火之乘得隔，脾胃旺则心肾之交得谐矣。

《灵枢·杂病》心痛引腰脊，欲呕，取足少阴，何也。

曰：腰脊者，肾之府也。呕者，胃之逆也。肾脉通心，故心痛引腰脊之肾。肾气上冲而呕者，肾心痛也。宜取少阴之照海通膈，兼脾之公孙达胸，心之内关通包，虚则补之，实则泻之。廉泉，任脉穴，可下肾气之逆，治胸痛，语不能言，当并取之。

照海、公孙、内关、廉泉。

如两寸脉弱之阳虚，左尺肾阴之厥逆，右尺肾火之不及，是肾火不燠脾土，肾阴上合脾阴，脾肾阳虚，寒盛上凌心脏也。且冲任并起胞中，胞系于肾，寒邪由冲脉上逆，冲脉丽于阳明，胃逆而呕也。此概双弦者寒，沉紧者寒，弦直以长之冲脉而言也。再察舌有苔滑白，溺白，恶寒踡卧，颓靡欲寐，时或厥逆，现种种少阴证者，宜桂枝加桂合茯苓、桂枝、生姜、大枣四逆治之，因呕去术，真武镇寒水而用干姜。

桂枝六钱，白芍一钱，干姜三钱，大枣六枚，甘草三钱，茯苓五钱，附子三钱。

若脉左寸数厥，右尺弦数，左尺细数，舌卷赤，溺赤，烦躁，则是相火上犯心包。轻则阿胶鸡子黄加玄参生地栀翘知柏，重则犀角地黄加天冬或牛黄安宫。

方一：黄连三钱，黄芩五钱，白芍四钱，阿胶三钱，玄参五钱，生地黄一两，栀子四钱，连翘三钱，知母三钱，黄柏三钱。

方二：犀角三钱，牡丹皮三钱，生地黄一两，白芍四钱，知母三钱，黄柏三钱，天冬一两，玄参五钱。

心痛腹胀啬啬然，大便不利，取足太阴。何也？

曰：腹者脾所司，胀者脾之病，啬啬者，缩缩恶寒也。大便不利，脾之不运也。脾络注心，故太阴厥气而心痛也。取足太阴之公孙穴，心包之内关穴，虚则补之，实则泻之。

如左寸右关弦紧沉迟，心腹胀痛者，脾寒也。寒邪肆虐则啬啬恶寒，脾寒膏缩则穷约便秘，宜附子理中加吴茱萸、桂枝。

干姜三钱，附子三钱，甘草三钱，白术三钱，党参三钱，吴茱萸二钱，桂枝四钱。

如左寸右关洪数滑实，舌赤口燥者，腹胀枯燥之气，暴腹胀大之属于热也。阳气固结于中，阴气发扬于外故啬啬也。脾有散膏，热灼则穷约，枯缩则大便不得矣，宜脾约丸。

麻仁一两，白芍五钱，枳实五钱，厚朴五钱，杏仁四钱，大黄五钱，分两次服。

心痛引背，不得息，刺足少阴。不已，取手少阳与心脉微急为心痛引背参看。**何也？**《邪气藏府病形》心脉微急，为心痛引背，食不下。微急者，急而不甚也。寒伤肾，肾上乘心，背为阳，阳伤乃引背，寒其脾膏则不食矣。微大为心痹引背，善泪出。

曰：胸背者，心肺之宫城也。肾脉从肾贯膈入肺络心，故肾气逆上而心痛引背不得息也。取足少阴之涌泉当已，不已取手少阳支沟。以三焦起于脐轮之脖胦（即命门、募原），脉布膻中，散络心包也。虚则补之，实则泻之。如耳无闻目无见，可加听宫掩鼻法（《刺节真邪》）。在上之七窍不通，独取太阳[1]以通心神之气，心为太阳，宜日中刺之。

涌泉、廉泉、支沟、听宫。

如两寸沉涩弱迟，左尺弦紧或厥劲，阳不胜阴，肾阴之厥气上行作痛也。宜茯苓、桂枝、甘草、干姜、附子，或扁鹊玉壶冰，乌头煎天雄去术加沉香、细辛。

苓桂甘姜附方

茯苓五钱，桂枝五钱，甘草五钱，干姜三钱，附子三钱。

乌头煎

乌头二两，水煎去渣合蜜相等，徐徐饮之，如醉或吐即愈。

玉壶冰

净硫黄豆大一块，服下腹温即愈，不愈继服，日可三钱。

---

1 听宫，手太阳经穴。

天雄去术加沉细

天雄三钱，桂枝六钱，龙骨三钱，细辛三钱，沉香二钱。

如左寸弦急，右尺厥紧，左尺弱，肾火乘心而痛也，宜大补阴丸加泽泻、玄参、牡蛎、白芍。不已加朴硝。

知母三钱，龟甲三钱，黄柏三钱，生地黄一两，泽泻三钱，玄参一两，白芍四钱，牡蛎三钱，磁石五钱。

心痛引小腹满，上下无定处，便溲难，刺足厥阴。何也？

曰：两小腹旁皆属肝经，以肝脉过阴器，抵少腹也。其支者，从肝别贯膈入肺，故肝气上逆，心痛引少腹满，如疝病之上下攻冲作痛而无定处也。子和[1]治疝主肝本此。肝主疏泄，肝逆失职而二便不利矣。当以足厥阴之期门，虚则补之，实则泻之。

期门

如两寸弦急，左关弦紧沉迟者，宜当归四逆汤，重加吴茱萸生姜。方见前。

如两寸弦数，左关弦厥者，加减龙胆泻肝黄芩汤。

黄芩四钱，龙胆草四钱，白芍五钱，甘草二钱，芦荟二钱，磁石一两，川楝子三钱。

心痛，但短气不足以息，刺手太阴。何也？

曰：心系上连于肺，心脉上通于肺，肺主呼吸，故心痛，短气不足以息也。刺手太阴之经渠穴。虚则补之，实则泻之。

经渠

如两寸弦急或沉涩迟，寒也。宜大建中汤或四逆加荜茇。

川椒八钱，干姜一两，人参五钱，胶饴四钱，水煎去渣，内胶饴，分温再服，如一炊顷饮粥一碗，温覆，日二服。

如两寸数急者，热也。宜人参泻肺汤。方见前。

问曰：心痛，当九节次张隐庵本作次，他本作刺**之，按已刺，按之立已，不已上下求之，得之立已。何也。**

曰：此有两解。一，心痛正当九节之次，次者旁也。按心在七节之旁，此

---

1 张从正，字子和，号戴人，著《儒门事亲》。

未言心痛引背，九节之次，则此不可从也明矣。

隐庵曰：此上五种痛，因脏气上乘而为痛也。次者，俞穴之旁也。九节次之者，肝俞次旁之魂门也。肝藏之魂，心藏之神，相随而往来出入。故取之魂门以通心气，按已而刺，出针而复按之，导引气之疏通，故心痛立已。九节之上乃膈俞旁之膈关，下乃胆俞，次之阳纲。心气从内膈而达于外，故不已，当求之上以通心神，求之下以舒魂气。得之者，谓针得气也。

桐按：此解似通，当从。盖此心痛是指一切心痛，如法刺之而不效者，用此法也。篇中心痛是句，当九节次之按已刺者，言当在九节次之肝俞旁之魂门，按之者欲气之舒，而实亦按散血气，恐中溜脉也。刺已复按，痛当立已。如再不已者，刺九节上之膈关，九节下之阳纲，针下得气当立已矣。

次，次序之次，可作之下解，又作次舍解。是某之次即某之处。肝俞如可刺对证，则不必言魂门，以次字无作旁字解处也。肝俞禁针，主灸积聚痛，气短音轻，同命门并灸治瞽目重明。

一切心痛，按法针之药之而皆不效者，心脏痹结之甚，紊乱之甚也。宜大畅心脏瘀血。

丹参一两，郁金三钱，桃仁三钱，玄胡索三钱，当归二钱，川楝子三钱，薤白三钱，甘松三钱，檀香三钱，远志三钱，薄荷冰三分(冲服)。

此方是予归自北京时，与子寿松携经锄岗子地时所撰。许多年来，勿论风湿狭窄、冠供不足、绞痛等，随证加减，莫不神效。若枳、桔开胸膈滞气可加。闭锁不全加五味柏仁，高血压加枯草地龙乳没磁石，重加大黄。

肝俞、魂门、膈俞、膈关、胆俞、阳纲。

《灵枢·厥病》题解

厥本作瘚，疒者病也，屰即是逆，欠是欠伸，会意气逆极而暴伸也。厥逆之气动力甚大，如障流之洞决，如火山之暴发也。入府汗出便泻可愈，入脏面唇青紫多死。其死也，不能预期。有类壮人坠水中、中煤气者。

厥气之来，有发自脏府经络，脑出血、心肌梗死、阳脱阴脱，气血痰惊厥类也。有因体弱而召夭殃，风寒暑温燥火厥类也。有酿疫疠触而凌人，阴阳毒、霍乱诸瘟疫是也。

电压失常，摧迸电泡，入脏之证也。车胎将崩，放气即松，入府之证，亦治疗之法也。厥发百病，此特论厥心痛者也。隐庵谓三阴三阳，天之六气也。水火土金水火，地之五行也。在天呈象，在地成形。地之五行，化生五脏。天之六气，配合六经。五脏相通，移皆有次，六气旋转，上下循环，如不以次，则厥病作矣。又云五脏之形气，生于地之五行，而本于天之六气。十二经脉外合六气而本于脏府之所生，脏府经脉之相合也。经之凡称三阴三阳，皆论六气，而或及于经。凡曰五脏六府者，是论脏府经脉，而或涉于六经。语至精确，不愧大家也。

问曰：厥心痛，与背相控，善瘛，如从后触其心，伛偻者，肾心痛也。先取京骨、昆仑，发针不已，取然谷。

曰：厥心痛者，即厥气冲心而痛也。胸背者，心肺之宫城也。与后相应控引而痛，厥气之逆冲也。瘛者，抽搐牵引，厥气之激动也，其激动如闸口水之翻波起浪也(与西医谓缺氧是二是一)。如从后触其心而伛偻者，肾附于脊，络膀胱，肾气冲心，循膀胱之脉自背上升，故痛如自后触，痛极而伛偻也。如此者，宜先刺膀胱之京骨、昆仑，由阳府而侧泄阴脏之逆(肾与膀胱相表里)，病斯已矣。如发针不已，再直取肾脏之然谷，无不愈者。

京骨，昆仑，然谷。

如脉沉紧弦迟，舌润不渴者，寒也，宜桂枝加桂合茯苓桂枝生姜大枣四逆加细辛、朱砂。

桂枝六钱，白芍二钱，干姜三钱，大枣六个，炙草三钱，茯苓五钱，附子三钱，细辛三钱，朱砂一钱半(冲)，水煎分三服。初服隔一点钟，不止继服。止者停后服。赤石脂丸亦可用。

桂枝加桂制肾气上乘，苓桂姜枣伐肾邪上逆，阳旦汤补生阳气，四逆汤大回元阳，细辛起阳气于至阴之下，辰砂镇逆气安心神之宫，肾心痛自当已矣。

两寸细数滑实或弦数，右尺独甚者，相火上炎也。

生地黄一两，玄参八钱，知母八钱，黄柏八钱，龙骨四钱，牡蛎一两，龟甲四钱，白芍四钱，分两服，隔一点钟。甚加龙胆草、泽泻。

阴亏则火旺，生地黄、玄参滋阴即以泻火也。相火寄于胆府，白芍、龙胆草泻胆即泻相火，龙牡息龙雷。龟伏水中，制诸鳞之飞也。泽泻泻膀，膀肾表里，泻膀即泻肾也。补阴丸加玄参、龙胆草、泽泻，相火上炎证无不宜之也。

问曰：厥心痛，腹胀胸满，心尤痛甚，胃心痛也。取之大都太白。何也？

曰：经云脾与胃以膜相连耳，脾脉络胃，胃脉络脾。腹，脾所司，亦胃之府也。胃络通心，胸为心宫，故胃邪肆虐，厥逆上乘而腹胀胸满，心痛尤甚也。取脾之大都太白，病斯已矣。

上之肾心痛，从膀府以泻肾脏，此胃心痛又从脾脏以泻胃府。经络脏府，雌雄表里，阴阳交通有如此者。

大都、太白。

脉呈弦紧沉迟诸寒象者，宜大建中汤（方见前），或用荜茇、良姜各三钱，山药一两，不用饴，不饮米粥亦可。

脉沉滑或洪数，呈诸热象者，火也。宜白虎加麦冬、川楝子。

生石膏二两，甘草六钱，知母六钱，粳米一两，麦冬一两，川楝子四钱，白芍四钱，先煮粳米，开花去米，后煎诸药。

问曰：厥心痛，痛如以锥针刺其心，心痛甚者，脾心痛也。取之然谷、太溪当作漏谷天溪。**何也。**

曰：脾支脉从胃别上膈注心，故脾厥上乘，如以针锥刺其心痛也。刺痛者，血也。气逆血紊，心阻血，碍其循环也。太溪、然谷属肾脉与脾无涉，隐庵以为天溪、漏谷，先获我心矣。

如阳涩阴弦，脾弦紧迟者，虚寒也。人参汤加丹参红花主之。

桂枝六钱，干姜三钱，甘草三钱，人参三钱，白术三钱，丹参八钱，红花六钱。

如弦数或寸沉迟属滞者，验舌必黄赤腻厚，瓜蒌薤白白酒加蒲黄、五灵脂、桔梗。

瓜蒌六钱，薤白三钱，半夏八钱，蒲黄三钱，灵脂三钱，白酒（以米醋代之）。

漏谷、天溪。

问曰：厥心痛，色苍苍如死状，终日不得太息，肝心痛也。取之行间太冲。何也？

曰：色苍苍如死状，即《经脉》肝经是动之面尘脱色也。终日不得太息，肝厥气凌金甚，不能布舒也（肝厥逆甚者，气绝得哭乃苏，肺气通疏也，太息亦然）。肝脉通心，肝气厥逆而痛也。刺肝之行间太冲，疏其逆气自愈矣。

行间、太冲。

如沉迟弦紧，察有寒征者，吴茱萸当归四逆。

吴茱萸一两半，人参一两，生姜二两，大枣十二个，桂枝一两，白芍一两，细辛一两，炙甘草三两，木通六钱，水煎分三服。一服愈，止后服。不止，继服，半日服尽。

如弦数急厥呈诸热证者，黄芩汤加味。

黄芩一两，白芍一两，甘草六钱，龙胆草一两，芦荟一两，铁落四两（如无以生铁或赭石代之）。

问曰：厥心痛，卧若，徒居心痛间，动作痛益甚，色不变，肺心痛也。百思不解，何也？

曰：此节，王焘辈文学之深，张（隐庵）马（玄台）辈功夫之纯，而皆爽其句读。自桧以下余何足讥[1]，是有待于桐也，或嗤予僭越欤？

"卧若"是句，"徒居心痛间"是句，"动作痛益甚"是句，言厥心痛者，卧在床上尚觉顺适舒服一些。若，作顺字解。《诗经》曾孙是若，《尚书》百姓咸若可证。徒居心痛间者，徒者空也，如徒手徒步，俗谓"光那么着"，就是说患者静居一地而不动弹，则心痛尚有间断之时。如果心慌意乱，扬手掷足，按摩呼唤，则是动作，而痛益甚矣。所以然者，心直脉从心系上肺，心血液上输于肺，肺主气帅血以行，故肺气厥则心痛也。卧若者，卧则气舒而顺适，徒居不动而气定，气定则不冲突，不冲突则痛尚有间断之时。倘患者不知将息，妄自骚动，动则气血紊乱，则痛更加甚矣。

夫心之荣色也（《解精微论》），心之华面也（《六节藏象》），是痛发于肺气厥而影响及心，故色不变也。取其肺之鱼际太渊，病斯已矣。

鱼际，太渊。

沉迟弦紧，证现寒象者，还魂桂麻杏苓草合葶苈大枣。

桂枝三钱，麻黄三钱，杏仁三钱，甘草三钱，茯苓二钱，大枣五枚，葶苈三钱，一剂不愈继服。

邪寒甚者，用肺心痛方，大建中、四逆加荜茇。

---

1 桧亦作郐。《左传·襄公二十九年》"自郐以下无讥焉"。

川椒八钱，干姜一两，人参五钱，饴糖四钱。

脉弦数滑实，现热证者，麻杏甘石金铃子散加百合、麦冬。

麻黄三钱，杏仁六钱，甘草三钱，石膏一两，百合一两，麦冬一两，川楝子四钱，玄胡索二钱。

邪热甚，用肺心痛人参泻肺汤方。见上。

问曰：真心痛，手足青至节，心痛甚，旦发夕死，夕发旦死。何也？

曰：此总结上之由他脏厥气而影响心脏者也。《邪客》曰：心者五脏六府之大主也，精神之所舍也。其脏坚固，邪弗能客也，客之则伤心，心伤则神去，神去则死矣。故诸邪之在于心者，皆在于心之包络。包络者，心主之脉也，故独无俞焉。无俞者，非心无俞穴，言心病包络即其俞，不必治心之俞穴也。（正为此章确解）

上之四脏气厥作痛，皆犯心包，故愈。此属心脏自病，故死。欲别邪犯心与心自病，则必验各证矣。故此明曰：真心痛，手足青至节也。诸家皆以节为指节，似非。当是腕及肘膝青色。心主血脉，痛失循环则凝滞而变青色也。于此不可救之中，救以升麻鳖甲，是或一道也。

升麻六钱，当归六钱，甘草六钱，川椒三钱，鳖甲二钱，雄黄三钱。加郁金四钱，丹参四钱，远志三钱，水煎顿服三分之一，不止继服。

或用丹参一两，郁金一两，桃仁五钱，红花五钱，川椒三钱，枳实四钱，柴胡四钱，赤芍四钱，甘草三钱，桔梗五钱。

附案

献县张祥村，六十年前（予上学时）发生奇证。人马同死，七个张祥[1]无不穿孝者，而里许之曹辛庄竟不传染。后则三五年时或发生，无一治愈，并传云怕吃鸡蛋。培元先生予岳也，亲临是证多次，云初起似轻感冒，颓靡外无他痛苦，神识不乱，唯觉气痹而短。患者自言活不了，渐渐气微，默然而绝，自发病至亡无过半日者。一九五〇年诊其村，忽遇是证，一如翁言，脉作缓涩，继而微散状。予思如此健男，突然致死，必有强烈毒气由鼻吸入，袭其肺心，气滞血凝，肺不呼吸，心不循环而然。势必开瘀闭，推动机轮。即以四逆散大集破血品大量服之，竟获痊愈。

---

1 旧说子牙河东有七个张祥村，今只分前中后三个村，张祥属献县韩村乡。

心痛不可刺者，中有盛聚，不可取于腧者，何也。

曰：此别五脏之厥逆也。五脏经脉之厥逆，刺腧以泻其邪即愈。若藏府中有气血食火痰之盛聚者，必去其盛聚而后已。其痛与腧无涉，故不可取之也。

如胸痹不得卧，痛心彻背，脉迟滞者，非寒也。瓜蒌薤白半夏汤主之。

瓜蒌大者一枚，薤白六钱，半夏六钱，白酒二两，分温两服。

此痰火阻结胸膈，痹闭短气咳唾也。胸膈发于背脊，不通则胸背痛也。心痛彻背，彻背之心俞也(五椎旁)。此迟是滞不是寒，与《伤寒论》124结胸动数变迟同。故以瓜蒌荡涤胸中垢腻，薤白白酒辛以开痹，半夏降逆豁痰且和阴阳也。

胸痹，心中痞留，气结在胸，胸满，胁下逆抢心者，实也，枳实薤白桂枝汤主之。

瓜蒌一枚，枳实九钱，薤白二钱，厚朴三钱，桂枝三钱。

此较上又加气结在胸，胁下之气上逆抢心，故加枳朴泻满。桂枝秉少阳木气通利三焦，其火金坚性大制肝升(冲逆之气)，非用其入心温肾，而利其同厚朴入肝疏通，佐枳实以利胸胁也。

食伤太阴，填塞闷乱，极则心胃大痛，兀兀欲吐，得吐则已，俗呼食迷风，脉气口三盛，瓜蒂散吐之。

宿食上脘宜吐，仲景之法也。经曰：邪高者，因而越之。《五味》篇曰：苦走胃，多食之令人变呕。苦入于胃，五谷之气皆不能胜，苦入下焦，三焦之道皆闭而不通，故变呕。瓜蒂，苦之尤者也，其催吐也必矣，且气极烈极刺，搐鼻烧痛，立出嚏水，入胃刺激，概可想见，其能反胃也明矣。赤豆酸涩，助瓜蒂之苦闭。香豉轻浮，助反胃之涌越。二味皆香品，更藉以保胃也。寒痰水食在上者，皆可涌出，虚者慎之。

炒瓜蒂六铢，赤小豆六铢(捣末)，取一钱匕，以香鼓一合，热汤七合煮作稀粥取汁，和散顿服之，不吐者稍加之，得快吐乃止。

《外台》瓜蒂、赤小豆各一两捣末，白汤服一钱匕，药下便卧，不吐稍增。欲止吐者，饮冷水解之。《医方集解》吐时须闭目，用带紧束肚皮。吐不止，葱白汤解之。良久不吐者，含砂糖一口即吐。张子和不用豆豉，加人参、甘草，齑蒜汁调下。吐不止，麝香送下稍许。

桐按二味等分即可，不必香豉亦吐。加入参草亦属无味。以药下即吐，无由施参草之力也。一钱匕，古制，以一文钱盛药末，不落为度，约今一分多。匕，勺形，上尖下大，用以盛物，即用钱当勺也。带束肚皮方稳，使脏府不大涌动。合目者，恐目系努出落睛也。吐时瞑晕厥，状殊惊人。若解法，葱者通也，疏其下脘而止也。麝香亦取其通，似不必谓其瓜苗闻麝即枯而然也。

心痛气刺不可忍，脉涩，瘀血犯心也。失笑散。（妇人多，近日心绞痛亦效）

五灵脂、蒲黄等分，每用二钱，醋熬膏入水煎服。

问曰：肠中有虫瘕及蛟蛔，皆不可取以小针。心肠痛，侬作痛，肿聚往来上下行，痛有休止，腹热喜渴，涎出者，是蛟蛔也。以手聚按而坚持之，勿令得移，以大针刺之，久持之，虫不动乃出针也。

曰：虫瘕作痛肿聚者，虫聚腹鼓疙瘩如肿，心腹时痛。贺某女羸极，人疑虚劳、心脏病，有人窃戏拍其肩而委地而绝。察为虫，与西药山道年下虫数百及千数而愈。若胆道蛔虫，西药不能解决者，予创诱杀汤至稳。若蛟蛔，予未之经，想系极大之虫。毒药之，恐虫不安而挣扎，人不能支，而刺之耶？

附胆道蛔虫案

予讲国际和平医院时，会诊十四岁小儿，病四十日，状极羸弱，颇可怜。予意药虫死则必胆道堵塞，诱出杀之较妥。乃用甘草、蜂蜜各一两，水煎口口饮下，一以诱虫，一以缓病，待痛止，急服使君子仁二两即虫下而愈。然有服后呃噫不止者，是使君香燥涩约下脘，亦虫昏积于肠中不通而然。急以承气或硫苦（硫酸镁，与芒硝类似）服之即愈。案例极多，不胜举也。使君香燥健脾，无丝毫毒性。某儿偷食半斤，曾无反应，真仙药也。

《灵枢·经脉》手少阴之别名曰通里，去腕一寸半，别而上行，循经入于心中，系舌本，属目系。其实则支膈，虚则不能言。取之掌后一寸，别走太阳也。

按，通里去腕一寸，一寸半，半字衍文也。理极明不释。

《灵枢·经脉》手心主之别名曰内关，去腕二寸，出于两筋之间，循经以上系于心，包络心系，实则心痛，虚则为头强，取之两筋间也。

《灵枢·经脉》足少阴之别，名曰大钟，当踝后绕跟，别走太阳，其别者，并

经上走于心包，下外贯腰肾。其病气逆则烦闷，实则闭癃，虚则腰痛，取之所别者也。

按十五络血气因邪充实而外见，血气因馁而虚则下陷不见，或在上求之下，或在左而取之右。《经脉》有经脉之络脉，《经别》有经别之络脉，不可混同也。

热病心痛

《灵枢·热病》喉痹舌卷，口中干，烦心心痛，臂内廉痛，不可及头，取手小指次指爪甲下，去端如韭叶关冲。

《灵枢·五邪》邪在心，则病心痛，喜悲时眩仆，视有余不足而调之其输也神门。

问曰：《灵枢·刺节真邪》振埃者，刺外经去阳病……岐伯曰：振埃者，阳气大逆，上满于胸中，愤䐜一作瞋肩息，大气逆上，喘喝坐伏，病恶埃烟，䭇不得息……取之天容天突可参。黄帝曰：其咳上气，穷诎胸痛者，取之奈何？岐伯曰：取之廉泉……取天容者，无过一里。取廉泉者，血变而止。何也？

曰：振埃云者，如振埃之速也。此阳邪逆上，真气被阻，刺外经穴通真气，泻邪气，去阳气逆上之阳病也。阳气者，充身循轨，无阻无觉，不可以稍逆（详《生气通天》诸阳气者条），逆则为邪矣。似此上满胸中愤然而䐜满（愤当作坟。《左传》公祭之地，地坟。坟，高起也。）。呼吸困难，大动而肩息。大气逆上为喘为喝（喝者，喘而出大气成声也），或坐或伏而不得卧矣（正所谓喘息有音而不得卧，阳明之逆），且最恶埃尘烟气，为其刺激肺脏。䭇即喘极气噎，顿气难出而强出，故曰不得息也。取天容，手太阳小肠经穴，所谓胃肠同候也。

小肠为心府，刺之所通阳气之逆也。按此大有似于今日所谓飞尘喘、花粉喘，予曾历北京物资局某，来院未及试而文波起矣。

咳上气穷诎胸痛者，穷（竆），在穴而弓身，穷，身不能伸。诎，诎屈言不顺。形容咳喘上满，气诎穷不伸，痹极而痛。取廉泉。廉泉，任脉穴。刺之者，以任起会阴，止于睛明，任一身之阴，刺血以通三脘、膻中、华盖、石门、三焦之气，以气滞则凝也。

《藏气法时》心病者，胸支满，胁下痛，膺背肩胛间痛，两臂内痛，取其经，少阴太阳舌下血者，可以互参。泻血者，泻其实也。

心脏病脉象

问曰：《平人气象论》夏胃微钩曰平，钩多胃少曰心病，但钩无胃曰死，胃而有石曰冬病，石甚曰今病，藏真通于心，心藏血脉之气也。何也。

曰：此证人禀气于胃，人以胃气为本也。夫胃为后天基本，以养五脏之气，变见于气口，人所习知也。而五脏皆禀气于胃，必因胃气乃至于手太阴，有胃气则生，无胃气则死，则不独水谷精气，而更是胃脘所寄之真阳，则人不尽知也。天地以水火为功，人身以水火为用，水火相交必于中土，婴儿姹女会于黄庭，丹经言胃脘之阳，非真胃脘，乃胃脘之地，如卫气言出少阴之分者。此阳是水火合和之结晶，是两而化一而神者（分则为二，合则为一，两即阴阳，化生万物。合阴阳返一，而神化莫测）。不同于水为阴、火为阳之阳，是既能育阴又能养阳之阳，是诚人之根本也。

脏真通于肝者，是五脏之真气散于肝，赖肝以疏散也。通于心者，赖心而通达也。濡于脾者，赖脾而濡润也。高于肺者，赖肺以行营卫也。下于肾者，赖肾以充骨髓也。脏真之气即是胃气，胃气即胃脘之阳也。胃于后天属土，土载万物，故四季之色必兼黄色，四季之脉必具缓象也。

夏脉曰钩。钩者，状来之盛如钩之上硬也，状去之衰如钩之下空也，即来盛去衰之洪脉也。各家注钩强扯之极，决不可从。

夏脉兼胃气缓脉而微钩洪者，平人脉也。如钩多缓少则心病，以夏气通于心也。但有钩象而无缓脉则死脉也。石，冬脉也。夏行冬令，是谓大忌。幸有胃缓，则冬之素病。若石甚，则又疫疠暴发之今病矣。暴病石甚，或无脉厥冷，皆可挽回。若是素病石甚，则危矣。

脏真通于心，此真即《上古天真论》之真，即胃脘之阳、元气、宗气、祖气合和之谓也。心藏血脉之气而主血脉之疾，如脉不通，面如漆柴类也。

扁鹊十五难曰：夏脉如钩者，南方火也。万物之所茂，垂枝布叶皆下曲如钩，其脉之来疾去徐故曰钩。

又，《玉机真藏论》岐伯曰：夏心脉也，南方火也，万物之所以盛长也。故其气来盛去衰，反此者病。《脉要精微论》曰：数则烦心者，心火盛也。涩则心痛者，血不畅也。

问曰：《脉要精微论》平心脉来，累累如连珠，如循琅玕，曰心平。何也？

曰：累累，充盈貌，如结实累累也。循，摩也。《汉书·李陵传》：数数自循其刀环。琅玕，玉有光者。此当自悟也。

问曰：病心脉来，喘喘连属，其中微曲，曰心病。

曰：谓心病之脉，来时不断，似喘之呼吸急促也。《大奇论》脉至如喘，名曰暴厥，不知人与言。此喘喘连属，脉中时带微曲者，则心病益甚矣。曲不是脉形有曲，是言脉来数中有微曲意，俗谓瘸腿，代结之轻者也。

问曰：死心脉来，前曲后居，如操带钩，曰心死。何也？

曰：脉来有不齐之曲势，重按则又如骨居之牢实（居即蹲着，同踞。骨居，河北土语，由来久矣）。操，持也。带钩，古武将大带之钩，即扣钩。

问曰：《玉机真藏论》真心脉至，坚而搏，如循薏苡子累累然，色赤黑不泽，毛折乃死。何也？

曰：坚而无缓，搏指如摸薏苡之硬，累累充满。色赤黑，火极化水，如舌赤变黑，不泽为血死。毛折，火克金绝也。

问曰：《脉要精微论》心脉搏坚而长，当病舌卷不能言。其软而散者，当消渴王本无渴，有环。《甲乙》《脉经》俱有渴字**自已。何也？**

曰：搏指坚长，心火实也，故舌卷难言。软而且散，心阳虚也，阳不化津，故当消渴。此极棘手证。文曰自已，似不可能。盖古经残缺，不可考矣。

问曰：《脉要精微论》诊得心脉而急，此为何病？病形何如？岐伯曰：病名心疝，少腹当有形也……心为牡藏，小肠为之使，故曰少腹当有形也。何也？

曰：心为君主，心不受邪，小肠受之。但急脉当分弦急、数急而治，寒热皆作是证也。

《大奇论》心脉搏滑急为心疝，《四时刺逆从论》滑则心风疝，《邪气藏府病形》心疝引脐，小肠鸣，是其证也。

问曰：《大奇论》心脉满大，痫瘛筋挛。心脉小坚急，膈，偏枯，男发左女发右，不喑舌转，可治，三十日起；其从者喑，三岁起；年不满二十者三岁死。何也？

曰：心，火也。脉满大则火盛矣，火灼筋节而痫瘛筋挛也。心主血，心脉坚急，心火旺而血少，热结为膈，或偏枯也。左右者，阴阳之道路也。男左女右，谓男枯左女枯右也。如再审言不成声而喑，舌不能转者不治。不喑者可治，三十日起，所谓月则已矣，月之循环竭愈也。其从者，谓顺而轻，虽喑可治。须三岁起，当是三月起也。

年不满二十，脏府正盛，气血方殷，而得衰证，正所谓春行冬令，三岁入冥者也。然脉小坚急，小为正衰，坚急邪旺，固属棘手，如大量三才生脉加犀角地黄黄连，是或一道也。

问曰：《脉要精微论》左外以候心，内以候膻中……推而外之，内而不外，有心腹积也。何也？

曰：此千古之疑难。心肝肾脏反候于外，胸中膈膻反候于内，实滋萦惑。原经文除脾胃颠倒内外，余皆恰当，实有待于桐也。

盖人手下垂，表属阳里属阴。拇指食指贴近腿者，内也。小指在外侧，外也。诊时仰掌则反是矣。仰掌言内者，外也。言外者，内也。如此不亦霍然乎。

推，谓医指推寻患者之脉向外也。外即患者之腕内，而脉推仍不外，是知内主里，故心腹内积也。

问曰：《五藏生成》赤脉之至也，喘而坚，诊曰有积气在中，时害于食，名曰心痹，得之外疾，思虑而心虚，故邪从之。何也？

曰：喘喻脉之速，即《平人气象论》病心脉来喘喘连属之喘也。坚形脉之实，即《脉要精微》心脉搏坚之坚也。有积气在中，与《邪气藏府病形》微大为心痹引背意同。时害于食，积气在中故也。食后心下堤蔽，更不欲食。此得之外邪，以思虑而致心虚，外邪乘虚凑之也。

问曰：《邪气藏府病形》心脉急甚者为瘛疭，微急为心痛引背，食不下；缓甚为狂笑，微缓为伏梁，在心下，上下行，时唾血；大甚为喉吤，微大为心痹，引背，善泪当是汗**出；小甚为善哕，微小为消瘅；滑甚为善渴，微滑为心疝引脐，小腹鸣；涩甚为喑，微涩为血溢，维厥耳鸣颠疾。**

曰：解见《心脏病的外征》。

曰：《终始》脉口一盛而躁，在手心主。二盛而躁，在手少阴。何也？

曰：脉口，即寸口也。一盛，较人迎大一倍而且躁也。二盛而躁，则在手少阴矣。大主足，加躁则主手也。

《平人气象论》胃之大络名曰虚里，贯膈络肺，出于左乳下，其动应衣衣是手字，**脉宗气也。盛喘数绝者则病在中，结而横有积矣，绝不至曰死。乳之下其动应衣，宗气泄也。何也？**

曰：此言胃脘之阳也。胃有大络出左乳下，其动应手，宗气也。宗气是先天祖气，后天谷气并而充身，五脏精气会宗膻中，现于乳下也。如人盛喘而虚里脉数绝者，因病在中，结聚而时断也。中即膻中，宗气之会合处，因横有积而不通也。如绝不出者，为宗气已竭，故死。如乳下其动应衣而大动者，是宗气之泄也。动左乳下，心脉偏左，贯心膈、通呼吸之表现也。盛喘，形容脉象可通，指作大喘人尤可通也。

帝曰：中部之候奈何？岐伯曰：亦有天，亦有地，亦有人，天以候肺，地以候胸中之气，人以候心。（《三部九候论》）

极明不释。

一脉为十变，何谓也？曰：然。五邪刚柔相逢之意也。假令心脉急甚者，肝邪干心也。心脉微急者，胆邪干小肠也。心脉大甚者，心邪自干心也。心脉微大者，小肠邪自干小肠也。心脉缓甚者，脾邪干心也。心脉微缓者，胃邪干小肠也。心脉涩甚者，肺邪干心也。心脉微涩者，大肠邪干小肠也……五脏各有刚柔，故令一脉则变为十也。（《难经·十难》）

心脏经脉与各脏的相通

一、心小肠肺大肠的经脉相通

心手少阴之脉，起于心中，出属心系，下膈，络小肠。其支者从心系上挟咽，系目系。其直者，复从心系却上肺，下出腋下，循臑内后廉，行手太阴心主之后，下肘内，循臂内后廉，抵掌后锐骨之端，入掌内后廉，循小指之内出其端。是心脏经脉直通肺、小肠，而大肠为肺之府，肺脉下络大肠，而大肠经脉之络肺下膈，是大肠由肺相通于心也。

二、脾胃的通心

足太阴脾，其支从胃别上膈，注心中，是脾支直注心。而脾络胃，胃脉属胃络脾。胃有大络通心，盖指脾从胃上膈注心。脾有大络名曰虚里，动左乳下，盖指此也。

三、足少阴肾膀胱经脉的通心

足少阴肾脉起于小指之下，斜趋足心，出于然谷之下，循内踝之后，别入跟中，以上踹内，出踝内廉，上股内后廉，贯脊，属肾络膀胱。其直者从肾上贯肝膈，入肺中，循喉咙，挟舌本。其支者，从肺出络心，注胸中，是肾直络心脏，肾络膀胱，是膀胱由肾而通心也。

四、包络三焦经脉的通心

手厥阴之脉起于胸中，出属心包络，下膈历络三焦。其支者循胸中，由胁下腋三寸，上抵腋下，循臑内，行太阴少阴之间，入肘中，下臂行两筋之间，入掌中，循中指出其端。是心包直络心脏也。

手少阳三焦起小指次指之端，上出两指之间，循手表腕，出臂外两骨之间，上贯肘，循臑外，上肩交出足少阳之后。入缺盆，布膻中，散络心包，下膈，循属三焦。其支者从膻中上出缺盆，上项，系耳后，直上出耳上角，以屈下颊至顺。其支者从耳后入耳中，出走耳前，过客主人前，交颊，至目锐眦。是三焦直络心包也。

五、肝胆经脉的通心

肝支脉注肺连心，而手少阳胆附于肝，盖由肝通心也。

心脏病的宜食宜禁

问曰：《灵枢·五味》心病者宜食麦、羊肉、杏、薤。何也？

曰：余伯荣注可读也。五谷为养，五果为助，五畜为益，五菜为充，气味合而服之，以补精益气。是以五色合五味而各有所宜也。五脏内合五行，外合五色。故五脏病者，随五味所宜也。按《阴阳应象》曰：南方生热，热生火，火生苦，苦生心。麦，夏谷也。羊，夏畜也。杏，夏果也。薤，夏菜也。心病则心气不足，故以属夏之物补焉。

又问曰：下章心色赤，宜食酸，犬肉、麻、李、韭皆酸。而上言苦，此又言酸，何也？

曰：上章之苦，补其属，心脏之精气馁也。此章之酸，虚补其母。《藏气法时》心苦急，急食酸以收之也。犬肉、李、韭、麻，皆春所食而酸者也。麻实即火麻仁，是作线之麻，非俗谓白麻、苯麻（苘麻）也。色红形锐，比芝麻粒大，脂多而甘。甘补脾，脂润膏，故津亏便秘润以通之，仲景脾约丸可证也。风痹皮顽，发落乳少，关节不通，液少之不荣也。而子锐属金，色红入血，复脉汤用之。其云破积血，催生通乳，润肺生肌，皆补通滑润之功，非肆破无忌者也。

心欲苦，苦生心，心谷黍，黍，夏谷也。

《五味》辛走气，多食之，令人洞心，何也？少俞曰：辛入于胃，其气走于上焦。上焦者，受气而营诸阳者也。姜韭之气熏之，营卫之气不时受之，久留心下，故洞心。辛与气俱行，故辛入而与汗俱出。

甘走肉，多食之，令人悗心，何也？少俞曰：甘入于胃，其气弱小，不能上至于上焦，而与谷留于胃中者，令人柔润者也。胃柔则缓，缓则虫动，虫动则令人悗心，其气外通于肉，故甘走肉。

心病禁咸，水灭火，然心炽欲软者，又必以咸软之，所谓火淫于内，治以咸寒也。

心脏病的外征

《本神》神伤则恐惧，流淫而不止。

《邪气藏府病形》心脉急甚者为瘛疭，微急为心痛引背，食不下；缓甚为狂笑，微缓为伏梁，在心下，上下行，时唾血；大甚为喉吤，微大为心痹，引背，善泪出；泪当是汗。**小甚为善哕，微小为消瘅；滑甚为善渴，微滑为心疝引脐，小腹鸣；涩甚为喑，微涩为血溢，维厥耳鸣颠疾。**

曰：心脉，左寸也。急，紧脉也。如数比弦粗。下节曰诸急多寒则不必尽寒，而可以以寒言也。心为火脏而现寒甚之急甚脉，病筋脉踡急而瘛，筋脉弛缓而疭，俗谓如抽风状者，是心中阳气不得流通也。阳气者，精则养神，柔则养筋，阳虚而筋不柔也。温补心阳为不易之法矣。微急为心痛，是心受寒邪，只心作痛引背，而未波及全身，未影响血液循环，故不瘛疭也。食不下，心阳不煦，胃阳不济也。《气厥论》肝移寒于心，狂、隔中。隔中与食不下极相似，宜互参也。缓近于迟散，下章曰缓者多热，缓甚为心神缓散，故病狂笑也。微缓不甚为伏梁在心下，时唾血者，心积曰伏梁，久积心下，故微缓不甚，气上下行，时唾血者，心下堤蔽，气充上下而时唾血，心火沸血也。

大甚为喉吤者，下章曰大者多气少血。阔然大脉主实，心气实故喉吤然有声，以宗气积胸，贯心脉而行呼吸也。微大为心痹引背者，是心邪虽实而不甚，为心痹引背，非脉不通之心痹，只心痹闭不舒，引背之心俞而已。善泪出，予疑有误，当是善汗出，以心主汗，痹闭难受出汗也。虽有五邪，邪在心喜悲时眩仆，而此证绝不能流泪也。（与《五藏生成》赤脉之至条参）

小甚为善哕者，小者大之反。下章曰：小者血气皆少，是心脏气血皆少，肾不纳气之呃噫。哕，此音慧，即《诗经》鸾声哕哕之哕，如鸾铃之响自脐下上冲，非胃不和之呃逆也。病而如此，无能为矣。微小为消痹，即血气皆少，阴阳并虚，心阳不煦化，肾阴不濡润而消渴求救也。

滑甚为善渴者，滑脉如珠应指。下章曰滑者阳气盛，心阳盛极，消涸津液而渴也。微滑为心疝者，心脉阳炽不甚，心不受邪，移于小肠而小腹有形，引脐小肠鸣也。

涩甚为喑者，涩如病蚕食叶，短慢而艰，涩者多血少气，心血少如涸流欲断而滞。心气血馁而不能言者，舌系于心脉也。予初应世，在张祥见一五旬许孀妇，病卧数年不语，日以手示。一日失火，狂叫一声，后不复言。予未敢试。约六七岁，竟以是终。微涩为血溢者，涩为血滞，即努瘀吐血也。

维厥，维，马（玄台）指阴阳维，张（隐庵）谓四维厥冷，皆非。维，《尔雅》作发语辞，同惟、唯，当是厥而上则耳鸣颠疾。《灵枢·厥病》耳鸣取手中指爪甲上，左取右，右取左，先取手，后取足，即手厥阴心包络经中冲穴。左取右，右取左，所谓缪刺。先取手通心包，以心包代心受邪。后取足厥阴肝经大敦穴，以肝主上升也。

《痹论》心痹者脉不通，烦则心下鼓，暴上气而喘，嗌干善噫，厥气上则恐。

曰：风寒湿三气杂至，合而为痹。夏遇此邪者为脉痹。脉痹者，络赤色变也。复感于邪，则入心脏，名曰心痹。脉不通，心主脉也。烦心，郁不舒也。心下鼓，暴上气而喘，嗌干善噫，厥气上则恐者，心道蹇涩，极力鼓动，故心下鼓。不通而强通，故暴上气而喘，喘则嗌干也。善噫以舒郁，心主噫也。厥气上，心气厥逆于上，恐者心无所依定也。病而如此，不可为矣。

《本神》心气虚则悲，实则笑不休。

《五邪》邪在心，则病心痛，喜悲时眩仆。

《经脉》手少阴气绝则脉不通。少阴者，心脉也，心者脉之合也，脉不通

则血不流，血不流则毛色不泽，故其面黑如漆柴者，血先死。壬笃癸死，水胜火也。

《经脉》手少阴之别，名曰通里，去腕一寸半，别而上行，循经入于心中，系舌本，属目系。其实则支膈，虚则不能言。

《脉度》心气通于舌，心和则舌能知五味矣。

《口问》阳气和利，满于心，出于鼻，故为嚏。

《热病》喉痹舌卷，口中干，烦心，心痛，臂内廉痛不可及头。

《五阅五使》心病者，舌卷短，颧赤。

《杂病》心痛引腰脊，欲呕，取足少阴。心痛，腹胀，啬啬然，大便不利，取足太阴。心痛，引背不得息，刺足少阴；不已，取手少阳。心痛引小腹满，上下无常处，便溲难，刺足厥阴。心痛，但短气不足以息，刺手太阴。

《厥病》厥心痛，与背相控，善瘛，如从后触其心，伛偻者，肾心痛也，先取京骨、昆仑，发狂不已，取然谷。厥心痛，腹胀胸满，心尤痛甚，胃心痛也，取之大都、大白。厥心痛，痛如以锥针刺其心，心痛甚者，脾心痛也，取之然谷、太溪。厥心痛，色苍苍如死状，终日不得太息，肝心痛也，取之行间、太冲。厥心痛，卧若，徒居心痛间，动作痛益甚，色不变，肺心痛也，取之鱼际、太渊。真心痛，手足清至节，心痛甚，旦发夕死，夕发旦死。

《口问》人之自啮舌者，此厥逆走上，脉气辈至也。少阴气至则啮舌，少阳气至则啮颊，阳明气至则啮唇矣。

《五乱》气乱于心，则烦心密嘿，俛首静伏。

《邪客》肺心有邪，其气留于两肘。

《九针》心主噫。心恶热。心主汗。

《脉要精微》帝曰：诊得心脉而急，此为何病？病形何如？岐伯曰：病名心疝，少腹当有形也。帝曰：何以言之？岐伯曰：心为牡藏，小肠为之使，故曰少腹当有形也。

《腹中论》帝曰：伏梁何因而得之？岐伯曰：裹大脓血，居肠胃之外，不可治，治之每切按之致死。帝曰：何以然？岐伯曰：此下则因阴，必下脓血，上则迫胃脘，生膈，生《太素》作出。侠胃脘内痈，此久病也，难治。居脐上为逆，居脐下为从，勿动亟夺。

《难经·十六难》假令得心脉：其外证，面赤，口干，喜笑。其内证，脐上有动气，按之牢若痛。其病，烦心，心痛，掌中热而哕。有是者心也，无是者非也。

《五常政大论》伏明之纪，是为胜长……其发痛，其藏心。其病昏惑悲忘，从水化也。

《淫邪发梦》厥气客于心，则梦见丘山烟火。

《淫邪发梦》心气盛，则梦善笑恐畏。

心病与时间、季节的关系

《金匮真言论》南风生于夏，病在心，俞在胸胁。

《诊要经终论》九月十月，阴气始冰，地气始闭，人气在心。

《藏气法时论》病在心，愈在长夏，长夏不愈，甚于冬，冬不死，持于春。

《藏气法时论》心病者，愈在戊己，戊己不愈，加于壬癸，壬癸不死，持于甲乙，起于丙丁。

《藏气法时论》心病者，日中慧，夜半甚，平旦静。

《风论》夏丙丁伤于风者为心风。

《至真要大论》寒气大来，水之胜也，火热受邪，心病生焉。

岁太过不及等见外候篇。

问曰：《脉解篇》少阳所谓心胁痛者，少阳盛《太素》作戌也。盛《太素》作戌者，心之所表也。九月阳气尽而阴气盛，故心胁痛。何也。

曰：此言少阳经脉病也。九月心胁痛而多主少阳盛也。少阳，阳气之小者也。心，火也，火，阳之盛也，小而盛，是心火之表彰也。有若九月天之阳尽而阴气始盛，胆心之火炽燔不藏，则盛而心胁痛矣。心胁何以痛？以胆经下缺盆，循胁里，下气街也。九月何以为太阳之尽？以九月建戌，戌从戊，戊土也，内含一，阳也。谓九月一阳将尽，阳下入土也。何以为阳气将尽？霜降，天阳之尽也。《毛诗》传：火死于戌也。总言秋令金旺，木气当伏。今少阳木旺而盛极化夏之火，不能合九月阳气尽阴气盛之常轨，木火凌金而心胁痛也。观下章益晓然矣。下章曰：所谓不可转侧者，阴气藏物也。物藏则不动，故不可反转也。盖至藏而藏，天人之定律也。而天至藏时人反不藏，则灾害至矣。人虽逆天而不藏，天必使之强藏、必藏。是人身不合天藏，而又不得不藏，斯内郁于里，外制于天，则不能如常之反侧矣。不能反侧是天强藏之而不能动，动则痛甚也，仍是少阳之盛也。一九七五年三月十八日阅，四月十六日又阅。一九七六年五月一日编号。一九八二年三月一日阅毕，时在农历二月初六，这一个月咳痰服药，夜常不卧，强毕此卷，病自愈矣。